高等医学院校系列教材

供健康服务与管理、老年服务与管理及相关专业使用

健康状况评估与健康管理技能

主　　审　鲍　勇

主　　编　郭丽君　孟　勇

副 主 编　钱芝网　杜学礼　牟红安

编　　委　郭丽君（上海健康医学院）　彭向东（上海健康医学院）
王　枫（上海健康医学院）　卜　佳（上海健康医学院）
牟红安（上海城建职业学院）　胡玉红（上海健康医学院/上海中医药大学）
董恩宏（上海健康医学院）　孟　勇（新乡医学院）
钱芝网（上海健康医学院）　徐　婷（上海健康医学院）
王大红（海南医学院）　张　岚（上海健康医学院）
姜桂萍（哈尔滨学院）　张明辉（上海健康医学院/上海中医药大学）
杜学礼（上海健康医学院）

编写秘书　胡玉红

科 学 出 版 社

北　京

内 容 简 介

本教材是以积极健康观为指导，以提高居民生命质量为目的，为积极迎接 21 世纪的老龄化社会而编写的。本教材是一部创新性很强的专业教材，既可让学生学习健康管理的系统知识，也可让学生掌握21世纪健康科学发展前沿知识及技能。本教材主要涉及健康与长寿、健康相关生活质量、功能运动、营养与膳食、健康心理、行为生活方式、休养与睡眠、健康环境、健康教育与健康促进、健康传播、健康经济、健康政策和健康伦理、健康法律法规、健康保险与健康保障、中医治未病、功能医学、常见慢性病症的康复技术、人工智能智慧健康及精准健康服务等内容。

本教材将为我国的健康服务与管理专业、老年服务与管理专业、健康服务业及健康产业等提供借鉴，也为医学及相关专业的教师、学生和工作人员提供参考。

图书在版编目（CIP）数据

健康状况评估与健康管理技能 / 郭丽君，孟勇主编. —北京：科学出版社，2023.6

高等医学院校系列教材

ISBN 978-7-03-074400-5

Ⅰ.①健… Ⅱ.①郭… ②孟… Ⅲ.①健康–评估–医学院校–教材②健康–卫生管理学–医学院校–教材 Ⅳ.①R471②R19

中国版本图书馆 CIP 数据核字（2022）第 253694 号

责任编辑：王锞韫　胡治国 / 责任校对：宁辉彩

责任印制：赵　博 / 封面设计：陈　敬

科学出版社 出版

北京东黄城根北街 16 号

邮政编码：100717

http://www.sciencep.com

北京凌奇印刷有限责任公司印刷

科学出版社发行　各地新华书店经销

*

2023 年 6 月第　一　版　开本：787×1092　1/16

2025 年 1 月第四次印刷　印张：20 1/2

字数：620 000

定价：98.00 元

（如有印装质量问题，我社负责调换）

序

发展健康服务业，培养健康服务与管理人才，促进人们健康长寿，是“健康中国 2030”的发展目标，也是贯彻实施《中华人民共和国基本医疗卫生与健康促进法》的重要体现。健康服务与管理专业是近年来形成的新学科，于 2016 年被正式批准，发展势头十分强劲，在将近 5 年的时间里，申报成功的院校近 200 所，已经成为健康服务及健康产业培养专业人才的重要支撑。然而该专业在概念、学科体系、内容、流程及服务技能等方面发展尚未成熟，急需各项专业技能教材。《健康状况评估与健康管理技能》正是在这样一个专业发展背景下构思撰写的。

鉴于本专业成立伊始，缺乏专业教材及参考资料，为助力该专业发展，提高各院校人才培养的质量，该课题组组织编写了该教材。该教材介绍了健康状况评估与健康管理技能领域的新理念、前沿知识及最新技能等，为我国的健康服务与管理专业、老年服务与管理专业、健康服务业及健康产业等提供借鉴，也为医学及运动相关的学生、老师及工作人员提供参考。

该教材以社会需求为导向，紧紧围绕健康服务与管理等专业的人才培养目标设计教材内容，避免各教材之间的内容重复，涵盖了健康服务与管理专业所需要的技能，突出了实用性、可操作性、针对性及其科学性。

中华医学会健康管理学分会主任委员

中华预防医学会卫生保健分会主任委员

2021 年 7 月

前 言

健康服务与管理专业是我国 2016 年正式批准的新专业，是我国健康服务及健康产业培养专业人才的重要支撑。为助力该专业发展，提高各院校人才培养的质量，本教材将健康服务与管理领域的新理念、前沿知识及最新技能等介绍给大家。本教材遵循系统论的基本原理设计内容体系，涵盖健康与长寿、健康相关生活质量、功能运动、营养与膳食、健康心理、行为生活方式、休养与睡眠、健康环境、健康教育与健康促进、健康传播、健康经济、健康政策和健康伦理、健康法律法规、健康保险与健康保障、中医治未病、功能医学、常见慢性病症的康复技术、人工智能智慧健康及精准健康服务 19 章内容。本教材将为我国的健康服务与管理专业、老年服务与管理专业、健康服务业及健康产业等提供借鉴，也为医学及相关专业的教师、学生和工作人员提供参考。

本教材得到中华医学会健康管理学分会社区健康管理学组、中华预防医学会社会医学分会社区卫生学组、中国非公立医疗机构协会健康产业分会、中国医学基金会、上海市医学会健康管理学专科分会、上海市中西医结合学会社区医学专业委员会、上海市康复医学会健康管理专业委员会、上海市卫生系统后勤管理协会研究院、上海交通大学先进技术产业研究院、上海交通大学中国城市治理研究院、上海交通大学健康传播发展中心、上海健康医学院及新乡医学院等单位的大力支持，在此一并感谢。

同时，本教材还得到科技部国家重点研发计划主动健康和老龄化科技应对重点专项：健康管理综合服务应用示范（2020YFC2006400），国家自然资金重大项目“大数据驱动的管理与决策研究”（91646205），以及上海中医药大学健康服务协同创新中心研究项目的基金支持。

鉴于该学科在各个方面还有许多问题要深层次研究，本教材难免存在不足之处，敬请读者谅解。

上海交通大学健康传播发展中心主任兼首席科学家

上海交通大学中国城市治理研究院双聘教授

上海交通大学行业研究院医疗健康信息化行业研究团队专家

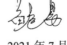

鲍勇

2021 年 7 月

目　　录

第一章　健康与长寿……1
第一节　健康与长寿相关概述……1
第二节　健康相关概念及内涵……3
第三节　现代健康观……6
第四节　健康本源论……7
第二章　健康相关生活质量……12
第一节　健康相关生活质量概述……12
第二节　健康相关生活质量评价内容与方法……13
第三节　生命质量的测量工具……15
第四节　生命质量评价的应用……17
第三章　功能运动……20
第一节　功能运动概述……20
第二节　功能运动的基础……24
第三节　功能动作测试……28
第四节　常见功能运动器材及功能运动训练方法……35
第四章　营养与膳食……38
第一节　营养与膳食概述……38
第二节　营养与膳食理论……42
第三节　营养与膳食评估……45
第四节　营养失衡的干预……55
第五章　心理健康……59
第一节　心理健康概述……59
第二节　常见心理问题的基本理论……62
第三节　常见心理问题的评估……71
第四节　常见心理问题的心理干预技术……79
第六章　行为生活方式……88
第一节　行为生活方式概述……88
第二节　常见不良行为生活方式干预理论……90
第三节　行为生活方式评估技术……94
第四节　行为生活方式干预技术……98
第七章　休养与睡眠……109
第一节　休养与睡眠概述……109
第二节　睡眠障碍发生机制……113
第三节　睡眠质量评价与鉴别……116
第四节　睡眠障碍的干预方法……119
第八章　健康环境……125
第一节　健康环境概述……125

第二节 常见健康环境理论……128
第三节 常见健康环境评估技术……137
第四节 常见健康环境干预技术……146
第九章 健康教育与健康促进……152
第一节 健康教育与健康促进相关概述……152
第二节 健康相关行为改变理论……156
第三节 健康教育与健康促进的评价技术……159
第四节 健康教育与健康促进的基本策略……164
第十章 健康传播……173
第一节 健康传播概述……173
第二节 健康传播原理……177
第三节 健康传播评价……179
第四节 健康传播方法……182
第十一章 健康经济……187
第一节 健康经济概述……187
第二节 健康经济理论……189
第三节 健康经济评估方法……191
第四节 健康经济干预措施……193
第十二章 健康政策和健康伦理……199
第一节 健康政策概述……199
第二节 我国现有健康政策……201
第三节 生命伦理学……206
第四节 健康管理伦理……208
第十三章 健康法律法规……211
第一节 健康法律法规概述……211
第二节 公共卫生法律制度……213
第三节 疾病预防法律制度……215
第四节 健康产品相关法律制度……217
第五节 医疗服务管理相关法律制度和规范……218
第十四章 健康保险与健康保障……223
第一节 健康保险与健康保障概述……223
第二节 健康保险纯粹风险的识别与评估……230
第三节 健康保险逆向选择的识别与评估……232
第四节 健康保险道德风险的识别与控制……235
第十五章 中医治未病……240
第一节 体质概述……240
第二节 中医养生理论……243
第三节 九种体质辨识……246
第四节 九种体质调护养生方法……248
第十六章 功能医学……254
第一节 功能医学概述……254
第二节 功能医学机制……259
第三节 健康测量及功能评估……263
第四节 功能医学干预技术应用……268

第十七章　常见慢性病症的康复技术……275
第一节　常见慢性病症概述……275
第二节　常见慢性病症的康复理论……277
第三节　常见慢性病症的康复评估方法……280
第四节　常见慢性病症的康复干预技术……285
第十八章　人工智能智慧健康……296
第一节　人工智能智慧健康概述……296
第二节　人工智能智慧健康理论……297
第三节　人工智能智慧健康的评价方法……300
第四节　人工智能智慧健康的应用……303
第十九章　精准健康服务……308
第一节　精准预防……308
第二节　精准预测……309
第三节　精准预警……310
第四节　精准诊断……312
第五节　精准治疗……313
第六节　精准康复……315
第七节　精准保健……316
参考文献……318

第一章　健康与长寿

学习目标

1. 掌握健康相关概念及现代健康观。
2. 熟悉健康本源论。
3. 了解健康长寿相关概述。

本章利用最新研究成果来阐述什么是健康，如何预防老化，如何做到在寿命结束前使身体处于健康平衡状态，进而除去威胁健康的因素，促进人类健康长寿。

第一节　健康与长寿相关概述

一、老化和寿命

为了健康长寿，理解人的寿命和老化是很重要的。现在的研究结果推测人的最长寿命可以为120岁乃至122岁（理论上为126.4岁）。那么，我们所说的“老化”是什么？“寿命”是什么？为什么会发生老化？

（一）老化的定义

日本学者积田曾指出，所谓老化是生物体所处的外部环境和生物体固有的生命维持机制相互关联，再加上时间的因素，在这三维因素的作用下，生物体采取应对的一连串的反应。就是说所谓老化是所有人发生的随着年龄增加而生理功能下降的现象。老化不是疾病。

（二）寿命的定义

寿命是指从出生到死亡的生命周期。

（三）老化和寿命的关系

对于老化和寿命有无关联性，历来看法不一。一种看法是在老化的延长线上有个体死亡（寿命结束），或者说老化是寿命的重要影响因子。另一种看法是，寿命是由生物种体内某种特别的机制，如DNA决定的。

老化的开始就是寿命的缩短，老化严重影响着寿命的长短。现在地球上存在的包括人类在内的有性生殖生物随着年龄增长不断老化，直到个体死亡（寿命）。这些生物在到达自然个体死亡阶段不会不老化。老化而没有个体死亡的生物不存在。

现在，很多老化研究者在不断研究健康寿命的延长，希望最终人类的健康寿命能够延长，以图1-1中理想曲线的形式达到健康长寿。

二、细胞和老化

人类及其他高等动物都是由许多细胞组成的，包括神经细胞、平滑肌细胞等多种多样的细胞，这些细胞形成了个体的形态，是构成个体的最基本单位。很多学者认为各个细胞的老化引起个体的老化。现在推测的动物物种的最长寿命和其细胞培养时的最长有丝分裂（加倍）次数之间有关联。因此，明确人类细胞中起中心作用的细胞核、线粒体的功能很有必要。

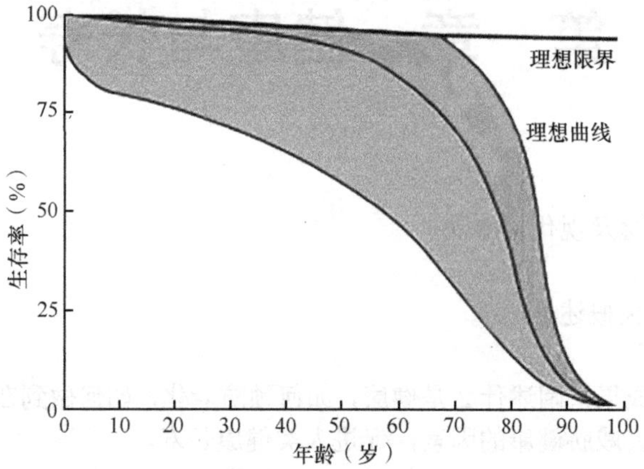

图 1-1　全体居民的长寿曲线

（一）细胞核

细胞核在细胞中有 1 个或几个，起着核心作用。特别是被核膜覆盖的内部存在遗传基因脱氧核糖核酸（DNA），它和组蛋白一起形成染色体（染色质）。另外，细胞核内的核仁（核小体）能够合成核糖体（RNA）。核仁在蛋白质合成旺盛的细胞中发育得比较大。DNA 包含个体的所有遗传信息，如癌遗传基因、致病基因、老化基因，以及再生医学的干细胞、胚胎干细胞的信息等个体遗传信息。根据 DNA 的信息可以进行遗传子诊断、遗传子治疗、开发新药等，遗传子含有的信息具有无限的利用价值，蕴含着无限的可能性。通过对这个信息的解读利用，也许会实现抑制（预防）老化和延长寿命的目标。

关于老化的学说，如程序学说、自由基学说等，除程序学说外，其他学说都认为生物体损伤会引起某种物质储蓄现象，导致细胞被伤害，最终细胞死亡，生命体死亡。另外，有人指出个体的老化就是细胞的老化，而掌管细胞寿命的正是端粒，随着细胞分裂的次数增加，染色体末端的端粒长度缩短。即在细胞分裂时，染色体末端的一定数量的 DNA 的碱基对会被损坏，当这一部分的 DNA 的碱基对消失时，细胞就停止分裂导致死亡。细胞死亡和细胞数量减少直接关系到生物体老化和生物体死亡。有人指出活性氧具有毒性，会切断端粒的 DNA 链，导致细胞分裂提前停止，细胞死亡。

（二）线粒体

线粒体被称为细胞“动力工厂”。线粒体是一种存在于大多数细胞中的由两层膜包裹的细胞器，是细胞进行有氧呼吸的主要场所，是细胞中产生能量的结构。线粒体直径一般为 0.5～1.0μm，长 1.5～3.0μm，呈短棒状或圆球状，还可呈环状、线状、哑铃状、分叉状、扁盘状或其他形状。大多数真核细胞或多或少都拥有线粒体，但它们各自拥有的线粒体在大小、数量及外观等方面有所不同。

线粒体拥有自身的遗传物质和遗传体系，但它的基因组大小有限，是一种半自主细胞器。除了为细胞提供能量外，线粒体还参与诸如细胞分化、细胞信息传递和细胞凋亡等过程，并拥有调控细胞生长和细胞周期的能力。

生物可通过外部食物等摄取葡萄糖来生成能量。一般 1 分子葡萄糖通过糖酵解生成 2 分子能量物质腺苷三磷酸（ATP）。但是，包括人类在内的需氧生物通过肺呼吸摄取氧气，通过血液循环系统将氧气输送到末梢组织细胞内的线粒体。在最终输送到线粒体的氧气和酶的作用下，通过三羧酸循环、电子传递系统，葡萄糖可生成 ATP，能够维持真核生物、人类等需氧生物生命活动。

另外，氧气有对生物体有害的一面，尤其是氧气中的活性氧。有人指出其与循环系统疾病、心脏疾病、癌症、老化及寿命有关联性，这也是一种老化学说（自由基学说）。并且，线粒体生成ATP时会生成较多的活性氧（1%～5%），所以，也有学者指出过度运动会促使老化影响寿命，但也有报道指出散步等轻度运动会增强如超氧化物歧化酶（SOD）等抗氧化酶的活性。

（三）自噬

自噬是由阿什福德（Ashford）和波特（Porter）在1962年发现细胞内有“自己吃自己”的现象后提出的，是指从内质网的无核糖体附着区脱落的双层膜包裹部分胞质和细胞内需降解的细胞器形成自噬体，并与溶酶体融合形成自噬溶酶体，降解其所包裹的内容物，以实现细胞本身的代谢需要和某些细胞器的更新。自噬是细胞质内存在的异常蛋白质分解过程。

（四）细胞器和细胞死亡

包括细胞核、线粒体在内的细胞器是细胞生存下去所必需的，各自起着固有的作用。如果这些细胞器功能受损，细胞就会停止生命活动，导致细胞死亡和生物体老化及生物体死亡。实际上，细胞器功能发生障碍，细胞会陷入危险。在细胞死亡阶段，线粒体自身包含的细胞色素c会从线粒体内向细胞质溶出，以此为导火索诱发细胞死亡（细胞凋亡）。

（五）活性氧

活性氧是机体利用包含在线粒体中的氧气时产生的，随着老化，活性氧的发生率增加。活性氧是由氧的不完全还原反应所产生的含氧化合物，包括以自由基形式存在和不以自由基形式存在的具有高活性的中间产物。氧自由基约占机体内自由基的95%。自由基中存在一个或数个不成对电子，自由基是不稳定的。因此，分子自身为了稳定要接受电子，或把电子放出到分子外。这种不成对电子有时会给细胞和其中的DNA造成损伤或障碍。

从各种物质中、在各种状态下产生的自由基对炎症、过敏、动脉硬化、心肌梗死、糖尿病、白内障、癌症等疾病，以及老化和寿命有影响。因此，生物体有消除、抑制这种自由基的酶（如SOD、过氧化氢酶、谷胱甘肽过氧化物酶等）和物质（如谷胱甘肽、尿素、胆红素、白蛋白、转铁蛋白等），还能从生物体外摄取具有这种作用的物质（如维生素A、维生素C、维生素E等）。

身体也可主动生产并利用活性氧、自由基。例如，在生物体被异物（微生物）侵入时，白细胞、巨噬细胞会生产活性氧攻击异物（微生物），使其死亡。另外，通过控制活性氧浓度可控制细胞增殖。有报道指出活性氧浓度过高会完全消灭细胞，而在低浓度水平下，会促进细胞增殖。

第二节 健康相关概念及内涵

健康的概念随着时代背景的不同而变化；个人的健康观，随着社会生活的复杂化、多样化也有着各种各样的形式。现在，健康不是目标，是一种追求更好生活方式的手段，人们追求的目标是生活质量（quality of life，QOL）的提高，健康可理解为使人们过上幸福生活的资源。

一、《世界卫生组织宪章》中的健康的定义

在《世界卫生组织宪章》的前文中，健康指的是人的身体、心理和社会三方面均处于完全良好的状态，不仅仅是没有疾病或虚弱。其中，社会健康包括三个方面，即每个人的能力应在社会系统内得到充分的发挥；作为健康的个体应有效地扮演与其身份相适应的角色；每个人的行为与社会规范相一致。身体健康是指躯体的结构完好和功能正常。心理健康又称精神卫生，指人的心理处于完好状态，包括正确认识自我、正确认识环境、及时适应环境。其中，正确认识自我指的是既不高估、也不低估自己。过高估计自己，过分夸耀自己，过度自信，工作没有弹性，办事不留后路，一旦受

挫，易引起心理障碍；反之，过低估计自己，缺乏自尊心、自信心，胆小怕事，缺乏事业的成就感，缺乏责任感等，这都是心理不健康的表现。正确认识环境指个人要对过去的、现在的、将要发生的事件和事物有客观的及一分为二的认识。及时适应环境是指使自己的心理与环境相协调和平衡的过程，要求人们主动地控制自我，改造环境与适应环境。以健康长寿为目标，从社会层面理解健康这一观点很重要，关系到确保人类尊严和 QOL。

二、基本卫生保健

基本卫生保健是公共卫生活动的基本理念，是 1978 年在《阿拉木图宣言》中提出来的。基本卫生保健是指最基本的，人人能够得到的，体现社会平等权利的，人民群众和政府都能负担得起和全社会积极参与的卫生保健服务。1977 年的世界卫生组织（WHO）大会上提出了“2000 年人人享有基本卫生健康”，健康问题要靠居民自己的力量综合解决，这已经作为一个战略研究定位。

基本卫生保健的活动领域：①健康教育；②流行病的预防和控制；③安全的水供给和基本环境卫生设施；④妇幼保健和计划生育；⑤主要传染病的预防接种；⑥改善食品供应和合理营养；⑦常见病和伤病处理；⑧提供基本药物。之后追加的活动领域：⑨心理健康；⑩口腔保健；⑪环境保健。基本卫生保健被认为是面向发展中国家的公共卫生活动的基本理念。

基本卫生保健活动原则：①社区参与；②适当技术；③合理布局；④预防为主；⑤综合利用。

三、健 康 促 进

健康促进是 1986 年《渥太华宪章》中提倡的新的健康观念，是 21 世纪的健康战略，是指人人要学会维护和改善自身健康。在《渥太华宪章》里，在健康促进的概念中，健康是人们每天生活的资源，不是生活的目的。健康促进就是要使人们尽一切可能让他们的身体和精神保持在最优状态，宗旨是使人们知道如何保持健康，在健康的生活方式下生活，并有能力做出健康的选择。即健康作为实现 QOL 这一目的的手段是有价值的，但是不具有终极价值。人即便存在疾病和障碍，以现在具有的健康资源，每天仍然能生活充实，维持、提高生活的品质，过着丰富的生活。

健康管理应以健康促进概念为基础，大力提倡“养成健康生活习惯”“创造健康生活环境”的重要性，使各国民众以自己的健康作为资源奔向幸福的生活。另外，提高全体民众的自助、共助、公助的能力很重要。

四、《中华人民共和国基本医疗卫生与健康促进法》

2019 年 12 月 28 日通过的《中华人民共和国基本医疗卫生与健康促进法》第一章总则的第四条：“国家和社会尊重、保护公民的健康权。国家实施健康中国战略，普及健康生活，优化健康服务，完善健康保障，建设健康环境，发展健康产业，提升公民全生命周期健康水平。国家建立健康教育制度，保障公民获得健康教育的权利，提高公民的健康素养。”

第一章总则的第六条：“各级人民政府应当把人民健康放在优先发展的战略地位，将健康理念融入各项政策，坚持预防为主，完善健康促进工作体系，组织实施健康促进的规划和行动，推进全民健身，建立健康影响评估制度，将公民主要健康指标改善情况纳入政府目标责任考核……”

第二章基本医疗卫生服务的第二十二条：“国家建立慢性非传染性疾病防控与管理制度，对慢性非传染性疾病及其致病危险因素开展监测、调查和综合防控干预，及时发现高危人群，为患者和高危人群提供诊疗、早期干预、随访管理和健康教育等服务。”

第二章基本医疗卫生服务的第二十八条：“……国家采取措施，加强心理健康服务体系和人才队伍建设，促进心理健康教育、心理评估、心理咨询与心理治疗服务的有效衔接，设立为公众提供公益服务的心理援助热线，加强未成年人、残疾人和老年人等重点人群心理健康服务。”

第六章健康促进的第六十七条：“各级人民政府应当加强健康教育工作及其专业人才培养，建立健康知识和技能核心信息发布制度，普及健康科学知识，向公众提供科学、准确的健康信息。医疗卫生、教育、体育、宣传等机构、基层群众性自治组织和社会组织应当开展健康知识的宣传和普及。医疗卫生人员在提供医疗卫生服务时，应当对患者开展健康教育。新闻媒体应当开展健康知识的公益宣传。健康知识的宣传应当科学、准确。”

第六章健康促进的第六十八条：“国家将健康教育纳入国民教育体系。学校应当利用多种形式实施健康教育，普及健康知识、科学健身知识、急救知识和技能，提高学生主动防病的意识，培养学生良好的卫生习惯和健康的行为习惯，减少、改善学生近视、肥胖等不良健康状况。”

第六章健康促进的第六十九条：“公民是自己健康的第一责任人，树立和践行对自己健康负责的健康管理理念，主动学习健康知识，提高健康素养，加强健康管理。倡导家庭成员相互关爱，形成符合自身和家庭特点的健康生活方式。公民应当尊重他人的健康权利和利益，不得损害他人健康和社会公共利益。”

第六章健康促进的第七十条：“国家组织居民健康状况调查和统计，开展体质监测，对健康绩效进行评估，并根据评估结果制定、完善与健康相关的法律、法规、政策和规划。”

第六章健康促进的第七十一条：“国家建立疾病和健康危险因素监测、调查和风险评估制度。县级以上人民政府及其有关部门针对影响健康的主要问题，组织开展健康危险因素研究，制定综合防治措施。国家加强影响健康的环境问题预防和治理，组织开展环境质量对健康影响的研究，采取措施预防和控制与环境问题有关的疾病。”

第六章健康促进的第七十二条：“国家大力开展爱国卫生运动，鼓励和支持开展爱国卫生月等群众性卫生与健康活动，依靠和动员群众控制和消除健康危险因素，改善环境卫生状况，建设健康城市、健康村镇、健康社区。”

第六章健康促进的第七十三条：“国家建立科学、严格的食品、饮用水安全监督管理制度，提高安全水平。”

第六章健康促进的第七十四条：“国家建立营养状况监测制度，实施经济欠发达地区、重点人群营养干预计划，开展未成年人和老年人营养改善行动，倡导健康饮食习惯，减少不健康饮食引起的疾病风险。”

第六章健康促进的第七十五条：“国家发展全民健身事业，完善覆盖城乡的全民健身公共服务体系，加强公共体育设施建设，组织开展和支持全民健身活动，加强全民健身指导服务，普及科学健身知识和方法。国家鼓励单位的体育场地设施向公众开放。”

第六章健康促进的第七十六条：“国家制定并实施未成年人、妇女、老年人、残疾人等的健康工作计划，加强重点人群健康服务。国家推动长期护理保障工作，鼓励发展长期护理保险。”

第六章健康促进的第七十七条：“国家完善公共场所卫生管理制度。县级以上人民政府卫生健康等主管部门应当加强对公共场所的卫生监督。公共场所卫生监督信息应当依法向社会公开。公共场所经营单位应当建立健全并严格实施卫生管理制度，保证其经营活动持续符合国家对公共场所的卫生要求。”

第六章健康促进的第七十八条：“国家采取措施，减少吸烟对公民健康的危害。公共场所控制吸烟，强化监督执法。烟草制品包装应当印制带有说明吸烟危害的警示。禁止向未成年人出售烟酒。”

第六章健康促进的第七十九条：“用人单位应当为职工创造有益于健康的环境和条件，严格执行劳动安全卫生等相关规定，积极组织职工开展健身活动，保护职工健康。国家鼓励用人单位开展职工健康指导工作。国家提倡用人单位为职工定期开展健康检查。法律、法规对健康检查有规定的，依照其规定。”

五、“健康中国 2030”战略

中共中央国务院印发的《“健康中国 2030”规划纲要》中指出：“健康是促进人的全面发展的必

然要求，是经济社会发展的基础条件。实现国民健康长寿，是国家富强、民族振兴的重要标志，也是全国各族人民的共同愿望。”

六、《健康中国行动（2019—2030年）》

2019年7月9日健康中国行动推进委员会通过《健康中国行动（2019—2030年）》，健康中国行动是以较低成本取得较高健康绩效的有效策略，是解决当前健康问题的现实途径，是落实健康中国战略的重要举措。《健康中国行动（2019—2030年）》总体目标是到2030年，全民健康素养水平大幅提升，健康生活方式基本普及，居民主要健康影响因素得到有效控制，因重大慢性病导致的过早死亡率明显降低，人均健康预期寿命得到较大提高，居民主要健康指标水平进入高收入国家行列，健康公平基本实现，实现《“健康中国2030”规划纲要》有关目标。

第三节 现代健康观

一、消极健康观和积极健康观

健康可以从消极和积极两方面定义。消极健康观，即传统的健康观，是指没有疾病和残障，认为疾病与健康是互相排斥的，健康等于无病，无病等于健康。所以，在对人们进行健康测量时，只限于找出其中的患者，所使用的也都是消极的健康指标，如死亡率、患病率等。这种健康观是一种剩余模式的健康观。

积极健康观是指健康是连续的，健康是身体、心理和社会三个方面的完好状态。健康不等于没有疾病，没有疾病只是健康的一部分。另外，消极健康和积极健康没有清晰的分界线，探索这些问题的目的同样也是促进健康。

二、健康和疾病的相对概念

20世纪后期，安东诺夫斯基提出了“健康本源论”，对世界医疗卫生领域带来了巨大的影响。随着老龄化的到来和疾病结构的变化，以前健康和疾病截然分开的观点，变成把两者作为连续体来看的观点，即从疾病病因模式变换到了健康本源模式。

健康本源模式认为所有生物体都会生病，都要经历生长、老化、死亡的过程。因此，可以把健康与疾病看作是一个连续体或是分度尺。良好的健康在一端，死亡在另一端，每个人都在健康-疾病连续体的两端之间的某一个位置，而且随着时间的推移而变化。在轴上往死亡方向的推动力经常起作用，人要和这个力量战斗来维持自己的位置。推向死亡一侧的力量之一是精神压力，但即使处于同样的精神压力下，不是所有人都走向死亡（图1-2）。

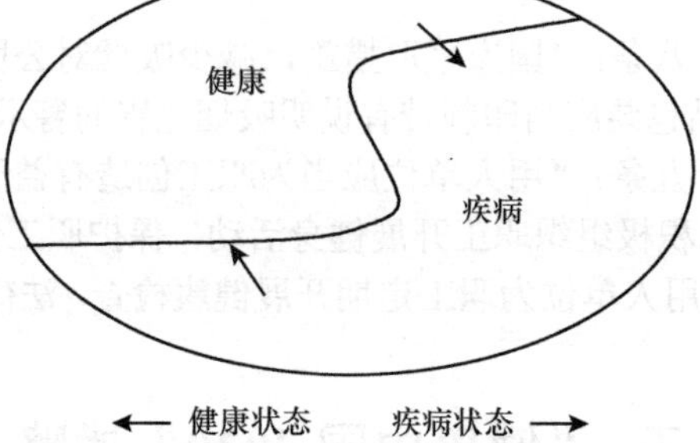

图1-2 健康与疾病的共存模式图

1. 疾病与健康是共存的 患者包含健康成分，而健康人同时包含疾病的因素，因而绝对的健康是不存在的，而绝对的疾病就意味着死亡，人一旦死去就失去了疾病与健康赖以存在的客体，疾病和健康都将不复存在。

2. 疾病与健康是在同一个体中的动态过程 人体大多波动于健康与疾病状态，是一个动态消长过程。

3. 揭示了人体健康状态的相对性及健康与疾病的辩证关系 健康本源论不但对人体健康状态的两种极端情况做了科学的解释，也为健康的测量提供了理论基础。

4. 亚健康状态 这是近年来国际医学界提出的新概念，是人的机体虽然无明显的疾病，但活力下降，适应能力不同程度减退的一种生理状态，是介于健康和疾病的一种“第三状态”或“灰色状态”，包括衰老、慢性疲劳综合征、神经衰弱和更年期综合征。患者仅感到身体上和精神上的不适，如疲劳、烦躁、头痛、胸闷、食欲减退等，经过仪器和化学检验却没有什么阳性结果，亚健康状态具有发展成为多种疾病的潜在性。因此，无论是从医学角度还是从预防角度认识亚健康状态都具有积极意义。

5. 亚临床状态 亦称无症状疾病，虽然没有临床症状和体征，但存在着生理性代偿或病理性反应的临床检测证据，如无症状性冠状动脉性心脏病，患者可以无临床症状和体征，但有心电图改变等诊断依据。

三、保持健康的力量

1. 抗压能力 人在奔向健康的过程中要发挥各种力量，这个力量之一就是抗压能力。抗压能力是从疾病模式走向健康模式过程中产生的概念，主要是在残障患者和高龄者的社会福利领域发展起来的。另外，现在有关致力于疾病预防和增进健康的抗压能力这方面的研究也在进行。拉普认为所有人都有抗压能力，可自己恢复。抗压能力是能够产生变化的力量，是人与人之间相互作用，使有品质的生活能够实现和满足，是控制力的一个源泉。

2. 自我效能感 自我效能感是由班杜拉提出的概念，是“自己认为这个事可以做”的自信感。对健康行动，自我效能感高的人，会亲自去尝试，付诸行动的可能性很高。自我效能感是由四个信息源为基础形成的，包括自己的“过去成功经验”、自己看别人做觉得自己也可以做的“代理经验”、被别人说你能行的“语言说服”、在实际行动时感觉自己能行的“实际生理的情绪状态”。

3. 健康素养 健康素养是指得到健康和医疗的信息，并对它进行理解、评价及活用的能力。江口指出，为了所希望的健康行动，人们要提高对健康知识的理解，还要有对信息批判性思考的这种健康素养。同时，以对象为主体的健康行动的动机很重要。

4. 赋权 赋权是指人、组织、社会团体获得自己对生活的控制管理的过程。同样，《渥太华宪章》提出，人人要学会自己维护和改善自身健康。所以赋权和健康促进包含同一基本理念。

第四节 健康本源论

一、安东诺夫斯基的健康本源论

健康本源论是疾病病因论的反义词，是通过支援和强化健康因素来达到保持和增进健康的目的理论，安东诺夫斯基（Antonovsky）在 1979 年的著作《健康、压力、对策——心理健康的新见解》中将这一概念体系化，在 1987 年的著作《破解健康之谜——压力对策和健康保持的机制》中继续深化了这一理论。后者特别将健康本源论的核心概念连续观（sense of coherence，SOC）作为压力对策能力、健康保持能力概念来考虑，并且还制作了测量尺度。

根据安东诺夫斯基的说法，以前的医学和公共卫生是从疾病病因论的观点来发现促使疾病发生和恶化的因子，想方设法来减轻或消除它，从而积累了大量知识和实践，这些归根到底都是依据疾病病因论的理论和实践体系而产生的。

与此相反，健康本源论是从怎样才能恢复、保持、增进健康这一观点，将恢复、保持、增进健康的因子称为健康因素。发现这些因子，并对此进行支援强化，这些理论和实践体系就是健康本源论。

安东诺夫斯基发现压力使生物体能够产生某种积极的反应。之后，他指出，在确定能够回避的情况下，冲击这种压力刺激有可能给生物体带来对健康有益的影响。但是，如果只从疾病病因论方向考虑，就会忽略压力对健康有益的方面。压力刺激再大，如果有社会援助也会产生健康方面的益处。他指出了以往生物医学基本思想范畴的局限，提出了“健康本源论”。

消除或减轻危险因素有利于防止疾病的发生和恶化，但仅凭这些，不能促成身心朝着更加健康的方向变化和改善。这里所说的促成身心朝着更加健康的方向变化和改善的因素就是健康因素。

安东诺夫斯基认为人的健康不是简单地凭借没有疾病来判断，而是应该从身体上、精神上、社会上、心理上的各个方面综合判断。人在任何时候都处于健康-疾病连续体的某个位置上，健康因素则左右这个位置。

健康本源论的思想对处于健康-疾病连续体的任何位置上的人都适用。极端地说，研究探讨濒临死亡的人怎样安然地面对死亡时，这些人所具有的共同的特性和因素，也是健康本源论的研究范畴。因此，健康本源论的研究范围比积极的健康研究、健康维护、健康增进等这些仅限定于健康人的健康维持与增进的研究范围更广。

二、健康本源模式核心的 SOC

安东诺夫斯基在研究上流阶层和劳动阶层健康与寿命的结果中发现，人生观对寿命和健康的影响远远大于身份与贫富差距带来的饮食生活及环境因素的影响。之后，他寻找健康人和患者区分的原因，结果发现并证明了 SOC。就是说，SOC 是“人生是有意义的”这样一种实际感觉乃至确信。安东诺夫斯基把损害人健康的压力因素大致分为三点：①日常的过度劳累、经济负担、人际关系；②突然的危机（如死别、离婚、失业、火灾等）；③健康恶化、疾病、精神不安、抑郁。受到这样的压力时能否坚持下去，取决于本人的“广泛抵抗资源”。把安东诺夫斯基证明的广泛抵抗资源分成三大类：①物质性的抵抗资源，如教育、地位、经济实力、保险、知识等；②社会性的抵抗资源，如人际关系、周围的支援、理解者的支援等；③心理上的抵抗资源，如安定的世界观和价值观、宗教、哲学等。其中，最具决定性的方面，也是以前不被重视的方面就是心理上的抵抗资源，即人生观。对健康有益的人生观称为“有意义的东西”，形成这种人生观的因素分为三种：①理解感；②处理感；③有意义感。把这些换成浅显易懂的话，即：①是否完全理解掌握；②是否可以应对；③是否感觉有某种意义和价值。能够感觉到 SOC 对自己的日常生活和人生有意义。

安东诺夫斯基于 1979 年的著作《健康、压力、对策——心理健康的新见解》中显示的健康本源模式，山崎于 1999 年对其进行了改动（图 1-3）。如果按照图 1-3 所示，健康本源模式大概由以下两种理论模式构成。

一个理论模式是压力刺激本身对健康可能会有有益的作用，也可能会有不利的作用。压力刺激对健康起怎样的作用与是否成功地处理了压力所带来的紧张有关，并且，紧张是否成功处理与广泛抵抗资源动员力 SOC 的强弱有关。

另一个理论模式是 SOC 是由良好的人生经验形成，通过紧张处理的成功经验得到强化，人生经验及紧张处理与否直接关系到 SOC 的形成和强化，同时，它还受广泛抵抗资源存在状况的左右，而广泛抵抗资源又由孩子培养类型及社会作用来规定。因此，SOC 正是健康因素的关键，是健康本源论的核心概念。

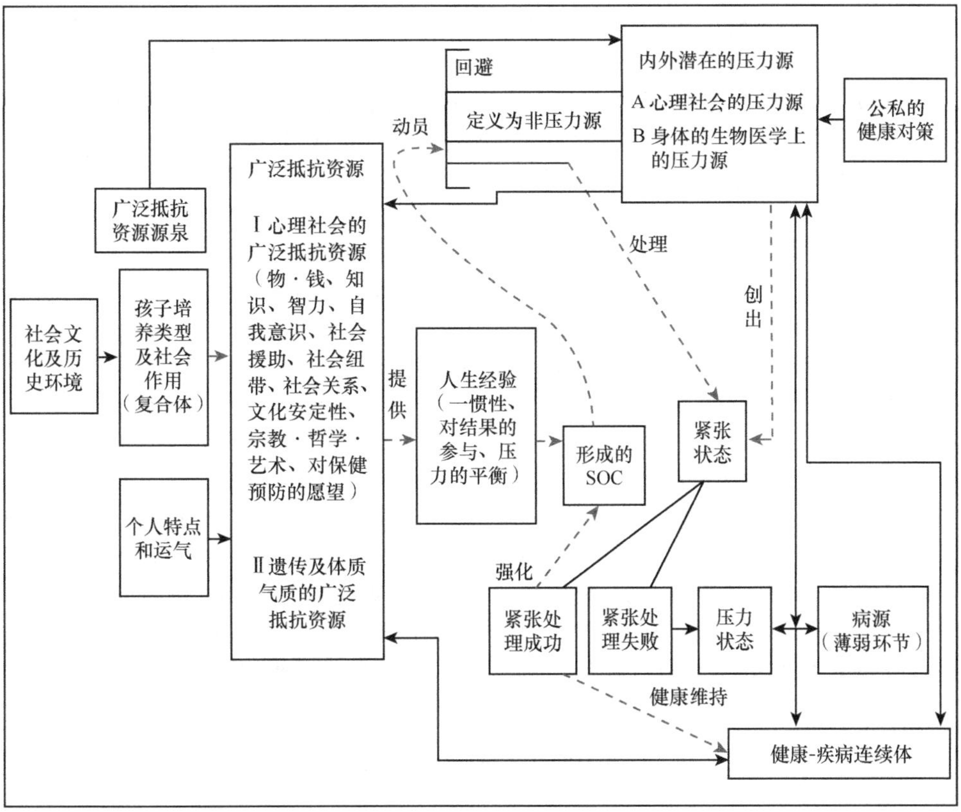

图 1-3 健康本源模式

注：安东诺夫斯基原图，山崎改用，根据原图，图中虚线连接的概念关系是健康本源模式的核心

三、SOC 的概念和测量尺度

安东诺夫斯基在第二部著作《破解健康之谜——压力对策和健康保持的机制》中加深了对 SOC 概念的解释，同时，提出了由 29 个条目组成的 SOC 测量尺度的方案。构成 SOC 测量尺度的条目是对数十人进行当面调查后分析得出的。这些人经历了强烈的压力刺激或者深刻的精神创伤，但依然能充满活力地健康生活。

SOC 定义：SOC 是指浸透到人精神心理的、动态而持久的信念。这里所指的信念：第一，个体对内外环境产生的刺激有序应对，是可以预测和说明的；第二，可以获得有效的资源，以处理这种刺激带来的各种要求；第三，把这种要求当作是挑战，是值得全身心投入的一种信念。

这些信念分别称为理解感、处理感、有意义感，SOC 是由这三点组成的。SOC 的 29 个条目测量尺度及压缩版的 13 个条目测量尺度各自包括了三种信念中的内容。但是，安东诺夫斯基并没有把它分为三项，而只是作为总体的一部分来使用。

SOC 在保健、医疗、护理、心理、教育、福利等涉及人的广泛领域引起关注。SOC 测量尺度被十几个国家翻译，关于 SOC 的或者使用 SOC 概念的实证研究每年都在呈几何级数增加。

四、关于 SOC 和健康状态的实证研究

下面讲述的是面向 SOC 和健康指标的队列研究的一些结果。波皮乌斯（Poppius）把 4405 名芬兰的中年男性职员作为研究对象，就 SOC 和冠状动脉性心脏病（coronary heart disease，CHD）患病率的关系进行调查研究。用 SOC 29 个条目 7 件法测量尺度，按综合得分将研究对象分为高、中、

低三组。把年龄、吸烟习惯、总胆固醇值、收缩血压作为调整变量，根据 CHD 患病率计算出 SOC 水平的相对危险度，所有对象和非用药治疗高脂血症者、白领阶层 SOC 水平低值组和高值组比较，CHD 患病风险分别推测为 1.62 倍和 2.12 倍。在同研究里白领阶层 SOC 水平低值组和高值组比较，因循环系统疾病和恶性肿瘤而死亡的风险，低值组是高值组的 2.12 倍。另外，瑟蒂斯（Surteesl）等以 2 万中老年人为研究对象，研究 SOC 水平和死亡风险，并用性别和死因来表示，用 SOC 3 个条目 3 件法测量尺度，将研究对象分成高值组与低值组。把年龄、既往史、社会阶层、吸烟习惯作为调整变量，根据死亡率计算 SOC 水平的相对危险度，结果推测，男性 SOC 水平高值组和低值组比较，因恶性肿瘤而死亡的风险，高值组是低值组的 0.66 倍，女性 SOC 水平高值组与低值组比较，因循环系统疾病而死亡的风险，高值组是低值组的 0.53 倍。

另外，就 SOC 和抑郁症的关系，西连地（Sairenchi）等把 1854 名 20～70 岁的男女作为分析对象，分析研究了 SOC 水平与 2 年后抑郁症发病风险比。使用 SOC 13 个条目 5 件法测量尺度，以得分范围中央值为界，分成高值组和低值组。把年龄、性别、职位、婚姻状态作为调整变量，就抑郁症发病率算出 SOC 水平的相对危险度，结果推测 SOC 水平高值组是低值组的 0.18 倍。

SOC 水平高，则对抗压力能力比较强，在各种心理创伤之后表现的创伤后应激障碍（PTSD）比起客观的障碍和创伤对 SOC 高低的影响更重要。SOC 与信念感关系最大。另外，SOC 低和自杀愿望高、少年犯罪、酒精依赖症、毒品使用率、容易感染艾滋病的性生活都有关联。

综上所述，我们验证了成人 SOC 水平与身体疾病的患病率、病死率及与精神疾病的发病率的因果关系，表明了 SOC 能够保持健康并与疾病对抗。其机制在精神神经免疫学引起关注的是自然杀伤细胞（NK 细胞）活性，与其他的积极心理学指标的关联也有很多研究。

五、构筑 SOC 的人生经历

按照安东诺夫斯基的观点，SOC 通过动员和活用心理上的和社会性的抵抗资源可以很好地处理各种压力刺激带来的紧张，并通过成功体验得到加强。另外，SOC 可感觉日常生活的一惯性，感觉自己参与了结果形成，感觉负担恰好平衡，既没有过大也没有过小，并通过这些人生经历逐渐发展起来。SOC 的形成发展对于幼年及少年期到青年期的人生经历的质量很重要。

定期的有氧运动会提高 SOC，提高的 SOC 会减轻抑郁、发怒、压力等。另外，通过和亲人及可以信赖的理解自己的人交谈，来交流共同的经验、故事及世界观可以提高 SOC。所以，和家人及关系融洽的朋友边交谈边走路这样的运动习惯对提高 SOC 是非常有效的。

课后练习题

填空题及其答案

1. 老化是所有人发生的随着年龄增加而生理功能下降的现象。老化（不是）疾病。

2.（寿命）是指从出生到死亡的生命周期。

3.（健康）的定义：健康指的是人的身体、心理和社会三方面均处于完全良好的状态，不仅仅是没有疾病或虚弱。

4. 社会健康包括三个方面，即每个人的能力应在社会系统内得到充分的发挥；作为健康的个体应有效地扮演与其身份相适应的（角色）；每个人的行为与社会规范相一致。

5. 身体健康是指躯体的结构完好和（功能正常）。

6. 心理健康又称（精神卫生），指人的心理处于完好状态，包括正确认识自我、正确认识环境、及时适应环境。

7. 1978 年在《阿拉木图宣言》中提出的基本卫生保健是指最基本的，人人能够得到的，体现社会平等权利的，人民群众和政府都能（负担）得起和全社会积极参与的卫生保健服务。

8. 2019 年 12 月 28 日通过的《中华人民共和国基本医疗卫生与健康促进法》第一章总则的第四条："国家和社会尊重、保护公民的健康权。国家实施健康中国战略，（普及健康生活），优化健康服务，完善健康保障，建设健康环境，发展健康产业，提升公民全生命周期健康水平。"

9. 中共中央国务院印发的《"健康中国 2030"规划纲要》中指出："健康是促进人的全面发展的必然要求，是经济社会发展的基础条件。实现国民健康长寿，是国家富强、民族振兴的重要标志，也是全国各族人民的（共同愿望）。"

10. 2019 年 7 月 9 日健康中国行动推进委员会通过《健康中国行动（2019—2030 年）》，健康中国行动是以（较低成本）取得较高健康绩效的有效策略，是解决当前健康问题的现实途径，是落实健康中国战略的重要举措。

（郭丽君）

第二章　健康相关生活质量

学习目标

1. 掌握健康相关生活质量的基本概念、健康相关生活质量评价的应用。
2. 熟悉健康相关生活质量评价内容和方法。
3. 了解健康相关生活质量的测量工具。

第一节　健康相关生活质量概述

一、QOL

QOL 又称为生命质量、生存质量，由 20 世纪 50 年代美国经济学家加尔布雷德（Calbraith）首先提出。WHO QOL 概念是指个人处于自己的生存环境、文化及价值体之下，对本身生存的一种自我感受，它与个人的生存目的、期望、标准及其关注有关。我国 QOL 概念是指在社会经济、文化背景和价值取向的基础上，人们对自己的身体状态、社会能力及个人综合状态的感觉体验。

二、生 命 数 量

生命数量是指个体生存时间的长度，对患者来说就是其接受某一特定医疗干预后的生存时间，对一般人来说就是平均期望寿命。追求最长的生存时间和最高的 QOL 是人类的最终目的。

三、健康相关生活质量

健康相关生活质量（health related quality of life，HRQOL）是指在疾病、意外伤害、医疗干预、老化和社会环境改变的影响下，测定与个人生活事件相联系的健康状态和主观满意度。健康状态和主观满意度构成了 HRQOL 的主要内容。健康状态从身体、心理、社会三方面来描述个人的功能状态，是 QOL 中相对较为客观的成分。主观满意度是指人们的需求和愿望得到满足时所产生的主观反应，属 QOL 中的主观成分。

HRQOL 作为一种新的医疗结局评价技术，用来全面评价疾病及治疗对患者造成的生理、心理和社会生活等方面的影响。它不仅关心患者的存活时间，还关心患者的存活质量；它不仅考虑客观的生理指标，还强调患者的主观感受和功能状况；它不仅用于指导临床治疗，还用于指导患者的康复和卫生决策。

四、QOL 的构成

对于 QOL 的不同理解导致了 QOL 构成的不同。WHO 的 QOL 包括生理状况、心理状况、独立性、社会关系、环境、宗教信仰和精神寄托 6 个领域。

五、QOL 的动态特性

1. 老年人随着生理功能的退化，会逐渐降低对功能状态的期望或调整功能状态的评价标准。

2. 慢性病患者发病前后，客观的健康状态和主观的 QOL 评价都会很低；而患病多年后，客观的健康状态可能更差，主观的 QOL 评价却不低，慢性病的这种适应过程称为 HRQOL 测评 “反应转移”。

3. 近期健康自我评价低的个体对更差健康状态的评价较高，而个体康复一段时间后，评价标准重新恢复到病前水平。

4. QOL 具有时变性。QOL 状况是随时间的变化而变化的。通过在不同时点进行的 HRQOL 评价，能较好反映出疾病的严重程度、治疗效果，衰老导致的功能减退和其他卫生保健措施的作用。

第二节　健康相关生活质量评价内容与方法

一、HRQOL 评价概念

HRQOL 评价是指具有一定生命数量的人在一定时点上 QOL 表现。QOL 随时间推移显示出平衡、改善和下降，见图 2-1。

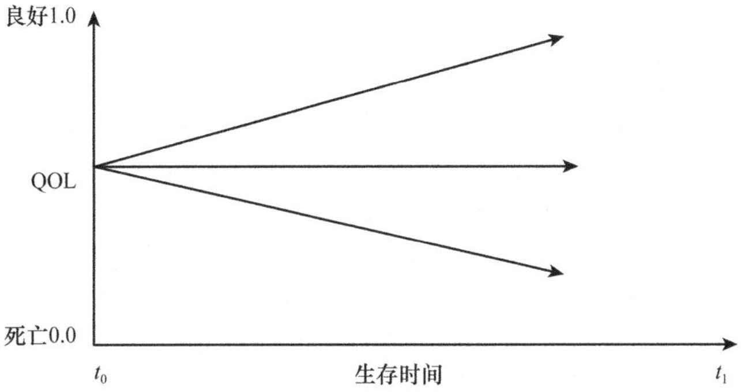

图 2-1　生存时间与 QOL 的关系

二、HRQOL 评价内容

HRQOL 评价内容通常包括生理状态、心理状态、社会功能状态、主观判断与满意度和幸福感等四个维度。此外，针对具体疾病的量表还包括疾病等内容。生理状态、心理状态、社会功能状态是 QOL 的重要内容。主观判断与满意度和幸福感反映了个人对健康状态的自我评判及其需求或期望得到满足时所产生的主观认可程度，是 QOL 的综合指标（表 2-1）。

表 2-1　QOL 评价的基本内容

概念/分类	定义/指征
主观判断与满意度和幸福感	
满意度和幸福感	健康需求满足程度的判断及综合感觉
主观判断	自我判定健康、自感健康或担忧健康
社会功能状态	
社会交往	与亲人和朋友交往的密度和强度
社会融合	以成员身份参与社会组织活动
社会接触	与亲友交往，参加集体活动
亲密关系	获得亲密感和支持感
社会资源	社会关系、网络的数量和质量

续表

概念/分类	定义/指征
心理状态	
情绪反应	对事物的体验，包括愉快、兴奋、满足、恐惧、抑郁、焦虑、紧张
认知功能	识别、机智、定位、注意力及记忆力
生理状态	
活动受限	在躯体活动、移动和自我照顾方面受限
体力受限	进行一般的体力活动无疲劳感和虚弱感
社会角色受限	如工作、学习和家务等通常角色活动受限

（一）生理状态

生理状态反映个人的体能和活动能力，是人们生活的基本条件，主要包括如下三个方面。

1. 活动受限 由于健康原因使日常生活活动能力即穿衣、进食、上厕所、洗澡、室内走动等五项指标受到限制，包括正常躯体活动受限，如不能屈体、行走等；移动受限，如室内活动受限；自我照顾能力下降，如梳洗、穿衣、进食等能力下降。

2. 体力受限 主要指个人在日常活动中所表现出的疲劳感、无力和虚弱感。

3. 社会角色受限 人的社会角色是由经济、职业、文化背景等因素决定的个人在社会关系中的位置，以及与其位置相适应的社会义务、责任和社会功能等，如工作和操持家务等。社会角色受限包括主要角色活动的种类和数量受限、角色紧张、角色冲突。

社会角色反映了躯体健康状况和对通常角色活动的需求，不仅反映患者的生理状态，还反映患者的心理状态和社会生活状态，是反映患者 QOL 的一个综合性指标。

（二）心理状态

所有的疾病都会给患者带来不同程度的心理变化，只是程度不同。心理状态主要包括情绪反应和认知功能两个方面，它是 QOL 评价的一个重要组成成分。

1. 情绪反应 指个体感知外界事物后所产生的一种体验，包括正性情绪（愉快、兴奋、满足）和负性情绪（恐惧、抑郁、焦虑、紧张）。情绪反应是 QOL 测量中最敏感的部分，受疾病和治疗措施的影响，可间接反映个体功能状态和社会功能状态。

2. 认知功能 包括时间与地点的定位、方向识别能力、理解力、机智思维、注意力、记忆力及解决问题的能力等。它们是个人完成各种活动所需要的基本能力。几乎任何疾病的晚期和老年人达到一定年龄，都伴有认知功能障碍。认知功能在 QOL 测量中不总是敏感的指标，但却是一个相对稳定的指标。

（三）社会功能状态

社会功能包含两个不同的概念，社会交往和社会资源。

1. 社会交往 是指评价对象与他人的实际交往密度和强度。根据其深度，可分成三个层次。

（1）社会融合：指个人属于一个或几个高度紧密的社会组织，并以成员的身份参与活动。

（2）社会接触：指人际交往和社区参与，如关系密切的朋友和亲属间的接触，参加集体活动。

（3）亲密关系：指个人关系网中最具亲密感和信任感的关系，如夫妻关系。

许多疾病和治疗都会给患者造成主观上和客观上的交往困难，这些交往功能上的下降，最终导致社会支持力下降，心理上的孤独感和无助感，以及个人机会的丧失。

2. 社会资源 QOL 中的社会资源是指个人的社会网络与社会联系，包括网络数量和质量。网络数量指可能与评价对象交往的朋友、亲属、邻居、同事等的数目。质量是指各种人际关系的紧密程度，即评价对象可能得到的社会支持的强度。

（四）主观判断与满意度和幸福感

1. 主观判断 是指个人对其健康状态、生活状况的自我评判。在 QOL 评价中属非常重要的综合性指标。

2. 满意度和幸福感 是指当个人需求得到满足时的良好的情绪反应。满意度是对待事件的满意程度，是人的有意识的判断。而幸福感是对全部生活的综合感觉状态，产生自发的精神愉快和活力感。

在 QOL 评价中，满意度用来测定患者的需求满足程度，幸福感用来测定患者整个 QOL 水平。

（五）其他内容

其他内容主要是指一些针对特殊人群或特定疾病的 QOL 评价量表，常包括反映特殊人群特征或症状等的疾病特异内容。

三、QOL 评价方法

QOL 评价方法分为访谈法、观察法、主观报告法、症状定式检查法、标准化的量表评价法。

第三节 生命质量的测量工具

QOL 评价量表的结构一般包括条目、维度、领域和总量表四个层次。条目是量表最基本的构成元素。条目池是指所有备选的有关条目集合。维度由若干反映同一特征的条目构成。领域指 QOL 中一个较大的功能部分，由若干密切相关的维度构成，如生理领域、心理领域等。总量表由若干领域构成。

一、问卷（量表）类型

霍伦（Hollen）等根据问卷关注点的不同，将问卷分成以下四类，详见图 2-2。

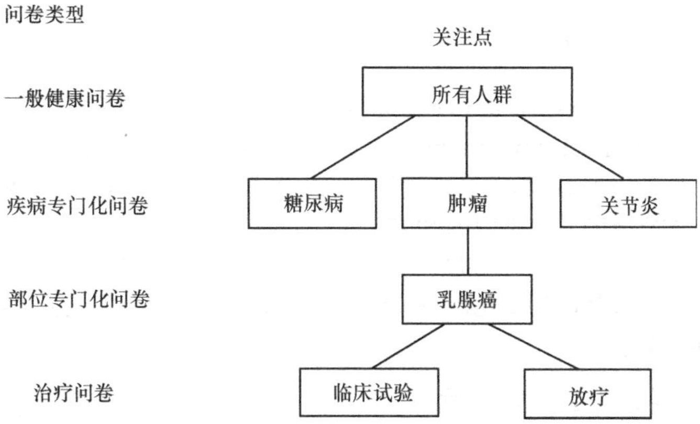

图 2-2 问卷类型及其关注点

二、QOL 测量工具

（一）良好适应状态指数

卡普兰（Kaplan）于 1976 年提出了健康质量量表（quality of well-being，QWB）。QWB 与人群总的良好适应状态的自我评价水平呈预期正相关，与年龄、慢性疾病患者人数、有健康问题主诉的人数、就诊人数及有不良功能症状的人数呈预期负相关。卡普兰认为，QWB 能概括各种功能或症状水平、濒死状态或其他难以诊断的复杂疾病的人群健康状况，是一个比较理想的、从正向角度来评价健康状况的指标。QWB 包括如下两部分。

第一部分是有关患者日常生活活动方面的内容，包括移动（mobility，MOB）、生理活动（physiological activity capability，PAC）和社会活动（social activity capability，SAC）三个方面，每个方面下设 3～5 个等级描述。

第二部分包括 21 个症状及健康问题综合描述（complex，CPX），这些症状和问题几乎包括了所有可能出现的问题。

最后按公式综合所有评价指标，得出对 QOL 的评价（*W*）。计算公式为

$$W=1+CPX+MOB+PAC+SAC$$

（二）疾病影响程度量表

疾病影响程度量表（sickness impact profile，SIP）是由伯格纳（Bergner）建立的一个包括 12 类问题 136 个条目的量表。其中有 3 类归为生理方面：行走、灵活性、躯体运动。4 类归为心理方面：社会关系、交流、情感行为、警觉行为。其余 5 类（睡眠与休息、工作、操持家务、娱乐和休暇、进食）各自代表独立的内容。该量表主要用于测量在疾病和治疗影响下的行为改变和角色功能的表现。

（三）癌症患者生活功能指数量表

癌症患者生活功能指数（functional living index cancer，FLIC）量表由加拿大学者希佩尔（Schipper）等建立，包括 22 个条目。该量表描述患者的活动能力、执行角色功能的能力、社会交往能力、情绪状态、症状和主观感受等，用于癌症患者 QOL 的自我测试，也可作为鉴定特异性功能障碍的筛查工具。

（四）健康调查量表 36

健康调查量表 36（36-item short form health survey，SF-36）是美国波士顿健康研究所在美国医疗结果研究调查表（medical outcomes study，MOS）的基础上开发出的普适性简明健康调查问卷，它适用于普通人群的 QOL 测量、临床试验研究和卫生政策评价等。SF-36 在 40 多个国家发展了各自的语言版本，浙江大学研制了中文版的 SF-36。

SF-36 由 36 条目组成，包括 8 个维度，分别属于“生理健康”和“精神健康”两大类，此外，还包括评价过去一年内健康状况的变化。每个维度的最终评分以 0 分为最低值，100 分为最高值，分数越高，表明 QOL 越高。

（五）世界卫生组织生活质量量表

世界卫生组织生活质量量表（WHO quality of life，WHO-QOL）由 20 多个国家和地区的研究中心共同研制，具有较好的信度、效度和反应度，包括 WHO-QOL-100 和 WHO-QOL-BREF。WHO-QOL-100 覆盖了 6 个领域 24 方面，100 个条目，此外，还包括 4 个关于总体健康状况和 QOL 的问题。WHO-QOL-BREF 是在 WHO-QOL-100 基础上发展起来的，仅包含 26 个问题条目，适用于大型研究。

中山大学卫生统计学教研室研制了中文版的 WHO-QOL-100 和 WHO-QOL-BREF。

（六）欧洲五维生存质量量表

欧洲五维生存质量量表（Euro QOL，five-dimension questionnaire，EQ-5D）是一个简易通用型 QOL 自评量表，目前已有 51 个正式的语言版本。该量表由两部分构成：第一部分，应答者回答在 5 个维度存在问题的程度（行动能力、自我照顾、日常生活、疼痛与不适、焦虑与压抑）；第二部分，应答者在视觉模拟尺度上标记他们总的健康感觉。EQ-5D 可作为疾病专门化问卷或其他通用型问卷的补充使用，适应于信访调查和临床环境中。

（七）肿瘤特异量表

1. 癌症治疗功能评价系统（functional assessment of cancer therapy，FACT） FACT 由美国结局研究与教育中心研制，由一个测量癌症患者 QOL 共性部分的一般量表（共性模块）FACT-G 和一些特定癌症的特异量表构成。第四版的 FACT-G 由 27 个条目构成，分为 4 个部分，目前已经开发出肺癌、乳腺癌、膀胱癌、脑瘤、宫颈癌等特异量表。

2. 癌症患者生命质量测定量表 EORTC QLQ 系列 欧洲癌症研究与治疗组织研制的 QLQ 系列由针对所有癌症患者的核心模块（QLQ-C30，共性模块）和针对不同改正的特异性条目（特异模块）构成。第三版的 QLQ-C30 含 5 个功能子量表、3 个症状子量表、1 个总体健康状况子量表和 6 个单一条目构成。目前已经开发出肺癌、乳腺癌、头颈癌、直肠癌等特异量表。

（八）我国自主研制的 QOL 测定量表

1. 国人生活质量普适量表（QOL-35） 由中国医学科学院/中国协和医科大学阜外心血管病医院流行病学研究室研制，包括 36 个条目 6 个领域，适用于中国一般人群 QOL 评价。

2. 癌症患者生命质量测定量表系列（QLICP） 由昆明医学院公共卫生学院研制，该系列包括我国常见癌症的 QOL 测定量表，已完成肺癌、乳腺癌、直肠癌、头颈癌等 QOL 测定量表。

3. 2 型糖尿病患者生活质量量表（DMQLS） 由中南大学流行病与卫生统计系研制，包含 5 个维度 87 个条目，其中，生理、心理、社会、满意度等 4 个维度形成正常成长人群共性条目子量表，疾病维度形成 2 型糖尿病患者特异条目子量表。

第四节 生命质量评价的应用

一、人群健康状态的评定

常用的量表有 SF-36、WHO-QOL 和 EQ-5D。测评目的在于了解一般人群的综合健康状况，或作为一种综合的社会经济和医疗卫生指标，比较不同国家、不同地区、不同民族人群的 QOL 和发展水平并对其影响因素进行研究。

美国、英国、澳大利亚等分别应用 SF-36 对不同年龄、性别的人群的健康状况进行了测评，制定了各国健康概念的正常值。我国王红妹、李宁秀等分别对浙江省杭州市、四川省居民的 QOL 进行了评定，并分年龄、性别与国外人群进行了比较。

二、疾病负担的估计

肿瘤与慢性病患者的 QOL 测评成为医学领域 HRQOL 研究的主流。1949 年卡诺夫斯基(Karnofsky)用功能状况量表测量癌症化疗患者的身体功能状况。1976 年普里斯特曼（Priestman）等用线性模拟自我评估量表（linear analogue self-assessment，LASA）对乳腺癌患者化疗前后的健康感觉、情绪、活动水平、疼痛、恶心、食欲、家庭事务能力、社会活动和焦虑水平进行测定。

三、卫生服务效果评价

除了应用传统的健康状况指标如死亡率和期望寿命等评价卫生服务效果外，HRQOL 量表被越来越多地应用于不同疗法或干预措施对患者功能和良好适应的影响。

例如，为了预防高血压患者心、脑、肾等器官并发症的发生，布利特（Bullpitt）等观察了 477 例高血压患者采用不同的降压药治疗后的不良反应。通过应用自评量表，了解到各种降压药（甲基多巴、普萘洛尔、胍乙啶、利舍平及利尿剂）对患者体力和脑力方面的影响，了解同性能的药物具有不同的不良反应，如记忆能力减退、思维能力降低、心情压抑、性功能失调、体力渐衰、睡眠失调和工作能力降低，从而帮助临床医生选用适宜药物及进行卫生服务效果评价。

四、卫生服务方案的选择

以往有关药物和治疗方法的选择，都以医生的专业知识和经验判断，HRQOL 可帮助医生判断具体治疗方案或预防康复措施的实施与否会对患者今后的生活产生多大的影响。

例如，对肢体肉瘤的治疗方法通常有两种：一是截肢；二是保留疗法并辅以大剂量的放射治疗。按传统的观点，认为能不截肢尽量不截肢。苏格贝尔（Sugarbaker）等对 26 名肢体肉瘤患者开展了 QOL 评价，其中 9 名截肢，17 名采取保留疗法。比较发现，两组患者总的 QOL 没有差异，但在情绪行为、自我照顾和活动、性功能等方面差异具有统计学意义。保留疗法对患者的情绪行为、自我照顾和活动、性功能的损害较截肢疗法严重。从 QOL 的观点出发，保留疗法并不优于截肢疗法，从减少复发的愿望出发，更应考虑截肢。

五、卫生资源配置与利用的决策

成本-效用分析（cost-untility analysis，CUA）是配置卫生资源的基本依据。采用质量调整生命年（quality-adjusted life year，QALY）作为效果指标。QALY 是用 QOL 来调整期望寿命或生存年数的一个新指标。目前西方医学界用每拯救一个 QALY 所需要的费用（成本）作为成本/效用指标（COST/QALY）。相同成本产生最大的 QALY 或同一 QALY 对应最小的成本，就是医疗卫生决策的原则。

成本-效果分析（cost effectiveness analysis，CEA）是配置卫生资源的基本依据。传统成本-效用分析指标生存年数、死亡率、患病率等，不能综合反映卫生服务对人群健康的影响，HRQOL 量表评价提供了有效的途径，采用 QALY 作为效果指标。①出生期望寿命：不正常状态下的生存时间与正常状态下的生存时间等同对待。②调整疾病（伤残）期望寿命：不考虑期望寿命中疾病状态的生存年数。③质量调查生存年：把不正常状态下生存年数换算成同等于健康生存年数。

$$E=\sum W_k \times Y_k$$

式中，E 为 QALY；W_k 为处于 k 状态的生命质量权重值，Y_k 为处于 k 状态的年数。例如，某养老院全体老人的平均寿命是 71.6 岁，计算 QALY 为 68.5 岁（表 2-2）。

表 2-2　QALY 计算表

状态	Y_k	W_k	$W_k \times Y_k$
健康	65.2	1.00	65.2
非卧床功能丧失	4.5	0.59	2.7
卧床功能丧失	1.9	0.34	0.6
总计	71.6	1.93	68.5

注：$E=\sum W_k \times Y_k$=65.2+2.7+0.6=68.5（年），人均健康寿命损失=71.6−68.5=3.1（年）

六、健康影响因素与防治重点选择

终末期肾病患者的 QOL 与血红蛋白浓度呈强相关，与社会经济地位、教育水平中度相关，与年龄、并发症、糖尿病史、女性和失业呈负相关。据此认为早期、有效的贫血治疗对维持终末期肾病患者的预后指标及 QOL 都是最重要的。

课后练习题

填空题及其答案

1. 对于 QOL 的不同理解导致了 QOL 构成的不同。WHO 的 QOL 包括生理状况、(心理状况)、独立性、社会关系、环境、宗教信仰和精神寄托 6 个领域。

2. 由于健康原因使日常生活活动能力即穿衣、进食、上厕所、洗澡、(室内走动) 等五项指标受到限制，包括正常躯体活动受限，如不能屈体、行走等；移动受限，如室内活动受限；自我照顾能力下降，如梳洗、穿衣、进食等能力下降。

3. 体力受限主要指个人在日常活动中所表现出的疲劳感、无力和 (虚弱感)。

4. 人的社会角色是由经济、职业、文化背景等因素决定的个人在社会关系中的位置，以及与其位置相适应的 (社会义务)、责任和社会功能等。

5. 情绪反应指个体感知外界事物后所产生的一种体验，包括正性情绪 (愉快、兴奋、满足) 和负性情绪 (恐惧、抑郁、焦虑、紧张)。情绪反应是 QOL 测量中 (最敏感) 的部分。

6. 认知功能包括时间与地点的定位、方向识别能力、理解力、机智思维、注意力、记忆力及解决问题的能力等。它是个人完成各种活动所需要的基本能力。几乎任何疾病的晚期和老年人达到一定年龄，都伴有认知功能障碍。认知功能在 QOL 测量中不总是敏感的指标，但却是一个 (相对稳定) 的指标。

7. 满意度和幸福感是指当个人需求得到满足时的良好的 (情绪反应)。

8. 满意度是对待事件的满意程度，是人的有意识的判断。而幸福感是对全部生活的综合感觉状态，产生自发的 (精神愉快) 和活力感。

9. 生命质量又称为 (生活质量)、生存质量。WHO QOL 概念是指个人处于自己的生存环境、文化及价值体之下，对本身生存的一种自我感受，它与个人的生存目的、期望、标准及其关注有关。

10. 生命数量是指个体生存时间的长度，对患者来说就是其接受某一特定医疗干预后的生存时间，对一般人来说就是 (平均期望寿命)。追求最长的生存时间和最高的 QOL 是人类的最终目的。

(郭丽君)

第三章 功能运动

学习目标

1. 掌握功能运动的基本概念及筛查方法。
2. 熟悉常用功能运动器材名称及用途。
3. 了解功能运动的基本方法和手段。

本章分别从功能运动的概念、起源与发展以及人体运动的四大支柱等方面重点阐释功能运动的基本知识、基本理论及基本方法，有助于提高身体体能水平、功能动作能力和健康水平。

第一节 功能运动概述

一、功能运动的概念

功能基本含义是指一个人或事物的具体用途或一种事物存在的目的。因此，功能性可以被定义为完成某项功能；人或物按预期履行责任；事物的特征行为，用于某项责任、用途或目的。绝对力量是人们所说的最常见的一种力量，是一名运动员能举起的最大力量。相对力量是用运动员的绝对力量除以其体重得出的值，也是一种常见的力量形式。功能性力量是指运动员在赛场上可用的力量总和，除举重及与举重相关的比赛外，功能性力量是最重要的力量。功能运动重点在于增强功能性力量，但功能运动不等同于专项运动训练。

二、功能运动的发展史

功能运动训练是为了适应日益激烈的职业体育竞争而创立的理论体系和方法体系，它与传统的以身体素质练习为主的体能练习存在着本质差异。

（一）国外功能运动训练起源与发展

最早为职业运动员提供功能运动训练服务的是美国运动员训练基地（athletes performance institute，API）的创始人马克·沃斯特根（Mark Verstegen）先生，现任美国体能训练（EXOS）公司的首席董事。他将最新的体育科学知识和技术应用到职业体育中，并利用最先进的仪器和设施培养出许多世界顶尖运动员。

从训练组织结构上来看，美国不仅有体能协会和训练基地，还有很多高水平体能训练中心，它们形成多学科交叉的训练团队模式，团队成员包括医生、运动防护师、运动矫正师、物理治疗师、运动营养师、心理咨询师、体能训练师、按摩师等专业工作者，具有很强的研发能力，而且从高中到大学、职业俱乐部、国家队都配有体能教练员。以美国 EXOS 公司（由 AP 和 CP 合并）为代表的身体运动功能训练具有世界性影响，它们为多个国家的高水平运动队提供了服务。

美国是世界上体能训练发展最好的国家，不仅建立了多种类型的协会组织，而且建立了不同层次的体能教练员培调机构和认证体系，极大地保障了体能训练员培养数量。

1. 美国国家体能协会（National Strength & Conditioning Association，NSCA） NSCA 是一家致力于体能研发、教育和培训方面的非营利、非政府组织机构，也是全球体能领域中最具权威的专业组织。其颁发的资格证书得到了全球 54 个国家的认可。NSCA 的会员来自运动、医疗领域的专家，包括医生、大学教授、科研人员、运动学专家、康复治疗师、运动训练师等。

2. 美国运动医学会（American College of Sports Medicine，ACSM） ACSM 是一家专业运动医学行业协会，也是世界公认的在运动医学、体适能训练、运动损伤与康复、特殊人群训练、健康关爱等领域中的行业权威。ACSM 传授的是最权威、最专业的运动科学知识，它是健康运动乃至体育产业中运动科学的方向标。ACSM 建立了其他健康培训机构用来做测试等使用的锻炼方法和运动处方依据。

3. 美国运动训练师协会（National Athletic Trainer's Association，NATA） NATA 是一所专门为运动者训练进行资格认证和培训的老牌机构。世界上许多运动员和教练都选择来此协会进修和培训。美国运动训练师协会授予的证书是运动教练认证（athletic trainer certification，ATC）。

（二）我国身体运动功能训练发展史

我国身体训练理论与方法源自苏联和德国。研究成果也主要集中于专项身体素质训练原理和训练方法。20 世纪 80 年代我国开始引入美国的体能训练体系，但训练内容过于重视身体素质训练而忽视身体的系统训练，常常把提高肌肉力量尤其是大肌群力量训练和局部力量训练作为提高专项能力的关键，没有重视神经对肌肉控制的训练，从而导致维持平衡稳定的小肌群力量和神经-肌肉协调运动的功能未得到有效发展，这种训练模式也使得局部肌肉负荷量和强度过高，容易出现动作代偿和技术动作效益低，加之缺乏主动的和系统的再生与恢复训练，使练习者容易出现一些运动损伤。

我国将美国高水平运动员身体运动功能训练引入训练领域，对身体运动功能训练的理念、核心概念、内容体系、方法体系等方面进行了探索，并在 2010 年组织国内一批专家和学者翻译了教练员岗位培训教材《动作——功能动作训练体系》《快速伸缩复合训练》《跑得更快——耐力项目科学化训练》《划得更快——赛艇训练的科学和艺术》《运动生理学》等共 14 部，这些译著为我国学者和教练员深入探索身体运动功能训练奠定了坚实的理论基础。

三、功能运动训练与专项运动训练的区别

专项运动训练包括很多适用于训练后期，需要增强专项力量而进行的训练。人们通过施加轻度阻力训练运动技巧。常见的专项运动训练包括拿着弹力带跑步、推阻力撬、挥动加重的球拍等。与之相反，功能运动专注于将功能性力量应用到运动技巧中（如多个肌群的互相协调），而不是运动技巧本身。例如，在稳定球（即瑞士球，SB）上做单腿臀桥动作可以加强髋部伸展，从而提高奔跑速度，而不是像拿弹力带跑步一样，需要真的去跑步。与之类似，做弹力带或阻力带推举，可以提高拦网动作的相关肌群的力量，而不需要真的击打网球训练器。最后，做短弹力带转体动作及高低绳索削砍动作，可以发展髋部的力量和核心肌群的力量，这对于提高挥拍速度十分必要，只不过运动员并不需要做出完整的击球动作。从本质上讲，功能性力量能令运动员将力量运用到运动技能中。这是目前提高运动成绩，而不需要实际做某个特定运动或训练的最好、最先进的方法。

四、功能训练与传统体能训练的差异

功能运动将哲学、方法学、战术训练等融合在一起，从而形成了一个整体，在各训练系统内实现了整合与协调。功能训练方法的设计是从人的生长发育阶段规律出发，按照人体功能解剖的结构理论和运动生物力学原理，通过一系列的动作模式训练提高神经系统对身体稳定性、灵活性的控制能力。

功能运动训练将运动解剖学、运动生理学、运动生物力学、运动医学和运动技能学等学科融为

一体。从生理学角度强调神经对肌肉的支配作用，强调动作的稳定性和关节运动的灵活性，更强调辅助肌群的固定作用和拮抗肌的适宜对抗作用；从运动解剖学角度强调通过大肌群率先发力带动小肌群的用力，即发挥臀大肌的发动机作用；从运动生物力学角度强调躯干的支柱作用和动力链的传递速度与功率。功能运动强调的力量属于“柔性力量”，它并不直接提高单块肌肉的收缩速度或力值，而是通过肢体稳定性的加强，主动肌与辅助肌、拮抗肌之间协作能力的提高，以及神经-肌肉支配能力的改善，提高一个动作不同环节之间的衔接，动作与动作之间的配合，以及整套技术动作的节奏感和流畅程度，最终达到提高由多块肌肉参与完成的整体力量的目标。

功能运动包括物理治疗和功能训练两个方面。其中，物理治疗主要用于训练之前的运动功能障碍诊断，并根据诊断结果进行针对性的运动功能障碍矫正，目的是通过系统的矫正训练来消除运动功能障碍，消除动作代偿，为下一步实施运动功能训练奠定物质基础。

功能运动是针对无运动障碍练习者进行运动能力提升。从身体运动功能训练的方法体系来看，包含肌肉动员、神经系统激活、动态拉伸、动作整合、躯干支柱准备、上肢力量、下肢力量、躯干支柱力量、旋转爆发力、最大速度、多方向移动、协调性、平衡性、能量系统发展、恢复练习 15 个模块进行。功能运动训练围绕多维度、多关节、无轨迹、无序的场上所需动作设计动作模式，它强调的是动作质量而不是肌肉力量，目的是使运动者在比赛时能够有效地展现运动技能。

传统体能训练是进行单方向、单关节、实效性较低、有序的训练过程（表 3-1）。

表 3-1 体能训练与功能训练的比较（1）

体能训练	功能训练
单关节、单一肌肉的单一化练习	多关节及大、小肌群的多维度练习
重量训练	重量减轻（关节减速）
使用稳定的健身器械	募集身体更多控制稳定和平衡的肌肉
重点加强发达肌肉的训练	重点促进动作技能学习、神经-肌肉适应、核心稳定和关节的联结
对身体综合动力链的关注不够	重视能量传递效果，注重提高神经-肌肉的协同工作能力

传统体能训练高度重视提高身体素质，尤其是高度重视肌肉力量的增长。这种训练模式有其优点，但同时也会出现有些运动者尽管身体素质发展得很好，身体外形也很强壮，但在场上跑不快、跳不高、停不住、转不动，做不出所需的专门动作（表 3-2）。

表 3-2 体能训练与功能训练的比较（2）

体能训练	功能训练
多即好	强调运动质量
大运动量、大强度	系统解决方案
过度训练	较小运动量、高质量
运动损伤（70%）	减少运动损伤（70%）
缩短运动寿命	更长运动生涯
一般化、非针对性训练	个性化
方法来自举重、田径等	方法来自专项“运动模式”
通过比赛进行检验	定期进行测试和评价
自我恢复	能量再生与恢复
大-中-小周期训练计划	每天都完美——1 日计划

传统体能训练仅重视了肌肉训练，而没有重视动作训练。因为肌肉训练未必能提高运动者的动作质量和场上动作表现能力，而功能训练把专项动作所需的肌肉力量发展起来，并能提高运动者的动作质量和场上动作表现能力（表 3-3）。

表 3-3 传统体能训练与功能训练的动作比较

传统体能训练方式与特点	功能训练方式与特点
重量训练和次数	重量减轻（关节减速）
单关节单轨迹的练习动作	多关节多维度的练习动作
使用稳定的外部支撑	募集身体更多控制稳定和平衡肌肉参与运动

功能训练基本上按照解剖学的关节运动面，将训练方法划分为不同部位和不同类型。其基本思路是按照如下步骤设计的。

第一步：根据各个主要关节进行动作模式的划分。人体运动是通过关节运动和肌肉收缩来实现的，不同的关节分别起着稳定性和灵活性作用（表 3-4）。因此，要按照人体解剖特点有针对性地设计提高关节稳定性和灵活性的练习方法。

表 3-4 各关节及主要动作功能

关节	主要功能动作
踝关节	灵活性（矢状面）
膝关节	稳定性（冠状面和水平面）
髋关节	灵活性（多平面）
腰椎	稳定性
胸椎	灵活性
肩关节	灵活性（多平面）
肘关节	稳定性

矢状面将身体分成左右两个部分且贯穿身体前后的垂直面，在这个平面上必须分辨的动作包括弯曲、伸展、前向拉伸及后向拉伸。冠状面将身体分成前后两个部分且贯穿身体左右两侧的垂直面，身体外展、内收、侧屈等动作都在这个平面上发生。水平面将身体分成上下两部分，这个平面里的动作包括外旋、内旋、旋前及旋后。

第二步：将各个关节进行优化组合，分别形成上肢动作练习方法、躯干动作练习方法和下肢动作练习方法。

第三步：将上肢、躯干、下肢动作练习方法再次进行整合，形成上肢躯干组合动作练习方法、下肢躯干组合动作练习方法及上肢下肢组合动作练习方法。

第四步：将上肢动作练习方法、躯干动作练习方法、下肢动作练习方法进行最后的整合，形成全身动作练习方法。

功能运动训练强调竞技就是动作，是在严密的科学逻辑基础上提出准备体系和动作训练，通过功能性动作筛查（functional movement screen，FMS 测试）和评估分层分类设计出力量训练的动作模式；按关节解剖矢状面、冠状面、水平面分为前后推或拉、垂直推或拉、水平推或拉；按练习部位分为上肢与下体的推或拉、全身力量练习；按运动方向分为线性速度、多方向加速动作训练；按动作结构和速度分为起动速度、加速度、最大速度训练等。

五、功能运动的必要性

1. 功能运动的空间更小，器材更少，时间更短 传统健身房大都占地数千平方米，里面放置了数百种器材。与之形成鲜明对比的是，许多普通场所都可以改造成功能运动训练场馆，且只需配备一些基本器材。功能运动的关键是运动本身，而不是器材。因此，一副哑铃（DB）、一些药球（实心球，MB）、几组跨栏、一些弹力带和拉力器（BP）、一些平衡球，可以让任何人把普通房间、停车场或运动场都改造成功能运动场。低成本的器材是功能运动训练的另一大优势，只需几百块钱和一个行李袋，教练就可以随时随地训练单个运动员或整体团队。无论个人还是团队，都可以在白天或晚上的任何时间，花上15～20min在停车场、宿舍走廊、健身房或酒店的房间里进行训练。

2. 健身而不增重 神经-肌肉适用性的一大特点是人们可以变得更强壮，同时又不增重。运动员参加有体重级别的运动项目，体重的增加可能会变成一个巨大的劣势。肌肉和肌肉系统之间的协调也可以让身体通过多个肌肉系统分散负载。这种分布能够降低单个肌肉承担的应力，减少使用特定肌肉的情况，使单块肌肉不至于变得过大。功能运动减少了单块肌肉的劳损，增加了全身肌肉的协调性。

3. 运动表现优势 功能运动可重点提高和改进运动技能。单腿臀桥运动能够锻炼髋部肌肉和臀大肌，伸展髋部，稳定身体，提高场上跑步速度和推进速度，同时能够提高在场上的单腿跳跃能力，从而提高双腿垂直起跳高度及提高起跳能力。推和拉的运动训练能够提高拳击、举重、游泳和投掷能力。转体运动能够提高身体摆动、转向能力，并且帮助身体增加旋转爆发力。

第二节　功能运动的基础

人体运动可以划分为四大类：位移、水平改变（重心改变）、推和拉（投掷），以及旋转（改变方向）。这些是人体运动的四大支柱。四大支柱模型组成了人体每天所需的基本动作。

一、位　　移

位移是交替使用双腿，从A点到B点移动身体的任何动作。移动时，一只脚在地上保持不动，通过地面接触点传递能量，向目的方向移动髋部。髋部越过不动的那只脚，然后另一只脚放在地面不动，如此循环。不论运动员是跑步到一垒，悄悄走到篮球防守位置时，还是在网球场上改变方向时，运动移动最终要将身体的重量放在一条腿上，这是我们需要看到和理解的，也是训练的基本特点之一。通过一条腿传递高推动力是第一支柱和所有运动移动的关键特点。

提高跑步成绩最传统的方法是使用一些双腿力量训练形式，如下蹲、硬拉和蹬腿练习。尽管这些练习可以改善位移，却并非运动技能提升的特效药。当进行双腿力量训练时，运动员使用的是A形框架。在建筑学上，A形框架是一种结构，建筑物层层堆叠进行构造。因为其稳定性，推举最重的重量时，通常使用A形框架姿势，如下蹲姿势。尽管下蹲是一种很好的一般性练习，但是相比单腿练习，如单腿下蹲，双腿下蹲并非跑步的最佳训练方式。与双腿下蹲使用A形框架不同，单腿下蹲使用的是7形框架。

相比A形框架，7形框架要求髋部具有稳定性。髋部的任何不稳定性都会抑制进程，关闭身体产生力的能力（即力量），将不稳定的髋部置于危险中。很明显，使用抑制反应保护髋部的消极方面，就是削减了髋部提供的力，并且减慢了移动进程。因此，训练7形框架并非仅仅能增强髋部的稳定性，还能减少力量弱的髋部可能产生的抑制反应。

位移的附加功能还包括协调对侧的上半身及下半身肢体。很多受欢迎的针对位移的功能性运动练习都是高回报的简单运动，如CLA前伸、单腿下蹲和单腿SB臀桥。这三个练习是跑步训练方案的必要组成部分。2 个额外的练习是单腿横向扶墙侧滑和扶墙军步。这 5 个练习组成了一个很棒的居家跑步训练方案。表 3-5 展示的示例，说明了如何在家或在健身房发展位移能力。

表 3-5　在家或健身房针对跑步的功能性训练方案

星期一和星期四		星期二和星期五	
练习	组数和重复次数	练习	组数和重复次数
CLA 前伸	2 或 3 组×10 次	单腿下蹲	2 或 3 组×10 次
单腿横向扶墙侧滑（内侧腿）	2 或 3 组×10 次	单腿 SB 臀桥	2 或 3 组×10 次
45° 扶墙军步或跑步练习	2 或 3 组×10～20 次或（10～20s）	单腿横向扶墙侧滑（外侧腿）	2 或 3 组×10 次

二、水平改变（重心改变）

水平改变（重心改变）发生在运动执行跳跃、落下及起身前的反向运动中，如追逐一个接近地面的球，举起对手或物体，在任何格斗运动中改变水平位置，或仅仅是改变方向。这是一种决定性的运动技能，可以在所有的地面上运动中看到，这就是为什么水平改变是人体运动的第二个支柱。

水平改变要求弯曲腿部、髋部甚至脊柱，使身体部位的角度多样化，从而降低身体的重心。如果涉及很重要的膝盖弯曲，髋部（即后部分核心的中心）在运动中承担了大部分控制水平改变的工作。依赖后部分核心肌群来做重型推举是有道理的。因为这涉及后腿肌腱、臀肌及脊椎旁肌肉等巨大的肌群。运动中大部分的受伤情况都通过一种或多种方式涉及这些肌肉，所以训练这些肌肉并非仅仅是为了提高运动表现，还能防止受伤。

在大部分运动中，水平改变需要用到运动的两个基础位置：平行站立和交错站立。在从地面起身时，使用这两个基础支持动作，降低身体接近物体，然后抬高身体或物体。一名篮球运动员通过平行站立执行所需的水平改变，以便创建一个跳投。棒球接球手还可能平行站立于固定位置上，在跑垒手尝试偷垒前，接球手可以通过这个动作获得反应跑垒手偷垒时所需的稳定性。

通过交错站立执行的水平改变与平行站立相比非常不同，这些运动更加要求精确性，需要更多的如外科医生般的精准度。网球中的低位截击，就是这种水平改变的完美示例，此时需要将接球动作和减速动作相结合，棒球中的内场手还需要接防快速移动的低位滚动球，此时需要交错站立。交错站立的水平改变不仅能提供快速水平改变，还能提供快速改变方向的能力，所以一个运动员可以借此重新回到比赛中或继续比赛。

忽略上半身及下半身使用的时间，我们观察交错站立的水平改变时会发现一件事情：使用 7 形框架的时候，单腿和单个髋部是主导。尽管两只脚交错站立在地上，但是在减速或改变方向时，只有一侧腿或髋部承担大部分负重。单侧主导和非对称负重伴随发生，这不是传统的双腿训练方法能解决的问题。但是其非常符合功能运动的特征，所以此时使用功能运动效果更好。

通过分析大部分运动中水平改变所使用的两个姿势，我们可以专项训练。传统的力量训练着重使用 A 形框架，平行站立，对称负重。硬拉、俯卧挺身、下蹲及奥林匹克举重等练习，都适合于平行站立的水平改变。这些传统的练习在开发基础力量时是有效果的，可以作为年度力量及体能综合训练方案的一部分。而功能运动也可完成同样的效果，如壶铃摆臂、劈砍动作。平行站立复合划船，以及 SB 反向腹背伸展都是开发后链肌肉系统的不错选择，并且能够提升平行站立的水平改变能力。

运动中虽然经常出现交错站立，但是对于很多人来说，交错站立水平改变中的单腿支配动作不再是训练的重点，也不需要频繁地训练。很多人通常使用双腿的、对称的负重练习训练所有的水平改变。这使得功能运动成了替代训练体系。其实在功能运动，交错站立占据了很显著的位置，单腿训练及交错站立练习非常注重髋部链接。充分关注这种生物力学特异性，在短时间内，通过简单练习，无须使用昂贵的、笨重的设备，就能产生令人难以置信的结果。例如， BP交错站立，CLA复合划船、BP复合划船、CLA硬拉和单腿45° 向后伸展的练习，都是开发交错站立的快速水平改变的最有效的练习。表3-6展示了简单的水平改变功能性训练方案实例，可以每周练习两次，每小节30min。

表3-6 简单的水平改变功能性训练方案

平行站立		交错站立	
练习	组数和重复次数	练习	组数和重复次数
CLA硬拉	3线×10次	BP交错站立、CLA复合划船	3线×每侧腿10次
BP复合划船	3线×10次	BP交错站立、CLA硬拉	3线×每侧腿10次
SB反向腹背伸展	3线×10次	单腿45° 向后伸展	3线×每侧腿10次

三、推和拉（投掷）

投球手怎样投出一个时速161km/h的快速球：他先弯曲一条腿，再弯曲另一条腿，改变他的水平位置，先收回再推出手臂，然后旋转身体。四大支柱的结合在很多运动的动作中很常见，因此，投掷是分析练习设计的绝佳模型。

投掷的力量产生模式与跑步相似，力量通过对角线模式产生，也通过对角线模式改变方向。对角线就好像力的高速通道。投球手投出一个球，飞向接球手，力量通过对角线模式产生，交叉穿过后部分身体（即在蓄势及缩回阶段，从右侧髋部至左侧肩膀），交叉穿过前部分身体（即在加速阶段，从右侧肩膀至左侧髋部）。投球手使用移动动作离开原位，在缩回阶段之后迈步回到本垒板。投球手在开放式站位中使用了水平改变，然后推和拉结合从而最终投出棒球。在加速及扬球阶段都使用了旋转动作，这就是投球时运用四大支柱动作的过程。

在涉及向前推进物体的大部分动作中，我们都将发现相似的四大支柱动作集成。一旦球被投出，相似的对角线模式就穿过后侧身体使投球动作减速。投球手的减速由后部分身体的肌肉以对角线方式完成，从左侧髋部至右侧肩膀：左侧腘绳肌、左侧臀大肌和右侧背阔肌。如果仔细看任何动作的图片，我们将经常看到衣服向力量产生的方向拉伸。这是用来决定某个动作应该使用哪些肌肉的一种判断方法，我们将在本章稍后部分针对此对角线模式提供更多信息。

在投掷或发球动作中，是什么在给肩膀提供加速度或减速度？并不是肩膀，而是核心。身体像弓一样强有力，位于右侧中间（核心），产生力量。通过大幅度动作训练，前部分身体可以学习如何加速投掷动作，后部分身体可以学习如何减速投掷动作。

为了用更加功能性的方式训练投掷加速及减速的构成要素，我们需要考虑两个投掷阶段。多数运动员及教练很关心加速的构成要素，但是这就像为一辆车增加马力，却安装了一个很弱的刹车。BP交错站立、CLA推举和X形举腿都是容易练习的示例，提供改善投掷控制及防止受伤所需的对角线核心训练。

这些练习让核心部位学会承担大部分重要工作，所以减轻了肩膀及腰的负担。这种方法不仅能提供更多的力量和速度，还能保护小的关节，并降低肌肉受伤的风险。

投掷的减速阶段可能比加速阶段更加重要。大部分在投掷中发生的受伤位于身体后侧。投掷动作中的减速与位移及水平改变相关，如SB反向腹背伸展练习及壶铃（KB）单臂摆动练习都是开发减速能力的最佳策略。还可用CLA前伸、BP交错站立、CLA复合划船，以及DB或KB前弓步摸脚。

在家或在健身房使用简单、便宜的器材，简单地进行一周的投掷类功能性训练方案见表 3-7。

表 3-7 投掷类功能性训练方案

星期一和星期四（加速日）		星期二和星期五（减速日）	
练习	组数和重复次数	练习	组数和重复次数
CLA 推举	2 或 3 组×10 次	CLA 前伸	2 或 3 组×10 次
X 形举腿	2 或 3 组×10 次	CLA 复合划船	2 或 3 组×10 次
BP 交错站立	2 或 3 组×每侧手臂 10 次	DB 或 KB 前弓步摸脚	2 或 3 组×每侧腿 10 次

四、旋转（改变方向）

旋转（改变方向）是四大支柱里最重要的运动技能。改变方向，包括摆动工具，是几乎所有运动的特点，在运动场看录制回放时可以看到很多方向的改变。无论是跑锋对后卫的假动作，还是击球手击中一个本垒打，都需要旋转力从一个方向加载身体爆发性地改变方向，而这经常是比赛中的决定性时刻。

旋转（改变方法）构成要素是人体运动的基础，尤其是爆发力产生的基础。旋转的构成要素有很多。例如，如果分析人体移动，我们很快能发现上半身移动方向与下半身相反；也就是说，右臂伸出的同时左腿也会伸出。如果我们研究一个右手投球手的投球动作，我们将看到左腿及右侧手臂在挥臂发球时靠拢，然后再从本垒到击发的投球迈步（跨步）阶段里分离，髋部转向本垒开始给球加速，在跟进阶段，右侧手臂向左侧腿再次靠拢。与之相似，在挥拍或杆及跨步阶段，手握球拍的运动员或高尔夫球手将右侧肩膀与左侧腿分离。然后旋转髋部，球拍或球棒通过碰撞区，右侧肩膀向左侧髋部靠拢。

所有这些示例都有一些共同点：大部分的方向改变发生于地面的固定点上；需要一个与地面接触的关键控制点（通常由单腿主导）以便向一个方向发力；最初的腿部驱动之后，所有方向改变都是由旋转髋部的运动所引起的，旋转髋部运动紧随肩膀运动之后；在这些方向改变中，力量产生模式是对角线模式，通过身体前部及后部，连接髋部和对侧肩膀；改变方向涉及力量减速及另一个方向的另一力量的瞬间加速；在方向改变中，核心（胸部和大腿的区域）是传递力量的桥梁。

关于改变方向，从关于对角线及旋转本质的讨论中看到，我们需要针对改变方向进行一系列内容丰富的功能性训练，如训练旋转及对角线运动甚至具备旋转构成要素的单侧肢体负重运动（如单臂推举、单臂划船）。许多下半部身体的练习已经讲过，如 CLA 前伸和弓步摸脚，也能为方向改变提供优秀的训练。但是，如果考虑特异性原则，针对运动特点是横向改变方向的运动，可以很容易地看到增加更多侧向及旋转训练可以在很大程度上改善功能性训练。例如，横向侧弓步、MB 对角线砍削、BP 短距离旋转，以及对角线 BP 砍削等练习可提供更加有针对性的旋转训练，使速度更快，在涉及挥摆类的运动中增加旋转力技能。表 3-8 提供了一个确定有效的改善移动改变方向的方法，同时也可以改善挥摆运动概念力量的方法。

表 3-8 改变方向（包括挥摆动作）的支持性练习

移动方向改变		挥摆	
练习	组数和重复次数	练习	组数和重复次数
DB 或 KB 侧弓步	3 组×10 次	BP 短距离旋转（10 点钟至 2 点钟方向）	3×每侧腿 10 次
SB 单腿墙侧滑动	3 组×10 次	BP 低至高砍削	3×每侧腿 10 次
BP 交错站立推举	3 组×10 次	BP 高至低砍削	3×每侧腿 10 次

第三节 功能动作测试

功能动作测试目前常用的方法有FMS测试、选择性功能动作评估（selective functional movement assessment，SFMA）和Y-平衡测试（Y-balance）三种，为科学、准确地判断个体的运动功能障碍提供条件，也为制订个性化健身计划提供依据。

一、FMS测试

FMS测试分为7个动作模式，即深蹲、过跨栏、直线分腿蹲、肩部灵活性、主动抬腿、躯干稳定性俯卧撑和身体旋转稳定性。深蹲和躯干稳定性俯卧撑是对称性动作。过跨栏、直线分腿蹲、肩部灵活性、主动抬腿、身体旋转稳定性是非对称性动作，需要左右测试。肩部灵活性、躯干稳定性俯卧撑和身体旋转稳定性有3个伤病排除动作模式。

（一）深蹲

1. 测试目的 深蹲可以检测身体两侧的对称性，身体后链的紧张度，以及髋部、膝盖及脚踝的灵活性。双手上举木杆可以检测身体两侧的对称性及肩部和胸椎的灵活性与对称性。

2. 所需器材 FMS测试套装1套。

3. 动作说明 站立开始，双脚开立与肩同宽，双手于头上操杆，屈肘90°，大臂和木杆与地面平行；双手抓木杆在头后最大限度伸直手臂；慢慢做下蹲姿势，下蹲过程中，脚后跟不要离地（如果无法实现，可在脚跟下垫一块木板），抬头挺胸向前，木杆始终在头后。有3次机会完成测试动作。

4. 评分标准 3分是指躯干与胫骨平行或接近垂直，股骨低于水平线，与脚成一条直线，木杆在脚的正上方。2分是指不能完全满足以上条件，但仍能完成动作，或在足跟下加垫木板的前提下能完成动作。1分是指躯干与胫骨不平行，股骨没有低于身体水平线，膝与脚不成一条直线，腰部明显弯曲。0分是指测试过程中身体任何部位出现疼痛。

（二）过跨栏

1. 测试目的 过跨栏可以检测膝、踝的对称性、灵活性和稳定性。

2. 所需器材 FMS测试套装1套。

3. 动作说明 站立开始，双腿开立与肩同宽，栏杆高度与受试者的小腿胫骨粗隆齐平，木杆放于颈后肩上，双脚平行站于栏架下，脚趾处于栏架正下方；受试者单腿跨过栏杆，腿伸直，脚后跟着地，重心在支撑腿上，支撑腿不能弯曲，然后回到起始姿势；动作过程要尽量慢，两侧交替进行测试，每边做3次；记录单侧完成情况并比较两侧之间的差异。

4. 评分标准 3分是指髋、膝、踝在矢状面上呈一条直线，腰部没有明显移动，木杆与栏架保持平行；2分是指髋、膝、踝在矢状面上不呈一条直线，腰部有移动，木杆与栏架不平行；1分是指脚碰到栏板，身体失去平衡；0分是指测试过程中身体任何部位出现疼痛。

（三）直线分腿蹲

1. 测试目的 直线分腿蹲可以检测身体两侧的灵活性和稳定性，以及踝关节和膝关节的稳定性。

2. 所需器材 FMS测试套装1套。

3. 动作说明 首先测量受试者胫骨的长度。受试者将右脚放在宽15厘米、长150厘米的测试板最后端，将木杆放在背后，并始终保持与头、胸椎和骶骨接触，右手抓住木杆的上方，左手抓住木杆的底部；测试者在受试者右脚趾头处开始测量其胫骨长度，并在木板上做个标记；受试者左脚向前迈一步，将脚后跟放在记号处，然后慢慢下蹲，右膝盖碰触左脚后的木板（前腿膝关节不可主动前倾）。在测试过程中双脚必须在一条直线上，脚尖指向运动方向。每侧有控制地 3 次练习，比较单侧完成情况及两侧间差异。

4. 评分标准 3 分是指木杆仍保持与头、胸椎或骶骨接触，躯干没有明显移动，木杆和双脚仍处于同一矢状面，膝盖接触木板；2 分是指木杆不能保持与头、胸椎或骶骨接触，躯干有移动，两脚没有处于同一矢状面，膝盖不能接触木板；1 分是指身体失去平衡；0 分是指测试过程中身体任何部位出现疼痛。

（四）肩部灵活性

1. 测试目的 主要是检测肩关节内收、内旋和外展、外旋能力，以及肩关节两侧的对称性。

2. 所需器材 FMS 测试套装 1 套。

3. 动作说明 首先测量受试者手腕最远端折线到中指指尖的距离；受试者双手始终握拳（大拇指在内），肩部最大限度地外展内旋在后，一手从颈后、一手从腰部，相向靠近，测量受试者双拳之间的距离。每侧各做 3 次，比较单侧完成情况及两侧间差异。

4. 评分标准 3 分是指双拳距离在 1 掌长度以内；2 分是指距离在 1～1.5 掌长度；1 分是指距离超出 1.5 掌长度，但小于 2 掌长度；0 分是指测试过程中身体任何部位出现疼痛。

（五）主动抬腿

1. 测试目的 当骨盆保持在固定位置时，检测腘绳肌的主动收缩能力和小腿肌肉的柔韧性。

2. 所需器材 FMS 测试套装 1 套。

3. 动作说明 受试者由仰卧位开始，手放在身体两侧，掌心向上，在受试者膝盖下放置宽 15 厘米、长 150 厘米的测试板，测试者首先确定受试者髂前上棘到膝盖骨的中点；受试者抬起左腿，伸直膝盖，勾脚尖。在测试过程中，异侧腿膝盖保持在测试板上，双肩保持在垫子上。当受试者测试动作到最大限度时，穿过踝关节中点与地面作垂线，记录垂线在地面上的位置。每侧做 3 次，比较单侧完成情况及两侧间差异。

4. 评分标准 3 分是指标记点位于大腿中点与髂前上棘间；2 分是指标记点位于大腿中点与膝关节中点间；1 分是指标记点在膝关节以下；0 分是指测试过程中身体任何部位出现疼痛。

（六）躯干稳定性俯卧撑

1. 测试目的 躯干稳定性俯卧撑检测上肢在做俯卧撑时躯干在矢状面的稳定性。

2. 所需器材 练习垫。

3. 动作说明 受试者由俯卧位开始，双手打开与肩同宽放于适当位置，膝盖充分伸直；受试者做一次标准的俯卧撑，要求身体成一个整体推起，没有塌腰。如果受试者不能很好地完成姿势，可以降低难度再做一次。在可以完成动作的位置上做 3 次。

4. 评分标准 3 分是指在规定姿势下能很好地完成动作 1 次。男受试者的拇指与前额在一条线上，女受试者的拇指与下颌成一条线；2 分是指在降低难度的姿势下能完成动作 1 次，男受试者的拇指与下颌在一条线上，女受试者的拇指与锁骨成一条线；1 分是指在降低难度的姿势下也无法完成动作或者出现动作代偿；0 分是指测试过程中身体任何部位出现疼痛。

（七）身体旋转稳定性

1. 测试目的 身体旋转稳定性检测躯干在上下肢共同运动时多维面的稳定性及其两侧的对称性。

2. 所需器材 FMS 测试套装 1 套。

3. 动作说明 受试者从跪撑姿势开始，肩髋关节与躯干成 90°，屈膝 90°，勾脚尖；在膝盖和手的下方放置宽15厘米，长150厘米的测试板，受试者伸展同侧肩和髋，腿和手离地约15厘米高，抬起侧的肘、手膝应与木杆呈一条直线，肘关节、手和膝盖要与测试板在一条直线上，躯干与木杆保持平行，然后屈肘屈膝相触，每边做3次。

4. 评分标准 3分是指受试者进行重复动作时躯干与木板保持平行，肘和膝接触时同木板在同一条直线上；2分是指受试者能够以异侧对角的形式正确完成动作；1分是指受试者身体失去平衡或者不能正确完成动作；0分是指测试过程中身体任何部位出现疼痛。

（八）FMS测试记录表

FMS测试记录表见表3-9。

表3-9 FMS测试记录表

序号	测试项目	原始评分	最终评分	总得分
测试1	1. 深蹲	3 2 1 0		
测试2	2. 过跨栏	左：3 2 1 0	左：	
	胫骨长（　　）厘米	右：3 2 1 0	右：	
测试3	3. 直线分腿蹲	左：3 2 1 0	左：	
	胫骨长（　　）厘米	右：3 2 1 0	右：	
测试4	4. 肩部灵活性	左：3 2 1 0	左：	
	手掌长（　　）厘米	右：3 2 1 0	右：	
排除性测试1	左肩	左：3 2 1 0	左：	
	右肩	右：3 2 1 0	右：	
		左：3 2 1 0	左：	
测试5	5. 主动抬腿	右：3 2 1 0	右：	
测试6	6. 躯干稳定性俯卧撑	3 2 1 0		
排除性测试2	伏地起身测试	3 2 1 0		
测试7	7. 身体旋转稳定性	3 2 1 0		
排除性测试3	跪姿下腰伸展测试	3 2 1 0		

总分：________________ 测试者：______________

二、SFMA

在FMS测试过程中，如果受试者出现疼痛，而且这种疼痛不是手术、外伤等原因造成的，那么该运动员随后就要进行SFMA，以确定导致疼痛的最终原因所在。SFMA对测试人员的专业素养要求很高，需要通过相应资质考试。

SFMA分成两个阶段，如果受试者在第一阶段的某个测试动作中出现疼痛，则进入SFMA的第二阶段评估。SFMA的第一阶段测试动作共有10个，第二阶段的测试动作共有60个。但是这并不意味着受试者需要对第二阶段的60个动作都进行检测，而是依据第一阶段的测试情况有选择地从第二阶段挑出部分动作进行后续测试，这也是SFMA为什么被称为选择性功能动作评估的原因。通过SFMA两个阶段的评估，测试人员最终将发现导致受试者出现疼痛的原因所在。

（一）颈部动作模式评估

1. 测试目的 第一个颈部动作模式评估测试颈部脊柱屈曲能够达到的程度，还包括枕骨-寰椎联合的灵活性。第二个颈部动作模式评估需面部与天花板平行，评估颈部脊柱伸展能够达到的程度。

第三个颈部动作模式评估需下颌接触左肩和右肩，评估颈部脊柱转动和侧屈能够达到的程度。这是一种包括侧屈和转动的结合性动作模式。

2. 动作说明

（1）颈部动作模式一：受试者直立，双脚并拢，脚尖指向前，保持身体其他部分不动，然后试图用下颌接触胸骨，在动作过程中保持躯干竖直，嘴部闭合。

（2）颈部动作模式二：受试者直立，双脚并拢，脚尖指向前，保持身体其他部分不动，然后抬头向上看，嘴部闭合，使面部与天花板平行。

（3）颈部动作模式三：受试者直立，双脚并拢，脚尖指向前，保持身体其他部分不动，然后尽可能远地向右转动头部，颈部屈曲，嘴部闭合，将下颌向锁骨移动。

（二）上肢动作模式评估

1. 测试目的 上肢动作模式评估检查肩部的全部运动范围。第一个动作模式评估肩部的内旋、伸展和内收。第二个动作模式评估肩部的外旋、屈曲和外展。

2. 动作说明

（1）上肢动作模式一：受试者直立，双脚并拢，脚尖指向前。然后从下方背后用右手触摸左肩胛骨的下角，用左手触摸右肩胛骨的下角。如果某一侧不能触摸肩胛骨下角，记录该点距离肩胛骨下角的距离并对两侧做对比。

（2）上肢动作模式二：受试者直立，双脚并拢，脚尖指向前；受试者右手过头上举触摸左肩肩胛骨上角。如果某一侧不能触摸肩胛骨上角，记录该点距离肩胛骨上角的距离并对两侧做对比。

（三）多环节屈曲动作模式评估

1. 测试目的 多环节屈曲动作模式评估测试双髋和脊柱的屈曲能力。

2. 动作说明 受试者直立，双脚并拢，脚尖指向前，然后在双髋处体前屈，试图用手指尖触摸脚尖，双膝不弯曲。

（四）多环节伸展动作模式评估

1. 测试目的 多环节伸展动作模式评估测试双肩、双髋和脊柱的伸展能力。

2. 动作说明 受试者直立，双脚并拢，脚尖指向前；然后双手举过头部，双臂伸展，双肘与双耳在一条直线上；让受试者尽可能远地体后屈，确信双髋前移，同时双臂后移。

（五）多环节转动动作模式评估

1. 测试目的 多环节转动动作模式评估测试颈部、躯干、骨盆、双髋、双膝和双脚的转动灵活性。

2. 动作说明 受试者直立，双脚并拢，双手置于体侧，脚尖指向前；开始时受试者以纵轴向右侧转体，包括双髋、双肩和头部，脚步姿势保持不变；让受试者恢复到开始势，然后向左转动。

（六）单腿站立动作模式评估

1. 测试目的 单腿站立动作模式评估测试在静态和动态姿势下每一条腿独立的稳定能力。

2. 动作说明 受试者直立，双脚并拢，双手置于体侧，脚尖指向前；抬起右腿，使髋关节和膝关节呈 90°；保持这个姿势至少 10s；闭眼重复这个姿势 10s，然后左腿站立重复这个测试。

（七）双臂上举深蹲动作模式评估

1. 测试目的 双臂上举深蹲评估测试双髋、双膝和双踝的双侧对称灵活性。当把双手举过头顶时，这个评估还测试了双肩的双侧对称灵活性，以及胸部脊柱的伸展能力。

2. 动作说明 受试者直立，双脚并拢，脚尖指向前；开始时，双臂伸直上举超过头部；尽可能深地下蹲；下蹲时需要双脚脚跟接触地面，上身挺直，视线朝前。

（八）SFMA 的评价结果记录

SFMA 的评估结果主要包括两个部分：一是“是否具有正常功能”；二是“是否在评估过程中出现疼痛现象”。为了便于记录，通常会用 F（function，功能正常）、D（dysfunction，功能障碍）、P（pain，疼痛）、N（no pain，无痛）四个字母进行组合评判。

依据 Cyriax 评估理论，在测试过程中，将每种动作的测试结果记为功能正常和无痛（FN）、功能障碍和无痛（DN）、功能正常和疼痛（FP）、功能障碍和疼痛（DP）。对功能障碍最为明显但又无疼痛发生的动作模式进行最为详细的诊断，并仔细分析此时功能障碍的原因。

（九）SFMA 评分记录表

评分标准细分共 4 个环节，分别是颈部、肩部、躯干和整体表现，四个环节中再分出 10 项分别对这 4 个环节的屈伸旋转模式进行评估，而在这 10 项评估中再次分成共 50 个小项，对受试者做更细致的分析，找出问题出现的大致区域。这 50 个小项代表了 50 分，分数越高，说明受试者的问题越多。同时分数也为今后的治疗和训练提供了参照，对比其提高了多少，都在哪些地方得到提高（表 3-10）。

表 3-10 SFMA 评分记录表

选择性功能筛查

姓名________ 年级________ 班级________ 学号________ 总得分________ 日期________

1. 颈部动作模式一

□疼痛

□下腭不能碰到锁骨

□过度用力，表情痛苦或失去身体控制

2. 颈部动作模式二

□疼痛

□倾斜角小于 10°

□过度用力，表情痛苦或失去身体控制

注：在做颈部后仰测试时，要观察受试者是否利用胸部代偿做功。

3. 颈部动作模式三

□向左转疼痛　　□向右转疼痛

□左　□右　　鼻尖没过锁骨中央

□左　□右　　过度用力，表情痛苦或失去身体控制

注：在做颈部旋转测试时，受试者不能利用肩部的转动带动颈部的转动，颈部转动到胸锁关节和肩锁关节的中间位置，即正常。

4. 上肢动作模式一

□左侧疼痛　　□右侧疼痛

□左　□右　　不能摸到肩胛内侧

□左　□右　　过度用力，表情痛苦或失去身体控制

注：该测试，受试者肩外旋手指能触摸到对侧肩胛骨下角的位置，即正常。

5. 上肢动作模式二

□左侧疼痛　　□右侧疼痛

□左　□右　　不能碰到肩胛冈

□左　□右　　过度用力，表情痛苦或失去身体控制

注：该测试，受试者肩外旋手指能触摸到对侧肩胛骨上缘的位置，即正常。

续表

6. 多环节屈曲动作模式
□疼痛
□无法碰到脚尖
□骶骨角度小于 70°
□非正常的脊椎弯曲度
□失去重心
□过度用力，表情痛苦或失去身体控制
注：该测试，受试者需双脚并拢，手指摸到脚尖即可。
7. 多环节伸展动作模式
□疼痛
□无法达到或保持躯干 170°
□髂前上棘没超过脚尖
□脊柱曲线不平滑
□左　□右　过度用力，表情痛苦或失去身体控制
8. 多环节转动动作模式
□左侧疼痛　□右侧疼痛
□左　□右　旋转角度小于 50°
□左　□右　肩转角度小于 50°
□左　□右　脊柱侧弯
□左　□右　屈膝
□左　□右　过度用力，表情痛苦或失去身体控制
注：受试者双手自然放在体侧，先转动头部，再带动身体转动。在髋转动 50° 基础上，肩仍需转动 50° ，也可站在受试者身体后方，受试者在转动时，以能否看到对侧的肩为评判标准。
9. 单腿站立动作模式
□左侧疼痛　□右侧疼痛
□左　□右　睁眼站立不到 10s
□左　□右　闭眼站立不到 10s
□左　□右　无法直立
□左　□右　过度用力，表情痛苦或失去身体控制
注：单腿支撑稳定性测试包括睁眼和闭眼两个测试，在进行闭眼测试时，先抬腿，再闭眼，容许受试者身体出现轻微的晃动。
10. 双臂上举深蹲动作模式
□疼痛
□偏离起始站立位置
□躯干或手臂弯曲
□大腿角度高于水平面
□左　□右　身体向一侧偏移
□左　□右　过度用力，表情痛苦或失去身体控制
注：该测试，受试者在下蹲到最低处时要保持 1s 再起。

三、Y-平衡测试

（一）Y-平衡测试简介

Y-平衡测试是一种综合功能性测试，分为下肢 Y-平衡测试与上肢 Y-平衡测试，主要测试动态情况下身体平衡能力及姿势控制能力，主要用于运动伤病预防性筛查、下肢康复与重返赛场评定等。目前我国缺少相应的数据库，风险评价暂时只能参考国外标准。

（二）Y-平衡测试方法

1. 上肢测试 受试者呈俯卧撑姿势，双脚与肩同宽。一侧手置于 Y-平衡测试测试板上，手指并拢，拇指不超过标志线。开始时，受试者用另一只手按顺序依次分别推碰外侧方向、下侧和上外侧方向滑块的红色部分外沿至最远距离，并记录该距离，测试需进行 3 次，记录最高值，每两次之间可以有间歇，一旦在测试中测试者碰触到红色区域以外的区域或者不能支撑则需重新测试直到按要求完成。

2. 下肢测试 受试者单腿站立在测试板上，脚的拇趾垂直正对红色标志线。开始时，另一侧腿按顺序依次向前、斜后侧和后中部方向触碰测试滑块，使滑块的红色部分外沿至最远距离，并记录该距离，测试需进行 3 次，记录最高值，每两次之间可以有间歇，一旦在测试中测试者碰触到红色区域以外的区域或者另一侧脚落地则需重新测试直到按要求完成。

（三）Y-平衡测试评价标准

由于受试者年龄、身高、性别和所从事运动项目不同，因而很多时候 Y-平衡测试的结果是以自身作对照，关注左右侧的差距和阶段训练前后的差距及 3 个方向上的差距。上肢的测试中，3 个测试方向上，左右侧手测试结果差距不应该超过 4 厘米。下肢的测试中，在向前侧方向伸出时，左右腿伸出距离对比，最大差不应超过 4 厘米。在向后中侧与后外侧方向伸出时，左右腿伸出距离的对比，最大差不应超过 6 厘米（表 3-11）。

表 3-11 Y-平衡测试记录表

测试项目	测试结果		实际距离差	评估标准
1. 上肢	左侧、外侧方向=	右侧、外侧方向=	左右差=	左右侧手测试结果差距不应该超过 4 厘米
	左侧、下侧方向=	右侧、下侧方向=	左右差=	记录滑块红色部分外沿至最远距离，测试需进行 3 次，记录最高值
	左侧、上外侧方向=	右侧、上外侧方向=	左右差=	
	左侧总得分=	右侧总得分=	左右差=	
2. 下肢	左侧、向前方向=	右侧、向前方向=	左右差=	在向前侧方向伸出时，左右腿伸出距离对比，最大差不应超过 4 厘米。在向后中侧与后外侧方向伸出时，左右腿伸出距离对比，最大差不应超过 6 厘米
	左侧、斜后侧方向=	右侧、斜后侧方向=	左右差=	
	左侧、后中部方向=	右侧、后中部方向=	左右差=	
	左侧总得分=	右侧总得分=	左右差=	

（四）Y-平衡测试注意事项

1. 测上下肢长度可选择在进行测试前或者后。测上肢长度时，从手臂抬起外展 90° 时测定第 7 颈椎棘突（颈部下方的骨性突起）到第 3 手指末端的距离。下肢长度起始位置髂前上棘，终止位置内侧髁下部。

2. 每个方向最多测试 6 次，分 3 种情况：①受试者在测试时最高测试上限次数为 6 次；②受试者在测试时前 3 次测试都有成绩，且第 3 次比第 2 次测试成绩有所降低，则可终止测试，以 3 次中最好成绩计算；③受试者在测试时出现 4 次测试失败，则直接计算成 0。

3. 如果单腿站立，异侧腿进行移动推出测试板，则测试腿为站立腿；同时计算方向时则以站立腿为基准，如右腿前侧、后内侧、后外侧。

第四节 常见功能运动器材及功能运动训练方法

本书介绍 8 种功能运动常见器材，即 DB、BP、MB、SB、KB、悬吊设备、可调节健身椅、旅行中的器材。

一、功能运动的常见器材

1. DB 可以添加到几乎所有的功能性训练中。DB 可以自由移动，因此要求肢体的稳定性，可以解决上半身的力量失衡问题。在功能运动中，速度和负重范围可以从慢而重到快而轻，可以涵盖强度和力量的各个发展阶段。

DB 有各种型号，有固定重量的 DB，也有可调重量的 DB。如果空间很大，训练时需要灵活性，每次选择一组固定重量的 DB 是最好的。功能运动练习大部分时候不需要大型的 DB，所以一组 2～23kg（5～50 磅）的 DB 对于任何人都很合适。如果选择等重型号，可以预装载想要的重量，一套 16～20kg（35～45 磅）的 DB 就很合适。常见的 DB 使用方式有举重过头上推、侧身弓步伸展、单腿深蹲过头上推、屈伸登步抬腿等。

2. BP 是功能运动的必备器材，非常重要，因为它们是在水平或对角线方向提供阻力的唯一方式。由于其非垂直负重功能，BP 非常适合为站立运动提供阻力，如旋转下臂、仰卧推举和划船练习，硬拉和爆发力练习，这一点其他器材无法满足要求。单臂练习变体还可以解决左侧和右侧身体之间的力量不平衡问题。

弹力带比拉力器更通用，因为其便于携带，可以连接到各种结构上，价格便宜，而且损耗慢，运动轻重都适合，富有爆发力。而拉力器的线缆配重片是固定的，不仅占据大量空间，而且价格昂贵，最好用于缓慢且较大力量的训练。因为进行轻且富有爆发力的训练时，容易导致配重片飞起，并最终损坏设备。弹力带采用的材料是天然乳胶，应该在两端都有手柄和独立连接点，以避免弹力带中间部位的磨损。常见的 BP 使用方式有横向拉伸、俯身挺背拉起、臀部拉伸、外侧旋转拉伸、腹部收缩拉力器、变式训练等。

3. MB 有多种型号，包括带手柄的球，可像 DB 一样被举起来，也包括带绳索的球，可以做摆动练习。本书只简单介绍基本的 MB。MB 可能带有弹性，也可能没有弹性。MB 是许多训练的上佳选择，但最佳应用应是投掷练习爆发力。

向地板或水泥墙上投掷 MB 时，有弹跳力的橡胶球是最好的。橡胶球耐用，可以承受投掷时的撞击力量。如果出于安全原因，不希望 MB 反弹，可以在墙壁或地板上加一个软垫，同时，合成革 MB 也是一个很好的选择。用手投掷或轻量运动负载的 MB，重量一般都在 2～4kg，较重的 MB 更适合于力量练习或更慢的运动。常见的 MB 使用方式有成角推起、实心球伐木、实心球灌篮等。

4. SB 已经面市很长时间，新型 SB 更结实、更防爆，安全性更高。SB 在功能运动中非常重要。例如，SB 可以支撑身体保持某个特殊的姿势，而没有 SB 地支撑该姿势是无法保持的。SB 可以提供不同程度的不稳定性，可以提升身体不同关节更高程度的稳定能力。

在过去的练习中，SB 可以起到类似于健身椅的作用，可以用来做仰卧推举及类似练习。之前的主导方式是利用稳定的健身椅来做负重仰卧推举。但是，现在这种应用已经很少见了。SB 现用于做轻量级的不稳定运动，如俯卧撑，并为仰卧起坐和墙侧滑动动作提供支撑定位。最常见的 SB 直径为 55 厘米和 65 厘米。SB 常见的使用方式有 SB 前推、SB 折叠、稳定手脚传球、坐姿俄式旋转等。

5. KB KB 在功能运动中已经非常流行。它可以当作 DB 使用，也可以创造出更多的应用，如上下掷臂。KB 的超厚手柄和独特的质量中心，对抓握提出了挑战，运动员非常喜欢用 KB 改善手腕的稳定性和握力。KB 文化具有不同的风格和影响力，创造了许多通常在 DB 世界中看不到的运动。

KB 的应用范围很广，从力量练习（如 KB 过头举），到涉及长时间（2～5min）摆动的代谢方案。这种广泛在力量和体能运动方面的应用，使得 KB 在功能运动器材库中成为很有价值的装备。常见的 KB 重量范围为 8～16kg。常见的 KB 使用方式有 KB 深蹲、单臂 KB 至肩、KB 交替划船、KB 交替上推。

6. 悬吊设备 在过去 10 年中，悬吊设备在功能运动中颇受欢迎。在悬吊设备兴起之前，需要使用不同的器材进行不同的训练。例如，在过去，我们用短绳（4 厘米厚，3 米长）进行斜拉练习，同时用 SB 进行伸展训练，如前滚动作。而这些训练使用新型悬吊设备很容易进行。

当今的悬吊设备有脚蹬和带子，用来固定脚和轻松调整肩带长度。上面的铁锁可以很容易地固定在横梁或其他结构上，以及手册和教材上建议使用的其他地方。有些悬吊设备，如悬挂体重训练（SBT）系统，甚至创造了自己的认证和培训体系，以供人们学习如何使用这个系统。

7. 可调节健身椅 按照一般的衡量标准，一台可调节健身椅并不能算作功能运动器材。然而，我们将其归类在这里是因为功能运动并不是存在于真空之中，最好是与其他训练方法相互配合使用，包括增肌和力量训练。增肌和力量训练都是有益的，这种类型的负重训练不应使用 SB，也不应使用不针对负重力量练习的其他设备。此外，可以使用健身椅做所有常见的功能运动。

健身椅最好是重型的，有一个可调节的座椅和靠背。所有推举的动作，如肩举或仰卧推举，都可以在健身椅上完成。在健身椅上还可以做的动作包括俯身划船、负重提髋及各种形式的仰卧起坐。不管如何使用健身椅，在小型健身工作室、家或其他功能运动区，健身椅都堪称是标准器材。

8. 旅行中的器材 在旅行中获得良好的训练一直是对运动员的挑战，尤其是在赛季出行期间。无论是参加欧洲巡回赛的柔道运动员，还是一名不断参赛的网球运动员，或者运动员因某种原因离开熟悉的训练场去陌生地方的时候，如果没有合适的方法在旅途中完成训练，一趟旅行足以毁掉运动员良好的身体条件。只有一种训练器材堪称运动员的最佳旅行伙伴，那就是一套质量不错的可调节弹力带。

弹力带是我们给旅途中运动员的标准推荐。这并不是说一组弹力带就可以取代设备齐全的健身房中所有的力量训练器材。当不能找到其他器材时，弹力带可以提供合适的运动阻力，让运动员能够进行训练，而不是白白浪费时间。

因为材料、尺寸和易于安装的缘故，弹力带便于携带。通常弹力带是由塑料和乳胶制成的，可以放在随身携带的行李中通过安检。弹力带足够小，可以放在电脑包的口袋里，所以空间也不是问题。根据弹力带不同型号，训练设置可以千变万化：可以把弹力带固定到门框上，或只需踩在脚下就可以制造阻力。

旅行时，可以就地取材，用楼梯、长凳、单杠、双杠、沙地、山丘及任何其他结构作为训练器材，在训练中增加额外的阻力。大多数酒店周围的布局都可以创造出一个超级棒的训练环境，从房间内的自重训练到酒店内的爬楼梯练习，再到酒店外的沙地中的训练。

二、常见功能动作训练方法

（一）动作准备

臀大肌激活、动态拉伸、动作整合、神经系统激活的动作模式练习。

（二）一般力量训练动作模式

1. 核心 俯桥、侧桥、平桥、臀桥等动作模式练习。

2. 上肢 上肢推和拉、上肢垂直和水平的动作模式练习。

3. 下肢 下肢推和拉动的动作模式练习。

（三）速度和多方向加速训练

1. 多方向移动　绳梯、倒退、滑步、交叉步等动作模式练习。

2. 反应速度　对墙、两人抛球、前抛、原地抛等动作模式练习。

3. 加速度　不同姿势、对墙等的动作模式练习。

4. 途中跑　扶墙、辅助、行进间等的动作模式练习。

课后练习题

填空题及其答案

1.（功能性力量）是指运动员在赛场上可用的力量总和，除举重及与举重相关的比赛外，功能性力量是最重要的力量。

2. 功能运动重点在于增强功能性力量，但功能运动不等同于（专项运动训练）。

3. 人体运动可以划分为四大类，即位移、水平改变（重心改变）、推和拉，以及旋转（改变方向）。这些是人体运动的（四大支柱）。

4. FMS 测试分为 7 个动作模式，即（深蹲）、过跨栏、直线分腿蹲、肩部灵活性、主动抬腿、躯干稳定性俯卧撑和身体旋转稳定性。

5. DB 有各种型号，有固定重量的 DB，也有可调重量的 DB。如果空间很大，训练时需要灵活性，每次选择一组固定重量的 DB 是最好的。功能运动练习大部分时候不需要大型的 DB，所以一组 2～23kg（5～50 磅）的 DB 对于任何人都很合适。

6. BP 非常重要，因为它们是在水平或对角线方向提供阻力的（唯一方式）。

7. MB 有多种型号，包括带手柄的球，可像 DB 一样被举起来，也包括带绳索的球，可以做摆动练习。MB 可能带有弹性，也可能没有弹性。MB 是许多训练的上佳选择，但最佳应用应是投掷（练习爆发力）。

8. SB 可以支撑身体保持某个特殊的姿势，而没有 SB 的支撑该姿势是无法保持的。SB 可以提供不同程度的不稳定性，可以提升身体不同关节更高程度的稳定能力。最常见的 SB 直径为（55 厘米和 65 厘米）。

9. KB 的应用范围很广，从力量练习（如 KB 过头举），到涉及长时间（2～5min）摆动的代谢方案。常见的 KB 重量范围为 8～16kg。

10. 悬挂体重训练（SBT）系统甚至创造了自己的（认证）和培训体系，以供人们学习如何使用这个系统。

（郭丽君）

第四章 营养与膳食

学习目标

1. 掌握营养失衡的表现及干预方法。
2. 熟悉营养与膳食的相关概述内容。
3. 了解营养与膳食的相关理论。

营养与膳食同健康的关系非常密切。营养与膳食是维持身体健康的条件和物质基础，可以说人体的健康依赖于营养与膳食。营养合理能保证人体健康，使人能够拥有旺盛的精力用于学习和工作，提高机体对疾病的抵抗力和免疫力，维持生活质量，抵御疾病侵袭，延长寿命。

第一节 营养与膳食概述

民以食为本，自古以来，膳食就是老百姓最关注的问题之一。人们主要关注为什么要吃，吃什么、怎么吃、如何吃得更好、患者如何吃这些问题，想要解决这些问题，就必须了解营养与膳食的基本知识。

一、营 养 素

人体从外界摄入的营养，根据化学结构和生理功能，可以分为碳水化合物、脂类、蛋白质、矿物质、维生素和水，也称营养素。营养素的主要功能有三个方面，构成人体的成分，供给人体能量，参与生命活动相关的各种化学反应。能够供给能量的营养素有碳水化合物、脂类和蛋白质，又称宏量营养素或产能营养素。

（一）人体所需的部分营养素

1. 碳水化合物 碳水化合物又称糖类，是由碳、氢、氧三种元素组成的一大类化合物，包括单糖、双糖和多糖等。它们在自然界中构成植物骨架并作为能源储备，对人体具有重要生理作用。膳食纤维也属于碳水化合物，但有时候人们会将膳食纤维作为单独的一类营养素看待。因为膳食纤维不能被人类的消化道溶解和消化，所以基本不提供能量。但膳食纤维有促进肠蠕动、预防疾病和控制肥胖等生理功能，也是人体不可缺少的。

2. 蛋白质 蛋白质的基本构成单位是氨基酸，组成蛋白质的氨基酸有 20 多种。其中在人体内不能合成或合成速度不能满足人体需要，必须由食物供给的氨基酸称为必需氨基酸。成人必需氨基酸有 8 种，即缬氨酸、苏氨酸、亮氨酸、异亮氨酸、蛋氨酸、苯丙氨酸、色氨酸、赖氨酸。氨基酸模式是指蛋白质中各种必需氨基酸的构成比例，通常将色氨酸的含量定为 1，分别计算出其他氨基酸的相应比值。食物中蛋白质必需氨基酸的含量及比值越接近人体需要的模式，越容易被人体吸收利用。食物中含量较低的必需氨基酸称为限制氨基酸。

3. 脂类 脂类包括脂肪和类脂。脂肪是甘油和 3 分子脂肪酸组成的甘油三酯，占体内总脂量的 95%左右。类脂主要是磷脂和固醇类，占全身脂类总量的 5%左右。脂肪酸在自然界中有 40 多种，但能为人体吸收和利用的却只有偶数碳原子的脂肪酸。根据碳原子的价键不同，可把脂肪酸分为三类：饱和脂肪酸、单不饱和脂肪酸、多不饱和脂肪酸。其中 ω-6 型亚油酸和 ω-3 型亚麻酸在体内不能够合成，必须由食物来提供，因此常被称为必需脂肪酸。

4. 矿物质 矿物质或无机盐是人体除碳、氢、氧、氮等以有机化合物的形式出现的元素外，其余构成人体的元素。矿物质在人体内的种类和数量与外界环境中的种类和数量密切相关。已发现有20多种矿物质是人体必需的。占人体总重量0.01%以上的矿物质称为常量元素或宏量元素，有钙、镁、钾、钠、磷、硫和氯7种。其余占人体总重量的0.01%以下的矿物质称为微量元素或痕量元素。

5. 维生素 维生素是维持人体正常生理功能和细胞内特异代谢反应所必需的一类微量低分子有机化合物。维生素的种类很多，根据其溶解性可分为两大类，即脂溶性维生素和水溶性维生素。脂溶性维生素包括维生素A、维生素D、维生素E和维生素K，在食物中与脂类共存，主要储存于肝脏中。水溶性维生素主要有B族维生素和维生素C两大类。B族维生素包括维生素B_1（硫胺素）、维生素B_2（核黄素）、维生素B_6、维生素B_{12}（钴胺素）、叶酸、泛酸、维生素PP和维生素H（生物素）8种。多种维生素具有某些共同的特性：是酶或辅酶的重要组成成分；人体不能合成或合成量不能满足需要，必须由食物来提供；不构成组织，不提供能量，但在调节物质代谢过程中有重要作用。

（二）营养素的需求和参考摄入量

营养素供给的数量充足、比例恰当对健康尤为重要。例如，蛋白质摄入量不足或质量低，会造成营养缺乏病。然而，长期蛋白质摄入过量，也可能造成一定的健康问题。同样，很多人对脂类有偏见，认为脂类摄入越少越好。但是，脂类特别是必需脂肪酸摄入不足也会导致健康问题。矿物质和维生素等营养素，虽然人体的需求量少，但却有着极为关键的生理功能。因此，每种营养素都是构成人体所不可缺少的物质，不能仅以绝对数量多少来评价它们的重要程度。只有营养素的供给保持正常的数量和比例，才能维持人体正常生理功能。营养素参考摄入量就是为了保证人体合理摄入营养素，避免缺乏和过量，制定的每日平均营养素摄入量的一组参考值。它包括平均需要量、推荐摄入量（RNI）、适宜摄入量（AI）、可耐受最高摄入量（UL）等。

二、食物的营养价值、营养搭配

（一）食物的营养价值

食物的营养价值是指某种食物所含营养素和能量能满足人体营养需要的程度。食物营养价值的高低不仅取决于其所含营养素的种类是否齐全，数量是否足够，也取决于各种营养素之间的比例是否适宜，以及是否易被人体消化吸收和利用。食物的产地、品种、气候、加工工艺和烹调方法等很多因素均影响食物的营养价值。了解食物的营养价值并进行评价对合理安排膳食有着重要的意义。

食物中所提供的营养素种类和含量是评价食物营养价值的重要指标。食物所含营养素不全或某些营养素含量很低，或者营养素之间的比例不当，或者不易被人体消化吸收，都会影响食物的营养价值。例如，同等重量的蛋白质，其所含必需氨基酸的种类、数量和比值不同，其促进机体生长发育的效果就会有差别，食物蛋白质必需氨基酸的构成越接近人体，该食物营养价值就越高，这种蛋白质被称为优质蛋白质（完全蛋白）。而谷类食物蛋白质中缺乏赖氨酸，从而使谷类蛋白质的营养价值与肉类比较相对较低。所以评定食物的营养价值时，首先应对其所含营养素的种类及含量进行分析确定。

（二）食物营养价值的评价

在评价某种食物的营养价值时，所含营养素的质与量同样重要。食物质的优劣主要体现在所含营养素被人体消化吸收和利用的程度，消化吸收率和利用率越高，其营养价值就越高。例如，食物中蛋白质的营养价值高低，主要是看该食物蛋白质含量及其氨基酸组成与机体的吸收利用程度。营养质量指数（index of nutrition quality，INQ）是指某种食物中营养素能满足人体营养需要的程度（营养素密度）与该食物能满足人体能量需要的程度（能量密度）的比值。一般认为 INQ=1 或 INQ＞1 的食物营养价值较高，因为此时食物提供营养素和提供能量能力相当，或该食物营养素的供给能力高于能量。

（三）营养平衡

可供人们选择的食物很多，却没有十全十美的食物，因为没有一种天然食物能完全满足人类全部的营养素需要，然而，也没有一无是处的食物，每种食物都有它的营养特点和价值。因此保证食物的多样性非常重要，只有多种多样的食物才能做到营养平衡。例如，不同的食物间蛋白质互补作用可相互补充其必需氨基酸。在实际生活中，需要根据营养需要和人们的口味特点，将不同营养价值和风味的食物进行搭配，以达到满足人体生理需求，促进健康、增强体质、预防疾病的目的。

三、食物分类和食物估量

根据食物来源可将食物分为植物性食物（及其制品）和动物性食物（及其制品）两大类。《中国居民膳食指南（2022 版）》中，将膳食组成的基本食物分为五大类。一是谷类、薯类和杂粮：统称粮食，包括米、面、薯类、杂粮、杂豆等，主要提供碳水化合物、蛋白质、膳食纤维、部分矿物质和 B 族维生素。二是蔬菜、水果和菌藻类：主要提供人体所需维生素、无机盐、微量元素、膳食纤维和有益健康的植物化学物质。三是动物性食物：包括鱼、禽、瘦肉、蛋等，主要提供优质蛋白质、脂肪、矿物质、维生素 A、B 族维生素和维生素 D。四是奶类、大豆及坚果类：主要提供蛋白质、脂肪、膳食纤维、矿物质特别是钙、B 族维生素和维生素 E。大豆中蛋白质含量可高 35%～40%，所含氨基酸种类齐全、数量充足。大豆如果和谷类食物混合食用，可以发挥蛋白质的互补作用，提高蛋白质利用率。因为大豆富含赖氨酸，而谷类食物缺乏赖氨酸。我国拥有豆腐加工的传统技艺和悠久历史，在营养干预中值得重视和推广。五是烹调油和盐：包括动植物油、淀粉、食用糖、盐等，主要提供能量和作为烹饪调料。烹调用油应以植物油为佳，但是也要考虑各种脂肪酸的比例。

对于一个国家和地区人们赖以生存的基本食物，需要准确而详细地描述其基本特性、营养素和非营养成分参数，以满足人类营养基本需要和生存、提供最基本的营养保障和服务。食物成分数据库和食物成分表是有关食物营养素等成分的基础数据，它广泛用于营养调查和监测、食谱编制和膳食治疗、营养干预及国家政策制定，是科技和营养改善工作必不可少的科学支撑。例如，根据食物成分表中的可食部比例、能量、蛋白质、脂类、碳水化合物等营养素的含量，并参考储存、加工烹饪中的营养素保留情况，可以对食物的营养素供应情况进行估计，以便结合营养素参考摄入量估算个人营养需求，编制营养食谱。

四、膳 食 调 查

膳食调查是通过调查不同人群或个体在一定时间内摄入的各种食物的种类和数量、饮食习惯及烹调方法，了解调查对象通过膳食所摄取的能量和各种营养素的数量与质量，然后与膳食营养素参考摄入量（DRI）进行比较，以此来评定正常营养需要得到满足的程度。单独的膳食调查结果可作为对调查单位或人群进行营养咨询、膳食指导和改进膳食结构的主要依据。

膳食调查常用的方法有回顾法、记账法、称重法、食物频率法和化学分析法等，每种方法都各有其优点和不足，实际调查时多将两种或多种方法结合使用，以提供准确的调查结果。

1. 回顾法 又称询问法，常指 24 小时膳食回顾法，即通过询问并记录调查对象 24 小时内各种主副食品的摄入情况，然后计算每天营养素的摄入量，并进行初步的膳食评价。询问法简便易行，不依赖于应答者的长期记忆，应答率较高，并可量化食物摄入量，是最常用的一种膳食调查方法。但由于难以准确估计食物的重量，常存在一定的误差。

2. 记账法 是通过查阅过去某一时期内各种食物的消费总量，并根据同一时期的进餐人数，计算出平均每人每日各种食物摄入量的方法。适用于食物消耗账目清楚的集体伙食单位、家庭或大样本调查。记账法的优点是简便、快速，但只能得到全家或集体中人均摄入量，难以精确分析个体膳食摄入状况。

3. 称重法 即对某一饮食单位或个人每日每餐各种食物的食用量进行称重，然后计算出每人每日各种营养素的平均摄入量。调查时间一般定为 3～7 天，太长消耗人力物力，太短又不能反映真实水平。称重法适用于比较严格的团体、个体和家庭膳食调查。称重法的优点是能准确反映被调查对象的食物摄取情况，也能看出一日三餐食物分配情况；缺点是花费的人力和时间较多，不适合大规模的营养调查。

4. 食物频率法 是以问卷调查的形式，获得被调查者在指定的一段时间内摄入某些食物频率的一种方法。通过调查个体每日、每周、每月甚至每年所摄入各种食物的次数或种类，了解经常性的食物摄入种类，来评价膳食营养状况。食物频率法的问卷应包括两方面：①食物名单；②食物频率。食物频率法常用于研究膳食习惯与某些慢性疾病的关系。

5. 化学分析法 是收集调查对象一日膳食中摄入的主副食品，通过实验室的化学分析来测定其能量和营养素的数量及质量。化学分析法能准确得出食物中各种营养素的实际摄入量，但是分析过程复杂、代价高，故除非特殊需要，一般不用。

五、食品标签及健康标识制度

食品标签指食品包装上的文字、图形、符号及一切说明物。食品标签的内容包括食品名称、配料清单、净含量、制造者及经销者的名称和地址、日期和储藏说明、产品标准号、质量等级、批号、食用方法、能量和营养素含量等内容。2013 年 1 月 1 日正式实施的《预包装食品营养标签通则》（GB28050—2011）是我国第一个食品营养标签国家标准，标志着我国强制执行食品营养标签管理制度。

食品营养标签（营养标签）属于食品标签的一部分内容，是显示食品组成成分、食品的营养特征和性能，传递食品营养信息的主要手段。它既是消费者最简单、最直接获取营养知识的途径，也是保证消费者的知情权、引导和促进健康消费的重要措施。

预包装食品营养标签包括营养成分表、营养声称和营养成分功能声称。有以下基本要求。

（1）预包装食品营养标签标示的任何营养信息，应真实、客观，不得标示虚假信息，不得夸大产品的营养作用或其他作用。

（2）预包装食品营养标签应使用中文。

（3）营养成分表应以一个“方框表”的形式表示（特殊情况除外），表题为“营养成分表”。

（4）食品营养成分含量应以具体数值标示。

（5）营养标签应选择一定的格式。

（6）营养标签应标在向消费者提供的最小销售单元的包装上。

为保证食品的安全健康，我国对于食品的产地环境、生产过程和产品质量制定了一系列规范的要求和标准。这些规范和标准包括无公害食品证明和标记、绿色食品等级和标识、有机食品认证等。对于符合要求的食品可申请认证并使用上述标志。

六、营养管理的过程

营养是一个动态的过程，为了维护个体或群体健康，对营养和膳食进行科学有效的管理至关重要。营养管理至少包含以下 3 个方面。

第一，进行营养状况评价，包括询问饮食营养状况、饮食史、饮食习惯和嗜好、每日的餐次和餐次的分配比例、有无偏食，以及食物烹调加工的方法。此外，可开展体格检查和实验室生化检查，进一步获得有关营养状况的信息。根据上述信息，按照中国居民膳食营养素参考摄入量、中国居民膳食指南和平衡膳食宝塔对膳食调查结果进行评价，了解膳食结构是否合理，能量和各种营养素是否满足机体需要。根据体格营养状况检查的结果，评价当前的营养状况。对个体或群体在不同的生理状况、生活环境和劳动条件下的膳食结构、营养状况及存在的健康问题进行全面评价。

第二，制订营养支持计划，即饮食营养计划。结合经济条件和饮食习惯，根据存在的问题，在饮食营养原则方面给予指导，包括饮食宜忌、食物等值互换、制订指导健康的营养食谱，以及注意事项。可建立个体化的营养食谱，提出营养医师意见，指出个体存在的饮食问题及对健康不利的饮食因素、饮食注意事项。

第三，开展监测和评估。对营养支持的依从性和实施效果进行定期监测和追踪评估。必要时可根据个人的健康现状定期调整食谱和健康干预方式。

七、不同生理条件下人群的营养与膳食人群食谱制订

营养学中按不同生理状态可将人群分为孕妇、乳母、婴儿、幼儿、学龄前、学龄及青少年、成年、老年。处于不同生命周期阶段的人群，有着不同的生理代谢特点和不同的营养需要。

营养食谱是为了合理调配食物以满足人们营养需求而安排的膳食计划。营养配餐就是按照人们身体的需求，根据食品中各种营养物质的含量，以一定的消费水准为依据，设计一餐、一天、一周或一个月的食谱，使人体摄入的蛋白质、脂类、碳水化合物、维生素和矿物质等几大营养素比例合理，即达到均衡膳食。食谱的种类很多，可按照上述不同的人群需求分为儿童食谱、学生食谱、孕妇食谱、老年人食谱等。

设计食谱的主要环节如下：①针对人群需求确定营养素供给量；②合理选择与搭配烹饪原、辅、调料，并选择与之适宜的烹调方法；③针对人群特点设计营养菜点；④手工或利用配餐软件等辅助性手段设计客户营养食谱；⑤反馈并调整。

第二节 营养与膳食理论

营养与膳食摄入不足或不当，会对身体造成负面影响或导致疾病的发生。因此在健康服务与管理实践工作中，必须在营养与健康的相关理论指导下，结合人体营养需要，对正常人或患者进行合理的营养与膳食供给，达到保健、康复、延年益寿的目的。营养与膳食的理论有很多，本书就合理营养与平衡膳食、膳食指南与膳食宝塔、能量计算、食物营养价值的评价及食品的功能性成分和表观遗传这几个基本理论扼要介绍。

一、合理营养与平衡膳食

合理营养是指食物、营养素的供给量和配比应适合人体各种不同年龄、性别、生理条件、劳动负荷、健康状态等情况下的需求。膳食结构是一个国家、一个地区或个体日常膳食中各类食物的种类、数量及其所占的比例。膳食结构反映了当地资源、文化和民族等特征。在没有科学设计和干预的情况下，膳食结构可能存在一些不合理之处，需要根据各类食物所能提供的能量及各种营养素的数量和比例来衡量膳食结构的组成是否合理。

在实际生活中，可供人们选择的食物很多，然而，却没有一种天然食物能满足全部营养素需要。那么，怎么才能做到合理营养呢？

在营养学中，平衡膳食是合理营养的重要手段。平衡膳食要求膳食必须由多种食物组成，保证营养素的合理比例。通过平衡膳食达到合理营养目标，能促进人体健康。平衡膳食需要从膳食合理

搭配开始。其具体实施包括食谱编制、膳食调配、食物原料选择和合理烹饪加工等几方面。根据食物营养素的特点，平衡膳食需包括五大类食物，每天不重复的食物种类数达到 12 种以上，每周达到 25 种以上（烹调油和调味品不计算在内）。

二、膳食指南与膳食宝塔

根据各国国情，很多国家都发布了自己的膳食指南（dietary guidelines，DG），指导各国居民合理营养和平衡膳食。《中国居民膳食指南（2022 版）》是我国提出的符合中国居民营养状况和基本需求的膳食指导建议。根据该指南，对我国居民膳食有 8 条基本准则：①食物多样，合理搭配；②吃动平衡，健康体重；③多吃蔬菜、奶类、全谷、大豆；④适量吃鱼、禽、蛋、瘦肉；⑤少盐少油，控糖限酒；⑥规律进餐，足量饮水；⑦会烹会选，会看标签；⑧公筷分餐，杜绝浪费。

为了帮助人们在日常生活中实践《中国居民膳食指南》，中国营养学会专家委员会制定了中国居民平衡膳食宝塔（Chinese food guide pagoda，以下简称“膳食宝塔”），对合理调配平衡膳食进行具体指导。膳食宝塔共分五层，包含每天应该摄入的主要食物种类和数量。膳食宝塔利用各层位置和面积不同反映了各类食物在膳食中的比重。

1. 谷类（包括全谷物和杂豆）、薯类位居底层，每人每天摄入谷类 200～300g，其中包含全谷物和杂豆 50～150g；另外，薯类 50～100g。

2. 蔬菜类和水果类居第二层，每天应分别摄入 300～500g 及 200～350g。

3. 动物性食物位居第三层，每天应摄入 120～200g（可参考的量分别是鱼虾类 40～75g，畜、禽肉 40～75g，蛋类 40～50g）；推荐每周至少 2 次水产品，每天 1 个鸡蛋。

4. 奶及奶制品、大豆及坚果类食物居第四层，每天应摄入 300～500g 奶及奶制品和相当于 25～35g 的大豆及坚果类。

5. 第五层塔顶是烹调油和食盐，每天烹调油摄入量为 25～30g，食盐不超过 5g。

在膳食宝塔还有水和身体活动的形象，目的是强调足量饮水和增加身体活动的重要性。水是膳食的重要组成部分，是一切生命必需的物质。来自食物中的水和膳食汤水大约占 1/2，推荐一天中饮水和整体膳食（包括食物中的水，汤、粥、奶等）水摄入共计 2700～3000ml。在温和气候条件下生活的轻体力活动成年人每人每天至少饮水 1500～1700ml。饮水不足或过多都会对人体健康带来危害。饮水应少量多次，不应感到口渴时才饮水。

最后还要注意的是，虽然膳食宝塔没有建议食糖的摄入量，但膳食指南中建议控制添加糖的摄入量，每天不超过 50g，最好控制在 25g 以下。多吃糖有增加龋齿、导致肥胖和代谢疾病等危险，因此儿童、青少年不应摄入过量的糖和含糖高的食品及饮料。

三、能量计算

人体的能量来自食物中的产能营养素。产能营养素产生的能量一般按照 1g 碳水化合物产能 16.74kJ（4kcal）、1g 脂类产能 37.66kJ（9kcal）、1g 蛋白质产能 16.74kJ（4kcal）进行换算。在能量供给分配上，碳水化合物提供的能量占总能量 55%～65%，是提供基本物质和能量的主要来源；蛋白质提供的能量占总能量 10%～15%，脂类提供的能量占总能量 20%～25%。

成年人的能量主要用于三方面：维持基础代谢、身体活动与食物热效应。对孕妇和乳母而言，能量还用于孕育胎儿及婴儿的生长发育。对于婴幼儿、儿童和青少年，能量还用于生长发育。

对人体总能量的消耗进行测定和计算，是制订不同身体活动强度下人群的能量需要量的关键和依据。计算人体总能量消耗有多种方法，包括计算法、直接测热法、间接测定法及双标水法等。通常使用的是计算法，即以基础能量消耗（basal energy expenditure，BEE）为重要基础，再乘以体力活动水平（physical activity level，PAL）对应的数值来估算人体总能量消耗量。从而进一步推算人体能量需要量（estimated energy requirement，EER）。其中，中国营养学会专家委员会将中国人群成人体力活动水平分为三级，即轻体力活动水平（PAL 1.5）、中等体力活动水平（PAL 1.75）和重体力活动水平（PAL 2.0）。如果有明显的体育活动或重体力休闲活动者，PAL 增加 0.3。

一般健康者在食物供应充足、体重不发生明显变化时，其能量摄入量基本上可反映出能量需要量。一般情况下，可通过 5～7 天的膳食调查，借助食物成分表和食物成分分析软件等工具计算出平均每日膳食中碳水化合物、脂类和蛋白质摄入量，结合调查对象的营养状况，间接估算出每日能量需要量。

四、食物营养价值的评价

食物营养价值是指某种食物所含营养素和能量能满足人体营养需要的程度。食物营养价值的高低不仅取决于其所含营养素的种类是否齐全，数量是否足够，也取决于各种营养素之间的相互比例是否适宜，以及是否易被人体消化吸收和利用。对食物营养价值进行评价的重要意义在于：能够全面了解各种食物的天然组成成分，包括所含营养素种类、生物活性成分及抗营养因子等，以充分利用食物资源；了解食物加工过程中营养素的变化和损失，采取相应措施，最大限度保存食物中的营养素；指导人们科学选购食物及合理配置平衡膳食，以促进健康、预防疾病。食物营养价值的评价主要从食物所含能量、营养素的种类及含量、营养素质量、烹调加工过程中的变化、食物抗氧化能力、食物血糖生成指数（glycemic index，GI）、食物中的抗营养因子的影响等几个方面考虑。此外，食物中的其他活性成分的含量和种类，如植物性食物中植物化学物的种类和含量，也可作为食物营养价值评价的依据。下文重点介绍营养素的种类及含量、营养素质量。

（一）营养素的种类及含量

食物中所提供的营养素种类和含量是评价食物营养价值的重要指标。评定食物的营养价值时，首先应对其所含营养素的种类及含量进行分析确定。如果食物所含营养素不全或某些营养素含量很低，或者营养素相互之间的比例不当，或者不易被人体消化吸收，都会影响到食物的营养价值。常用食物营养素种类及含量的确定可参考营养成分表。

（二）营养素质量

食物营养素质量的优劣主要体现在所含营养素被人体消化吸收和利用的程度。消化吸收率和利用率越高，其营养价值就越高。对蛋白质来说，食物蛋白质必需氨基酸的氨基酸模式越接近人体，该食物蛋白质的营养价值就越高。

INQ 是常用的评价食物营养价值的指标。它是指某食物中营养素能满足人体营养需要的程度（营养素密度）与该食物能满足人体能量需要的程度（能量密度）的比值，公式如下。

INQ=某营养素密度/能量密度=（某营养素含量/该营养素参考摄入量）/（所产生的能量/能量参考摄入量）

若 INQ=1，说明该食物提供营养素和提供能量能力相当；若 INQ＞1，则该食物营养素的供给能力高于能量；反之 INQ＜1 则说明该食物营养素的供给能力低于能量的供给能力。一般认为 INQ＞1 和 INQ=1 的食物营养价值高，INQ＜1 的食物营养价值低，长期摄入 INQ＜1 的食物会发生该营养素不足或能量过剩。

INQ 的优点在于它可以根据不同人群的需求来分别进行计算。由于不同人群的能量和营养素参考摄入量不同，所以同一食物不同人群食用其营养价值是不同的。

五、食品的功能性成分和表观遗传

食物中除了含有多种营养素外，还含有其他许多对人体有益的物质。这类物质不是维持机体生长发育所必需的传统营养物质，但对维护人体健康、调节生理功能和预防疾病发挥重要的作用，目前被称为“食物中的生物活性成分”。食物中的生物活性成分主要包括来源于植物性食物的多酚、有机硫化物、类胡萝卜素、皂苷、植物固醇、萜类化合物等植物化学物，以及主要来源于动物性食物的辅酶 Q_{10}、硫辛酸、褪黑素等。它们不仅参与生理及病理的调节和慢性病的防治，还为食物带来了不同风味和颜色。这类活性成分已成为现代营养学的一个重要研究内容和热点问题。

植物化学物具有多种生物活性作用，在促进健康和防治慢性病中发挥重要的作用，包括抑制肿瘤、抗氧化、免疫调节、抑制微生物、改善糖脂代谢等。例如，蔬菜和水果中富含的植物化学物多有预防人类癌症发生的潜在作用。这主要是植物化学物能够发挥抗氧化的作用。其中，多酚类在自由基清除方面有着较强的能力。花色苷（一种多酚类化合物）对自由基的清除能力甚至大于维生素 E 等常见的抗氧化剂。

功能食品或我国的保健食品是声称其成分能增强身体防御功能、调节生理节律、预防疾病和促进康复等功能的食品。功能食品分为两类，一类是以调节人体功能为目的的功能类食品，其物质基础就是食物中的生物活性成分；另一类是以补充维生素、矿物质为目的的营养素补充剂类产品。功能食品属于食品范畴而非药物。它们具有特定的、经过科学验证的保健功能，如有助于增强免疫力、有助于抗氧化、缓解疲劳等，适用于特定人群食用。

研究表明，营养素和生物活性成分对生理功能的实现，不仅表现于细胞和生理生化水平，也表现于基因水平。因为几乎所有的营养素对基因的表达都有调节作用，并且基因表达的所有水平（转录前、转录、转录后、翻译和翻译后）都能对其进行调节。虽然不同营养素各有其重点或专一调节水平，但绝大多数营养素对基因表达的调节发生在转录水平上。营养素缺乏或不平衡可以引起基因突变率或染色体畸变增加，即营养素对基因的结构和稳定性具有一定的影响。基因多态性或遗传多态性，即基因的差异性，对营养素吸收、代谢和利用也有显著影响。另外，越来越多的研究证据表明，营养素和生物活性成分的效应可在一定程度上改变表观遗传信息。表观遗传是指在不改变 DNA 序列的情况下，通过对 DNA、核心组蛋白的共价修饰或小 RNA 等来调控基因表达，最终导致表型的改变。其机制可能是因为饮食行为和营养可以通过多种复杂的形式影响人体的代谢网络，而代谢网络则通过 DNA 甲基化和组蛋白的修饰产生记忆，同时通过生殖细胞产生遗传传代，从而产生隔代遗传。也就是说，食物和营养不仅是生存的基础，也是遗传、发育、分化和进化的基础。不良的营养饮食不仅会伤害我们自己，也可能会伤害我们的后代。

第三节 营养与膳食评估

在取得膳食调查、体格测量、临床检查和实验室检查结果之后，应综合多方面的信息，对被调查者进行全面的营养状况评价，主要涉及能量失衡评价、糖代谢紊乱评价、蛋白质代谢紊乱评价、脂类代谢紊乱评价、维生素代谢紊乱评价、电解质代谢平衡紊乱的评价技术、水代谢紊乱的评价技术、膳食纤维代谢紊乱的评估。

一、能量失衡评价

人体能量主要用于维持基础代谢、身体活动与食物热效应。此外，孕期、哺乳期和婴幼儿、儿童、青少年等阶段也会有额外的能量需求消耗。基础代谢，是维持基本的生命活动所需要的最低能量消耗，占人体总能量消耗的 60%～70%。身体活动是指任何由骨骼肌收缩引起能量消耗的身体运动，其消耗取决于活动量的大小，通常占人体总能量消耗的 15%～30%。食物热效应（thermic effect of food，TEF）是指人体在摄食过程中所引起的额外能量消耗，其高低与食物营养成分、进食量和进食速度有关，占总能量消耗的 6%～10%。根据中国营养学会的计算，50 岁轻体力活动的男性（体重 65kg）和女性（体重 58kg）每日能量需要量分别约为 2100kcal 和 1750kcal。

人体主要通过调节能量摄入和能量消耗以维持能量平衡。食欲与能量平衡的调节是生理因素（感官刺激、胃肠信号、内分泌、神经与体液等）和非生理因素（环境、摄食行为等）相互作用的复杂过程。能量失衡包括由于能量缺乏导致的营养不良和能量过剩所导致的肥胖。能量缺乏常伴随着蛋白质的缺乏。因为能量不足时，需要蛋白质氧化供能，这就会加重蛋白质的缺乏。能量摄入过多并且消耗过少时，一方面会加重身体的代谢负担造成相应的代谢紊乱；另一方面多余的产能营养素会在体内转化为脂肪储存起来。较长时间段内能量摄入大于消耗将形成肥胖。成年人体型和组成成分差别很大。一般来说，一个体重 70kg 含有 20%（14kg）脂肪的人大约储存了 167 000kcal 的能量，其中包括 2000kcal 的碳水化合物、40 000kcal 蛋白质和 125 000kcal 脂肪。

对人体能量状况及是否存在能量失衡的评估主要通过膳食调查、体格检查、临床检查和实验室检查来进行。能量的摄入情况可以通过膳食调查进行。能量的消耗情况常用计算法、直接测热法、间接测定法及双标水法、心率监测联合运动感应器法、行为记录法等方法测得。一般情况下可以通过基础能量消耗和膳食调查对能量需要量进行简单的估算。

二、糖代谢紊乱评价

人体内的碳水化合物相对较少。碳水化合物在人体的储存形式为糖原，也称为动物淀粉。当体内缺糖时，糖原就分解为葡萄糖，供给身体需要。正常成人体内含糖原约 500g，其中 1/3 存在于肝脏中，称为肝糖原；另外 2/3 存在于肌肉中，称为肌糖原。根据《中国居民膳食指南（2022 版）》的推荐，我国成人碳水化合物提供能量占总能量的 55%～65%。糖是人体主要的能量来源：心脏活动主要靠磷酸葡萄糖和糖原供给能量，脑组织所需要的能源几乎全部由葡萄糖氧化供应。糖对维持心脏、神经系统的正常功能，提高工作效率，保护肝脏功能，保护蛋白质，防止酸中毒和抗生酮作用具有重要意义。

糖原更新速度很快，一天可以被代谢 50%。受各种因素影响，机体可能出现糖代谢紊乱。无论是出现高血糖或低血糖，对身体健康都颇为不利。当糖缺乏时，器官、细胞失去主要的能量来源，如不及时纠正可能造成损伤。低血糖则使得人体加速分解蛋白质和脂肪，以补充能源需要。这将加速机体蛋白质和脂肪的消耗。蛋白质通过糖异生产生葡萄糖，将造成身体不可逆的蛋白质和氮损失。脂肪加速分解的脂肪酸不能彻底氧化，将产生过多的酮体，导致酮症酸中毒。当人体摄入碳水化合物过量时，短期内可能影响餐后血糖，导致血糖升高。高血糖可造成体内高渗状态，诱发各种疾病。长期摄入高碳水化合物膳食，使血糖水平长期处于较高状态，促使胰岛素分泌持续增加，最终损害胰岛 B 细胞的结构和功能，导致胰岛素分泌的绝对或相对不足，引发糖尿病。同时，长期过量的碳水化合物摄入会导致能量摄入过剩，从而增加超重和肥胖的风险。对糖代谢紊乱一般通过餐后血糖、糖耐量试验、糖化血红蛋白等与代谢有关的生化指标进行评估。

三、蛋白质代谢紊乱评价

蛋白质是生命的物质基础。它既是人体不可缺少的结构成分，也是体内重要的生理活性物质。人体的组织细胞都含有蛋白质，占人体重量的 15%～18%。一个体重 70kg 的健康成年男性体内大约有 12kg 蛋白质。蛋白质不仅维护人体结构，调节生理功能，在碳水化合物、脂类不能满足机体能量需要时，还能被代谢水解释放能量。食物中的蛋白质被消化为氨基酸后吸收进入人体。人体中的游离氨基酸储存于人体各组织、器官和体液中，统称为氨基酸池。进入人体的氨基酸大约 30%用于合成肌肉蛋白，约 50%用于体液、器官蛋白质合成，约 20%用于合成血红蛋白等其他机体蛋白质。未被利用的氨基酸则经代谢转变成尿素、氨、尿酸和肌酐等，由尿和其他途径排出体外，或转化为糖原和脂肪。虽然理论上成人每天摄入约 30g 蛋白质就可以满足零氮平衡，但从安全性和消化吸收等其他因素考虑，成人按 0.8g/（kg · d）摄入蛋白质为宜。由于我国以植物性食物为主，所以成人蛋白质推荐量为 1.16g/（kg ·d）。或者按能量计算，蛋白质产能占总能量的 10%～

15%。中国营养学会推荐的成人蛋白质摄入量为男性 65g/d，女性 55g/d。其中优质蛋白质占总蛋白质的 30%左右。

当蛋白质摄入不足，如消化功能差的患者或在蛋白质缺乏地区的居民，将出现体力下降、抗病力减弱等症状，甚至出现消瘦、肌肉萎缩、血浆蛋白浓度降低，严重时可出现营养不良性水肿。蛋白质缺乏常与能量缺乏同时存在，称为蛋白质-能量营养不良。能量基本满足而蛋白质严重不足的极度儿童营养性疾病更多表现为水肿型，而蛋白质和能量摄入均严重不足的儿童营养性疾病主要表现为消瘦型。蛋白质摄入过量可能加重身体代谢负担，造成慢性肾功能损害，含硫蛋白质摄入过多可加速骨骼中钙的丢失，易产生骨质疏松症，同样对人体有害。蛋白质营养状况的评价指标主要有血清蛋白质（如白蛋白、运铁蛋白、前白蛋白、视黄醇结合蛋白、血清总蛋白等）、上臂肌围、血清氨基酸比值等。蛋白质营养正常时，上述反映蛋白质营养水平的指标应处于正常水平。

四、脂类代谢紊乱评价

脂类包括脂肪和类脂，类脂包括磷脂和固醇类。人体脂类总量占体重的 10%～20%。脂肪又称甘油三酯，它是由三分子脂肪酸与一分子的甘油形成。根据碳链中是否有不饱和双键，可以将脂肪酸分为饱和脂肪酸和不饱和脂肪酸。饱和脂肪酸的碳链中没有不饱和双键，不饱和脂肪酸中含有一个或多个不饱和双键。一般植物油脂中含不饱和脂肪酸较多，而动物油脂中含饱和脂肪酸较多。脂肪是体内重要的储能和供能物质，约占体内脂类总量的 95%。当人体摄入能量过多不能被利用时，就转变为脂肪而储存起来。1g 脂肪可以产生 39.54kJ（9.45kcal）的能量。安静状态下空腹的成年人，所需能量大约 25%来自游离脂肪酸，15%来自葡萄糖，其余由内源性脂肪提供。中国营养学会推荐成人应摄入产能为总能量 20%～30%的脂肪。

机体每天从肠道吸收的脂肪为 50～100g，磷脂为 4～8g，胆固醇为 300～450g。体内脂肪存储和提供能量有两个特点：一是脂肪细胞可以不断地储存脂肪，导致人体越来越胖；二是机体不能利用脂肪酸分解的含 2 个碳的化合物合成葡萄糖，所以脂肪不能直接给脑和神经细胞及血细胞提供能量。因此，节食减肥不当，脂肪摄入过少，可能导致机体分解蛋白质，通过糖异生保证血糖水平。而充足的脂肪可以保护体内蛋白质不被用来作为能源物质，脂肪的这种功能被称为节约蛋白质作用。但是，脂肪摄入过多，可导致高脂血症、肥胖、心血管疾病、高血压和某些癌症发病率的升高。

血液中的脂类与蛋白质相结合，以脂蛋白的形式存在，当脂类代谢紊乱时，脂蛋白水平会发生变化。如果血中脂类物质浓度超出正常范围，称为高脂血症。高脂血症有原发性和继发性两种。原发性高脂血症主要由遗传因素、饮食因素引起；继发性高脂血症由与内分泌和代谢有关的其他疾病所致，如糖尿病、慢性肾病、甲状腺功能低下、痛风等。对脂类代谢紊乱的评价主要通过血脂的化验指标，以及相关的内分泌和代谢原发疾病的相关指标如血糖、尿酸等进行评估。

五、维生素代谢紊乱评价

维生素是维持人体正常生理功能和细胞内特异代谢反应所必需的一类微量低分子有机化合物。多种维生素具有某些共同的特性：是酶或辅酶的重要组成成分；人体不能合成或合成量不能满足机体需要，必须由食物来提供；不构成组织，不提供能量，但在调节物质代谢过程中有重要作用。维生素代谢紊乱常见于营养不良或不均衡导致的维生素缺乏，以及由一些基础疾病导致的代谢紊乱，主要通过各维生素相关的生化指标和体格检查、临床症状进行评价。

维生素 A 的主要功能包括保护全身内外的上皮，参与视紫质的合成，维持正常视觉，促进人体正常生长和骨骼发育。当缺乏维生素 A 时，皮肤粗糙、干燥、发生鳞状角化，皮肤防御能力降低，易感染疾病；暗适应能力下降，严重时可致夜盲症；孕妇缺乏维生素 A 时，胎儿生长发育障碍，甚至引起胎儿死亡，幼儿发育停滞或不良。但是，摄入过多的维生素 A 可引起中毒，一般多发生在服用维生素 A 过量或摄入过多维生素 A 含量高的食物，如犬肝、鲨鱼肝。维生素 A 营养状况通过生化指标（如血清视黄醇水平、视黄醇结合蛋白水平、口服视黄醇基酯试验、稳定同位素测定、眼结膜印迹细胞学法）、视觉暗适应功能测定，以及眼部临床症状（如角膜干燥、溃疡、角化、儿童比奥斑）检查等进行评价。我国成人维生素 A 推荐摄入量，男性为 800μg RAE/d，女性为 700μg RAE/d。

维生素 D 可促进钙和磷的吸收、利用，以构成健全的骨骼和牙齿。体内缺乏维生素 D 时，钙、磷代谢紊乱，血液中钙、磷含量降低，影响骨骼钙化，导致骨质软化、变形，婴幼儿易致佝偻病，成人可出现骨质软化症和骨质疏松症。维生素 D 摄入过多可引起中毒，主要由于长期大剂量服用维生素补充剂所致。机体维生素 D 营养状况评价的首选指标为血液 25-（OH）-D_3 水平，同时结合体格检查和临床症状进行评价。在钙、磷供给充足的情况下，0～1 岁婴儿我国维生素 D 的适宜摄入量，儿童、青少年、成人、孕妇、乳母维生素 D 的推荐摄入量均为 10μg/d，65 岁以上老人维生素 D 的推荐摄入量为 15μg/d（1μg=40IU）。

维生素 E 又称生育酚或生育醇，它作用于性腺上皮和生殖细胞，以维持生殖功能。它又是一种重要的抗氧化物质，可以抵御体内对人体不利的过氧化物，因而可延缓人体衰老进程，对预防疾病有一定作用。当维生素 E 缺乏时，可引起红细胞数量减少及红细胞的生存时间缩短，出现大细胞性溶血性贫血。维生素 E 毒性相对较小，但大剂量维生素 E（0.8～3.2g）有可能出现中毒症状。维生素 E 营养状况可以通过血清（浆）α-生育酚浓度水平、红细胞溶血试验来评估。我国成人（包括孕妇）的维生素 E 适宜摄入量是 14mg/d。

维生素 B_1（硫胺素）也称抗脚气病因子和抗神经炎因子，它作为辅酶参与两个重要的能量代谢反应，在体内的能量代谢中具有重要作用。维生素 B_1 缺乏主要损害神经-血管系统，导致多发性周围神经炎症，以及水肿和心脏症状甚至心力衰竭。长期酗酒的人群还极易由于酒精中毒而引起维生素 B_1 缺乏导致韦尼克脑颅，表现为精神错乱、共济失调、眼肌麻痹等神经系统症状。婴儿脚气病多发生于 2～5 月龄的婴儿，多是由于乳母维生素 B_1 缺乏所致。维生素 B_1 一般不会引起过量中毒，只有短时间服用超过推荐摄入量 100 倍的剂量时才有可能出现头痛、惊厥和心律失常等。维生素 B_1 的营养状况评价方法有尿负荷试验、尿中维生素 B_1 和肌酐含量比值、红细胞转酮醇酶活性系数。《中国居民膳食营养素参考摄入量》（2013 版）中维生素 B_1 的推荐摄入量成年男性为 1.4mg/d，女性为 1.2mg/d。

维生素 B_2 又称核黄素，它以黄素单核苷酸和黄素腺嘌呤二核苷酸辅酶形式参与许多代谢的氧化还原反应。维生素 B_2 缺乏主要的临床表现为眼、口腔和皮肤的炎症反应。缺乏早期表现为疲倦、乏力、口腔疼痛，眼睛出现瘙痒、烧灼感，继而出现口腔和阴囊病变，称为“口腔生殖系统综合征”，包括唇炎（口角炎、舌炎等）、脂溢性皮炎、畏光、视物模糊和流泪等。维生素 B_2 缺乏常伴有其他营养素缺乏，如影响烟酸和维生素 B_6 的代谢；干扰体内铁的吸收、储存及动员，致使储存铁量下降，严重时可造成缺铁性贫血。维生素 B_2 缺乏还会影响生长发育，孕期缺乏可导致胎儿骨骼畸形。一般维生素 B_2 不会引起过量中毒。维生素 B_2 的营养状况评价有红细胞谷胱甘肽还原酶活性系数、尿负荷试验、尿中维生素 B_2 和肌酐含量比值、红细胞维生素 B_2 类物质含量，同时结合体格检查和临床症状进行评估。维生素 B_2 的需要量与机体能量代谢及蛋白质的摄入量有关，能量需要量增加、生长加速和创伤修复期，维生素 B_2 的摄入量均应相应增加。《中国居民膳食营养素参考摄入量》（2013 版）成年人维生素 B_2 的推荐摄入量男性为 1.4mg/d，女性为 1.2mg/d。

烟酸又称维生素 B_3、尼克酸、抗癞皮病因子等。烟酸在体内以烟酰胺（尼克酰胺）形式存在，两者总称为维生素 PP，它们在体内有相同的生理活性。烟酸在体内以烟酰胺的形式构成辅酶Ⅰ和辅酶Ⅱ，这两种辅酶在细胞生物氧化过程中起着传递氢的作用，并且与核酸合成有关，可降低血液胆固醇水平，也是葡萄糖耐量因子的组成成分。当烟酸缺乏时，体内辅酶Ⅰ和辅酶Ⅱ合成受阻，导致某些生理氧化过程发生障碍，即出现烟酸缺乏症——癞皮病。其典型症状是皮炎（dermatitis）、腹泻（diarrhea）和痴呆（dementia），即所谓“三 D”症状。过量摄入烟酸的不良反应主要表现为皮肤发红、眼部不适、恶心、呕吐、高尿酸血症和糖耐量异常等，长期大量摄入，日服用量 2～6g

可能导致严重的副作用，超过 3～9g 可对肝脏造成损害。肝病、消化性溃疡或严重低血压患者应避免大剂量服用烟酸。对机体烟酸营养状况进行评价的指标有尿 2-吡啶酮与 *N*-甲基烟酰胺的比值测定、尿负荷试验、*N*-甲基烟酰胺与肌酐比值、红细胞辅酶 I 含量。烟酸的参考摄入量应考虑能量的消耗和蛋白质的摄入情况。烟酸除了直接从食物中摄取外，还可以在体内由色氨酸转化而来，平均约 60mg 色氨酸可转化为 1mg 烟酸。因此膳食中烟酸的参考摄入量应以烟酸当量（niacin equivalence，NE）表示。《中国居民膳食营养素参考摄入量》（2013 版）烟酸推荐摄入量成年男性为 15mg NE/d，女性为 12mg NE/d。

泛酸又称遍多酸，由 α,γ-二羟-β,β-二甲基丁酸和 β-丙氨酸组成。其主要生理功能是构成辅酶 A 和酰基载体蛋白，并通过它们在代谢中发挥作用。泛酸在应激反应时可以减少能量消耗，所以泛酸也称抗应激维生素。泛酸广泛存在于自然界，一般不易发生缺乏病。泛酸缺乏通常伴随三大宏量营养素和其他维生素摄入不足。泛酸缺乏会导致机体代谢受损，包括脂肪合成减少和能量产生不足。泛酸缺乏者依其缺乏程度不同可显示不同的体征和症状，其中包括易怒（急躁）、头痛、抑郁、坐立不安、疲劳、冷淡、不适、睡眠不良、恶心、呕吐和腹部痉挛、麻木（失去知觉或注意力不集中）、麻痹、肌肉痉挛（抽筋）、手脚感觉异常、肌无力和步态摇晃、低血糖。泛酸毒性很低，每日摄入 10～20g 时，可偶尔引起腹泻和水潴留。泛酸的营养状况目前主要依据尿中泛酸排出量及血中泛酸含量等进行评价。泛酸广泛分布于食物中，来源最丰富的食品是肉类（心、肝、肾特别丰富）、蘑菇、鸡蛋和坚果类；其次为大豆粉和小麦粉；在精制食物及蔬菜与水果中含量相对较少。《中国居民膳食营养素参考摄入量》（2013 版）泛酸适宜摄入量成人为 5.0mg/d，孕妇为 6.0mg/d，乳母为 7.0mg/d。

维生素 B_6 包括三种天然存在形式，即吡哆醇、吡哆醛和吡哆胺。它们以辅酶形式参与许多酶系反应。维生素 B_6 缺乏通常与其他 B 族维生素缺乏同时存在，除了因膳食摄入不足外，某些药物如异烟肼、环丝氨酸等可能诱发其缺乏。人体维生素 B_6 缺乏可致眼、鼻与口腔周围皮肤脂溢性皮炎，并可扩展至面部、前额、耳后、阴囊及会阴等处。临床症状包括口炎、唇干裂、舌炎，个别有神经精神症状，易受刺激、抑郁甚至意识错乱等。维生素 B_6 缺乏还可引起体液和细胞介导的免疫功能受损，出现高半胱氨酸血症和黄尿酸血症，偶见低色素小细胞性贫血和血清铁增高。维生素 B_6 缺乏对幼儿的影响更明显，缺乏时表现为烦躁、肌肉抽搐和癫痫样惊厥、呕吐、腹痛、体重下降及脑电图异常等临床症状。机体维生素 B_6 营养状况评价方法有色氨酸负荷试验、血浆 5′-磷酸吡哆醛含量、尿中 4-吡哆酸含量。《中国居民膳食营养素参考摄入量》（2013 版）推荐摄入量成人为 1.4mg/d，孕妇为 2.2mg/d，乳母为 1.7mg/d。口服避孕药或用异烟肼治疗结核病时，应增加维生素 B_6 的摄入量。维生素 B_6 的毒性相对较低，经食物来源摄入大量维生素 B_6 没有不良反应，服用大剂量维生素 B_6 达到 500mg/d 时可引起严重不良反应，出现神经毒性和光敏感性反应。

维生素 H 又称生物素、维生素 B_7、辅酶 R 等。它是体内许多羧化酶的辅酶，在碳水化合物、脂类、蛋白质和核酸的代谢过程中发挥重要作用。生物素缺乏早期表现有口腔周围皮炎、结膜炎、脱毛、舌乳头萎缩、黏膜变灰、皮肤干燥、麻木、精神沮丧、疲劳、肌肉痛，甚至出现共济失调等症状。生物素缺乏者会出现头发稀少、发色变浅的情况，个别严重者，可在 3～6 个月内眉毛、睫毛、头发都脱光，称为“生物素缺乏脸”。纯母乳喂养的婴儿可能会发生生物素缺乏症，因为母乳中的生物素含量太少，不能满足婴儿需要。最典型的症状是婴儿脱屑性红皮病和脂溢性皮炎，还可出现食欲缺乏、肌肉疼痛、贫血等现象。机体生物素营养状况可通过测定血、尿生物素含量，血浆奇数碳脂肪酸浓度及尿中有关代谢产物排出量来评价。《中国居民膳食营养素参考摄入量》（2013 版）生物素成人适宜摄入量为 40μg/d。生物素广泛存在于天然食物中，含量相对丰富的食物有肝、肾、大豆粉、奶类、鸡蛋（蛋黄）等。生物素的毒性很低，至今未见生物素毒性反应的报道。

叶酸最初是从菠菜叶子中分离提取出来的，也被称为维生素 B_9、维生素 Bc 和维生素 M。正常人体内叶酸储存量为 5～10mg，约 50%储存于肝脏。成人叶酸丢失量平均为 60μg/d。天然存在的叶酸大多是还原型叶酸，即二氢叶酸和四氢叶酸，但只有四氢叶酸才具有生理功能。叶酸的重要生理功能是作为一碳单位的载体参与代谢，包括嘌呤和嘧啶核苷酸的合成，催化二碳氨基酸和三碳氨基酸相互转化，在某些甲基化反应中起重要作用，为许多生物和微生物所必需。叶酸缺乏时，骨髓内幼红细胞分裂速度减慢，停留在幼红细胞阶段以致成熟受阻，细胞体积增大，核内染色质疏松，形成巨幼红细胞。同时也引起血红蛋白合成减少，形成巨幼红细胞贫血。叶酸缺乏还可以使孕妇先兆子痫和胎盘早剥的发生率增高，胎盘发育不良导致自发性流产、胎儿宫内发育迟缓和新生儿低出生体重。孕早期叶酸缺乏可引起胎儿神经管畸形，主要表现为脊柱裂和无脑畸形等中枢神经系统发育异常。膳食中缺乏叶酸会使同型半胱氨酸向胱氨酸转化受阻，从而使血中同型半胱氨酸水平升高，形成高同型半胱氨酸血症，是动脉硬化和心血管疾病发病的一个独立危险因素。人类患结肠癌、前列腺癌及宫颈癌与膳食中叶酸的摄入不足有关。大剂量服用叶酸亦可产生不良反应，表现为影响锌的吸收而导致锌缺乏；使胎儿发育迟滞，低出生体重儿增加；干扰抗惊厥药物的作用而诱发患者惊厥。对机体叶酸营养状况的评价方法为检测血清和红细胞叶酸含量、血浆同型半胱氨酸含量、组氨酸负荷试验。叶酸参考摄入量以膳食叶酸当量（dietary folate equivalence，DFE）表示。《中国居民膳食营养素参考摄入量》（2013 版）成人叶酸推荐摄入量为 400μg DFE/d，孕妇为 600μg DFE/d，乳母为 550μg DFE/d。叶酸的可耐受最高摄入量为 1000μg DFE/d。

维生素 B_{12} 分子中含金属元素钴，因而又称钴胺素，是唯一含金属元素的维生素。体内维生素 B_{12} 的储存量为 2～3mg，主要储存在肝脏。维生素 B_{12} 在体内以两种辅酶形式发挥生理作用，即甲基 B_{12}（甲基钴胺素）和辅酶 B_{12}（5-脱氧腺苷钴胺素）。维生素 B_{12} 缺乏时，同型半胱氨酸甲基化变成蛋氨酸的过程受阻，造成高同型半胱氨酸血症；同时使组织中游离的四氢叶酸含量减少，不能被重新利用，产生巨幼红细胞贫血。维生素 B_{12} 缺乏还影响到脂肪酸的正常合成，髓鞘质变形退化，造成进行性脱髓鞘，引起神经疾病。维生素 B_{12} 缺乏多见于素食者、母亲为素食者的婴幼儿和老年人，主要表现为巨幼红细胞贫血、神经系统损害、高同型半胱氨酸血症。对机体维生素 B_{12} 营养状况评价指标有血清维生素 B_{12} 浓度和维生素 B_{12} 吸收试验。《中国居民膳食营养素参考摄入量》（2013 版）维生素 B_{12} 的推荐摄入量成人为 2.4μg/d，孕妇为 2.9μg/d，乳母为 3.2μg/d。

维生素 C 又称抗坏血酸，是一种生物活性很强的物质，在体内具有多种生理功能，包括抗氧化作用，作为羟化过程底物和酶的辅助因子，改善铁、钙和叶酸的利用，促进类固醇的代谢，清除自由基，参与合成神经递质，促进抗体形成，缓解有毒物质的毒性等。正常人体可储存维生素 C 1.2～2.0g，最高 3.0g。体内维生素 C 储存量低于 300mg，将出现缺乏症状，主要引起坏血病。其起病缓慢，一般需 4～7 个月，早期患者多有全身乏力、食欲减退，进一步发展会出现全身点状出血、牙龈炎、骨质疏松。维生素 C 毒性很低，但是一次口服 2～3g 时可能会出现腹泻、腹胀；结石患者长期过量摄入可能增加尿中草酸盐的排泄，增加尿路结石的危险。维生素 C 的营养状况，可根据膳食摄入水平、临床症状、尿和血中的含量等进行评价。评价指标有维生素尿负荷试验、血浆中维生素 C 含量、白细胞中维生素 C 浓度。《中国居民膳食营养素参考摄入量》（2013 版）维生素 C 的推荐摄入量为 100mg/d，预防非传染性慢性疾病摄入量（PI-NCD）为 200mg/d，可耐受最高摄入量为 2000mg/d。在高温、寒冷和缺氧条件下劳动和生活，经常接触铅、苯和汞的有毒作业工种的人群，某些疾病的患者，孕妇和乳母均应增加维生素 C 的摄入量。

六、电解质代谢平衡紊乱的评价技术

人体各种矿质元素及化合物和水共同构成体内电解质环境。在正常情况下，电解质代谢维持平衡。但是由于地球环境、食物成分及加工、人体自身等因素的影响，可能导致人体电解质摄入不足或过量，引发电解质代谢平衡紊乱。

钙是人体含量最多的矿质元素，占成人体重的 1.5%～2.0%。其中约 99%的钙集中在骨骼和牙齿中，其余 1%的钙分布于软组织、细胞外液和血液中，统称为混溶钙池。机体主要通过甲状旁腺激素和降钙素调节混溶钙池的钙与骨骼钙保持动态平衡。婴幼儿及儿童长期钙缺乏和维生素D不足可导致生长发育迟缓，骨软化、骨骼变形，严重缺乏者可导致佝偻病。钙摄入不足者易患龋齿，影响牙齿质量。中老年随年龄增长，骨骼逐渐脱钙，尤其绝经妇女因雌激素分泌减少，钙丢失加快，易引起骨质疏松症。过量摄入钙也可能导致高钙血症、高尿钙、血管和软组织钙化，肾结石相对危险性增加等。人体钙营养水平的评价一般通过膳食调查，结合生化指标、临床体征、骨密度和骨强度等了解机体钙的水平及其满足程度，来判定钙的营养状况。其中生化指标包括血清总钙浓度、血清离子钙浓度、血清碱性磷酸酶活性、钙平衡试验等。但由于机体具有保持血清钙稳态的精密调控机制，这些指标并不能实时、特异性地反映出机体钙营养状况，因此还需要参考膳食调查和其他临床检查结果。2013 年中国营养学会成人钙的推荐摄入量为 800mg/d，可耐受最高摄入量为 2000mg/d。

磷是人体含量较多的矿质元素之一，成人体内磷含量为 600～900g，约占体重的 1%。磷是细胞膜和核酸的组成部分，也是骨骼的必需构成物质。体内的磷有 85%～90%以羟磷灰石形式存在于骨骼和牙齿中，其余 10%～15%分布在细胞膜、骨骼肌、皮肤、神经组织及体液中。磷是构成骨骼和牙齿的重要组分，参与能量代谢，构成细胞成分，组成细胞内第二信使，是酶的重要成分，调节细胞因子活性，参与组成体内磷酸盐缓冲体系以调节酸碱平衡。几乎所有食物均含有磷，所以磷缺乏少见，仅见于一些特殊情况。例如，早产儿仅喂以母乳，乳汁磷含量较低，可发生磷缺乏，出现佝偻病样骨骼异常。临床上长期使用大量抗酸药、肾小管重吸收障碍、禁食者等易出现磷的缺乏，严重情况下发展为低磷酸血症。细胞外液中磷浓度过高主要是由于肾脏对磷排泄不足，如在甲状旁腺功能低下时，不能有效地抑制肾小管重吸收磷，肾小球滤过率下降时磷的吸收不能同比例下降，从而导致体内磷的过量。过量的磷将对骨骼生长产生不良影响，引起非骨组织的钙化、低钙血症等。磷的营养学评价的指标为血清无机磷水平测定。中国营养学会成人膳食磷的推荐摄入量为 720mg/d，可耐受最高摄入量为 3500mg/d。

镁是正常人体中不可缺少的矿物质，人体含有 20～38g 镁。其中 60%～65%存在于骨骼，27%存在于肌肉，6%～7%存在于其他细胞，细胞外液约 1%。镁主要分布在细胞内，细胞外液的镁不超过 1%。镁是多种酶的激活剂，参与体内 300 多种酶促反应。它能促进骨骼生长和神经-肌肉的兴奋性，影响胃肠道功能，调节激素作用。镁缺乏可引起神经-肌肉兴奋性亢进，常见肌肉震颤、手足搐搦、反射亢进、共济失调等临床症状，严重时出现谵妄、精神错乱甚至惊厥、昏迷。机体镁的缺乏引起的镁代谢异常还会对其他电解质及体内酶活性产生影响，如出现低钾血症、低钙血症及心脑血管疾病等。过量的镁可引起腹泻、恶心、胃肠痉挛等胃肠道反应，重者可出现嗜睡、肌无力、膝腱反射弱、肌麻痹等临床症状。镁的营养学评价指标主要有血清镁浓度、尿镁浓度、血液单核细胞中镁浓度、静脉内镁负荷试验。中国营养学会成人膳食镁的推荐摄入量为 330mg/d。

钾是人体生长必需的营养素。人体内含钾 140～150g，占人体无机盐的 5%。钾对保持健全的神经系统和调节心脏节律非常重要。98%的钾分布在细胞内，是细胞内液的主要阳离子。它不仅参与糖、蛋白质的代谢，还对维持细胞渗透压、酸碱平衡及神经-肌肉兴奋性有重要意义。钾能防止脑卒中，维持正常的肌肉收缩，与钠共同维持体液平衡。钾过多主要表现为神经-肌肉和心血管症状。高血钾对心肌有抑制作用，可导致心脏停搏，并出现代谢性酸中毒。此时神经-肌肉极度疲乏软弱，四肢无力，下肢沉重；心血管系统可见心率缓慢，心音减弱。钾的缺乏使神经-肌肉应激性降低，全身无力，反应力降低，严重时可导致弛缓性瘫痪和呼吸肌麻痹死亡；消化道功能紊乱，有厌食、恶心、呕吐、胀气，严重者有肠麻痹和肠梗阻。缺钾使心肌应激性增高，出现心律失常，可有房室传导阻滞，甚至发生心房颤动和心室颤动。对人体钠的评估临床上通过血常规检测血清钾的含量，另外需要通过营养调查了解钾盐的摄入情况。正常人体每日对钾的需要量在 1.6～2.0g，以维持体内正常的钾含量。按照《中国居民膳食营养素参考摄入量》（2013 版），健康人钾的适宜摄入量为每天 2000mg。要预防慢性病，钾的建议摄入量是 3600mg/d。

钠是人体内重要的阳离子之一。正常人体中钠为 40～44mmol/kg，占体重的 0.15%。其在细胞外液中占总钠量的44%，细胞内液中占9%，骨髓中占47%。体内钠有交换性钠和非交换性钠，前者占75%，后者沉着在骨骼中，占25%。钠离子是细胞外液（如血液）中最多的阳离子，对保持细胞外液容量、调节酸碱平衡、维持正常渗透压和细胞生理功能有重要意义，并参与维持神经-肌肉的正常应激性。水与钠的正常代谢及平衡是维持人体内环境稳定的重要因素。细胞外液钠浓度的改变可由水、钠任一含量的变化而引起，所以钠平衡紊乱常伴有水平衡紊乱。一般情况下，钠不易出现缺乏。在某些情况下，如禁食、出汗过多、肠胃疾病导致反复呕吐或腹泻、服用利尿药、酒精依赖或患某些疾病时，有可能导致低钠。1L汗液中氯化钠含量为1～4g。在高温环境中，运动员进行大运动量训练时，经汗液丢失大量钠。如不及时补充，可发生钠缺乏。钠缺乏在早期症状不明显，严重时可出现倦怠、淡漠、无神、血压下降、头痛、恶心、呕吐、肌肉痉挛、昏睡等临床表现，甚至可因为脑水肿导致死亡。钠盐摄入过多可使血容量增加而引起血压升高。研究表明，钠盐摄入量每增加2g/d，收缩压和舒张压分别增高2.0mmHg（1mmHg=0.133kPa）和1.2mmHg。《中国居民膳食指南》推荐，正常成人每天需要钠含量为2200mg。一般日常所摄入食物大约含有1000mg，需要从食盐中摄入的钠为1200mg左右。对人体钠的评价，临床上通过血常规检测血清钠的含量了解是否存在电解质紊乱，另外需要通过营养调查了解食盐的摄入情况。实际在每天食物的基础上摄入3g食盐就基本达到人体钠的需要。《中国居民膳食指南（2022版）》推荐的食盐摄入量为＜5.0g/d。高血压患者建议每日食盐摄入量不超过3g。

铁是人体重要的必需微量元素。它是细胞的必需元素，又对细胞有潜在的毒性作用，因此需要有高度精细的复杂调节机制，保证细胞对铁的需求同时防止发生铁过量。正常人体内含铁总量为30～40mg/kg，其中约64%的铁存在于血红蛋白，3%存在于肌红蛋白，1%在含铁酶类、辅因子及运铁载体中。以上形式存在的铁，其功能是运输氧，与细胞内生物氧化过程密切相关，称为功能性铁。其余约32%为储存铁，主要以铁蛋白和含铁血黄素形式存在于肝、脾和骨髓的单核吞噬细胞系统中。铁参与体内氧的运送和组织呼吸过程，维持正常的造血功能，并参与免疫等其他重要的功能。铁过量可导致线粒体DNA损伤，诱发突变。铁过量的主要靶器官是肝脏，可引起肝纤维化和肝细胞癌。长期膳食铁供给不足，可引起体内铁缺乏或导致缺铁性贫血。儿童、青少年缺铁性贫血时身体发育受阻，体力下降，注意力与记忆力调节过程障碍，学习能力降低。孕早期贫血可导致早产、低出生体重儿及胎儿死亡。铁缺乏还可导致免疫功能障碍，中性粒细胞对细菌的杀伤能力降低，淋巴细胞转化能力下降，末梢神经障碍。铁的营养学评价的实验室指标较多，如WHO推荐的指标包括血清铁蛋白、血清运铁蛋白受体、红细胞游离原卟啉、血红蛋白、平均红细胞容量和血细胞分布宽度，此外还有血清铁、运铁蛋白饱和度。铁的缺乏还可能出现的一些临床表现，包括皮肤黏膜逐渐苍白、头发枯黄、倦怠乏力、不爱活动或烦躁、注意力不集中、记忆力减退、智商多较同龄儿低，常有食欲缺乏、少数有异食癖。重者出现口腔炎、舌乳头萎缩等。中国营养学会推荐成人膳食铁的摄入量为男性12mg/d，女性20mg/d，可耐受最高摄入量为42mg/d。

锌在成人体内的含量男性约为2.5g，女性约为1.5g。锌分布于人体所有的组织、器官、体液及分泌物，其中约60%存在于肌肉，30%存在于骨骼中。锌对生长发育、免疫功能、物质代谢和生殖功能等均具有重要的作用。锌是金属酶的组成成分或酶的激活剂。它参与蛋白质合成，细胞生长、分裂和分化等过程，对胎儿生长发育、促进性器官和性功能发育均具有重要调节作用。锌还可以促进机体免疫功能，维持细胞膜结构。此外，锌与唾液蛋白结合成味觉素可增进食欲，缺锌可影响味觉和食欲，甚至发生异食癖。锌对皮肤和视力具有保护作用，缺锌可引起皮肤粗糙和上皮角化。锌缺乏可影响细胞核酸和蛋白质的合成、味蕾细胞更新、黏膜增生、角化不全、唾液中磷酸酶减少，从而导致食欲减退、异食癖，生长发育停滞等症状，儿童长期缺乏锌可导致侏儒症。成人长期缺锌可导致性功能减退、精子数减少、胎儿畸形、皮肤粗糙、免疫力降低等症状。但盲目过量补锌或食用因镀锌罐头污染的食物和饮料可引起锌过量或锌中毒。过量锌可干扰铜、铁和其他微量元素的吸收和利用，影响中性粒细胞和巨噬细胞活力，抑制细胞杀伤能力，损害免疫功能。成人摄入4～8g或以上锌可观察到毒性症状，引起发热、腹泻、恶心、呕吐和嗜睡等临床症状。目前锌的营养学评价主要通过生化指标和功能指标结合膳食状况调查进行判定。人体锌缺乏的常见临床症状为生长缓慢、皮肤伤口愈合不良、味觉障碍、胃肠道疾病发病率增加、免疫功能减退等。生化指标包括血浆锌、发锌、尿锌、唾液锌。功能指标包括含锌酶（如血浆碱性磷酸酶）活性、单核细胞金属硫蛋白、mRNA、味觉、暗适应能力等的变化。中国营养学会推荐膳食锌的摄入量为男性 12.5mg/d，女性 7.5mg/d，可耐受最高摄入量为 40mg/d。

硒是人体必需的微量元素。人体硒总量为 14～21mg。硒存在于所有细胞与组织器官中，在肝脏、肾脏、胰腺、心脏、脾脏、牙釉质和指甲中浓度较高。硒是谷胱甘肽过氧化物酶的组成成分，具有抗氧化、保护心血管和心肌的健康、增强免疫、有毒重金属解毒、促生长、抗肿瘤等作用。缺硒是发生克山病、大骨节病的重要原因。缺硒还可影响机体的免疫功能。过量的硒可引起中毒，其中毒症状为头发和指甲脱落，皮肤损伤及神经系统异常，肢端麻木、抽搐等，严重者可致死亡。硒的营养学评价可以通过检测全血或血浆或头发中硒含量来推算膳食硒摄入量。测定红细胞中谷胱甘肽过氧化物酶活性可以直接反映硒营养状况。此外，血浆硒蛋白酶-P、某些组织中的抗氧化酶（TR）活性和硒蛋白酶-W 可作为硒的营养评价指标。中国营养学会推荐膳食硒的摄入量为 60μg/d，可耐受最高摄入量为 400μg/d。

碘在成人体内有 15～20mg，其中 70%～80%存在甲状腺组织内，其余分布在骨骼肌、肺、卵巢、肾脏、淋巴结、肝脏、睾丸和脑组织中。碘在体内主要参与甲状腺素的合成，其生理功能主要通过甲状腺素的生理作用显示出来，主要有促进生物氧化，参与磷酸化过程，调节能量转换；促进蛋白质合成和神经系统发育；促进糖和脂肪代谢；激活体内许多重要的酶；调节组织中的水盐代谢；促进维生素的吸收和利用。由于缺碘可造成甲状腺素合成分泌不足，引起垂体大量分泌促甲状腺素（thyroid stimulating hormone，TSH），导致甲状腺组织代偿性增生而发生腺体肿大。食物中缺碘可引起甲状腺肿的流行，且低碘时碘摄入越少甲状腺肿患病率越高。孕妇严重缺碘可以影响胎儿神经、肌肉的发育及引起胚胎期和围生期死亡率上升；胎儿与婴幼儿缺碘可引起生长发育迟缓、智力下降，严重者发生呆小病（克汀病）。长期高碘摄入可导致高碘性甲状腺肿。碘过量摄入还可引起碘致性甲状腺功能亢进症、碘致性甲状腺功能减退症、桥本甲状腺炎等。对碘营养状况评价的指标可检测垂体-甲状腺轴系激素（如促甲状腺素可作为筛查评估婴幼儿碘营养状况的敏感指标）。尿碘是评价碘摄入量的良好指标。临床症状如甲状腺肿大是长期碘营养不良的主要症状。甲状腺肿大率＞5%，提示该人群碘营养不良。其他儿童生长发育指标如身高、体重、性发育、骨龄等，可反映过去与现在的甲状腺功能。通过检测智商及其他神经系统功能，可了解碘缺乏对脑发育的影响。中国营养学会推荐成人膳食碘的摄入量为 120μg/d，可耐受最高摄入量为 600μg/d。

七、水代谢紊乱的评价技术

水约占成人体重的 65%，它不仅构成人体成分，还具备调节生理功能的作用。水在体内的分布为细胞内液占人体总水分的 55%，细胞外液占人体总水分的 45%，其中血管内液占 34%，间质液占 11%。体内各种组织的含水量也不相同，如肾脏含水量占其重量的 80%，而脂肪组织仅有 10%。水的生理功能：构成人体组织、作为良好的溶剂、参与机体代谢和运送营养物质、调节体温、维持消化吸收功能、作为润滑剂。

人体对水的需要量受到代谢、年龄、体力活动、温度和膳食等因素的影响，因此水的需要量变化很大。一般来说，正常成年人每天每公斤体重需水量约为 40ml，健康成人若体重为 65kg，每天需要水 2600ml 左右。胚胎中水占 85%，婴儿中水占 74%。体内水的来源包括饮水、食物中的水及内生水三部分。每天从饮水和饮料中可获取水分 1000～1500ml，从食物（饭菜与水果）可获得水分 1000ml 左右。蛋白质、脂类、碳水化合物分解代谢时产生水分 250～300ml。

正常人体水的排出途径有四个：肾脏、肺、皮肤、粪便。成人每天从肾脏排出 1500ml 水，从肺呼吸排出 400ml 水，一般室温无显性出汗时排出 500ml 水，粪便排出 100ml 水。总计排出约 2500ml，入量等于出量。若入量大于出量，则发生水肿；出量大于入量，则发生脱水。人体一旦失去体内水分的10%，生理功能即会发生严重紊乱；失去体内水分的15%～20%，人很快就会死亡。水的长期慢性缺乏可能导致白内障、心肌梗死、心律失常、脑血栓形成等。慢性缺水容易造成有害物质蓄积，造成慢性中毒，对中老年人来说相关疾病风险更大。

人体对水分的需求和代谢有复杂而完善的调节机制，通过神经-体液（激素）调节系统维持水的平衡。水的出入调节主要通过口渴而饮水，垂体后叶抗利尿激素（antidiuretic hormone，ADH）分泌增加而减少排尿。水在血管内外的转移主要取决于血浆胶体渗透压。水在细胞内外的转移，主要取决于血浆晶体渗透压，其中主要是钠离子的浓度。在疾病情况下，水的需求或排泄超出调节范围，就会发生水代谢紊乱，引起脱水或水肿。在病理和（或）人为治疗因素的作用下，水在体内潴留过多，称为水过多，若过多的水进入细胞内导致细胞内水过多则为水中毒。水过多和水中毒属于稀释性低钠血症范畴。严重时可造成脑细胞水肿，发展为脑疝。

对人体水营养状况可通过人体水成分检测、水电解质生化检查、临床症状和身体检测评估等进行评估。人体水成分检测的方法有同位素稀释法、生物电阻抗分析法、皮褶厚度测量和共振腔扰动技术。水的代谢紊乱常伴随钠、钾等电解质代谢紊乱。因此，水的缺乏和过量也可以通过血液中钠、钾、氮等相关电解质水平间接反映。临床症状方面，疲惫、皮肤缺乏弹性、心悸、头晕目眩等都可能是脱水的表现。医生可通过"挤捏试验"快速检查皮肤弹性，判断患者是否脱水。对水过多或水中毒的评估应根据相关病因，结合临床表现和必要的实验室检查，如血浆渗透压、血清钠浓度、血浆蛋白、血红蛋白、红细胞、血细胞比容、平均红细胞血红蛋白浓度降低，平均红细胞体积增大，一般可作出诊断。

根据水中所含物质的不同，可将水分为普通饮用水、矿泉水、纯净水、营养素添加水（饮料）等。提倡饮用白开水，不喝或少喝含糖饮料。在温和气候条件下生活的轻体力劳动的成年人，每日至少饮水 1500～1700ml；在高温或强体力劳动的条件下，应适当增加饮水量。在临床上则需要根据患者的体重、营养状况、水电解质代谢、酸碱平衡情况等，精确计算水和电解质出入量情况，以酌情给予补充。

八、膳食纤维代谢紊乱的评估

膳食纤维是指食物在人的消化道内不能被消化利用的植物性物质，由多糖及其类似物和木质素组成。膳食纤维的化学组成有纤维素、半纤维素、木质素、果胶、寡糖、抗性淀粉、葡聚糖等。从化学分析观点可分为不溶性膳食纤维和可溶性膳食纤维两大类。不溶性膳食纤维是植物细胞壁的组成成分，来源于谷类、杂粮与杂豆种子的外皮（如麦麸、豆皮、豆渣、米糠）及蔬菜的茎和叶。可溶性膳食纤维主要存在于细胞间质，如水果的果胶、豆类的豆胶、海藻的藻胶。膳食纤维在肠内相对不分解，但结肠中的细菌酶可以使之分解，其中一部分分解为短链脂肪酸、水、二氧化碳、氢气和甲烷。一般有 50%～90%的膳食纤维可被分解。

膳食纤维曾长期被认为是食物中无用的"废料"，后来发现它是人类健康的一种保护性因素，是人体在消化过程中必不可少的物质。它的生理功能有增加饱腹感、促进肠蠕动、降低血糖和血胆固醇、改变肠道菌群、预防多种疾病、控制肥胖等。人们从食物中摄取膳食纤维不足，除了会导致患冠心病、糖尿病、高血压、肥胖等疾病风险增加外，还可能导致患阑尾炎、结肠癌、结肠炎、胆囊炎、静脉曲张、深静脉血栓、间歇性疝病、便秘等疾病的风险增加。但是膳食纤维摄入过多可影响钙、磷、铁、镁等矿物质的吸收，并易产生肠胀气等不适现象。

对食物中膳食纤维的测定有多种方法，被指定为美国分析化学家协会（Association of Official Analytical Chemists，AOAC）测定方法的是酶重量法，以测定总的、可溶性、不溶性膳食纤维含量。

膳食纤维的供给量一般成人每日 12～24g。但由于不同人群饮食习惯差别很大，不同年龄、性别、生理特点及身体状况等对增加膳食纤维的反应也不一样。中国营养学会结合国内营养调查数据，建议膳食纤维的适宜摄入量为 30g/d。人们日常膳食中每天摄入 400～500g 的蔬菜和水果及一定量的粗粮如燕麦、杂豆、玉米、小米等，膳食纤维一般能够满足机体的需要。

第四节 营养失衡的干预

对被调查者进行全面的营养状况评价后，综合其评价状况信息，应采取相应的干预措施，以维持人体各营养素的平衡。

一、维持能量平衡的干预

人体能量平衡的调节是一个涉及多方面影响因素的系统稳态机制。能量摄入、储存和消耗之间并非简单的线性关系。能量摄入受到食欲等因素的影响，能量的存储更多地取决于个体的生理状况，能量消耗的影响因素则包括环境、机体状态和自主活动等。在营养学中，对能量的干预更多地从供给角度进行研究。能量供给应以推荐标准量为基础，通过精确计算，以指导营养配餐或营养治疗。在计算能量供给时，应考虑到不同年龄、性别、生理条件下的基础代谢率、体力活动强度，以及基础疾病对消化吸收能力的影响等，对能量供应和餐次分配进行合理安排。对于能量消耗大的体力活动、运动、潜水、低温寒冷环境等，应根据能量消耗调整饮食量，还可增加中间餐。对能量过剩导致的肥胖的营养治疗应遵循以下原则：减少能量摄入、减少脂类特别是严格限制饱和脂肪酸摄入、适量摄入复合碳水化合物、适量摄入优质蛋白质、增加膳食纤维、补充维生素和矿物质、限酒、纠正不良饮食习惯、加强体力活动和锻炼。

二、维持糖代谢平衡的干预

糖代谢平衡机制出现紊乱时，可能出现糖耐量异常，严重情况下会导致糖尿病。1 型糖尿病是在易感基因和环境因素共同作用下，诱发胰岛 B 细胞自身免疫，引发胰岛 B 细胞损伤所致。1 型糖尿病需要依赖胰岛素维持生存。2 型糖尿病初期症状不明显，可通过饮食治疗和运动疗法控制血糖。如控制效果欠佳或有并发症和伴发症存在时，可在医生指导下口服降糖药，必要时也需要用胰岛素控制。

营养治疗、健康教育、运动、药物和血糖监测被视为糖尿病综合治疗的“五驾马车”，其中规范化的医学营养治疗是糖尿病预防和治疗的重要基石。糖尿病营养治疗的目的在于达到并维持理想的血糖水平；控制血脂异常和高血压以降低心血管病风险；防止或延缓并发症；在考虑患者个人文化、习惯、意愿等因素的情况下，制订个体化策略。糖尿病营养治疗的原则包括控制能量摄入、限制碳水化合物摄入、适量供给优质蛋白质、减少脂类摄入、增加膳食纤维、补充维生素和矿物质、限制食盐摄入、限酒。在餐次安排上应少量多餐，定时定量。

三、维持蛋白质代谢平衡的干预

当膳食中的碳水化合物和脂类不能满足机体能量需要，或蛋白质摄入过多时，蛋白质才被用来转化为能量或转化为碳水化合物和脂肪。因此，理论上只要从膳食中获得相当于必要的氮损失量的蛋白质，即可满足人体对蛋白质的需要。营养学上将摄入蛋白质的量和排出蛋白质的量之间的关系称为氮平衡。氮平衡关系式为

$$B=I-(U+F+S)$$

式中，B 为氮平衡；I 为摄入氮；U 为尿氮；F 为粪氮；S 为皮肤等氮损失。

当摄入氮和排出氮相等时为零氮平衡。如摄入氮多于排出氮则为正氮平衡。摄入氮少于排出氮时为负氮平衡。对蛋白质代谢平衡的干预应根据身体氮平衡状态进行合理干预。健康的成人应维持

在零氮平衡并富裕 5%。处于生长发育阶段的儿童、孕妇和乳母、疾病恢复时的患者，以及运动和劳动需要增加肌肉者等，均应保证适当的正氮平衡。人在饥饿、疾病及老年时往往处于负氮平衡，应注意尽可能减轻或改变负氮平衡，这时应根据需要补充蛋白质。

蛋白质广泛存在于动植物性食物中。动物性食物中蛋白质质量高、利用率高，但同时富含饱和脂肪酸和胆固醇，而植物性食物中蛋白质利用率较低。因此，注意蛋白质互补，适当进行搭配是非常重要的。大豆可提供丰富的优质蛋白质；牛奶也是优质蛋白质的重要食物来源。应大力提倡我国各类人群增加牛奶和大豆及其制品的消费。

四、维持脂类代谢平衡的干预

脂类代谢平衡紊乱常见的是血液中脂类物质浓度增高超出正常范围，即高血脂。高血脂一般首选饮食治疗，食疗不愈才采用药物疗法。即便如此，也不应该放弃饮食控制。食疗可以提高药物疗法的效果。无论何种类型的高脂血症，合理营养、控制饮食是其治疗的基本措施。对于单纯高胆固醇血症，宜选择低胆固醇或含多不饱和脂肪酸丰富的食物。胆固醇摄入量每日控制在 300mg 以内。单纯高甘油三酯血症、混合型高脂血症者，应控制能量的摄入，防止肥胖。控制碳水化合物的摄入，并注意碳水化合物种类选择，多吃复合碳水化合物，少吃蔗糖及甜味制品。同时补充蛋白质，尤其是植物蛋白，建议多用大豆蛋白代替部分动物蛋白。肥胖或超重者，应限制总能量，尽量保持理想体重。

五、维持维生素代谢平衡的干预

维生素在体内不能合成，也不能大量储存于机体组织中。虽然需要量很小，但必须由食物提供。少部分的维生素，如烟酸和维生素 D 可由机体合成，维生素 K 和生物素可由肠道细菌合成，但合成的量并不能完全满足机体的需要，不能替代从食物中获得这些维生素。一旦食物中缺乏某种维生素，则必然引起相应的代谢障碍。在发现维生素缺乏时，如果能及时补充，就能使严重的维生素缺乏症很快得到缓解。

应当注意维生素与其他营养素的关系。高脂肪饮食会大大提高维生素 B_2 的需要量，而高蛋白饮食则有利于维生素 B_2 的利用和保存。由于维生素 B_1、维生素 B_2 和烟酸与能量代谢有密切关系，所以其需要量都是随着能量需要量的增高而增加。此外，也要注意维生素之间的关系。动物实验表明维生素 E 能促进维生素 A 在肝内储存，这可能是维生素 E 在肠内保护维生素 A，使其免遭氧化破坏。大鼠缺乏维生素 B_1 时，组织中的维生素 B_1 下降，而尿中排出量增高。

因此，各种维生素间、维生素与其他营养素之间保持平衡是非常重要的，如果摄入某种营养素不适当，可能引起或加剧其他营养素的代谢紊乱。这些都可以通过合理营养和平衡膳食来实现。

六、维持水平衡的干预

水是重要的生理营养物质。每日应该主动补水。在温和气候条件下生活的轻体力劳动的成年人，每日至少饮水 1500～1700ml。主要的饮水方式如下。

1. 饮白开水 有利于健康的水是没有添加任何成分的水，白开水中除了氧气之外，还含有钙、镁、钾、铁等对人体有益的矿物质。

2. 饮微凉的水 11～15℃微凉的水最容易被人体吸收，太凉的水和热水反而会影响吸收。

3. 经常饮水 通过大小便和汗液、呼吸等方式，人体每日排出约 2.5L 的水分。一般通过饮食可以摄取 0.5L 的水分，其余的 2L 水必须通过饮水的方式来补充。因此，为了保持身体健康，建议每日饮 8 杯水，约 2000ml。可以制订每日饮水时间表，将 8 杯水分配到不同的时间段饮用。其中早晨补水最为重要、最为有效，早餐前饮 2 杯水（约 500ml）比较好。

4. 运动前饮水　运动前饮水比运动中和运动后饮水更有利于健康。应在开始运动 20～30min 前饮 2 杯水。

5. 少量多次饮水　不宜大口饮水，应少量多次饮用。早晨起床后饮 1 杯水，午饭 30min 后饮 1 杯水，此外，每过 30min 就应小口饮水。

七、维持膳食纤维平衡的干预

哪些食物含膳食纤维比较多呢？要食用多少膳食纤维才够呢？有些专家建议每天摄入膳食纤维 30～40g，这并不意味着饮食中所有谷物都必须是整粒的，也不意味着所选择的每一种水果、蔬菜都必须是高膳食纤维的，饮食中大约有半数谷物为全粒就行。此外，经常食用豆类（包括青豆、豌豆、小扁豆），以及马铃薯、玉米、蔬菜和苹果、梨、李、莓等，大量食用五谷杂粮如麦类和保麸面粉等含膳食纤维的物质，会降低中老年心脏病、肥胖、高血压、慢性便秘、痔疮等风险。

多吃杂粮、蔬菜和水果是满足膳食纤维需要量的重要途径。我国的玉米面、莜面、全麦面、高粱米、小豆、绿豆、豇豆、薯类、柿子、青椒、韭菜、苋菜、油菜、黄豆芽、竹笋等粮食、蔬菜含膳食纤维较多。大白菜、小白菜、油菜、莴苣、萝卜等各种蔬菜也都是膳食纤维的来源。水果中苹果、梨、香蕉，以及干果中花生等膳食纤维素含量也很高。

研究表明，在保持肠道内容物正常状态及维持消化道正常功能上，谷物中的膳食纤维比水果和蔬菜中的有效性更高。对中老年人说来，膳食纤维作用重大，但是适量摄取，满足需求对健康有益，如果过多超量摄取亦损害健康。所以特别提醒中老年人不要有意去进补“高膳食纤维营养品”，不但补充不了营养反而影响钙、铁、锌等吸收，从而导致骨质疏松、体力下降、易感冒、消化不良等。

课后练习题

填空题及其答案

1. 人体从外界摄入的营养，从化学结构和生理功能，可以分为碳水化合物、脂类、蛋白质、矿物质、维生素和水，也称（营养素）。

2. 食物的营养价值是指某种食物所含营养素和（能量）能满足人体营养需要的（程度）。食物营养价值的高低不仅取决于其所含营养素的种类是否齐全，数量是否足够，也取决于各种营养素之间的相互比例是否适宜，以及是否易被人体消化吸收和利用。食物的产地、品种、气候、加工工艺和烹调方法等很多因素均影响食物的营养价值。

3. 营养质量指数（INQ）是指某种食物中营养素能满足人体营养需要的程度（营养素密度）与该食物能满足人体能量需要的程度（能量密度）的（比值）。一般认为 INQ=1 或 INQ>1 的食物营养价值较高，因为此时食物提供营养素和提供能量能力相当，或该食物营养素的供给能力高于能量。

4. 膳食调查常用的方法有（回顾法）、记账法、称重法、食物频率法和化学分析法等，每种方法都各有其优点和不足，实际调查时多将两种或多种方法结合使用，以提供准确的调查结果。

5. 食品标签指食品包装上的（文字）、图形、符号及一切说明物。食品标签的内容包括食品名称、配料清单、净含量、制造者及经销者的名称和地址、日期和储藏说明、产品标准号、质量等级、批号、食用方法、能量和营养素含量等内容。

6. 2013 年 1 月 1 日正式实施的《预包装食品营养标签通则》（GB28050—2011）是我国（第一个）食品营养标签国家标准，标志着我国强制执行食品营养标签管理制度。

7. 人体的能量来自食物中的（产能营养素）。产能营养素产生能量的多少一般按照 1g 碳水化合物产能 4kcal（16.74kJ）、1g 脂类产能 9kcal（37.66kJ）；1g 蛋白质产能 4kcal（16.74kJ）进行换算。

8. 食物中的生物活性成分主要包括来源于植物性食物的（多酚）、有机硫化物、类胡萝卜素、皂苷、植物固醇、萜类化合物等植物化学物，以及主要来源于动物性食物的辅酶 Q_{10}、硫辛酸、褪黑素等。

9. 功能食品或我国的保健食品是声称其成分对人体能显示（身体防御功能）、调节生理节律、预防疾病和促进康复等功能的食品。

10. 对被调查者进行全面的营养状况评价，主要涉及（能量失衡评价）、糖代谢紊乱评价、蛋白质代谢紊乱评价、脂类代谢紊乱评价、维生素代谢紊乱评价、电解质代谢平衡紊乱的评价技术、水代谢紊乱的评价技术、膳食纤维代谢紊乱的评估。

（彭向东）

第五章　心 理 健 康

学习目标

1. 掌握心理健康的基本概念。
2. 熟悉心理健康的评估方法。
3. 了解心理健康的机制。

医学追求的最终目的就是健康，心理健康是健康的重要组成部分，关系广大人民群众幸福安康，影响社会和谐发展。那么什么是心理健康？怎么维持和促进心理健康呢？

第一节　心理健康概述

做好全民心理健康管理，提高公众心理健康，有利于构建和谐美好的社会。国内外关于心理健康的定义、标准众说纷纭，本文将简要阐述常见的几种说法。

一、心理健康的概念

2016 年 12 月 30 日，国家卫生和计划生育委员会、中共中央宣传部（简称中宣部）等 22 个部门联合印发《关于加强心理健康服务的指导意见》（国卫疾控发〔2016〕77 号），指出心理健康是影响经济社会发展的重大公共卫生问题和社会问题。心理健康是人在成长和发展过程中，认知合理、情绪稳定、行为适当、人际和谐、适应变化的一种完好状态。心理健康服务是运用心理学及医学的理论和方法，预防或减少各类心理行为问题，促进心理健康，提高生活质量，主要包括心理健康宣传教育、心理咨询、心理疾病治疗、心理危机干预等。心理健康是健康的重要组成部分，关系广大人民群众幸福安康，影响社会和谐发展。加强心理健康服务、健全社会心理服务体系是改善公众心理健康水平、促进社会心态稳定和人际和谐、提升公众幸福感的关键措施，是培养良好道德风尚、促进经济社会协调发展、培育和践行社会主义核心价值观的基本要求，是实现国家长治久安的一项源头性、基础性工作。

1946 年，第三届国际心理卫生大会对心理健康的定义：所谓心理健康，是指在身体、智力及情感上与他人的心理健康不相矛盾的范围内，将个人心境发展成最佳状态。

《简明不列颠百科全书》中心理健康的定义：心理健康指个体心理在本身及环境条件许可范围所能达到的最佳状态，但不是指绝对的十全十美状态。

WHO 把心理健康定义为由社会经济和环境因素决定的，包括实现自身潜能、能应对日常生活压力、能有成就地工作、对所属社区有贡献等状态。

二、心理健康的特性

心理健康具有相对性、动态性、连续性及可逆性的特点。心理健康是一个相对概念，与人们所处的环境、时代、年龄和文化背景等有关；人的心理状态不是静止的，而是不断变化发展的，会随着个体的成长、环境的改变、经验的积累及自我的变化而发生变化；连续性表现在心理健康与不健康之间并没有一条明显的界限，而是一种连续甚至交叉的状态；心理健康具有可逆性，一个人出现了心理困扰、心理矛盾，如果能及时调整情绪、改变认知、纠正不良行为，则很快会解除烦恼，恢复心理平衡，反之，如果不注意心理健康，则心理健康水平就会下降，甚至产生心理疾病。

三、心理健康的三原则

在心理学范畴区分个体正常心理与异常心理有三个原则：一是主观世界与客观世界的统一性原则，心理是客观现实的反映，所以正常心理活动或行为，必须在形式上和内容上与客观环境保持一致性；二是心理活动的内在一致性原则，人类的精神活动分为认知、情绪情感、意志行为等部分，是一个完整的统一体，各种心理过程之间具有协调一致的关系，这种协调一致性，保证个体在反映客观世界过程中的高度准确和有效；三是人格的相对稳定性原则，每个人在长期的生活道路上，都会形成自己独特的人格心理特征，这种人格心理特征一旦形成，便有相对的稳定性，在没有重大外界变革的情况下，一般是不易改变的。

四、心理健康的标准

1. 1951 年美国心理学家马斯洛（Maslow）和密特尔曼（Mittelman）提出的心理健康十条标准被认为是“最经典的标准”：①有充分的自我安全感；②能充分了解自己，并能恰当估计自己的能力；③生活理想切合实际；④不脱离周围现实环境；⑤能保持人格的完整与和谐；⑥善于从经验中学习；⑦能保持良好的人际关系；⑧能适度地宣泄情绪和控制情绪；⑨在符合团体要求的前提下，能有限度地发挥个性；⑩在不违背社会规范的前提下，能适当地满足个人的基本需求。

2. 综合国内学者的研究，心理健康的标准包括以下内容。

（1）智力正常：智力是指人的认识能力与活动能力所能达到的水平，包括多个方面，如观察力、记忆力、想象力、分析判断能力、思维能力、应变能力等。正常的智力水平是人们生活、学习、工作的最基本的心理条件，是人们与自然环境和社会环境保持动态平衡的心理保证。心理健康的重要标准之一是智力正常，包括分布在智力正态分布曲线之内者及能对日常生活做出正常反应的智力超常者。

（2）情绪良好：包括能够经常保持愉快、开朗、自信的心情，善于从生活中寻求乐趣，对生活充满希望。一旦有了负性情绪，能够并善于调整，具有情绪的稳定性。

（3）人际和谐：包括乐于与人交往，既有稳定而广泛的人际关系，又有知己的朋友；在交往中保持独立而完整的人格，有自知之明，不卑不亢；能客观评价别人，取人之长补己之短，宽以待人，乐于助人等，人际关系协调和谐。

（4）适应环境：包括有积极的处世态度，与社会广泛接触，对社会现状有较清晰正确的认识，具有顺应社会改革变化的能力，勇于改造现实环境，达到自我实现与社会奉献的协调统一。

（5）人格完善：心理健康的最终目标是培养健全的人格，包括人格的各个结构要素，气质、能力、性格特征和理想、信念、动机、兴趣、人生观等不存在明显的缺陷与偏差，能平衡发展；具有清醒的自我意识，不产生自我同一性混乱；以积极进取的人生观作为人格的核心，有相对完整的心理特征等。

心理健康与不健康之间并没有绝对的界限。同时，心理健康是一个动态、开放的过程，心理健康的人在特别恶劣的环境中，可能也会出现某些失常的行为。判断一个人的心理是否健康，应从整体上根据经常性的行为方式进行综合性的评估。了解和掌握心理健康的标准，不仅为我们提供了衡量心理是否健康的标准，而且为我们指明了提高心理健康水平的发展方向。

五、心理健康管理

《“健康中国 2030”规划纲要》要求加强心理健康服务体系建设和规范化管理。加大全民心理健康科普宣传力度，提升心理健康素养。加强对抑郁症、焦虑症等常见精神障碍和心理行为问题的干预，加大对重点人群心理问题早期发现和及时干预力度。加强严重精神障碍患者报告登记和救治救助管理。全面推进精神障碍社区康复服务。提高突发事件心理危机的干预能力和水平。到 2030

年，常见精神障碍防治和心理行为问题识别干预水平显著提高。

（一）心理健康管理的概念

心理健康管理是将健康管理学的理念运用于心理健康领域，对特定的个体或人群适时动态地全面收集心理健康信息，及时有效地分类处理的过程。心理健康管理是全面健康管理的核心与重要前提基础。

心理健康管理工作包括针对个体的心理健康管理和针对群体的心理健康管理；内容包括心理健康知识的普及、心理健康的评估、心理压力的缓解与释放、精神疾病的规范治疗等。

针对个体心理健康管理的定义：运用健康管理学的理念，使个体能够达到和保持心理活动处于相对较高水平，达到身体、心理和社会适应完好状态的一系列活动。

针对群体的心理健康管理的定义：运用健康管理学的理念，由心理健康政策的制定及实施管理者（政府及相关部门）会同心理健康技术实施者（如医生、心理咨询师、基层保健人员、社区工作者等）对全民的心理状态进行管理，以期达到全民身心健康、社会和谐稳定的一系列过程。也就是说，针对群体的心理健康管理完全符合一般管理学的 4 个基本要素，即管理主体，回答由谁管的问题——政府及有关部门；管理客体，回答管谁的问题——全民；管理目的，回答为何而管的问题——心理健康；管理手段，回答怎么管的问题——运用健康管理的理念与心理学已有的研究成果和手段。

心理健康管理学主要研究心理健康的构成要素、表现形式与特点及对整体健康素质能力的影响；研究心理健康的调查测量方法与技术手段；研究心理健康的评价标准与管理干预效果；研究不良心理因子的形成与危害；研究心理健康管理的内在规律、管理重点、风险控制及调控措施等。

心理健康管理是根据心理健康体检结果，对个体或群体提供心理健康训练、心理健康促进、心理问题调适、积极心理开发及对心理健康风险因子进行预防干预的全面过程。其目的是提高个人或群体的心理健康状态、预防心理问题与疾病发生。

（二）心理健康管理的方式

心理健康管理的方式包括心理健康教育与心理健康促进。心理健康教育：是根据人们心理活动的规律，采取各种教育方法与措施，调动受教育者的一切内外积极因素，维护其心理健康，培养其良好的心理素质，以促进其整体素质提高的教育活动。心理健康促进：是把心理健康教育和有关组织、政治和经济干预结合起来，促使个体心理行为和环境的改变，从而改善和保护人们身心健康的一种综合策略。

《关于加强心理健康服务的指导意见》指出加强心理健康服务的基本目标：到 2020 年，全民心理健康意识明显提高。各领域各行业普遍开展心理健康教育及心理健康促进工作，加快建设心理健康服务网络，服务能力得到有效提升，心理健康服务纳入城乡基本公共服务体系，重点人群心理健康问题得到关注和及时疏导，社会心理服务体系初步建成。到 2030 年，全民心理健康素养普遍提升。符合国情的心理健康服务体系基本健全，心理健康服务网络覆盖城乡，心理健康服务能力和规范化水平进一步提高，常见精神障碍防治和心理行为问题识别、干预水平显著提高，心理相关疾病发生的上升势头得到缓解。

2019 年 7 月，《健康中国行动（2019—2030 年）》提出重大行动之一为心理健康促进行动，指出当前我国常见精神障碍和心理行为问题人数逐年增多，个人极端情绪引发的恶性案（事）件时有发生。我国抑郁症患病率达到 2.1%，焦虑障碍患病率达 4.98%。截至 2017 年底，全国已登记在册的严重精神障碍患者 581 万人。同时，公众对常见精神障碍和心理行为问题的认知率仍比较低，更缺乏防治知识和主动就医意识，部分患者及家属仍然有病耻感。加强心理健康促进，有助于促进社会稳定和人际关系和谐、提升公众幸福感。

行动目标为到 2022 年和 2030 年，居民心理健康素养水平提升到 20%和 30%；失眠现患率、焦虑障碍患病率、抑郁症患病率上升趋势减缓；每 10 万人口精神科执业（助理）医师达到 3.3 名和

4.5 名；抑郁症治疗率在现有基础上提高 30%和 80%；登记在册的精神分裂症治疗率达到 80%和 85%；登记在册的严重精神障碍患者规范管理率达到 80%和 85%；建立心理健康医疗机构、社区康复机构及社会组织、家庭相互衔接的精神障碍社区康复服务体系，建立和完善心理健康教育、心理热线服务、心理评估、心理咨询、心理治疗、精神科治疗等衔接合作的心理危机干预和心理援助服务模式。提倡成人每日平均睡眠时间为 7～8h；鼓励个人正确认识抑郁和焦虑症状，掌握基本的情绪管理、压力管理等自我心理调适方法；各类临床医务人员主动掌握心理健康知识和技能，应用于临床诊疗活动中。

第二节　常见心理问题的基本理论

常见的心理问题主要包括焦虑与焦虑障碍、抑郁与抑郁障碍、强迫与强迫障碍、应激与应激障碍、人格与人格障碍及自杀。

一、焦虑与焦虑障碍

（一）概念

焦虑，是人类的基本情绪，就是我们常说的心情烦躁，是一种源于内心的紧张、压力感，常表现为坐立不安，忧心忡忡，似要发生什么可怕的事情，常伴有头疼、头昏、心慌气短、易出汗、口干、尿频、手抖等躯体不适。

焦虑是生活中一种正常的情感反应，轻度和适度的焦虑使大脑及整个机体处于适当的觉醒水平或兴奋状态，思维敏捷，判断准确，迅速做出决定，使机体保持充沛的体力，将有利于发挥才能。在危急处境中，焦虑能够提醒我们危险的来临，使躯体快速做出反应，做好防御、挣扎或者逃跑的准备，是一种保护反应。

当焦虑的严重程度与客观的事件或处境不相称或持续时间过长时则为病理性焦虑。焦虑障碍，又称焦虑症或焦虑性疾病，是一组以焦虑综合征为主要临床表现的精神障碍。焦虑综合征包括精神症状和躯体症状两个方面。精神症状指提心吊胆、恐惧和忧郁的内心体验，常伴有紧张不安；躯体症状指在精神症状基础上伴发自主神经功能亢进症状，如心悸气短、胸闷、口干、出汗、肌紧张性震颤、颤抖或颜面潮红、苍白等。

《健康中国行动（2019—2030 年）》指出，我国 2014 年焦虑障碍患病率为 4.98%。焦虑障碍患病率美国为 18.2%（2003 年）、澳大利亚为 14.4%（2007 年）、巴西为 19.9%（2007 年）。专家预测，我国焦虑障碍患病率将呈上升趋势。

恐怖是一种特殊形式的焦虑症状，是对某些特殊处境、物体或在与人交往时产生异乎寻常的强烈恐惧或紧张不安的内心体验，并发生回避行为。

（二）临床表现

在美国《精神障碍诊断与统计手册》第 5 版（*Diagnostic and Statistical Manual of Mental Disorders* 5，DSM-5）中焦虑障碍包括惊恐障碍、广泛性焦虑障碍、广场恐怖症、社交焦虑障碍、特定恐怖症、选择性缄默症及分离焦虑障碍等，以下介绍前 5 种。

1. 惊恐障碍　惊恐障碍的核心症状是惊恐发作。惊恐发作是突发的、无缘由的情绪紧张，体验到迫在眉睫的厄运、对死亡的恐惧，“发疯”或失控，标志是躯体症状，如心悸、眩晕、颤抖、恶心或气短。发作历时很短，一般 5～10min，很少超过 1h，可自行缓解。惊恐发作出现的频率有所不同。可以每周发生一次，持续数月，也可以每天都发生，持续数周，然后数月都没有任何发作。

2. 广泛性焦虑障碍　广泛性焦虑障碍又称慢性焦虑障碍，是焦虑障碍最常见的表现形式。经常对于诸多事件或活动（如工作或学校表现）表现出过分的焦虑和担心（焦虑性期待），个体难以控制这种担心。患者常表现为坐立不安或感到激动或紧张，容易疲倦，注意力难以集中或头脑一片空白，易怒，肌肉紧张，睡眠障碍（难以入睡或保持睡眠状态，或休息不充分，质量不满意的睡眠）等。

3. 广场恐怖症 广场恐怖症又名场所恐惧症。患者强烈的害怕或焦虑的情境主要为使用公共交通（汽车、火车、轮船、飞机），在开放的空间（停车场、桥上）或在密闭的空间（商店、剧院），排队或在拥挤的人群中，独自离家在外等。个体恐惧或回避这些情境，是由于担心在尴尬的健康事件（呕吐、膀胱失控）中，或出现惊恐症状（出汗、颤抖）时，难以逃离或难以获得帮助。

4. 社交焦虑障碍 社交焦虑障碍又称社交恐怖症。个体对一种或多种社交场所感到极度害怕或焦虑，因为在这些情境中，他人可能观察、研究或评价个体。患者害怕行动会被他人羞辱或拒绝，或表现出焦虑症状（如出汗、发抖等），因此会回避社交场所，或忍受着强烈的害怕或焦虑。害怕的程度超过了实际风险，或超过了任何所谓负性评价的后果。

5. 特定恐怖症 特定恐怖症指个体极端地害怕特定的物品、地方或场所，尽管它们并不像感受到的那么有害。患者可能聚焦于害怕动物、高处、雷电、针（或打针）、飞行、电梯等。特定恐怖症可发生在一次创伤性事件之后，许多有此障碍的个体不能回忆为什么开始有这些恐惧。对于大部分个体，特定恐怖症始于 10 岁之前的儿童期。在儿童中，作为成长的正常一部分，恐惧是常见的，但恐怖症中极度的害怕是长期的。

（三）焦虑障碍的心理学病因理论

焦虑障碍的病因有生物、心理、社会因素，各种社会因素，如生活事件、学习紧张、工作压力、人际关系紧张等均可作为情境性刺激或心理应激诱发焦虑障碍的发生。心理学不同学派理论对焦虑及焦虑障碍发病原因有不同解释。

1. 精神分析理论 精神分析学派认为，焦虑障碍源于精神内在冲突，是过度的内心冲突对自我威胁的结果。冲突可能有三个方面的来源：现实焦虑、本我焦虑、道德焦虑。该学派强调童年期的心理体验被压抑在潜意识里，一旦被特殊遭遇或压力激发而唤起成为意识层面的焦虑。

2. 行为主义理论 行为主义学派认为焦虑是一种习得性行为，起源于人们对刺激的害怕反应。由于致焦虑刺激和中性刺激之间建立了条件联系，因此致焦虑刺激泛化，形成广泛的焦虑，这种焦虑本身又可导致期待性焦虑。

3. 认知理论 认知学派认为，焦虑是因为知觉、态度与信念的冲突导致的。个体对事件或者刺激情境的认知评价是发生焦虑的中介，与躯体或心理社会危险有关的认知评价可以引起焦虑。对情境做出过度危险评价来源于个体的童年时代潜意识学习的内隐学习而固着的内隐认知、不合理的信念、错误的思维方法、错误理解、警觉过度、重复检查、回避方式。如果应对失败则会更加重对情境过度危险的认知评价和焦虑水平，从而形成恶性循环。

二、抑郁与抑郁障碍

（一）概念

抑郁是各种原因引起的以心境低落为主要表现的一组症状，表现为心情常低落、心境抑郁、自我感觉不良、兴趣减退。抑郁情绪是每个人都有的一个正常的情绪反应，几乎人人都在一生某些时间中或多或少地体验过。但有抑郁情绪并不一定就是抑郁障碍。

抑郁障碍是最常见的精神障碍之一，是指各种原因引起的以显著而持久的心境低落为主要临床特征的一类心境障碍。临床上主要表现为心境低落，与其处境不相称，可以从闷闷不乐到悲痛欲绝，甚至发生木僵，部分患者会出现明显的焦虑和运动性激越，严重者可以出现幻觉、妄想等精神病性症状。部分患者存在自伤、自杀行为，甚至因此死亡。抑郁障碍单次发作至少持续 2 周，常病程迁延，反复发作，每次发作大多数可以缓解，部分可有残留症状或转为慢性，可造成严重的社会功能损害。

DSM-5 中抑郁障碍包括破坏性心境失调障碍、重症抑郁症、持续性抑郁障碍（心境恶劣）、经前期烦躁障碍、物质/药物诱发的抑郁障碍、由于其他躯体疾病所致的抑郁障碍等。

抑郁症是抑郁障碍的一种典型状况，指情绪低落、兴趣丧失、精力缺乏持续 2 周以上，有显著情感、认知和自主神经功能改变并在发作间歇期症状缓解。

《健康中国行动（2019—2030 年）》指出，我国 2014 年抑郁症患病率为 2.1%。抑郁症患病率美国 2003 年为 6.6%、法国 2002 年为 5.9%、巴西 2007 年为 9.4%、澳大利亚 2007 年为 4.1%。专家预测，我国抑郁症患病率将呈上升趋势。

（二）临床表现

抑郁障碍的主要临床表现包括核心症状及其他相关症状，其中核心症状主要为心境低落、兴趣丧失及精力缺乏。抑郁障碍患者在心境低落的基础上常常伴有其他认知、生理及行为症状，如注意力不集中、失眠、反应迟钝、行为活动减少及疲乏感。DSM-5 从情感症状、躯体症状和认知症状方面分别描述抑郁障碍的主要临床表现。

1. 情感症状 情感症状是抑郁障碍的主要表现，包括自我感受到或他人可观察到的心境低落，高兴不起来，兴趣减退甚至丧失，无法体会到幸福感，甚至会莫名其妙出现悲伤。低落的心境几乎每天都存在，一般不随环境变化而好转。但一天内可能出现特征性的昼夜差异，如有些患者晨起心境低落最为严重，傍晚开始好转，有些患者还伴有焦虑、痛苦、运动性激越等体验，“心乱如麻”，坐立不定，来回走动，导致注意力不集中更加突出。有时这些体验比抑郁心境更为突出，因而可能掩盖抑郁心境导致漏诊或误诊。

2. 躯体症状 躯体症状包括体重、食欲、睡眠和行为活动等方面的异常。其典型的表现：①对通常能享受乐趣的活动丧失兴趣和愉快感；②对通常令人愉快的环境缺乏情感反应；③早晨抑郁加重；④存在精神运动性迟滞或激越；⑤早上较平时早醒 2h 或更多；⑥食欲明显下降；⑦1 个月中体重降低至少 5%；⑧性欲明显减退。通常中重度或严重抑郁发作的患者都存在上述 4 条或 4 条以上的躯体症状。此外，部分患者还存在疼痛、心动过速、便秘等症状。

3. 认知症状 严重的抑郁状态时，常存在一定程度的认知功能减退或损害。许多抑郁患者会存在思维迟缓、注意力不集中、分心、信息加工能力减退、对自我和周围环境漠不关心。一般而言，这种抑郁性认知损害有些是一过性的，尤其是注意范围、集中注意力、记忆储存和再现等方面，神经心理测验或全面的精神检查可以发现这些认知损害表现。当抑郁症状缓解后，这些认知功能损害可恢复到病前正常水平，但也有些认知功能损害症状不随抑郁症状的缓解而缓解。

抑郁障碍患者往往还存在消极厌世、自杀的风险，需要认真评估和预防。抑郁症患者除了出现上述主要症状外，还可能具有某些特定的临床特征，如伴显著的紧张、忐忑不安或是幻觉妄想等症状。

（三）抑郁障碍的心理学病因理论

抑郁障碍发病危险因素涉及生物学因素（遗传、神经生化和神经内分泌因素）、心理因素、社会因素等多方面。不同的心理学理论对抑郁障碍发病原因有不同的看法。

1. 精神分析理论强调早年经历对成年期障碍的影响，将抑郁障碍看作对亲密者所表达的攻击，以及未能摆脱的童年压抑体验，另一些精神分析学家认为抑郁障碍是自我与超我之间的矛盾。

2. 行为主义理论认为，抑郁是由“习得性无助”引起的。

3. 认知理论认为，抑郁障碍患者存在一些认知上的误区，如悲观无助、对生活经历的消极的扭曲体验、过低的自我评价等，认知歪曲是发生情绪障碍的基础。

应激性生活事件是抑郁障碍的主要危险因素。负性生活事件，如丧偶、离婚、婚姻不和谐、失业、严重躯体疾病、家庭成员患重病或突然病故均可导致抑郁障碍的发生，丧偶是与抑郁障碍关系最密切的应激源。经济状况差、社会阶层低下者也易患本病。长期的不良处境，如家庭关系破裂、失业、贫困、慢性躯体疾病持续长达2年以上，也与抑郁障碍发生有关，如果同时存在其他严重不良生活事件，这些不良因素可能叠加致病。

三、强迫与强迫障碍

（一）概念

强迫是个体处于特定的思维和行为模式中，会努力抑制这些思维，但往往会引起更多的痛苦。

生活中有时个体会重复检查门锁，收集存放一些特定的物品，或者反复抠一处皮肤上的瑕疵，这些正常的行为是生活中不时出现的一部分，并不破坏生活。作为对比，有强迫及相关障碍的个体时常被他们的强迫思维和行为所控制。他们反复的行为和过分的担心可影响其日常生活，带来健康问题，损害他们的社交关系，以及学业或职业功能。

强迫障碍涉及频繁的害怕、担心、冲动或想法（强迫思维），它能使患有这些疾病的个体分心和感到痛苦。强迫思维往往与仪式化的行为（强迫行为）相结合，强迫行为被不断重复，以应对那些强迫思维。强迫障碍在 DSM-5 里包括强迫症、躯体变形障碍、囤积障碍、拔毛癖和皮肤搔抓障碍。

大多数有强迫症的个体一天中既有强迫思维，又有强迫行为。这会破坏他们的日常生活，令上学、上班等正常的社交生活变得很困难。许多有强迫症的个体知道或怀疑他们的强迫思维可能不是真的，这种知道被称为自知力。自知力差的强迫症个体可能认为他们的信念是真实的，缺乏自知力的强迫症个体强烈地确信他们的信念是真实的。无论自知力水平如何，有强迫症的个体难以把注意力从强烈的强迫思维上转移开，以及停止他们的强迫行为。

（二）临床表现

强迫障碍的主要特点是反复或重复出现的想法或行为，明知不合理或是过分，但难以控制或摆脱，需要通过重复或反复确认来减轻痛苦。强迫可涉及各个心理活动领域，包括感知觉、注意、记忆、思维、情感、动作和行为，以及人际关系等。临床上一般分为强迫思维（或意象）和强迫行为（或动作）两方面。

1. 强迫思维 指反复进入头脑中的不需要的或闯入性想法、怀疑、表象或冲动。它的出现令人痛苦、矛盾和自我失调（常与其个人价值观敌对或相悖）。患者常认为这些闯入性思维是不可理喻或过分的，并试图抵制；但也有少部分患者的强迫思维达到超价观念或妄想程度。强迫思维一般包括怕脏，怕给自己和他人带来伤害，需要对称、精确、有序，对宗教的关注或对道德的思考等。常见形式有强迫联想、强迫回忆、强迫疑虑、强迫性穷思竭虑、强迫对立思维等。需要注意的是，强迫思维并不涉及广泛性焦虑障碍中出现的日常烦恼和担忧、抑郁障碍中的消极观念、进食障碍中对体重与体型的恐惧、体像障碍（躯体变形障碍）中的外貌感知缺陷，或者疾病焦虑障碍中疾病的先占观念和对疾病的恐惧等。

2. 强迫行为 指重复的行为或者心理活动，一般继发于强迫思维或受其所驱使；多为非自愿的，但又很少被克制。强迫行为一般包括强迫洗涤、强迫检查、强迫计数、强迫承认、强迫重复、强迫祈祷、强迫触摸、强迫敲打、强迫摩擦、强迫询问、强迫仪式动作、强迫性迟缓，以及强迫性回避等。强迫行为可表现为外显或可察觉到的，如反复检查或洗涤；也可表现为隐匿或不易察觉到的，如心里重复特定的数字、词或短语。需要注意的是，强迫症的强迫行为本身并不使人愉悦，甚至是令人苦恼的，这一点有别于与即时满足相关的冲动行为（如购物、赌博、性变态等）。“仪式”与强迫行为同义，但常指行为活动。强迫症患者有时存在无休止重复的心理活动，如患者以“兜圈子”来形容其无外显强迫行为但反复思考某一问题。

对于有强迫症的个体，他们的日常安排是固执不变的，如果他们不能努力去这样做，就会十分痛苦。他们的强迫行为可成为一种生活方式。

（三）强迫症的心理学病因理论

1. 精神分析理论认为，强迫症的发生与 1.5～3 岁肛欲期自我控制大小便受阻而使肛欲期滞留发展成强迫性人格（该人格在心理应激下可进一步发展）有关，如弗洛伊德即把强迫人格称为肛欲期人格，特征为爱整洁、吝啬和顽固。

2. 行为主义理论认为，强迫观念和强迫行为的产生是观念、感觉、动作间形成条件反射性联系所致。已形成条件反射的强迫观念和行为有可能作为刺激，而焦虑则是对这种刺激的反应，减轻焦虑的礼仪行为和精神仪式则是奖励性强化物，从而形成病理性二级强迫-反强迫的条件反射，即产生了强迫症，使患者的思维、冲动、行动固定于这种学习行为模式。

3. 认知理论提出强迫症的认知假说，认为人们经常有重复出现的想法，这是完全正常的，如人们经常思考一个问题，反复思考，以求考虑全面、细致。但如果一个人有不合理信念，对自己有完美主义、过高的责任感，在思维方法上又有绝对化、片面性、夸大危险的想象等，则反复思考是偏于负性的评价，使重复想法添加了情绪色彩，感到威胁和可能被伤害而产生焦虑。遂采取反强迫性回避，于是患者觉得有必要采取象征性的中和行为使自己的焦虑得到减轻，因而这类行为被强化，形成了持久的强迫症状。强迫思维、强迫观念—焦虑—减轻焦虑的象征性中和行为及精神仪式—强迫思维、强迫观念的恶性循环形成了强迫症患者强迫和反强迫的自我搏斗的核心症状。

四、应激与应激障碍

（一）概念

应激是一个多学科研究的课题，医学、心理学、社会学、管理学及人类学均把应激作为重要的研究课题。由于学科的不同，研究领域的不同，其研究侧重点和目的各不相同，应激的概念在不同领域和不同时期也有较大差异。现代应激理论将应激定义为个体面临或觉察到环境变化对机体有威胁或挑战时做出的适应性和应对性反应的过程。

心理应激，也称“心理压力”，指面对挑战、威胁，或所拥有的资源与要求有差距时引起的一种以紧张性生理和心理反应而表现出来的身心紧张状态。

DSM-5 中将创伤及应激相关障碍分为创伤后应激障碍、急性应激障碍、适应障碍等。这些障碍都由压垮个体的事件或环境所致，经常是威胁性的，或导致严重的伤害、忽视或死亡。创伤后应激障碍和急性应激障碍是被那些能够导致痛苦的创伤事件所触发，如噩梦、闪回，以及生动的、令人不安的记忆。适应障碍是对压力性生活事件的一种反应，不会威胁生命，如找到一份新工作或离家上学、婚姻问题等。

（二）临床表现

1. 急性应激障碍（acute stress disorder，ASD） 指遭遇强烈的精神刺激后（如自然灾害、严重攻击、战争、亲人离丧）数分钟至数小时起病，出现短暂应激反应，大多历时短暂。急性应激障碍是一种精神障碍，主要特点为分离、再现、回避和过度警觉。急性应激障碍的发生不仅与患者经历的生活事件有关，还与人格特征、认识评价（包括文化背景、教育程度及智力水平）、社会支持有关。

症状特点如下。①核心症状，创伤性重现体验、回避与麻木、高度警觉状态。②分离症状，是急性应激障碍常见症状，表现为麻木、情感反应迟钝、意识清晰度下降、不真实感、分离性遗忘、人格解体或现实解体。这些症状常在应激刺激后数分钟至数小时出现，并在 2～3 天缓解或消失，少数患者可达 1 个月余，对发作可有部分或完全遗忘。③一般表现，早期常表现为茫然状态，并伴有一定程度的意识障碍，如意识清晰度下降、意识范围缩小、注意力狭窄，可出现定向力障碍。④精神病性症状，表现为激越、兴奋话多或无目的漫游，严重时出现思维联想松弛、片段的幻觉、妄想，或出现木僵状态，情绪障碍中可表现为焦虑、抑郁。

2. 创伤后应激障碍（posttraumatic stress disorder，PTSD） 指个体由异常威胁性或灾难性事件引发的强烈的无助、恐惧、焦虑或厌恶等心理反应，常延迟出现并长期持续，通常延迟在事发1个月后，有些则在创伤后数月至数年延迟发作。创伤后应激障碍最初被认为是战争创伤所引起的，现在已经扩展至更多的生活事件，如暴力、虐待、重大交通事故，以及洪水、地震、海啸等自然灾害，重大传染病疫情等公共卫生事件。特征为事件发生后长期的焦虑反应，主要症状包括持续的反复闯入性体验、持续的警觉性增高、对创伤事件持久的回避及对一般事物的麻木。

创伤后应激障碍症状特点如下。①反复体验，不需刺激和相关引发物，创伤后应激障碍患者即可在意识中再次体验到创伤情境，伴随痛苦记忆，被称为侵入性回忆或闪回。创伤体验有时可出现在梦中。这种反复体验给患者带来极大的痛苦，一方面个体难以预料事件的发生，难以控制发生的时间和次数；另一方面再一次地闪回如同再一次经历创伤。②回避与情感麻木，这是创伤后应激障碍的核心症状，个体试图在生理与情感上远离伤痛。创伤常引发非常强烈的负性情绪，如恐惧、紧张和焦虑，这些情绪常可持续终生。为了避免如此强烈的负性情绪，许多创伤后应激障碍患者在生活中常表现为情感体验受限，同时对创伤事件的回避可以短暂缓解痛苦。于是情感麻木及回避行为不断得到强化，患者不愿与人交往，对亲人冷淡，兴趣范围缩小，对创伤有关的人和事出现选择性遗忘。③过度警觉，在创伤事件发生后早期此症状最为普遍，个体出现过分警觉、易激惹或易怒、惊跳反应、坐立不安、注意力不集中。④常在创伤事件后数日至数月发病，症状持续存在，严重影响社会功能。多数患者在一年内恢复，少数患者持续多年迁延不愈。

3. 适应障碍（adjustment disorder） 表现形式多样，指个体经历应激事件后出现了反应性情绪障碍、适应不良行为障碍和社会功能受损。成人常见情绪障碍，如焦虑、抑郁及与之有关的躯体症状均可出现，但尚达不到抑郁症及焦虑症的诊断标准。青少年以品行障碍为主，如出现逃学、盗窃、说谎、斗殴、酗酒、破坏公物等；儿童则可表现为退化现象，如尿床、幼稚言语或吸吮拇指等。患者病前有一定的人格缺陷，适应力差，常在遭遇生活事件后1个月起病，病程一般不超过6个月，若应激源持续存在，病程可能延长，不论病程长短、起病急缓，预后都是良好的，尤其是成年患者。

（三）应激障碍的心理学病因理论

1. 急性应激障碍的发生与个体心理多种因素有关，如个性特点、心理应对、防御机制、认知模式、健康状况、适应能力、生活经验，甚至文化程度等，并有着复杂的心理生理机制。分离理论认为人们通过抑制对创伤体验的觉察而回避创伤体验，从而把创伤导致的消极情感后果减至最小。

2. 创伤后应激障碍是多种因素综合作用的结果。异乎寻常的创伤性事件是本病的直接原因，它与个体的易感素质的结合，使患者应付心理应激的“重建和再度平衡”机制失调。相关因素涉及不良遗传素质、早期或童年的心理创伤、性格内向、既往曾患心理疾病、家境困难、身体健康状况不佳等。精神分析理论认为创伤后应激障碍的心理冲突由过去创伤事件重新激活；行为学习理论认为主要为恐惧条件反射作用；认知模型强调个体将创伤经历带入个人世界观的认知重整过程，关注创伤事件的相关信息在人脑记忆系统中的表征过程；心理社会模型强调重视影响创伤后应激障碍的事件刺激、事件认知、评价和再评价、尝试应对、人格和社会支持的作用。

3. 适应障碍起病前1～3个月内存在生活事件（可以是单一的，也可以是多个或全方位的）是适应障碍的必备条件。个体素质中心理因素涉及性格缺陷、应付方式缺陷、生理状态欠佳、社会支持利用度差等。

五、人格与人格障碍

（一）概念

人格或称个性，是一个人固有的行为模式及在日常活动中待人处事的习惯方式，是全部心理特征的综合。所有个体都有自己的人格特质，独一无二，不同于他人，这些特质是持续的模式，有关个体如何表现他们的想法和见解及与他人的相处。人格特质有时可能带来问题，需要解决，以改善与他人的关系。

人格障碍指人格特征明显偏离正常，使患者形成了一贯的反映个人生活风格和人际关系的异常行为模式。这种模式显著偏离特定的文化背景和一般认知方式，明显影响其社会功能和职业功能，造成对社会环境的适应不良，患者为此感到痛苦，并已具有临床意义。

DSM-5 中定义人格障碍为明显偏离了个体文化背景预期的内心体验和行为的持久模式，是泛化的和缺乏弹性的，起病于青少年或成年早期，随着时间的推移逐渐变得稳定，并导致个体的痛苦或损害。

（二）临床表现

人格障碍基于特征和症状被分为 3 类 10 种。A 类以古怪或怪异的行为模式为特征，包括偏执型、分裂型，以及分裂样人格障碍；B 类以戏剧化、情绪化或反复无常的行为模式为特征，包括边缘型、自恋型、表演型，以及反社会型人格障碍；C 类主要以焦虑恐惧为特征，包括强迫型、依赖型，以及回避型人格障碍。下面简要介绍 10 种人格障碍。

A1. 偏执型人格障碍：以猜疑和偏执为特点，患者通常从成年早期表现出信任问题，即反复怀疑他人在欺哄自己、强行曲解他人的善意言行等，把他人的行为视为威胁，即使是那些亲近的人或每天都见到的人。DSM-5 对这种人格障碍的定义：对他人无差别地不信任与猜疑，以至于普遍将别人的一言一行解读为居心不良的一种心理行为模式。

即使是完全没有恶意的对话，偏执型人格障碍患者也能从中“听出”夹枪带棒、话里有话；在毫无根据的情况下，他们会认为对方在拐弯抹角地攻击、侮辱自己，被人利用或被伤害，并因此怀恨在心，久久无法释怀。

A2. 分裂样人格障碍：有分裂样人格障碍的个体看起来缺乏与他人建立关系的渴望，是离群索居的，是极端的孤独者。患者不渴望也不喜欢与他人甚至家人有亲近的关系，几乎总是选择独自做事，不关心他人是否赞同、找碴或侮辱他，显得冷漠或疏离，没有任何感受。他们很难表达愤怒，即使已经被激怒。他们在生活中随波逐流，没有目标，对生活事件也很被动。他们朋友很少，大多不结婚，当他们独处时，工作得很好。他们倾向于找不用与他人联系的工作，而且在这些工作上会做得很好。DSM-5 对这种人格障碍的定义：脱离正常的社会人际交往，情感表达范围受限。

A3. 分裂型人格障碍：患者的特征是存在社会交往困难，并伴有认知与知觉扭曲和古怪行为。患有分裂型人格障碍的个体可能会有不合常理的怪异信仰，或是一些稀奇古怪的想法，如相信自己有千里眼、读心术等。这类患者在与直系亲属之外的人交往时，可能会发生过度的焦虑反应。这一情况可以通过团体治疗习得社交技能来改善，但与分裂样人格障碍患者一样，他们往往不会主动寻求治疗。

B1. 边缘型人格障碍：患者典型的特征是不能有效地管理情绪，行为冲动鲁莽，有时有攻击性行为，人际关系及亲密关系不稳定。此外，边缘型人格障碍患者可能渴望亲密关系，但他们强烈而不稳定的情绪反应往往会疏远他人，造成自身长期的孤立感。

需要注意的是，边缘型人格障碍经常与双相情感障碍混淆，它们的共同特征都是情绪不稳定。对于患有双相情感障碍的人来说，情绪的变化会存在数周甚至数月；而边缘型人格障碍患者的情绪变化周期则要短得多，有的甚至短至一天。

B2. 自恋型人格障碍：患者的典型特征是对自我形象有不切实际的预估，并伴有夸大的自我认知，如认为自己非同一般、天赋异禀，是有别于普罗大众的独特存在。此外，患有自恋型人格障碍的个体还有一个显著特点是不善于与他人共情，这通常是因为他们过于傲慢而不屑于去了解并体谅别人的感受。

不仅如此，患者还可能存在偏离实际、高人一等的优越感，可以毫无愧疚地在人际关系中操纵、剥削他人，并认为自己理应得到特殊对待。

B3. 表演型人格障碍：“戏精”一词可以很好地概括表演型人格障碍患者的特征——即使在日常的工作生活中，他们也常常“浑身是戏”。患者对他人注意力有着近乎病态的渴求，戏剧性的动作和浮夸的表情都是他们博取关注的常用手段。

与此同时，患有表演型人格障碍的个体往往很容易受到外部环境的影响，也很善于捕捉他人的情绪线索并据此迅速“进入角色”。一旦察觉到自己不再是全场中心就会感到明显不适，并更加用力地以出格的言行换取他人的关注。此类障碍的患者同时也可能患有边缘型人格障碍，个体通过辩证行为疗法治疗后能够得到一定程度的改善。

B4. 反社会型人格障碍：患有反社会型人格障碍的个体的反社会行为往往从儿童期或青春期早期就初现端倪，而且会一直发展至成年期。患者具有一种无视他人意愿、感受，肆意侵犯他人权利的认知、行为模式。他们的特点是富有攻击性、行事冲动、善于操纵和利用他人、伤害他人而毫无愧疚之心、漠视一切道德法律，极具破坏性。

具体而言，反社会型人格障碍患者缺乏与他人共情的能力，对他人的感受往往报以冷漠、轻蔑的态度；他们还可能十分高傲自负，有着夸张的自我评价，并且通过使用一些常人不熟悉的术语表现出一种流于表面的专业形象，借此提升自己的个人魅力。对于这类患者，目前尚未发现有效的治疗手段。

C1. 强迫型人格障碍：强迫型人格障碍患者会表现出对细节、规矩、秩序的过分关注，有完美主义倾向。在工作中，他们可能十分高效、值得信赖并且颇有计划性；在个人生活中，他们拒绝一切变化和意外事件，喜欢一些可预见的、高度程式化的生活，并倾向于严格控制自己的情绪和行为。

强迫型人格障碍不等于强迫症，但强迫型人格障碍患者却可能同时也是强迫症患者。强迫型人格障碍特征如严责苛刻、完美主义和控制欲会使得强迫行为更难改变，因为外界的帮助和他人的干预都意味着完美幻觉的破灭。

C2. 依赖型人格障碍：患者的特征是过度地依附他人、有强烈的情感需求，并伴有与依附对象分离的恐惧。患有依赖型人格障碍的个体通常无法独立承担责任，一旦离开他人的支撑就像是面临世界末日一样感到自己的生活即将分崩离析。由于害怕失去对方，他们不仅不敢表达与依附对象相左的意见，还可能对其唯命是从，甚至不惜以牺牲自己尊严、健康等代价满足对方的要求。

C3. 回避型人格障碍：患者因为害怕会被别人拒绝而存在社交退避行为。患有回避型人格障碍的个体可能常常觉得自己低人一等或能力不足，对负性评价非常敏感。因此，他们一般倾向于回避需要与人打交道的场合，除非能确定社交环境足够“安全”。此外，个体也许不会意识到自己患上了人格障碍，但与他们走得很近的身边人可能会注意到他们与常人的不同之处。

人格障碍影响了人群中的10%～15%的个体，通常是从儿童期开始，而症状出现于青少年期或成年期。人格障碍患者同时很容易患上抑郁、焦虑，或是陷入药物滥用的怪圈。虽然经过治疗后，患者的病情可以得到控制，但问题在于患者往往并不认为自己有问题，所以不同意接受治疗。往往只有在病情严重恶化、情况危急的状态下，他们可能才会勉强同意就诊。而一旦进入治疗程序，大部分人格障碍患者的不良心理、行为模式都可以通过社会心理干预获得改善，有些个体随着年龄渐长也会有所改善。

（三）人格障碍的心理学病因理论

人格障碍形成的原因很复杂，至今尚不完全清楚，属于发展中的研究领域。

1. 心理动力学理论 弗洛伊德解释为口欲期、肛欲期和生殖器期的发育受阻会导致依赖型、强迫型、表演型人格障碍；肯伯格从心理动力学的角度描绘了边缘型人格障碍的特征，他认为该人格障碍的形成是因为患者对经验的泛化的非滤过性反应。而反社会型人格障碍是超我的缺乏，或者是过于严厉的超我的一种反应。

2. 认知行为理论 人格障碍就是一种适应不良。这些特定的影响信息加工的规则代表了核心的信念，值得注意的是，人格障碍的规则是无条件的，通常是在前语言期形成的，如“我是不被爱的”，而不是“如果某个重要的人物批评我，就证明我是不被爱的”。

六、自 杀

（一）概念

WHO 认为自杀是自发完成的、故意的行动后果，行为者本人完全了解或期望这一行动的致死性后果。综观学术界对自杀的各种理解和定义，自杀行为应该具备三个基本的要素：第一，行为后果的致死性，即自杀行为的直接后果是死亡；第二，行为后果的故意性，即自杀者明知这种行为会产生死亡的后果，而故意为之；第三，行为主体的主动性，即自杀者对自己行为及后果有清楚的了解，并采取手段促使这种后果的产生，其中行动的手段可以是主动的，也可以是被动的。只要具备了这三个要素，都可以看成是自杀行为。

自杀是全球重要的公共健康问题，严重威胁人们的生命安全和幸存者的生活质量。据 WHO 2012 年统计，全球每年约有 80.4 万人死于自杀，且每 1 例自杀会对至少 6 个人造成直接影响。2016 年的统计结果显示，自杀占全球死亡原因的 1.4%，排在致死原因的第 18 位。根据《2019 年中国卫生健康统计年鉴》统计数据，自杀是中国 15～34 岁青年人死亡的主要原因。

自杀是在心理、生理、家庭、社会等多种因素影响下所采取的一种偏离社会的行为，自杀问题涉及多学科，如社会学、医学、哲学、心理学、伦理学等。研究自杀行为和自杀现象的学科称为自杀学（suicidology）。2014 年，WHO 发表题为《预防自杀：一项全球要务》的报告，该报告强调了自杀问题的重要性和严峻性，也强调自杀是可以预防的，且自杀预防应作为一个核心内容纳入卫生保健服务体系，针对不同群体寻找有针对性的自杀预防。

（二）分类与危险因素

当今世界上使用最广的、认可度最高的是 1970 年美国国立精神卫生研究所提出的临床诊断分类标准，该标准是按照自杀行为（结果）的严重程度分类的：自杀已遂或成功自杀、自杀企图或自杀未遂、自杀意念。

1. 自杀已遂 采取有意的自我毁灭行为，并且导致伤亡。

2. 自杀未遂 采取可能威胁生命的各种行为，或实际上采取了自杀行为但没有引起死亡。它包括了自杀姿态、矛盾企图和完全性自杀的短暂企图。严格讲来这个术语不够精确，它不能界定非完全性自杀的故意性及致死性程度。

3. 自杀意念 个体通过直接或间接的方式表达自我终止生命的意愿，但是没有采取实现此目的的任何外显行动。自杀意念具有隐蔽性、广泛性和偶然性。

自杀死亡是一系列连续过程的终点，通常起于自杀意念，当其脑海中产生自杀意念、有自杀意图而又未被他人察觉和关注并加以干预，则有可能进一步发展为自杀未遂。自杀未遂与自杀死亡之间存在着密切联系，既往的自杀未遂行为是预测发生自杀的重要因素，同时也是对其进行早期预防和干预的重要方面。

2006 年，北京心理危机干预中心一份报告称，有 10 个危险因素可独立影响中国人自杀。十大危险因素包括：死前 2 周抑郁程度重、有自杀未遂既往史、死亡当时的应激强度大、死前 1 个月的生命质量低、死前 2 天有剧烈的人际冲突、慢性心理压力大、朋友或熟人曾有过自杀行为、有血缘关系的人曾有过自杀行为、失业或从事没有薪金的工作、死前 1 个月社会交往少。10 个因素按重要性大小依次排列，最能影响人自杀的因素是“死前 2 周抑郁程度重”。

（三）自杀的心理学理论

自杀研究的理论在国外发展较为成熟和完善，已经形成较为系统的自杀统计方法和分析体系。当前国外对自杀行为的研究主要有三个视角，即生物学、心理学和社会学，其中每一个学科都形成了具有较强解释力的自杀理论。生物学方面包括神经生物学、神经影像学、遗传、精神疾病、躯体疾病等因素。社会学方面有自杀压力不协调理论、迪尔凯姆（Durkheim）的自杀学理论、综合性的应激-易感模型、自杀轨迹模型、自杀的人际理论等。在心理学领域的研究众多，如心理动力学理论模型、杀死自我理论模型、逃避自我理论模型、痛苦呐喊模型、社会学习理论模型、自杀立方体模型、贝克（Beck）的认知三联模型、自杀图示评价模型、家庭系统理论等。

1. 精神分析理论 精神分析理论的创始人弗洛伊德提出生命的两种力量——生的本能和死的本能，他们处在恒定的动态平衡中。生的本能是生命的力量，增强生存的动力，而死的本能则被认为是死的动力。这两种力量在人的一生中不断相互作用。来自潜意识的恐惧感和体验抑制了人的成长与发展，威胁着生的本能，于是死的本能战胜了生的本能。因此，弗洛伊德把自杀理解为内心矛盾冲突的结果。阿德勒把自杀看作是责备或报复他人的方法，是克服生命感和死亡感的途径。

2. 行为主义理论 行为主义理论认为自杀行为是一种习得的行为方式，在内外因素的强化作用下，自杀行为成为其释放消极情绪和改善内外环境的方法。社会学习理论认为，自杀行为是示范和模仿的结果，可用于解释部分自杀行为。例如，父母及家庭其他成员、关系密切的朋友有过自杀行为，个体自杀的可能性就大；医师的高自杀率可以解释为医师经常接触患者，了解各种有效的自杀方法，而以此作为自身摆脱苦恼的途径。自杀的“聚集效应”也可用此模型解释，研究发现，媒体对自杀新闻的渲染会引起自杀率升高，根据社会学习理论，自杀高危人群在看到报道后，会对背景或问题与自己相近的自杀者产生身份认同，并以模仿对方的方法来“解决问题”。报道越多，被模仿的机会越大；若自杀者为知名人士，对受众的影响比普通自杀者高出十倍。该理论被后来一些实证研究所证明。奇利斯（Chides）等认为自杀是一种习得的问题解决方式，这种方式常被内部和外部原因所强化。内部原因指的是自杀行动能够缓解个体的焦虑和害怕，能够使情绪得到释放。外部原因指的是自杀行动后的环境改变，如脱离危险环境，得到别人更多的关心等。

该理论提供了通过行为的强化和消退来降低自杀的可能性，但缺点是解释部分自杀行为比较合理，不能对所有的自杀行为作出解释和预测。

3. 认知理论 认知理论的目的是了解在自杀行为的产生、计划、意念中所蕴含的各种认知相关因素或认知加工特点。Beck 的认知三联模型在认知流派中最为著名。情感性障碍，尤其是抑郁症，是与自杀关系最为密切的精神疾病。Beck 对抑郁患者的研究发现，抑郁个体习惯化了的负性超价观念的认知模式，使他们在感知同样的世界时，得出了消极的结果，他们对自我、世界和未来更容易产生消极的想法，构成了抑郁的消极认知三联。Beck 认为三者作为独立的部分共同组成了抑郁思维的三维结构。同时，在研究寻求治疗的具有自杀危机的患者中也发现消极思维和功能失调性信念的表现。但贝宾顿（Bebbington）对三维结构提出了质疑，他认为自我、世界和将来之间存在高度的重合，三者不能作为完全独立的三个实体，并提出，自我是一个整体，包含两个部分，自我世界和自我将来。施耐德曼从认知的角度对自杀行为进行分析，认为自杀来自一种对“后我”的认知，即人们对死后状态的看法。他还概括了自杀者 10 个共同的心理因素，认为自杀是痛苦、压力和混乱三个因素在不同程度上组合的结果，人们自杀的主要目标是想从无助、绝望、悲痛中解脱出来。逃避自我理论成为认知理论的核心视角。

第三节 常见心理问题的评估

由于心理评估的对象是人，且心理现象具有复杂性和不稳定性，因此评估者需要有良好的专业知识基础、评估经验、交往技能等，以此提高心理评估的效度。

一、心理评估概述

（一）心理评估的概念及特征

心理评估是一套标准化的评估技术，应用多种方法获得信息，对评估对象的心理品质或状态进行客观的描述和鉴定。所谓心理品质包括心理过程和人格特征等内容，如情绪状态、记忆、智力、性格等。

心理评估的对象是人，而人的心理状态在不同时间、不同情境可能有很大的变化。因此，相对于自然界物体属性的评估，心理评估具有间接性、相对性、互动性的特征。心理评估的对象是人的心理品质或状态，它们都是内在的，必须通过评估对象的既往行为记录、现时外在行为或言语反应等来间接反映。由于心理现象的复杂性和不稳定性，心理测验分数等评估结果受到来自评估对象、评估者、评估工具、评估过程等诸多方面的偶然因素影响。因此，任何测量都具有一定程度的误差和主观性，准确性与客观性都是相对的。心理评估是评估者与被评估者的互动，评估过程中评估者的言行举止和喜怒哀乐都可能影响被评估者的后续表现。反过来，评估者也难免受被评估者特殊举动的影响。处理不当，评估过程的互动性会影响结果的真实性。因此，对心理现象作出科学、准确的评估需要有良好的专业知识基础、评估经验、交往技能，这些均有助于提高心理评估的效度。

（二）心理评估的常用方法

1. 观察法　是通过对被评估者的行为表现直接或间接（通过摄像等）的观察或观测而进行心理评估的一种方法。观察法可分为自然情境下的观察和特定情境下的观察两类。自然情境指的是被观察者生活、学习或工作未被干扰下的原本状态。特定情境的含义有两个方面，一是平时很少遇到的、比较特殊的情境，如遇到灾难、疫情、身处战场、面临重大的考试或比赛等，在这样的情境下，一个人面临重大的考验，往往会表现出比较典型的、特殊的行为反应；二是心理评估者人为设置的、可以控制的情境，在这样的情境下观察并记录被观察者的反应。

2. 会谈法　也称为“交谈法”“晤谈法”等。其基本形式是评估者与被评估者面对面的语言交流，也是心理评估中最常用的一种基本方法。会谈是一种互动的过程，会谈技术包括言语沟通和非言语沟通（如表情、姿态等）两个方面。评估者要耐心倾听被评估者的表述，抓住问题的每个细节，还要注意搜集被评估者的情绪状态、行为举止、思维表达、逻辑性等方面的情况，综合地分析和判断，为评估提供依据。语言沟通的技巧有重述、释义、澄清、概括、通情等。在非言语沟通中，可以通过微笑、点头、注视、身体前倾等表情和姿势表达对被评估者的接受、肯定、关注、鼓励等，促进互动、沟通。

3. 调查法　调查是一种间接的、迂回的方式，当有些资料不可能从当事人那里获得时，就要从相关的人或材料那里得到。调查法除一般询问外，还可采用调查问卷的形式。调查的材料容易受被调查者主观因素的影响，需验证其可信程度。

4. 作品分析法　所谓“作品”是指被评估者在日常生活中创作的日记、书信、图画、手工艺品等，也包括生活和劳动中所做的事情和生产的其他物品。

5. 心理测验法　从语义上讲，测验是名词，测量是动词，心理测验是一种心理测量的工具和技术，用于评估人们的某种行为，或对不同个体的心理或行为差异进行判断。心理测验不是对人的心理现象进行直接测量，而是通过观察人的少数有代表性的行为，对反映在人的行为活动中的心理特征，依照确定的原则进行推论和量化分析的一种科学手段。心理测验采用标准化、数量化的原则，所得到的结果可以参照常模进行比较，避免了一些主观因素的影响，使结果更为客观。

二、常见心理问题的评估

（一）焦虑与焦虑障碍的心理评估

心理健康问题在多数人中往往首先表现为各种情绪问题，最常见的是焦虑和抑郁，尤其是一些慢性躯体疾病的患者更为常见。国内外多数学者推荐使用焦虑抑郁自评量表进行筛查，但直接使用自评量表的阳性率并不高，况且不少人不愿意接受。大量的临床实践证明预先筛查更为快速简便有效，筛查阳性者再进行量表评估也更容易为当事人所接受。

1. 焦虑状态的“90 秒 4 问题询问法”快速筛查（表 5-1）

表 5-1 焦虑状态的“90 秒 4 问题询问法”

问题	阳性
1. 你认为你是一个容易焦虑或紧张的人吗	是（了解是否有焦虑性人格或特质）
2. 最近一段时间，你是否比平时更感到焦虑或忐忑不安	是（了解是否有广泛性焦虑）
3. 是否有一些特殊场合或情景更容易使你紧张、焦虑	是（了解是否有恐惧）
4. 你曾经有过惊恐发作吗？即突然发生的强烈不适感或心慌、眩晕、感到憋气或呼吸困难等症状	有（了解是否有惊恐）

注：如果上述 4 个问题中回答有 2 项或 2 项以上阳性（即“是”或“有”）者，则需进一步作精神检查或转诊专科医师以明确诊断

2. 7 项广泛性焦虑障碍量表（generalized anxiety disorder-7，GAD-7） 由斯皮策（Spitzer）等于 2006 年编制，属于患者自评问卷。GAD-7 用于广泛性焦虑的筛查及症状严重度的评估，是患者健康问卷（patient health questionnaire，PHQ）的一个组成部分。国外已有研究对 GAD-7 的心理测量学特性进行过检验，并以其简便、可靠的优势广泛应用于临床实践。GAD-7 由 7 个项目组成，具体项目见表 5-2。项目用 0～3 的 4 等级评估，各级的标准：0 为完全不会；1 为少数几天；2 为一半以上的日子；3 为几乎每天。评定时间范围为过去 2 周内。

表 5-2 GAD-7 量表

项目	完全不会	少数几天	一半以上的日子	几乎每天
1. 感觉紧张、焦虑或烦躁	0	1	2	3
2. 不能停止或控制担忧	0	1	2	3
3. 对各种各样的事情担忧过多	0	1	2	3
4. 很难放松下来	0	1	2	3
5. 由于不安而无法静坐	0	1	2	3
6. 变得容易烦恼或急躁	0	1	2	3
7. 害怕将有可怕的事情发生	0	1	2	3

指导语：在过去的 2 周内，每多少时候您受到以下任何问题困扰，在您的选择下打“√”

GAD-7 量表的得分范围为 0～21 分，反映焦虑的严重程度，总分越高，病情越重。0～4 分为正常范围，表示无焦虑表现；总分 5～9 分提示轻度、可能在临床水平以下的焦虑，建议加强监测；总分 10～14 分提示中度、可能具有临床意义的焦虑，需进一步评估及治疗（如有需要）；总分 15～21 分提示重度焦虑，很可能需要治疗。

3. 汉密尔顿焦虑量表（Hamilton anxiety scale，HAMA） 由汉密尔顿（Hamilton）于 1959

年编制，是精神科临床中常用量表之一。本量表包括 14 个项目，所有项目采用 0～4 分的 5 级评分法，主要用于评定神经症及其他患者的焦虑症状的严重程度，总分能较好地反映病情的严重程度。其严重程度的分界：总分超过 29 分可能为严重焦虑，超过 21 分肯定有明显焦虑，超过 14 分肯定有焦虑，超过 7 分可能有焦虑，如小于 6 分患者就没有焦虑症状。HAMA 分界值为 14 分。

（二）抑郁与抑郁障碍的心理评估

评定抑郁障碍严重程度的临床评定量表较多，但从其性质上看，大多可分为自评量表与他评量表两类。其中属于自评量表的主要有 9 条目简易患者健康问卷（brief patient health questionnaire，PHQ-9）、抑郁自评量表（self-rating depression scale，SDS）、贝克忧郁量表（Beck depression inventory，BDI）、快速抑郁症症状自评问卷（quick inventory of depressive symptomatology，self-rated，QIDS-SR）；属于他评量表的主要有汉密尔顿抑郁量表（Hamilton depression scale，HAMD）和蒙哥马利-艾森贝格抑郁评定量表（Montgomery-Asberg depression rating scale，MADRS）。

1. 抑郁状态的“90 秒 4 问题询问法”快速筛查 抑郁的初步筛查可使用抑郁状态的“90 秒 4 问题询问法”，见表 5-3，或使用 PHQ-2 即 PHQ-9 的前两项快速初步筛查抑郁。若 PHQ-2 均为阳性或“90 秒 4 问题询问法”4 项均为阳性，则需进行进一步临床评估。有自伤/自杀观念或行为者均需进行进一步抑郁评估与疾病诊断。

表 5-3 抑郁状态的“90 秒 4 问题询问法”

问题	阳性
1. 过去几周（或几个月）是否感觉到无精打采、伤感或对生活的乐趣减少	是
2. 除了不开心之外，是否比平时更加悲观或想哭	是
3. 经常有早醒吗（事实上不需那么早醒来）	是
4. 近来是否经常想到活着没有意思	经常或是

注：上述 4 个问题如果回答皆为阳性，则建议做进一步精神检查或转诊专科医师诊治

2. PHQ-9 PHQ-9 是由克伦克（Kroenke）等于 2001 年编制的筛查用自评问卷，有 9 个项目，简单易操作。每项采用 0～3 分的 4 级评分。该问卷主要依据 DSM-5 诊断条目编制，主要包括抑郁、焦虑、物质滥用、饮食障碍及躯体化障碍五大部分，见表 5-4。PHQ-9 在美国及加拿大应用较多。

表 5-4 PHQ-9

项目	完全不会	少数几天	一半以上的日子	几乎每天
1. 做事时提不起劲或没有兴趣	0	1	2	3
2. 感到心情低落、沮丧或绝望	0	1	2	3
3. 入睡困难、睡不安稳或睡眠过多	0	1	2	3
4. 感觉疲倦或没有活力	0	1	2	3
5. 食欲缺乏或吃太多	0	1	2	3
6. 觉得自己很糟，或觉得自己很失败，或让自己和家人失望	0	1	2	3
7. 对事物专注有困难，如阅读报纸或看电视时	0	1	2	3
8. 动作或说话速度缓慢到别人已经察觉的程度，或正好相反——烦躁或坐立不安、动来动去的情况更胜于平常	0	1	2	3
9. 有不如死掉或用某种方式伤害自己的念头	0	1	2	3

指导语：在过去的 2 周内，有多少时候您受到以下任何问题困扰？在您的选择下打“√”

3. HAMD HAMD是目前使用最为广泛的抑郁量表。HAMD属于他评量表，其原始量表包括21个项目，只按前17个项目计算总分。目前有17项、21项及24项3种版本。HAMD的大部分项目采用5级评分（从0～4），少数项目采用0、1、2分的3级评分。像HAMD这样的观察量表较自评量表有某些优点，最突出的是能够测量像迟滞这样的症状。另一个明显的优点是文化水平低和症状严重的患者也可以用此量表评定。

HAMD具有很好的信度和效度，它能较敏感地反映抑郁症状的变化，并被认为是治疗学研究的最佳评定工具之一，其总分能较好地反映抑郁症的严重程度，病情越轻，总分越低。使用不同项目量表的严重程度标准不同，如针对17项HAMD而言，其严重程度的分界：24分以上为严重抑郁，17分为中度抑郁，7分以下为无抑郁症状。此量表可用于抑郁症、恶劣心境、抑郁障碍等疾病的抑郁症状测量。

4. SDS 由宗氏（Zung，1965）编制，是使用最广泛的抑郁症测量工具之一，特别是在精神科和医学界。它的使用和计分简便易行。20条题目都按症状本身出现的程度分为4级。患者可根据自己的感觉，分别做出没有、很少时间有、大部分时间有或全部时间都有的回答。这个量表题目是平衡的，一半题目表现消极症状，另一半题目表现积极症状，很容易评分，也可以作为临床检查目录使用。

SDS使用需要有较多的信度数据，特别是再测信度数据，证明SDS对少数有严重抑郁背景的患者的测量效度；于非住院患者或非精神科领域，使用时要十分慎重，不能代替精神科诊断。

（三）强迫与强迫障碍的心理评估

强迫症症状的评估需要包含以下信息。①强迫症状清单：强迫症状多种多样，需要询问和记录所有症状。由于不同时间段的症状表现会有所不同，所以需要从发展的角度，记录患者的症状多样性和症状群。②症状严重程度：记录每个症状中患者每天花费的时间及设法摆脱强迫的努力程度和抵抗行为，以及最终的效果等。③症状对患者自身及他人的影响和安全性：记录患者因强迫症状而主动回避的问题或情境，在工作、家庭和社会关系方面受到的影响，以及对情绪的影响，对个人或他人是否具有危险性等。④患者的自我认识水平。

目前最常用的强迫症及相关症状评定量表为耶鲁-布朗强迫量表（Yale-Brown obsessive-compulsive scale，Y-BOCS），该量表是由古德曼（Goodman）等于1989年编制，包括成人版和儿童版，主要针对强迫症各种症状表现和严重性进行半结构化评估，总计10个条目，强迫思维和强迫行为各5项，每项包括症状检查表和严重性量表2个部分，严重性从痛苦、频率、冲突、抵抗等维度进行评估，每个项目0～4分，总分0～40分。1～7分为亚临床，8～15分为轻度，16～23分为中度，24～31分为重度，32～40分为极重度，患者无法生活自理。

此外，绝大多数强迫症患者存在焦虑、抑郁等相关情绪问题，而且疾病对患者的生活质量和社会功能影响显著，因此还常常评估抑郁焦虑的严重程度及患者的社会功能，常用工具包括SAS和SDS，HAMA和HAMD等。评价社会功能的为社会功能缺陷筛选量表（SDSS），评价生活质量的为简明生活质量幸福与满意度问卷（Q-LES-Q-SF）和SF-36健康调查量表（SF-36）。

（四）应激与应激障碍的心理评估

1. 急性应激障碍的评估 目前，诊断急性应激障碍的工具主要有用于成年人的急性应激障碍访谈问卷（acute stress disorder interview，ASDI）、急性应激障碍量表（acute stress disorder scale，ASDS）、斯坦福急性应激反应问卷（Stanford acute stress reaction questionnaire，SASRQ），以及用于儿童和青少年的儿童急性应激反应问卷（child acute stress reaction questionnaire，CASRQ）、儿童急性应激核查表（acute stress checklist for kids，ASC-Kids）。

2. 创伤后应激障碍的评估 创伤后应激障碍常用诊断量表有创伤后应激障碍诊断量表（clinician-administered PTSD scale，CAPS）、创伤后应激障碍症状会谈量表（PTSD symptom scale interview，PSS-I）、创伤后应激障碍自评量表（posttraumatic stress disorder self-rating scale，PTSD-SS）（表 5-5）。

表 5-5　创伤后应激障碍自评量表

项目	没有影响	轻度影响	中度影响	较重影响	很重影响
1. 灾害对精神的打击	1	2	3	4	5
2. 想起灾害恐惧害怕	1	2	3	4	5
3. 脑子里无法摆脱灾害发生时的情景	1	2	3	4	5
4. 反复考虑与灾害有关的事情	1	2	3	4	5
5. 做噩梦，梦见有关灾害的事情	1	2	3	4	5
6. 灾害后兴趣减少了	1	2	3	4	5
7. 看到或听到与灾害有关的事情担心灾害再度发生	1	2	3	4	5
8. 变得与亲人感情疏远	1	2	3	4	5
9. 努力控制与灾害有关的想法	1	2	3	4	5
10. 对同事（学）、朋友变得冷淡	1	2	3	4	5
11. 紧张过敏或易受惊吓	1	2	3	4	5
12. 睡眠障碍	1	2	3	4	5
13. 内疚或有罪感	1	2	3	4	5
14. 学习或工作受影响	1	2	3	4	5
15. 注意力不集中	1	2	3	4	5
16. 回避灾难发生时的情景或活动	1	2	3	4	5
17. 烦躁不安	1	2	3	4	5
18. 出现虚幻，感觉似灾害再度发生	1	2	3	4	5
19. 心悸、出汗、胸闷等不适	1	2	3	4	5
20. 无原因的攻击冲动行为	1	2	3	4	5
21. 悲观失望	1	2	3	4	5
22. 遗忘某些情节	1	2	3	4	5
23. 易激惹、好发脾气	1	2	3	4	5
24. 记忆力下降	1	2	3	4	5

（五）人格与人格障碍的心理评估

人格评估表示一种程序，即系统地获得有关某个人或许多人的人格资料或对人格进行全面系统的描述。人格评估有多种手段，包括晤谈、观察、作品分析和测量，其中测量法更加客观、深入、全面。人格测量的方式有主观评定、客观评定和投射技术。国内常用人格量表有明尼苏达多相人格问卷（Minesota multiphasic personality inventory，MMPI）、艾森克人格问卷（Eysenck personality questionnaire，EPQ）、卡特尔 16 种人格因素问卷（sixteen personality factor questionnaire，16PF）、人格障碍诊断问卷（personality diagnostic questionnaire，PDQ）、NEO 人格调查表（NEO-PI）、中国人个性测量表（CPAI）等。

（1）MMPI：是重要的临床心理学测验之一，由美国明尼苏达大学教授哈撒韦（Hathaway）与麦金利（McKinley）于 1943 年编制完成。新修订的明尼苏达多相个性测查表（MMPI-Ⅱ）于 1989 年由美国明尼苏达大学出版社正式出版。宋维真等主持完成中文版的修订并建立中国常模。MMPI 适用于正常人和存在心理问题的人群，被试者必须有适当的阅读和理解能力，最低文化水平为小学毕业。

MMPI 中文版有良好的信度和结构效度，共有 566 个自我报告形式的项目，其中 16 个为重复项目。项目内容范围很广，包括躯体情况、精神状态，以及对家庭、婚姻、宗教、政治、法律、社会等问题的态度。MMPI 有 10 个临床量表，包括疑病（Hs）、抑郁（D）、癔症（Hy）、病态人格（Pd）、男性化和女性化（Mf）、偏执（Pa）、精神衰弱（Pt）、精神分裂（Sc）、躁狂症（Ma）、社会内向（Si）。除了临床量表，MMPI 还有 4 个效度量表，用于鉴定不同的应试态度及反应倾向。

对 MMPI 结果的解释是一项专业性很强的工作，必须由经过专门训练和具有一定经验的心理治疗师和精神科医生来进行。一般来说，分数越高，异常的可能性越大。

我国研究者宋维真等通过对我国正常人 MMPI 测查结果的每个项目进行统计分析后，将区分度较高的项目选出，组成简短式的 MMPI，为了避免与 MMPI 混淆，而将其称为心理健康测查表（psychological health inventory，PHI）。该量表只有 168 个题目，由更适合中国情况的 7 个临床分量表组成，成功地保留了 MMPI 中常用的临床量表的功能。这些临床分量表是躯体失调；抑郁；焦虑；病态人格；疑心；脱离现实；兴奋状态。该量表具有题目少、适合中国情况、功能接近 MMPI 等特点，经检验，具有较高的信度、效度。

（2）EPQ：是英国伦敦大学心理系的精神病学研究所艾森克（Eysenck）教授及其夫人于 1952 年编制的一个专用于人格测量的心理测量工具，分儿童（7～15 岁）和成人（16 岁以上）两种类型。经过多次修订，在不同人群中测试，已经获得可靠的信度和效度，在国际上被广泛应用。1983 年，陈仲庚等完成了艾森克人格成人问卷中文版的修订。

EPQ 建立在艾森克提出的内外向（extraversion，E）、神经质（neuroticism，N）、精神质（psychoticism，P）3 种人格维度理论的基础上，E 反映内外向维度，高分为外向，低分为内向；N 反映情绪稳定性，高分表示情绪不稳定，低分表示情绪稳定；P 反映精神病倾向，高分提示被试为人孤僻，对他人抱有敌意。L（说谎）量表作为效度量表使用，高分提示测验结果不可靠。

（3）16PF：是美国心理学家卡特尔（Cattell）根据人格特质学说采用因素分析法研制而成，发表于 1949 年，适用于 16 岁及以上人群。我国采用的版本是刘永和等于 1981 年修订的，16 种因素的名称及高低分的意义如表 5-6 所示。

表 5-6 16PF 的因素、名称、特征

因素	名称	低分特征	高分特征
A	乐群性	缄默孤独	乐群外向
B	聪慧性	迟钝、学识浅薄	聪慧、富有才识
C	稳定性	情绪激动	情绪稳定
E	恃强性	谦逊、顺从	好强、固执
F	兴奋性	严肃、审慎	轻松、兴奋
G	有恒性	权衡敷衍	有恒负责
H	敢为性	畏惧退缩	冒险敢为
I	敏感性	理智、看重实际	敏感、感情用事
L	怀疑性	信赖、随和	怀疑、刚愎
M	幻想性	现实、合乎成规	狂想、狂放不羁
N	世故性	坦率、天真	精明能干、世故
O	忧虑性	安详、沉重、自侑	忧虑、抑郁、烦恼
Q1	实验性	保守、服从、传统	自由、批评、激进
Q2	独立性	依赖、随群附和	自立自强、当机立断

续表

因素	名称	低分特征	高分特征
Q3	自律性	矛盾冲突、不顾大体	知己知彼、自律谨严
Q4	紧张性	心平气和、闲散宁静	紧张困扰

（4）PDQ：是美国海勒（Hyler）博士根据 DSM-3 编制的用于筛查人格障碍的自陈式问卷，PDQ 随着 DSM 诊断系统的不断修订和发展也在不断修订。目前为第 4 版，即 PDQ-4+，包含 107 个项目，12 个分量表，涉及偏执型、分裂性、分裂型、表演型、自恋型、边缘型、反社会型、回避型、依赖型、强迫型、抑郁型、被动攻击型。

1996 年杨坚首次将 PDQ 介绍到中国，建立 PDQ-4+的中文修订版，从此该问卷便成为国内人格障碍筛查的主要工具。杨蕴萍、傅文青、凌辉等分别对该问卷在中国人群中使用的信效度做过系统研究，PDQ-4+的各效度和信度指标均达到了统计学要求，对人格障碍的诊断有较高的灵敏度，适合作为筛查问卷使用。

此外，戴云飞，肖泽萍等翻译引进了 DSM-5 轴Ⅱ障碍评定的定式临床检查（SCID-Ⅱ）；钟杰等修订了用于边缘型人格障碍筛查的米氏边缘型人格障碍检测表。

（六）自杀的心理评估

自杀行为作为一种非常复杂的现象，涉及生物学、心理学和社会学等诸多方面。由于自杀行为涉及自杀意念、自杀企图、自杀未遂等多方面，因而自杀风险是一个渐进的过程，其风险评估需要在不同的层面上进行，涉及个体、个体的家庭、社会关系网等，需要考虑许多因素。国内外对自杀现象的研究已经有相当长的一段历史，众多学者研制了大量的自杀相关量表，不同的量表研究者侧重点亦有所不同。本节简要介绍几种常用的自杀及自杀相关量表。

1. 自杀相关风险测量 无望感指对未来泛化的消极期待，被认为是临床自杀人群最重要的长期风险因素之一。贝克无望感问卷（Beck hopelessness scale，BHS）是最广泛运用的测量工具。量表由 20 个题目组成，每个题目以是（1 分）、否（0 分）回答，理论总分为 20 分，超过 9 分即有较高自杀风险。

情绪情感障碍，如抑郁、焦虑，也是自杀的重要风险因素，在前面几节已有介绍。

2. 自杀意念、态度、行为等的测量

（1）贝克自杀意念量表（Scale for suicide ideation，SSI）：SSI 由美国心理学家贝克（Beck）于 1979 年编制，用于评估成人和青少年的自杀意念，同时适用于精神障碍患者或健康人的自杀意念评估。条目包括主动或被动死亡的意念，自杀意念持续的时间或频率，对自杀企图的控制感等。该问卷共包含 19 个条目，每个条目均为 0～2 分（无意念—强意念）3 级评分，总分为 0～38 分，得分越高表明自杀意念越强。该问卷的内部一致性系数为 0.84～0.89，在一项对中国 17～21 岁青少年的调查中，中文修订版的 SSI 具有较高的内部一致性系数（0.85）。

（2）成人自杀意念问卷（adult suicidal ideation questionnaire，ASIQ）：ASIQ 是测量大学生自杀意念的一种可靠的量表，其内部一致性系数为 0.60～0.80。ASIQ 是由 25 个条目组成的自评问卷，每个条目从 0（从来没有这种想法）到 6（几乎每天都有这种想法）共 7 个等级，它要求被试者根据过去 1 个月里关于自杀和自我伤害的想法进行判断。彼得（Peter）研究报道 ASIQ 与常用的抑郁量表、绝望量表和焦虑量表之间的相关性在 0.30～0.60，因此 ASIQ 具有良好的效度。

（3）自杀可能性量表（suicidal possibility scale，SPS）：SPS 常用于检测 14 岁以上青少年的自杀危险，由 26 个自评条目，4 个维度（绝望感、自杀意念、消极自我评价、敌对）构成。SPS 总量表和各分量表的一致性程度较高，重测信度和分半信度也比较理想。在效度方面，SPS 能很好地区分有自杀企图的青少年、精神病青少年和正常青少年。SPS 也被应用于成人和大学生群体，但其因素结构还有待于进一步的研究。

（4）自杀行为问卷（修订版）（suicidal behaviors questionnaire-revised，SBQ-R）：SBQ-R 由奥斯曼（Osman）等于 2001 年编制，用于评估成人和青少年的自杀行为，同时适用于精神障碍患者或健康人的评估。该问卷由 4 个条目组成，包括是否曾经有过自杀意念或尝试、过去 12 个月有自杀意念与尝试的频率、对自杀意念或行为的自我揭露、自杀风险等。问卷条目评分方式不同，总分为 3～18 分，可作为自杀风险的评估指标。问卷的总分越高被试者自杀的风险越高。

（5）自杀行为的态度语义区分量表（semantic differential scale attitudes towards suicidal behavior，SEDAS）：SEDAS 是由詹纳（Jenner）等编制，用于调查被试者对自杀行为的态度量表。该量表由 15 个条目构成，共有 7 个维度，可总结为自杀个体和情境 2 个方面，包括自己、14 岁的孩子、81 岁的老人、34 岁的成瘾者、不治之症的肿瘤患者、有过自杀未遂史的人及与自己关系亲密的人，每个条目由一对语义相对的形容词组成，对 15 个条目进行统计处理后得到 2 个因子：健康/疾病及接受/拒绝，前者可被看作“评估”因子，而后者则被认为是“活动”和“效能”因子。研究表明，SEDAS 具有良好的内部一致性和区分效度，以及良好的重测效度。SEDAS 的主要优势在于它能有针对性地测量特殊人群或情境中的态度，并对自杀可能的态度进行深度分析，但不能明确日益增长的自杀耐受性是否为自杀行为的风险因素。

（6）护士用自杀风险评估量表（nurses' global assessment of suicide risk，NGASR）：NGASR 是英国学者在精神科临床实践中建立的自杀风险综合评估护理量表。NGASR 包括 15 个条目（赋分）：绝望感（+3 分）、近期负性生活事件（+1 分）、被害妄想或有被害内容幻听（+1）、情绪低落/兴趣丧失或愉快感缺乏（+3）、人际和社会功能退缩（+1）、言语流露自杀意图（+1）、计划采取自杀行动（+3 分）、自杀家族史（+1 分）、近期亲人死亡或重要的亲密关系丧失（+3 分）、精神病史（+1 分）、鳏夫/寡妇（+1 分）、自杀未遂（+3）、社会经济地位低下（+1 分）、饮酒史或酒精滥用（+1 分）和罹患晚期疾病（+1 分）。上述 15 个条目由经过培训的护士进行评定，根据加分规则得出总分，分数越高代表自杀的风险越高：≤5 分为低自杀风险；6～8 分为中自杀风险；9～11 分为高自杀风险；≥12 分为极高自杀风险。由于该量表包含 15 项自杀风险预测因子，只要个体存在预测因子就给予表格中的相应得分，根据总分评估自杀风险的严重程度及应采取的相应护理等级，因此有较好的效度和信度。

（7）自杀影响量表——护理上的管理、评估和计划（scale for impact of suicidality-management, assessment and planning of care，SIS-MAP）：SIS-MAP 是斯里瓦斯塔瓦（Srivastava）和纳尔逊（Nelson）于 2008 年在应激-易感模型基础上发展的一种综合性的评估自杀风险的量表，可以用来预测自杀风险、辅助制订治疗计划及进行风险管理。SIS-MAP 综合考虑了风险因素和保护因素，以及其他能导致自杀的风险因素。该量表从 8 个方面来评估自杀风险：人口学资料、心理、共病、家族史、生物学因素、保护因素、临床评估/观察和社会心理/环境问题，共 108 个条目。大部分条目按“是/否”计分，“是”计 1 分，“否”计 0 分。作者推荐，当分数大于 33 分时，认为有严重风险，患者需要进行临床干预；当评估得分介于 13～33 分，则认为有风险，患者需要被合理地护理；分数低于 13 分时，患者则不大需要定期复查，但还是要注意护理。该量表能够准确地区分出哪些人需要住院，哪些人不需要住院（敏感度为 0.667、特异度为 0.781、假阳性率为 0.333、假阴性率为 0.219）。与其他量表相比，SIS-MAP 能够提供一个临界值，有助于临床上的护理决策。该量表能应用于精神科的住院患者和门诊患者，也能应用于非精神科患者。约翰斯顿（Johnston）等又对该量表进行了简化，由 108 个条目简化成 23 个条目。简化后的量表有很好的信度和效度。

第四节 常见心理问题的心理干预技术

对心理问题进行评估后，采取科学有效的干预手段，促进心理健康和幸福。

一、心理干预概述

心理干预是指在心理学理论指导下有计划、按步骤地对一定对象的心理活动、个性特征或心理问题施加影响，使之发生朝向预期目标变化的过程。心理干预的手段包括健康促进、预防性干预、心理咨询和心理治疗等。

健康促进是指在普通人群中建立良好的行为，思想和生活方式。健康促进包括以下内容：积极的心理健康是抗应激损伤的能力，可增强自我控制，促进个人发展。危险因素（risk factor）指易感的人格因素或环境因素。保护因素与危险因素相反，是不易发生某种心理障碍的人格因素、行为方式或环境因素。

预防性干预是指有针对性地采取降低危险因素和增强保护因素的措施，包括普遍性干预、选择性预防干预、指导性预防干预三种方式。

心理咨询是指受过专业训练的咨询者依据心理学理论和技术，通过与来访者建立良好的咨询关系，帮助其认识自己，克服心理困扰，充分发挥个人的潜能，促进其成长的过程。

心理治疗是由受过专业训练的治疗者，在一定的程序中通过与患者的不断交流，在构成密切的治疗关系的基础上，运用心理治疗的有关理论和技术，使其产生心理、行为甚至生理的变化，促进人格的发展和成熟，消除或缓解其心身症状的心理干预过程。

健康促进面向普通人群，目标是促进心理健康和幸福，属于一级干预；预防性干预针对高危人群，目标是减少发生心理障碍的危险性，属于二级预防；心理治疗针对已经出现心理障碍的个体，目标是减轻障碍，属于三级预防。

对健康人，有心理困扰、社会适应不良、发生重大事件后生活发生重大变化的人，综合医院临床各科的心理问题患者，精神科及相关的患者都应该进行心理干预。

二、常见心理问题及障碍的心理干预

（一）焦虑障碍的心理干预

药物治疗和心理治疗对焦虑障碍均有效，治疗能够使症状得以显著缓解。有焦虑障碍的个体也能从健康的生活方式（规律的有氧锻炼、避免使用咖啡因、加入支持团体等）中受益。广泛性焦虑障碍的心理治疗方法有多种，如支持性心理治疗、认知行为疗法、森田疗法、心理动力学治疗、人际治疗等，最常使用的是支持性心理治疗、精神动力学心理治疗、认知行为疗法、焦虑处置训练、放松训练。

1. 支持性心理治疗　许多情绪焦虑的患者可能不一定用药物治疗，通过与医生的交谈，得到医生的解释和保证，症状便会得到改善。患者常因对自己的症状缺乏认识和了解而担忧，从而使病情加重。医生给予这样的解释有助于切断自我强化的恶性循环。

2. 精神动力学心理治疗　焦虑和恐惧是早期精神分析治疗的主要适应证，但治疗费时且疗效不稳定。自20世纪50年代以来，部分学者提出对长程精神动力学治疗进行改良，缩短疗程、针对问题，提高疗效。随后逐步创立发展的各种短程精神动力学心理治疗备受推崇，强调患者人格成长发展的连续性，倘若出现精神动力学上的冲突，便会影响到患者的成长和发展。治疗师的主要任务是通过专业化技术帮助患者认识其广泛性焦虑障碍的潜意识内容，从而能够自我控制情感症状和异常行为，更好地处理一些应激性境遇。

3. 认知行为疗法（cognitive behavioral therapy，CBT）　治疗师对于患者的认知行为干预从调整患者对自身的生理感受及心理社会危机的认知开始。“灾难当头”“选择关注”“任意推断”“过度引申”“以偏概全”“瞎猜心思”等都是焦虑障碍患者的特征性自动想法，患者功能失调性的假设和负性的信念都是产生患者焦虑的潜在心理机制。因此要消除患者的焦虑，只有重塑他们对于内外刺激对自身机体产生反应的曲解认知，以及由此构成的负性连锁反应，才能达到康复心理状态的目的。对焦虑障碍患者进行认知行为干预的过程：指导患者识别、评估、调整及检查他们的负性的灾难性的想法和行为反应。

4. 焦虑处置训练 是国外10多年来应用较广的一类技术，主要有三个组成部分：自我监测、解释和自我放松，其中，自我监测即每天记录焦虑的发作次数，持续时间，严重程度等。

5. 放松训练 是一大类能够帮助患者放松、增加平静的方法、程序或活动（如渐进肌肉放松训练、深呼吸），以及能够达到放松效果的其他方法（如生物反馈、正念）的统称。放松训练被广泛用于各种精神障碍、心身状况或心理问题的治疗，结合其他技术或者单独使用，通过特定方式引发患者进行放松，或教会其自助进行，包括渐进性放松训练、深呼吸放松法、生物反馈疗法、冥想、正念、催眠、瑜伽、气功、坐禅、超觉静坐等各种方式，下文重点介绍前3种方式。

（1）渐进性放松训练：是由美国内科医生雅各布森（Jacobson）于1920年早期发展的最经典的放松技术。根据具体情况有不同的指导语，但都是按一定顺序对身体肌肉进行的反复“收缩-放松”练习，学会体验肌肉紧张和松弛之间个人感觉上的差别，引发和体验肌肉的深度放松。具体过程大致如下。

1）每次训练大约20min。在安静环境中，患者采取舒适放松的坐位和卧位，做3次深呼吸，每次呼吸持续5～7s。然后按指导语及规定的程序进行肌肉的“收缩-放松”对照训练，每次肌肉收缩5～10s，然后放松30～40s。

2）常用的指导语：现在，伸出你的前臂，握紧拳头，用力握紧，注意你双手的感受（5～10s）。好，现在请放松，彻底放松你的双手，体验放松后的感觉，感受双手沉重、轻松、温暖的感受，请你注意这些感觉（30～40s）。

3）然后用缓慢的速度交替逐一收紧和放松身体各处的肌群。首先从手部开始，然后依次是前臂、上臂、头颈部、肩部、胸部、背部、腹部、臀部、大腿、小腿、脚部。在进行某一部位的收紧和放松的同时让患者体验紧张及松弛的感觉差别。

4）经过反复训练，当患者学会了通过回忆简单的肌群放松感觉就能自动放松全身时，上述“收缩-放松”训练即可逐渐停止。此后，患者可以在任何情况下凭个人对放松的感觉，反射性地使自己放松。

渐进性放松训练被认为是恐怖症和广泛性焦虑障碍的有效疗法。

（2）深呼吸放松法：深呼吸放松法是采用腹式呼吸，通过横膈的升降运动来实现的，当我们吸气时，腹部鼓出，呼气时，腹部收紧。胸式呼吸的量浅而小，而腹式呼吸则较深，能使机体获得更多的氧气，具有健身、自然放松的作用。深呼吸放松法可以在日常生活中、工作中进行，是一种保持神经和身体松弛的方法，能极大地降低心理应激的水平。

（3）生物反馈疗法：又称自主神经学习法，开始于20世纪60年代，是利用现代生理科学仪器，对人体内生理或病理信息进行自身反馈，使患者对自己的身体功能获得更多意识和控制的心理治疗方法。生物反馈疗法把患者体内生理功能用现代电子仪器予以描记，转换为声、光等反馈信号，将正常属于无意识的生理活动置于意识之下，进行有意识的控制训练，以达到调节自身躯体功能、建立新的行为模式的目的。生物反馈疗法在心身疾病、焦虑障碍中运用较多。

生物反馈的种类主要有脑电波反馈、肌电反馈、心率反馈、血压反馈、皮肤电反馈、皮温反馈等。脑电波反馈的训练可以使失眠患者产生睡眠脑电波。肌电反馈训练可以提高肌肉紧张度，促进瘫痪肌肉的恢复功能，或降低肌肉紧张度，使人解除紧张，这里体现了生物反馈疗法的特点为双向性，它不单是放松训练，也是紧张性训练，因此不属于放松治疗。心率反馈训练可以促使焦虑或心脏病患者应对压力情况，保持心率正常。血压反馈训练可以帮助高血压患者觉察和控制自己的血压。皮肤电反馈训练和皮温反馈训练多用于治疗焦虑紧张型头痛、雷诺病等。

（二）抑郁障碍的心理干预

抑郁障碍的治疗包括药物治疗、心理治疗和物理治疗等。对于抑郁障碍患者可采用的心理治疗种类较多，常用的主要有支持性心理治疗、心理动力学治疗、认知疗法、行为治疗、人际心理治疗、家庭与婚姻治疗等。心理治疗的作用：①减轻和缓解心理社会应激源相关的抑郁症状；②改善正在接受抗抑郁药治疗患者对服药的依从性；③矫正抑郁障碍继发的各种不良心理社会性后果，如婚姻不睦、自卑绝望、退缩回避等；④最大限度地使患者达到心理社会功能和职业功能的康复；⑤协同抗抑郁药维持治疗，预防抑郁障碍的复发。心理治疗常与药物治疗联合使用。轻中度的抑郁症患者可以单独使用心理治疗，但不主张对重度抑郁症患者单独使用心理治疗。

有关抑郁障碍急性期治疗，目前循证证据较多、疗效肯定的心理治疗方法包括 CBT、人际心理治疗和行为治疗与行为激活，这些对轻至中度抑郁障碍的疗效与抗抑郁药疗效相仿，但严重的或内源性抑郁往往不能单独使用心理治疗，需在药物治疗基础上联合使用心理治疗。对于慢性抑郁，CBT 和人际心理治疗的疗效可能逊于药物治疗，但心理治疗可有助于改善慢性患者的社交技能及其与抑郁相关的功能损害。

1. CBT 是一种通过诘难或挑战抑郁障碍患者对自我、周围环境和未来的不合理信念及错误态度来减轻抑郁症状，鼓励患者在现实生活中改变不恰当的认知与行为的限时、强化、侧重症状的心理治疗。在 CBT 过程中，患者需学会识别负性自动思维和纠正不恰当的认知错误，学习新的适应性行为模式和“换个角度看问题”（转变认知），让患者积极与所处环境互动并且增加其控制感（master）和愉悦感（pleasure），即“M 和 P”技术。

2. 人际心理治疗 是由克勒曼（Klerman）等在 20 世纪 70 年代发展起来的，是一种侧重抑郁障碍患者目前的生活变故，如失落、角色困扰与转换、社会隔离和社交技巧缺乏，以及调整与抑郁发作有关人际因素的限时的心理治疗，使患者学会将情绪与人际交往联系起来，通过适当调整人际关系来减轻抑郁。

3. 行为 行为治疗理论认为异常行为，即使是生物源性或躯体疾病所造成的，也可以通过对患者及其环境的相互作用，即通过学习进行治疗干预来取得改善。治疗往往是直接（而非间接）针对某一障碍的体征和症状，具体的技术包括系统脱敏、满灌疗法、自信心和社交技巧训练、厌恶疗法、行为辅助工具、阳性强化和消除法、自控法、治疗协议或临时合同等。

行为激活是以行为治疗为基础，将任务按照一定的方法和顺序分解成一系列较为细小而又相互独立的步骤，然后采用适当的强化方法逐步训练每一步骤，直到患者掌握所有步骤，最终可以独立完成任务，并且在其他场合下能够应用其所学会的知识和技能，是近来比较流行的行为治疗的技术。行为激活通过增加抑郁患者的活动量，评估抑郁行为和非抑郁行为的不同结果，强调某些认知和情绪状态，从而使抑郁患者改善。行为激活对于改变抑郁患者的惰性，特别是避免社交退缩非常实用。

4. 心理动力学治疗 在精神分析治疗技术中，治疗师尽量忽视自己的存在而鼓励患者自由地谈论自己的想法和感受（即自由联想），通过提问来澄清问题，通过释梦和内省等技术帮助患者面对阻碍，并给予解释、指点，同时保持相对的被动，最终使得患者领悟，从而改变自我。

5. 家庭与婚姻治疗 家庭治疗是旨在矫正家庭系统内人际关系的一类治疗方法，其理论假设将症状行为与问题视作异常家庭关系的结果而非某一成员的特性，即心理障碍产生于家庭内部人际关系而非个体本身。婚姻治疗是对婚姻关系出现问题的配偶进行心理治疗，旨在改善配偶间的婚姻状态。婚姻治疗所关注的是夫妻的关系，包括他们之间的情感、相处关系、沟通状况或所扮演的角色等。抑郁障碍患者存在婚姻与家庭问题并不少见，这些问题会妨碍抑郁的康复，可以是抑郁的后果，也可能是诱因。因此，家庭与婚姻治疗可有助于改善抑郁症状，常用的技术包括行为干预、问题解决和婚姻策略指导等。家庭治疗既用到其他心理治疗常用的策略，同时又有针对家庭系统的独特策略。一般提倡与药物治疗合用。

（三）强迫障碍的心理干预

强迫障碍治疗需要药物和心理相互协调，是一个长期过程，包括急性期和维持期治疗。治疗首先需要建立和维护治疗联盟。

强迫障碍的一线心理治疗是个人或团体的CBT，主要技术有暴露和反应预防。治疗会谈次数、时间长短均因人而异。理想的CBT是每周一次，每次90～120min，共13～20次。如果治疗有效，维持治疗3～6个月。较严重患者可能需要更长时间和（或）更多次数的会谈。接受个体CBT治疗的患者改善更多，可能与治疗对个体更有针对性的建议有关。

实施CBT有以下要素：①教育阶段，强迫障碍的症状及应对方案，解释治疗重点、合理治疗程序；②暴露阶段，按照引发焦虑程度从最小到最大排列症状清单，帮助患者暴露在诱发焦虑及强迫行为的情境中，学习忍耐焦虑体验；③反应预防，逐渐减少、消除强迫行为；④认知干预，重新评估涉及情境中诱发强迫症状的危险观念。心理动力学治疗通过向患者阐明症状会持续存在的原因（如最佳适应、继发获益）来帮助患者克服阻抗，处理强迫症状带来的人际关系。也可以建议自助疗法。

家庭疗法可缓和家庭内部存在的可加剧患者症状的心理压力的因素，或者改善症状相关的家庭问题。少儿期患者常见的家庭特点：高情感表达，即批评多、互相卷入，但情感支持、温暖、亲近水平较低；较少使用积极的问题解决方法，较少鼓励子女的独立性。同时患者家庭功能受损，家庭成员沮丧、紧张，过度卷入仪式性行为、应对强迫性的需求。所以推荐以家庭为基础的CBT，以及注重人际系统改变的系统式心理干预，方法包括心理教育，症状行为外化，症状监测，协助父母及同胞支持和犒赏患者完成暴露与反应预防家庭作业，并且使家庭成员避免无意中强化患者的仪式行为。对于成年患者，人际系统（夫妻及家庭）为对象的系统式心理干预显示更好的疗效。治疗目标是帮助家庭成员降低他们对于患者强迫性仪式、强迫观念的过度迎合或对抗性的反应。

（四）应激障碍的心理干预

1. 创伤后应激障碍的心理干预 目前临床对创伤后应激障碍的治疗方法主要有心理治疗和药物治疗。这两种治疗都被证实有效，但各自有优势和不足。心理治疗在创伤后应激障碍中被广泛应用，主要有CBT、眼动脱敏和再加工（eye movement desensitization and reprocessing，EMDR）等，其中CBT被认为是治疗创伤后应激障碍的最优方法，包括延长暴露疗法、叙事暴露疗法、认知加工疗法、焦虑管理训练等。

（1）延长暴露疗法（prolonged exposure therapy，PET）：该理论认为，恐惧是对创伤的正常反应，恐惧、焦虑和社会习俗常导致回避，而且这种回避有增强的趋势，会阻止情感加工，而情感加工需要激活创伤记忆并纠正错误的信息。因此，实际运用中，延长暴露疗法常分为以下几个部分：第1步，呼吸再训练（10min）；第2步，关于对创伤的正常反应的心理教育（25min）；第3～12步，创伤记忆的再暴露（30～45min）。在这些过程中，穿插生活中创伤提示性现场暴露。每次治疗90min，每周1～2次，总共持续9～12周。

（2）叙事暴露疗法（narrative exposure therapy，NET）：NET是近十年来发展起来的一种新的治疗方法，主要对经历过多次创伤或复杂创伤事件的患者进行治疗。NET致力于降低创伤相关生活事件的唤醒程度。与延长暴露疗法和焦虑管理训练等相比，NET的特点是通过叙事的方法进行治疗，而不是以情景暴露或反应抑制为主。NET在治疗中引入了“生命线”（lifeline）这一概念作为讨论创伤事件的第一步，使得患者能够借助“生命线”重新构建生活故事。这种有效的叙事方法使得NET在治疗创伤后应激障碍中独具优势。

（3）认知加工疗法（cognitive processing therapy，CPT）：也称认知处理治疗。以个人或小组形式，持续进行12次结构化治疗，让患者充分想象和回忆所有事件，以及表达他们对于创伤事件的想法和感觉。治疗师鼓励患者要把事件的细节写下来，让他们每天读自己所写的东西，通过大声朗读由治疗师帮助来访者命名情感，识别停滞点。

（4）EMDR：是一种整合的心理疗法，它借鉴了控制论、精神分析、行为、认知、生理学等多种学派的精华，建构了加速信息处理的模式，帮助患者迅速降低焦虑，并且诱导积极情感，唤起患者对内的洞察、观念转变和行为改变及加强内部资源，使患者能够达到理想的行为和人际关系改变。EMDR 治疗的疗程可分为 8 个步骤，包括采集一般病史和制订计划、稳定和为加工创伤做准备、采集创伤病史、脱敏和修通、巩固植入、身体扫描、结束、反馈与再评估。

当个体经历一场创伤时，当时的场景、声音、思想、感觉会被"锁定"在神经系统中。在某种特定状态下，按治疗师手指移动的不同方向、速度，嘱患者眼球随之移动数十次，可以有效地解开神经系统的"锁定"状态，并使人们对创伤的经验在大脑中进行再加工。这种治疗对于抑郁、焦虑、多梦及多种创伤后的恐惧等心理问题具有良好的治疗效果。

（5）短期折衷整合心理治疗：这种治疗综合了心理教育、认知和心理动力疗法，是一种手册化、多模型的疗法，通常有 16 个部分，包括心理教育、图像引导的暴露、写作与记忆碎片、意义与整合等，治疗结束时可以有一个简短的告别仪式。

2. 急性应激障碍的心理干预　治疗急性应激障碍的主要目的就是尽早消除创伤个体的病态应激反应，减少其随后形成创伤后应激障碍的可能性。到目前为止，对急性应激障碍进行心理干预的主要方法有 CBT、暴露疗法、催眠疗法、支持性辅导等。

CBT 已经被证明是治疗急性应激障碍最成功的办法。它能够阻止症状恶化及发展为创伤后应激障碍。一般由创伤教育、放松训练、想象暴露、现场暴露、认知重构 5 部分组成。

暴露疗法通常是处理创伤记忆的首选疗法。暴露是提取、修改恐惧结构和减少回避的直接途径。在安全的环境中进行重复暴露，可以导致恐惧结构的适应性改变。在一个安全可控的环境中观察恐惧强弱变化，可以增强个体积极的暗示和期望。

眼动脱敏是一种以暴露为基础的治疗技术，程序包括了解创伤史、治疗准备、评定、脱敏、再加工等 8 个部分。

其他疗法也有帮助。支持性辅导是急性应激障碍治疗中普遍使用的一种心理干预手段。作为一种心理咨询服务，主要给创伤个体提供创伤教育和解决问题的一般技巧。

另外，社会支持对急性应激障碍的干预作用不容忽视。大量研究表明，家人、朋友、医务人员、社会团体等各种渠道提供给创伤个体的情感支持、经济支持、心理咨询援助（包括咨询师指导下的自我帮助信息）等广泛的社会支持，对急性应激障碍个体的恢复、抑制创伤后应激障碍症状的形成具有良好的效果。

3. 适应障碍的心理干预　心理咨询与治疗是适应障碍的主要治疗手段。治疗中要抓住三个环节：消除或减少应激源，包括改变对应激事件的态度和认识；提高患者的应对能力；消除或缓解症状。

大多数有适应障碍的个体治疗效果良好，经常只需要治疗较短的时间。治疗适应障碍的方法是药物治疗和心理治疗。

短程心理治疗，无论是单独的还是团体的，都可以帮助个体了解为什么应激性事件对他们产生如此大的影响。把痛苦的感受和恐惧说出来，减少应激源带来的压力，帮助有此障碍的个体处理得更好。当他们明白了这样的关联，也会学习应对技能，帮助自己处理任何未来的应激事件。

团体治疗包括了有相似问题的个体。在团体中，个体可以对自己的问题了解更多，得到新的观点，面对情绪问题，释放封闭起来的情绪，感到不那么孤单。

（五）人格障碍的心理干预

由于人格障碍是从幼年开始形成的，且形成后矫正工作的难度很大，因而强调早期教育对于预防是极为重要的。家庭、幼儿园、学校和社会的良好教育，对于儿童的不良行为给予及时纠正，对儿童性格的发展十分有益。而对于已患人格障碍者，应着力于重建他们的心理和社会环境，在心理治疗的同时配合药物治疗，可对人格障碍的某些症状有一定疗效。可采用以下几种心理治疗方法。

1. 辩证行为治疗　综合个体和团体治疗，持续至少 12 个月。第一阶段，个体治疗集中于自伤或其他干扰治疗的行为，探讨相关诱因，发展替代性的问题解决策略。团体治疗专注于对压力的耐受、情感的调节和人际关系技巧。第二阶段，帮助患者处理既往的创伤。第三阶段，重点是培养自信和切合实际的目标。有证据表明，辩证行为治疗对门诊的边缘型人格障碍患者是一种有效的治疗方法。

2. CBT 治疗方法多样，共同点：目标指向性的问题解决方法，特殊的技巧培训；相对较长的治疗周期；强调发展、维持和应用治疗关系；专注于潜在地对自我和他人的核心信念。

3. 心理动力学治疗 心理动力学治疗对自恋型人格障碍、边缘型人格障碍有独特的疗效，但并不表明该治疗方式适用于所有的人格障碍，如偏执型人格障碍的患者就不太适合该方法。

（六）自杀的预防性干预

自杀问题严重威胁人们的生命安全和幸存者的生活质量，对自杀的预防和干预已成为亟待解决的问题。降低自杀率，促进精神健康已经成为全球发展的共识，WHO 提出的 2013～2020 年心理健康综合行动计划指出，全球具体目标之一为到 2020 年各会员国的自杀率下降 10%。联合国可持续发展目标中明确指出，到 2030 年，通过预防、治疗及促进身心健康，将非传染性疾病导致的过早死亡减少 1/3，可见自杀预防与干预工作任重而道远。

大多数自杀者在采取自杀行为之前会有一些表明其自杀意图的先兆，如果在早期能够识别和发现这些自杀先兆，就可以采取必要的措施及时干预和预防。自杀先兆：①把自己想死的念头对周围的人诉说或在日记、绘画中表现出来；②情绪性格明显反常，焦虑不安，或无故哭泣；③抑郁状态，食欲不好，失眠；④回避与人接触，与集体不融洽或过分注意别人；⑤行为明显改变，对生活麻木且冷漠的人，自杀前像突然变了一个人，敏感又热情；⑥无故送东西、送礼物给亲人或同学，无来由地向他人道谢或致歉；⑦上课无故缺席，迟到早退，成绩骤降等。注意捕捉预兆可有效防范自杀。对有自杀危险的人应及时进行危机干预，使其得到充分的宣泄和疏导。

自杀问题既是个人的心理健康问题，也是影响国家经济和社会发展的公共卫生及社会问题，自杀行为重在预防，总的预防方向是提高人群的心理素质，使社会结构尽量合理，减少消极面，加强心理健康服务。对自杀行为的预防性干预应采取综合的三级预防。

1. 一级预防——宣传教育心理健康相关知识 针对一般人群及潜在人群，包括如下措施。

（1）健全心理健康科普宣传网络，普及心理健康知识。健全包括传统媒体、新媒体在内的科普宣传网络，运用报纸、杂志、电台、电视台、互联网（门户网站、微信、微博、手机客户端）等，广泛宣传“每个人是自己心理健康第一责任人”“心身同健康”等健康意识和科普知识。积极组织开展心理健康进学校、进企业、进村（社区）、进机关等活动，开展心理健康公益讲座。矫正不良的认知及行为，增强应对及环境适应能力。提高防范意识，增强广大公民预防自杀的意识，全面防范自杀。

（2）提高对精神障碍的识别与预防。提高对抑郁障碍、精神分裂症、应激性障碍、物质滥用、人格障碍等精神障碍的识别与防治，避免讳疾忌医，丧失早诊、早治的良机。

（3）增强对患有慢性和（或）难治性的躯体疾病患者心理健康问题的关注和干预。

（4）减少自杀工具的获得。例如，加强农药和灭鼠药等有毒物质的管理；加强对精神药品的管理，控制药店出售，严格掌握适应证和处方量；精神障碍患者的药品应由家属保管；加强枪支、易燃易爆物品的管理；煤气去毒化、设置物理屏障如高楼防范设施，对某些自杀多发的场所进行巡逻、管理等。

（5）引导媒体正确报道自杀事件。对各种媒体报道进行规范和必要的限制，避免不良诱导。规范新闻媒体、影视文艺作品等报道自杀事件的形式和内容，通过对自杀事件进行“合理”“有节制”“负责任”的报道，引导公众更多地关注如何预防自杀而不是自杀事件本身。减少大众媒体不必要的报道可能对降低自杀率有帮助，特别是盲目模仿性自杀。

2. 二级预防——针对高危人群早发现、早干预 对有自杀风险的人员进行早期发现、早期诊断、早期治疗，包括为其提供一个安全的环境，决定合适的治疗场所，提出包括适当的躯体和心理治疗干预的一套治疗计划及重新评估安全性、自杀风险、精神状态，以及对患者当前治疗反应的持续评估等，具体措施如下。

（1）对相关医务人员和心理咨询工作者进行培训，提高对自杀危险信号的识别和正确处理的能力；以点带面，推广普及，积极预防自杀；改善心理健康服务的可及性。

（2）加强对高危人群的心理健康维护。提高心理健康水平，必要时可建立自杀监控预警系统，加强对自杀行为的防范。

（3）加强防范。由于照料者的疏忽、讳疾忌医等，常常导致有强烈自杀企图的人员自杀成功。因此，提醒和教育照料者提高对自杀的防范意识、加强社会支持，采取必要的措施可以有效阻止自杀行为的发生。

（4）及时干预。由于自杀者在自杀前多处于矛盾状态，思维僵化，情绪及行为具有冲动性，避免“扳机”作用、及时干预常可以有效阻止自杀行为发生。应建立危机干预中心等自杀预防机构，加强对自杀及自杀预防的研究和有效措施的推广，建立健全心理援助服务平台。通过热线、网络、小程序、公众号等建立提供公益服务的心理援助平台。将心理危机干预和心理援助纳入各类突发事件应急预案及技术预案，对处于心理危机的人员提供及时有效的支持和帮助。

（5）对精神障碍患者的自杀预防。处于精神分裂症急性发作期、中重度抑郁症、酒精和药物依赖或戒断状态、急性情绪危急状态下的患者，应住院治疗或留观察室观察，并加强防范；制订系统、有效的治疗方案；评估患者的自杀风险，并采取必要的观察、防范措施；加强对出院患者的随访和防范等。

3. 三级预防——善后处理、预防复发 降低死亡率及善后处理。

（1）建立自杀急诊救治系统。提高对自杀者的救治水平，降低死亡率。

（2）预防再次自杀。发现和解决自杀未遂者导致自杀的原因，必要时采取药物和心理治疗，消除原因，预防再次自杀。

（3）同情和理解自杀未遂者。提高社会宽容度，帮助自杀未遂者重新树立生活的勇气和信心，重新适应社会。

（4）减少不良环境因素。适当解决环境不良因素的影响，避免不断受到影响而再度自杀。

课后练习题

填空题及其答案

1. 心理健康是人在成长和发展过程中，（认知合理）、情绪稳定、行为适当、人际和谐、适应变化的一种完好状态。

2.（心理健康服务）是运用心理学及医学的理论和方法，预防或减少各类心理行为问题，促进心理健康，提高生活质量，主要包括心理健康宣传教育、心理咨询、心理疾病治疗、心理危机干预等。

3. 心理健康的十条标准:（有充分的自我安全感）；能充分了解自己，并能恰当估计自己的能力；生活理想切合实际；不脱离周围现实环境；能保持人格的完整与和谐；善于从经验中学习；能保持良好的人际关系；能适度地宣泄情绪和控制情绪；在符合团体要求的前提下，能有限度地发挥个性；在不违背社会规范的前提下，能适当地满足个人的基本需求。

4. 心理健康管理是将健康管理学的理念运用于心理健康领域，对特定的个体或人群适时动态地全面收集心理健康信息，及时有效地分类处理的过程。心理健康管理是（全面健康管理）的核心与重要前提基础。

5. 心理干预是指在心理学理论指导下有计划、按步骤地对一定对象的心理活动、个性特征或心理问题施加影响，使之发生朝向预期目标变化的过程。心理干预的手段包括（健康促进）、预防性干预、心理咨询和心理治疗等。

6. 心理咨询是指受过专业训练的咨询者依据（心理学理论和技术），通过与来访者建立良好的咨询关系，帮助其认识自己，克服心理困扰，充分发挥个人的潜能，促进其成长的过程。

7. 心理治疗是由受过专业训练的治疗者，在一定的程序中通过与患者的不断交流，在构成密切的治疗关系的基础上，运用心理治疗的有关理论和技术，使其产生心理、行为甚至生理的变化，促进人格的发展和成熟，（消除或缓解）其心身症状的心理干预过程。

8. 广泛性焦虑障碍的心理治疗方法有多种，如（支持性心理治疗）、认知行为疗法、森田疗法、心理动力学治疗、人际治疗等，最常使用的是支持性心理治疗、心理动力学治疗、CBT、焦虑处置训练、放松训练。

9. 抑郁障碍的治疗包括药物治疗、心理治疗和物理治疗等。对于抑郁障碍患者可采用的心理治疗种类较多，常用的主要有支持性心理治疗、（心理动力学治疗）、认知疗法、行为治疗、人际心理治疗、家庭与婚姻治疗等。

10. 自杀行为的预防性干预应采取综合的三级预防。一级预防是（宣传教育）心理健康相关知识，二级预防是针对高危人群早发现、早干预。三级预防是善后处理、预防复发。

（王　枫）

第六章　行为生活方式

学习目标

1. 掌握行为生活方式的基本概念及干预方法。
2. 熟悉行为生活方式的评估方法。
3. 了解行为生活方式的相关机制。

各国学者通过对健康相关行为及干预效果的研究，借鉴社会学和行为科学的理论发展出了多个可用于健康危险行为干预的理论和模式，这些理论和模式不仅帮助解释与预测健康相关行为的演变，分析内外部因素对行为的影响，探索行为改变的动力和过程，还给专业人员设计和评价健康教育及健康促进项目提供了科学的依据。

第一节　行为生活方式概述

WHO 提出健康的四大基石：合理膳食，适量运动，戒烟戒酒，心理平衡。这几点都提示健康的行为生活方式是保持健康的前提条件。

一、行　　为

（一）行为概念

行为是指个体为了维持自己生存和种族延续，适应不断变化的复杂环境时所做出的各种反应，是人类在内外因素的共同作用下产生的外部活动，分为本能行为和社会行为两大类。本能行为是由遗传因素决定的行为，与生俱来，如摄食、睡眠、性行为等。本能行为也会受到个人主体意识的支配，存在是否符合社会规范的问题，超越正常范围就会带来危害，如性乱行为等。社会行为是人在社会化活动过程中形成的，如锻炼、吸烟、酗酒等行为。

人类行为是人类在内外环境影响下所引起的内在生理和心理的变化及外在的能动反应，是指具有认知、思维能力并由情感、意志等心理活动的人对外环境因素刺激所做出的能动反应。行为既是内外环境刺激的结果，又会反过来对内外环境产生影响。

人的行为可以分为外显行为与内隐行为。外显行为：可以被他人直接观察到的行为，如言谈举止。内隐行为：不能被他人直接观察到的行为，如意识、思想等心理活动。一般可通过观察外显行为了解人的内隐行为。

德国学者库尔特·莱温（Kurt Lewin）认为人类行为是人与环境相互作用的结果，行为的基本原理可用公式“$B=f(P \cdot E)$”来表示。式中，B（behavior）代表的是行为，P（person）代表人，E（environment）代表环境。

（二）行为要素

行为要素：人的行为由 5 个基本要素构成：行为主体——人；行为客体——人的行为所指向的目标；行为环境——行为主体与行为客体发生联系的客观环境；行为手段——行为主体作用于行为客体时的方式方法和所应用的工具；行为结果——行为对行为客体所致影响。健康管理工作者应对人类行为的5个基本要素进行考察和研究，了解人类行为自身的规律，为健康教育实践活动服务。

二、生活方式

（一）生活方式概念

生活方式狭义指个人及其家庭的日常生活的活动方式，包括衣、食、住、行及闲暇时间的利用等；广义指人们一切生活活动的典型方式和特征的总和，包括劳动生活、消费生活和精神生活（如政治生活、文化生活、宗教生活）等活动方式。生活方式由生产方式所决定，生产方式不仅是生活必需资料的生产和人们肉体存在的再生产，而且“在更大程度上是这些个人的一定的活动方式，是他们表现自己生活的一定方式、他们的一定的生活方式”。

（二）生活方式特性

生活方式作为内涵丰富的复杂概念，具有4个不同的特性。

1. 综合性和具体性　生活方式既可从社会形态的层面上表述为社会生活方式，也可从不同群体和个人的层面上表述为群体生活方式及个人生活方式。生活方式属于主体范畴，从满足主体自身需要角度不仅涉及物质生产领域，也涉及物质生产活动以外人们的日常生活、政治生活、精神生活等更广阔的领域。它是个外延广阔、层面繁多的综合性概念。任何层面和领域的生活方式总是通过个人的具体活动形式、状态和行为特点加以表现的，因此生活方式具有具体性的特点。

2. 稳定性与变异性　生活方式属于文化现象。在一定的客观条件制约下的生活方式有着自身的独特发展规律，它的活动形式和行为特点具有相对的稳定性和历史的传承性。在人类历史上可以看到这样的现象：一个民族在数千年的发展中虽然相继更替了几种不同的社会经济形态，但该民族固有的生活方式特点却一直延续下来，成为该民族文化共同体的重要标志之一。

生活方式的稳定性使它在发展中往往具有对新的、异体的生活方式的排斥倾向。但任何国家和民族的生活方式又必然随着制约它的社会条件的变化或迟或早地发生相应的变迁，这种变迁是整个社会变迁的重要组成部分。生活方式的社会变迁在一般情况下采取渐变的方式，在特定的社会变革时期则采取突破方式，并表现为某种超前性。

3. 社会形态属性和全人类性　在不同的社会形态中，生活方式具有一定的社会性，在阶级社会中则具有阶级性。例如，在奴隶社会存在奴隶和奴隶主两大阶级的生活方式；在封建社会，存在农民和地主两大阶级的生活方式等。另外，生活方式又具有非社会形态的全人类性的特点。

（1）人的生活方式不仅具有满足社会需要的社会属性，而且具有满足人的生存需要和种族繁衍的自然属性的特点。

（2）在同一民族中，不同的阶级、阶层有着共同的语言、地域、经济生活、文化传统，在生活方式上必然形成各阶级、阶层共有的民族性。

（3）各国交往，又使人类的生活方式形成共同的规范、准则。

（4）生产力和科学技术发展水平的接近，促使各国、各民族在生活方式上形成越来越多的趋同性。这种超越社会制度的共同属性，使不同社会制度的国家在生活方式上的相互借鉴成为可能和必要。

4. 质的规定性和量的规定性　人们的生活活动，离不开一定数量的物质和精神生活条件、一定的产品和劳务的消费水平，这些构成了生活方式的量的规定性，一般可用生活水平指标衡量其发展水平；对于某一社会中人们生活方式特征的描述，也离不开对社会成员物质和精神财富利用性质及它对满足主体需要的价值大小的测定，表现为生活方式的质的规定性，一般可用生活质量的某些指标加以衡量。把生活方式的量和质方面的规定性统一起来，才能完整地把握某一生活方式的范畴属性。

三、现代社会提倡的健康行为生活方式

1. 良好的卫生习惯 饭前便后要洗手，勤洗衣物剪指甲；打喷嚏捂口和鼻，咳痰不要随地吐；衣服被褥常晾晒，多开窗户多通风。

2. 合理的膳食营养结构 成年人每日的食谱应包括奶类、肉类、蔬菜水果和谷物等四大类。奶类含钙、蛋白质等，可强健骨骼和牙齿，每日饮 250～500ml 为宜。肉类、蛋类、豆及豆制品等，含丰富的蛋白质，可促进人体新陈代谢，增强抵抗力，每日 4～6 两（1 两为 50g）为宜。蔬菜水果含丰富的矿物质、维生素和纤维素，可增强人体抵抗力，畅通肠胃，每日最少应吃 1 斤（1 斤=500g）。米、面等谷物主要含淀粉，即碳水化合物，主要为人体提供能量，满足日常活动所需，每日食用 5～8 两为宜。应不酗酒，不盲目使用保健药品补充维生素和矿物质，培养自己对饮食健康知识的辨识度，正确解读食品标识等。

3. 保证睡眠时间和质量 睡得快、睡得深、不易惊醒、睡后舒爽。树立良好的睡前行为、保持正确的睡姿、营造良好的睡眠环境、安抚烦乱心绪，不过度依赖安眠药。保持正常的昼夜节律可以消除疲劳、恢复体力，调节机体代谢水平，增强免疫力，促进机体发育成长，减缓衰老，减少发胖和焦虑的产生，使心脏和大脑得到充足的放松与休息，保证心脏和大脑的供血。充足睡眠者精力充沛、思维敏捷、办事效率高。

4. 适量的运动锻炼 自觉愉悦、积极锻炼；适量适度、循序渐进；制订方案、切实可行；坚持不懈、规律科学；注意防护、避免损伤。可参考膳食宝塔推荐的运动量。

5. 保持良好的心态 正确认识自我与环境、及时调节适应。遵守道德法规，树立正确的人生观和价值观。关注心理健康，避免不良情绪的发生发展。自持自重自律自爱，客观辩证地看待事物。

6. 风险预警意识和自救能力 学习消防安全知识和技能，不参加危险系数高的运动，注意周围环境，尽量避免自然灾害或其他安全事故等有害因素的影响。

四、现代社会常见的不良行为生活方式

1. 饮食习惯不卫生，食物与饮水不洁，造成疾病感染。膳食结构不合理，多盐、多糖或多吃加工类食品，吸收过多的能量、饱和脂肪酸、胆固醇，导致肥胖、高脂血症等。

2. 过量饮酒、吸烟、缺乏运动，导致心肺耐力下降、肌肉强度减弱和肌肉平均脂肪量增加。

3. 超负荷运转，工作过度劳累，长期熬夜缺乏休息。

4. 社会适应不良，人际关系不和，精神焦虑。

5. 迷信及保健品滥用成瘾。

综上所述，现代社会常见的不良行为生活方式有很多，在接下来的章节中，我们重点阐述吸烟、酗酒、成瘾及保健品滥用。

第二节 常见不良行为生活方式干预理论

我们主要对常见不良行为生活方式做出具体的分析与论断，探究这些行为的产生的原因与危害。

一、吸 烟

（一）吸烟形成原因

1. 烟草为馈赠待客常用之物 烟与茶、酒为待客必不可少之物。

2. 烟草具有一定的药用功能 早期的吸烟宣传，十分强调甚至夸大了烟草的药用功能，记载它可“辟瘴”“祛寒”，甚至有“疗百疾”之功，这对烟草的传播产生深远的影响。

3. 吸烟者宣传吸烟情趣　烟草传入之初，在文人学士、达官贵绅中吸烟被认为是一种雅好，吸烟的情趣往往被着力渲染。正是追逐这种绅士风味，使不少人对烟草由“索而尝试”到“不可或缺”。

4. 吸烟成为一部分人的生理需要　随着吸烟的发展，有相当一部分人吸烟成瘾、嗜烟如命。吸烟者虽然比较普遍地存在健康与享乐的矛盾心理，但仍难以成功戒除。

（二）吸烟的危害

据 WHO 调查，在工业发达的国家中，占国家人口 1/4 的肺癌患者，吸烟者占 90%；死于支气管炎的患者，吸烟者占 75%；死于心肌梗死的患者，吸烟者占 25%。吸烟不但给本人带来危害，还殃及子女。调查分析发现父亲每天吸烟的数量与胎儿产前的死亡率和先天畸形儿的出生率成正比。孕妇本人吸烟数量的多少，直接影响到婴儿出生前后的死亡率。

随着国内生产水平与社会意识形态的发展，人们越来越注意吸烟对人体产生的危害，吸烟也逐渐变成了不良社会行为。但我们不仅要杜绝个人吸烟，也要减少二手烟的摄入。二手烟既包括吸烟者吐出来的主流烟雾，也包括从纸烟、雪茄或烟斗中直接冒出来的侧流烟。被动吸烟的烟雾同样可引起肺癌等恶性肿瘤、慢性阻塞性肺疾病、心脑血管病等严重疾病，使非吸烟者的冠心病风险增加 25%～30%，肺癌风险提高 20%～30%。二手烟也可以导致新生儿猝死综合征、中耳炎和低出生体重等。家庭、职场、会场等，经常会成为二手烟泛滥的场所。虽然其他成员没有直接吸食香烟，可是吸二手烟入体内，仍能对身体造成危害，甚至比吸烟者的危害更大。

（三）吸烟危害的相关机制

研究证明烟草点燃后会产生一氧化碳、尼古丁、醛类、氮化物、烯烃类，以及其他多种放射性物质，可能诱发多种疾病，对个体健康危害极大。烟草中尼古丁有抑制性激素分泌及杀伤精子的作用，阻碍精子和卵子的结合，大大降低妇女受孕机会。烟草更易影响女性生理健康，使之出现月经紊乱、流产、绝经提前、骨质疏松等症状。同时吸烟作为一种成瘾性行为，也会造成精神疾病。也正由于如此，戒烟越来越受欢迎。

二、酗　　酒

酗酒是指无节制地过量饮酒，超出适量饮酒或一般社交性饮酒的标准，使人不同程度地降低甚至丧失自控能力，无法自我节制，在认知、行为、身体、社会功能或人际关系等方面产生了障碍或造成不良影响。

1. 酒的营养价值有限　酒也是能源的一种，每克乙醇含有 29kJ（7kcal）的能量（表 6-1）。乙醇在体内产生的能量可以替代食物中脂肪、碳水化合物和蛋白质所产生的能量，被替代而留下的能量转变为脂肪在体内存储，所以饮酒也能增加体重，导致肥胖发生。酒类除了含有水和乙醇外，还含有一些其他成分。例如，葡萄酒和啤酒中含有一些蛋白质、肽类、氨基酸和糖；酒中有时还含有少量铁、铜、铬和维生素，但所有这些成分的营养价值均有限。

2. 关于适量饮酒的裨益　适量饮酒可能对心血管健康有一定好处。美国研究结果表明，中老年人每天饮酒量相当于 14～28g 纯乙醇时，可以降低总死亡率，但大量饮酒的发病率和死亡率均高于不饮酒者；每天纯乙醇摄入 10～30g 者的血压比不饮酒者低，但每天纯乙醇摄入超过 30g 者，随着饮酒量的增加，血压显著升高。某些酒类含有的除乙醇和水之外的其他成分，对健康有一定益处，如葡萄酒含有多种具有抗氧化作用的植物化学物质，对预防心血管疾病及延缓衰老有一定好处。WHO《预防慢性病：一项至关重要的投资》指出，适量饮酒对心血管健康有利。但是本来不喝酒的人，不应为了预防心脏病而喝酒，因为适度身体活动、维持健康体重、戒烟等都是预防心血管疾病的有效方法。

表 6-1 酒精饮料中的能量含量

名称	酒精度（g/100g）	100g 中的能量
		千焦（kJ）
啤酒	3.4	159
葡萄酒	8.9	282
黄酒（均值）	10.2	266
38°白酒	31.6	929
52°白酒	44.4	1301
56°白酒	48.2	1413

3. 过量饮酒危害严重 大量饮酒，尤其是长期大量饮酒的人，营养状况普遍低下。饮酒不仅会减少进食量，也会伤害胃肠黏膜、肝脏和胰腺功能，影响营养物质的消化、吸收和利用，增加脂肪，使皮肤加速老化、失去弹性。一次性大量饮酒后，几天内仍可观察到肝内脂肪增加及代谢紊乱。每天摄入纯乙醇超过 50g 的人群中，10～15 年后，每年约有 2%的人发生肝硬化。因肝硬化死亡的人中有 40%是由于酒精中毒造成的。过量饮酒还会导致高血压、脑卒中、乳腺癌和消化道肿瘤的患病风险增加，也会导致骨质疏松发生概率增加，更容易骨折。饮酒也是某些癌症的危险因素。另外，长期过量饮酒成瘾形成多种心理疾病，并可导致事故及暴力的增加，对个人安全、家庭幸福和社会安定都是有害的。

三、成 瘾

（一）成瘾行为的概念及特性

成瘾行为是一个松散的概念，可以定义为因沉溺于其中，导致躯体、心理和社会功能损害的任何活动。人类成瘾的对象范围广泛，可以是某类物体、某类活动或某类物质。

成瘾行为的主要特点在于其成瘾性或依赖性，与依赖性密切的 4 个方面表现如下。①心理依赖：表现为对完成成瘾行为的强烈欲望和渴求，行为的完成导致暂时的满足体验，焦虑和紧张情绪暂时缓解，但停止该行为一段时间后，随着焦虑和紧张情绪的增加，重复这一行为的欲望又逐渐加强。②躯体依赖：在成瘾行为重复一段时间后，中枢神经系统对这一行为产生一种适应状态，导致必须重复该行为才能维持内部神经电化学活动的平衡和稳定。③耐受性：表现为成瘾行为出现的频率和强度必须逐渐增加才能达到所追求的效果。④戒断症状：停止成瘾行为一段时间后出现特殊的心理生理综合征。

（二）成瘾行为的分类及机制

根据成瘾对象的不同，可以将成瘾行为分为两大类：一类称为精神活性物质成瘾，指不是出于医疗需要而成瘾于摄入某种化学物质；另一类称为非精神活性物质成瘾，指成瘾于进行某项活动，如上网、赌博等。

1. 精神活性物质成瘾 在医学上，能够影响人类心境、情绪、行为或者改变意识状态并具有致依赖（成瘾）作用的物质被称为精神活性物质，也被称为成瘾物质或成瘾药物。使用这些物质的目的在于获得或保持某种特殊的心理、生理状态。DSM-5 将精神活性物质成瘾称为物质相关障碍。

常见的精神活性物质主要包括以下几类。

（1）中枢神经系统抑制剂：能够抑制中枢神经系统，如巴比妥类、苯二氮䓬类、乙醇（酒精）等，这类物质具有广泛的可获得性，容易成瘾。

（2）中枢神经系统兴奋剂：能够兴奋中枢神经系统，如咖啡因、苯丙胺、可卡因等，临床主要用于振奋精神，可减少疲劳感，并可致欣快感，此类药物反复使用极易形成心理依赖。

（3）阿片类：包括天然和人工合成阿片类物质，如美沙酮、二氢埃托啡、哌替啶、丁丙诺菲等。这类药物在临床上用作镇痛剂，可引起欣快感，常用剂量连续使用 2 周便会成瘾，是当今最严重的成瘾物质之一。

（4）挥发性溶剂：如丙酮等。

（5）烟草：世界上成瘾最为广泛的物质。

2. 非精神活性物质成瘾　或称行为成瘾，指原本正常、令人愉悦的行为活动转变为由于不可抗拒的渴望及冲动驱使的不适当、反复出现的行为，即使这些行为对他人或自己有明显害处，患者常花费大量时间对成瘾行为做无效抵抗。DSM-5 称其为非物质相关障碍。

（1）随着信息科技的发展，计算机成瘾、网络成瘾、视频游戏成瘾、信息成瘾等诸多概念也随之产生，其概念和分类交互重叠。在一般意义上，这些概念是指过度地、强迫性地使用信息技术终端（包括计算机、手机、游戏机等）和互联网获取信息、阅读、交流、玩游戏等，以致影响了学习、工作、社交、日常生活的行为。根据这些概念，有些学者制订了相关的量表，提出了诊断标准，并进行了大量的研究。但到目前为止，学术界对是否需要将这类行为贴上一个标签进行分类、诊断和干预存在很大的争议。无论是 DSM-5 还是《疾病及相关健康问题的国际统计分类（第 10 版）》都没有将计算机或网络成瘾列入诊断分类。目前，计算机和网络逐渐成为人类生活的重要组成部分。过度沉溺于计算机等终端和互联网，已经对很多人特别是部分青少年的社会功能及其发展产生了不良影响，网络成瘾、互联网成瘾、游戏成瘾等的发生水平和分布情况，因研究者使用的概念、诊断标准和研究方法等方面的不同而差异很大。社会学应该关注和重视这类行为产生的原因、对身心健康的影响及其预防和控制的策略。

（2）购物成瘾：三步识别购物成瘾：①看是否对购物行为有强烈的心理渴求，并不能自控，明知不可为却仍然继续购物，尤其是购物行为已经上升为生活焦点，具有不可抵抗、不能自控性；②看是否出现购物越来越频繁，花费越来越大的现象；③看停止或减少购物后，是否感觉身体和心理上不适。奎尼因（O’Guinn）与费伯（Faber）总结概括出购物成瘾者经历的四步循环被称为“强迫购物循环”：①对焦虑感及低自尊进行一般预处理；②购物冲动暴发通常伴“情感高涨”或“陶醉感”；③购物之后的内疚感及悔恨自责；④出于逃避低自尊感、焦虑感及由于购物加剧的内疚感的需要，形成了新一轮购物冲动。

（3）食物成瘾：指患者常进食可口食物，如高盐、高糖、高脂肪食物，且进食量明显超过自身所需。食物成瘾有一定的范围，不是所有人都是食物成瘾者。首先，便是身体肥胖身体质量指数（BMI）大于 28；其次，必须同时满足吃东西停不下来和停止吃东西就感到不舒服两个条件。

目前非精神活性物质成瘾研究中存在概念模糊、诊断标准不统一等诸多问题，这些都会影响研究结果。我们无法像诊断躯体疾病那样通过化验、脑影像学等检查获得很好的客观指标来判断非精神活性物质成瘾，因此更应该加快对非精神活性物质成瘾的研究，厘清这类疾病与成瘾障碍的关系，加快建设社区心理健康服务，为成瘾患者及所有的精神科患者提供一个长期、稳定、有效的治疗与病案管理。

四、保健品滥用

我国的保健品（以往称之为“补品”）缺乏明确的定义，一般来说，是指未经公认的方法进行临床评价，而声称具有保护和增进健康、护肤美容甚至是防病治病的各种非药物性产品。目前市场上一级保健品种类十分繁杂，大体可以分为一般保健食品、保健药品、保健化妆品及一级保健用品等四类，其中以保健食品或营养保健品最多，我们通常所说保健品均属于此类。

保健品滥用指不根据自身体质需要，盲目进补保健品的现象。滥用保健品或使用假冒伪劣保健品不仅带给人们经济损失，还带来重大健康隐患。

（一）不良反应

健康人群滥用保健品往往并不考虑自身体内是否需要。目前，绝大多数市售保健品如维生素补充剂都是合成制剂，由于服用时间长，身体状况各异，服用过度后，很难保证不发生各种不良反应。例如，长期（6 个月以上）服用维生素 E，存在引起血小板凝聚和血栓形成等风险；小儿滥用维生素 D 可导致高钙血症、异位性钙化和纤维性骨炎；对于有过敏倾向者，花粉等可引起哮喘和过敏性休克。

（二）影响生物学指标

有调查显示，一些不合格的保健品卫生问题突出，如细菌总数、大肠埃希菌严重超标，服用后引起急性胃肠道症状。

（三）破坏体内酸碱平衡

长期服用保健饮品，尤其是儿童，会使血液长期处于酸性状态，不利于血液循环，易于产生疲劳感，免疫力下降，各种致病微生物乘机侵袭，增加感染各种疾病的风险。

（四）激素和化学添加剂的潜在影响

儿童服用花粉精、蜂王浆、人参等含有激素成分的营养保健饮品，可能引起性早熟。保健食品往往含有各种食品添加剂，对人体尤其是儿童身体的远期毒性作用不可低估。

（五）儿童肥胖与营养不良

儿童多食含有大量奶油和糖分的保健食品可致肥胖；另外，过量糖会降低儿童食欲，致使儿童从正餐中摄取的其他营养素及碘、钙、铁等物质大大减少，长此以往，势必造成体质下降、贫血、多病和发育不良。

（六）延误治疗，加重病情

患者需要的是积极治疗，但保健品不等于治疗，许多患者受到了广告的误导，把两者等同起来，用保健品替代药物而耽误治疗，轻则病情加重，重则危及生命。有些疾病不能乱补，如糖尿病患者禁止服用含糖类的保健品。

（七）滥用保健品的原因

社区居民滥用保健品是综合因素作用的结果：疾病谱的变化及医学模式的转变；文化根源——补文化；心理作用——信则灵；经济的发展及社会交往的需要；保健品市场的虚假宣传；民众对保健品缺乏理性鉴别能力。

第三节　行为生活方式评估技术

本节将简要介绍吸烟、酗酒、成瘾及保健品滥用的评估技术。

一、简短吸烟评估技术

由于吸烟具有极大的成瘾性，绝大多数吸烟者通常必须依靠外界的帮助，尤其是医生的帮助成功戒烟。面对中国众多烟民潜在的戒烟需求，评估吸烟者的戒烟意愿和烟草依赖程度，为医生制订系统的简短戒烟技能培训计划，使他们在短时间内为吸烟者提供行之有效的戒烟建议，最终帮助吸烟者成功戒烟，意义重大。评估的主要任务是确定吸烟者的戒烟意愿，并根据需要评估吸烟者的尼古丁依赖程度（图 6-1）。

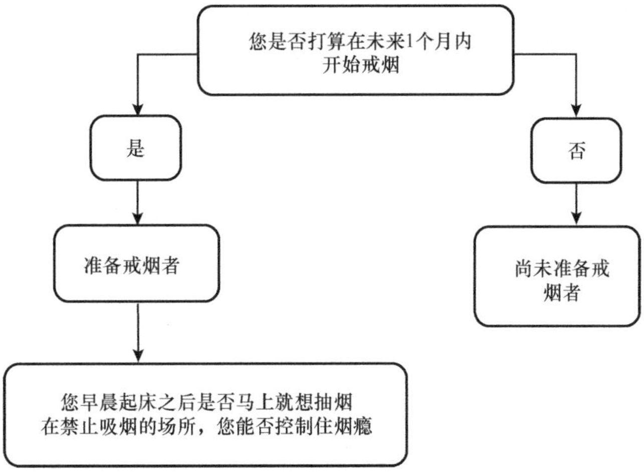

图 6-1　评估推荐步骤

（一）烟草依赖的临床评估标准

烟草依赖的临床评估标准为在过去 1 年内体验过或表现出下列 6 项中的至少 3 项。

1. 强烈渴求吸烟。

2. 难以控制吸烟行为。

3. 当停止吸烟或减少吸烟量后有时会出现戒断症状。

4. 出现烟草耐受表现，即需要增加吸烟量才能获得过去的吸烟感受。

5. 为吸烟而放弃或减少其他活动及喜好。

6. 不顾吸烟的危害而坚持吸烟。

（二）尼古丁依赖程度的大小

尼古丁依赖程度的大小根据国际通用的尼古丁依赖量表（fagerstrom test of nicotine dependence）的得分来确定（表 6-2）。该量表的分值是 0～10 分。当分值≥6 时，通常认为该吸烟者对尼古丁高度依赖，这些吸烟者戒烟过程中复吸的可能性比较大，戒断症状会比较明显（表 6-3）。

表 6-2　尼古丁依赖量表

问卷	答案	分值
1. 你早晨醒来后多长时间吸一根烟	5min 内	3
	6～30min	2
	31～60min	1
	60min 以后	0
2. 在许多禁烟场所，你是否很难控制吸烟的冲动	是	1
	否	0
3. 你最不愿意放弃哪一根烟	早晨第一支	1
	其他	0

续表

问卷	答案	分值
4. 你每天吸多少支烟	10 支或以下	0
	11～20 支	1
	21～30 支	2
	31 支或更多	3
5. 你卧病在床是否仍在吸烟	是	1
	否	0
6. 你早晨醒来后第一个小时是否比其他时间吸烟多	是	1
	否	0

表 6-3 尼古丁依赖量表评分

分值	代表的依赖程度
0～2	极低
3～4	低
5	中度
6～7	高
8～10	极高

二、有害使用酒精评估技术

（一）酒精使用障碍筛查量表

在中国，存在危险饮酒倾向的人很少会去医疗机构接受检查，为了早期筛查出这部分人群，及早对他们进行干预，防止其发展成酒精依赖，就必须有一个简单敏感的筛查工具，以便为今后的预防和干预工作提供条件。由此 WHO 发展了酒精使用障碍筛查量表（alcohol use disorders identification test，AUDIT），7 分为我国筛查危险及有害饮酒的分值界限。

（二）酒精依赖量表

酒精依赖量表（alcohol dependence scale，ADS）中总分最低为 0 分，最高为 47 分，可分为 5 个等级，此 5 个等级的临床意义如下。

0 分为无酒精依赖的表现。

1～13 分为对酒精依赖的水平较低，主要表现为心理的依赖，而非躯体的。此类受试者多愿限制饮酒量，而非欲断酒。

14～21 分为中等水平的酒精依赖，可能存在与饮酒有关的社会心理问题，但以心理依赖为主，继续发展可能出现躯体依赖、戒断症状。受试者可能愿意减少饮酒量，而非彻底戒酒。

22～30 分为酒精依赖发展到一定程度，可能出现了躯体依赖，可能存在与饮酒有关的躯体障碍和社会心理问题，应告诉受试者认真考虑彻底戒酒，这是唯一解决问题的办法。

31～47 分为酒精依赖发展到了严重的程度，躯体依赖可能性很大，并可能出现了与饮酒有关的躯体障碍，如肝脏疾病，应告诫患者彻底戒酒是唯一的治疗方案。

（三）密歇根酒精依赖筛查量表

密歇根酒精依赖筛查量表（Michigan alcoholism screening test，MAST）由于每一条的计分并不统一，必须先由评定员根据每条的实际回答，按以下规定评分，再进行统计指标和结果分析。

题（0）不记分。只有肯定回答者方须填写其他内容。题（1）（4）（6）（7）为反向计分，即答“否”计2分，答“是”不计分（记录单上加*号者）。其余各题为正向计分，肯定回答计分，否定回答不计分：题（3）（5）（9）（16），每题1分；题（2）（10）（11）（12）（13）（14）（15）（17）（19）（20）（21）（22），每题2分；题（8），为5分；题（18），曾有震颤谵妄者计5分，仅有严重震颤或幻听、幻视者计2分；题（23）（24），以酒后驾车和醉酒行为被拘留的次数计，每次2分。

（四）酒精戒断综合征的评估

1. 了解酒精戒断综合征的起病时间和病程长短，以及饮酒种类、饮酒量多少、近日是否还在饮酒或停酒或减量，便于合理评估症状的产生、发展及与最后一次饮酒的关系。

2. 评估患者当前处于哪种酒精中毒状态，营养如何，有无躯体疾病，有无潜在的攻击性和自杀风险。

3. 了解是否采取过什么治疗措施，目前疾病发展的趋势和潜在的问题，是否需要立即干预。对于既往无精神病史，突然出现精神病症状者，应警惕酒精戒断综合征的可能性。

4. 震颤谵妄通常在饮酒减少或停止48～96h内出现，高峰发生在停酒后第4天左右。因此在停酒的数天中应严密观察病情变化，并进行详细的精神检查来辅助震颤谵妄的诊断。

5. 酒精戒断综合征可能包括癫痫发作。在评估这类患者时，要注意监测患者的生命体征、气道通畅性，并做详细的躯体检查。

另外，还需要评估患者及家属对酒精戒断的认识、治疗的期望值、患者的依从性，以及家庭、社会支持系统等。

结合中国当前实际情况，针对一般人群的饮酒行为指南和针对酒精滥用者的早期干预是公共卫生领域的工作重点。及时针对危险饮酒者和有害饮酒者进行早期干预能够显著降低酒消费水平和减少乙醇所致的其他问题。简短干预成本低廉，在危险饮酒和有害饮酒行为干预上效果显著，填补了酒精滥用初级和后期强化治疗之间的空白，也为酒精依赖患者转诊至专业机构治疗提供了有效途径。

三、成瘾的评估技术

（一）成瘾严重程度指数量表

成瘾严重程度指数量表（addiction severity index，ASI）是由美国宾夕法尼亚州立大学医学院成瘾研究中心的麦克利兰（McLellan）等在1980年开发的半结构式访谈问卷，属于多维度量表。

（二）网络成瘾程度量表

网络成瘾程度量表（internet addiction degree Scale）从持续3个月的上网时间、自我控制程度、社会功能受损程度3个方面进行评分。

1. 上网游戏、聊天时间 ①平均每天2h，每月50h以下，评1分。②平均每天4h，每月100h左右，评2分。③平均每天5h，每月150h以上，评3分。

2. 自我控制程度 ①可以自我控制，评1分。②在他人的帮助或强制下被动控制，评2分。③几乎完全不能控制，并有逐渐增加的趋势，评3分。

3. 社会功能受损程度 ①能照常学习、工作、社会交往，仅受轻微影响，评1分。②学习、工作、社会交往效率明显下降，只能低水平完成部分学业或工作，回避特定的社会交往活动，评2分。

③不能学习和工作，只能休退学、辞退职，完全回避必要的社会交往活动，评 3 分。

如果总分在 3 分，可以认为还不能诊断为网络成瘾；如果总分在 4～5 分，可考虑诊断为轻度网络成瘾；如果总分在 6 分，可考虑诊断为中度网络成瘾；如果总分在 7 分以上，可考虑诊断为重度网络成瘾。

第四节 行为生活方式干预技术

采取科学有效的行为生活方式干预技术，可以帮助人们改变已养成的不良行为和生活习惯，自觉采纳促进健康的行为，培养良好的生活方式。

一、简短戒烟干预技术与方法

简短戒烟干预的服务对象应该是每一个吸烟者，即便是尚未准备戒烟者，也应该接受干预，以鼓励他们今后考虑戒烟。

（一）简短戒烟干预流程

吸烟者的戒烟意愿改变过程符合行为转变阶段模式中的 5 个阶段：尚未准备戒烟期（无转变打算阶段，思考前期）、戒烟思考期（打算转变阶段，思考期）、戒烟准备期（转变准备阶段，准备期）、戒烟行动期（行动阶段）和戒烟维持期（行为维持阶段）。并不是每一位吸烟者都想戒烟，针对其所处的戒烟意愿的不同阶段，医务工作者需要给予不同的干预内容。目前最为通用的干预策略为 5A 模型（图 6-2）。询问（ask）：询问并了解吸烟者目前的吸烟情况及健康状况。建议（advice）：提供有针对性的戒烟建议。评估（assess）：评估吸烟者的戒烟意愿，根据需要评估烟草依赖程度。帮助（assist）：在吸烟者采取行动之后，给予行为支持和帮助。随访（arrange）：在开始戒烟后安排随访。

在时间不够充裕，尚且不具备完成所有步骤的能力时，必须完成的 3 步是询问（ask）、建议（advice）、转诊（refer），即采用 2A+R 模型进行干预（图 6-3）。前两步的内容与 5A 模型相同，第三步是根据吸烟者的戒烟意愿的不同，分别给予不同的转诊方向，以便寻求更加专业和个性化的戒烟指导。

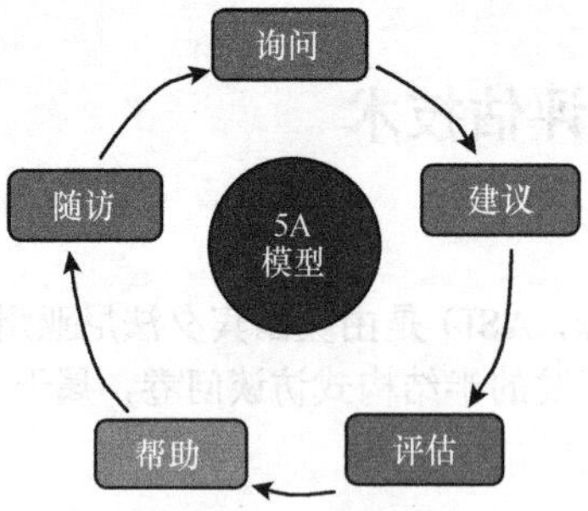

图 6-2 5A 模型

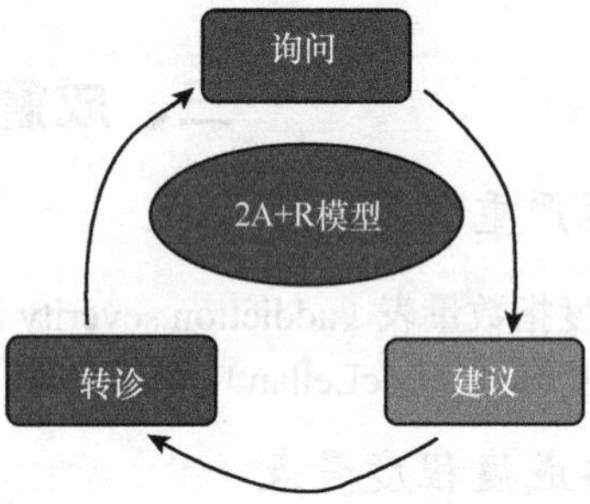

图 6-3 2A+R 模型

（二）戒烟的操作步骤

1. 询问 在每次见面时都询问吸烟者的吸烟情况，询问的主要内容包括吸烟者的吸烟年限、吸烟量、是否尝试过戒烟、尝试戒烟的次数、最长戒烟维持时间、曾经采用的戒烟方法及复吸的原因等（图 6-4）。

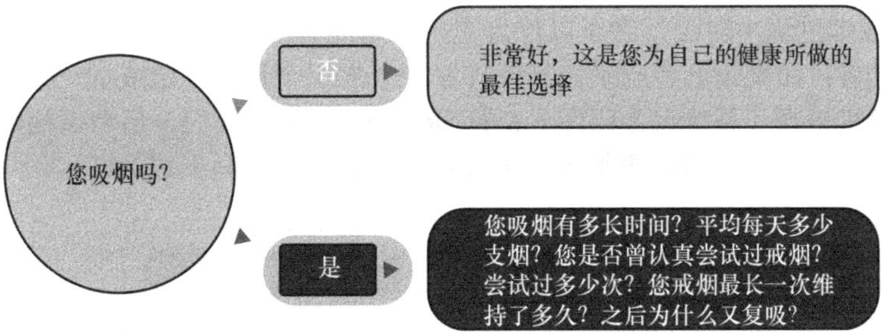

图 6-4　询问推荐步骤

为了向吸烟者进行吸烟危害的宣传，帮助吸烟者建立“戒烟有益健康”的意识，并向吸烟者提供戒烟帮助资源信息，医务工作者应该尽可能对就诊环境进行一些布置，如陈列一些吸烟危害相关手册或海报，桌面摆放禁止吸烟标识，或者陈列一些其他看得见的戒烟相关信息。良好的环境布置可以促使吸烟者接受简短戒烟干预，并让他们感觉到询问他们的吸烟情况是一个常规且必要的过程。

2. 建议　以清晰、强烈且个性化的方式建议吸烟者戒烟，建议应该从吸烟者的身体健康状况等实际情况出发，并根据吸烟者不同程度的戒烟意愿给予清晰、强烈且有针对性的戒烟建议，根据需要进行简单的动机干预（图 6-5）。

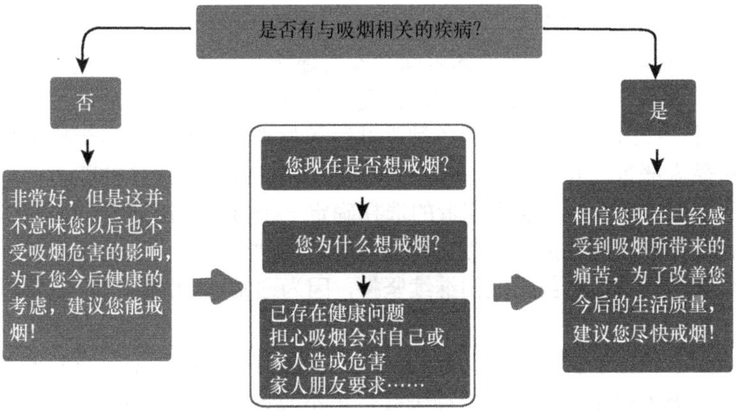

图 6-5　建议推荐步骤

对于没有戒烟想法者，医生应使用 5R 模型（图 6-6）对其进行简短的动机干预，向吸烟者强调吸烟与其健康的相关性，同时应告知吸烟的危害和戒烟的好处，戒烟过程中可能遇到的困难和障碍，并在每次与吸烟者接触过程中反复重申戒烟建议。最终吸烟者能够根据医生提供的这些建议，在权衡利弊之后，做出正确的选择。

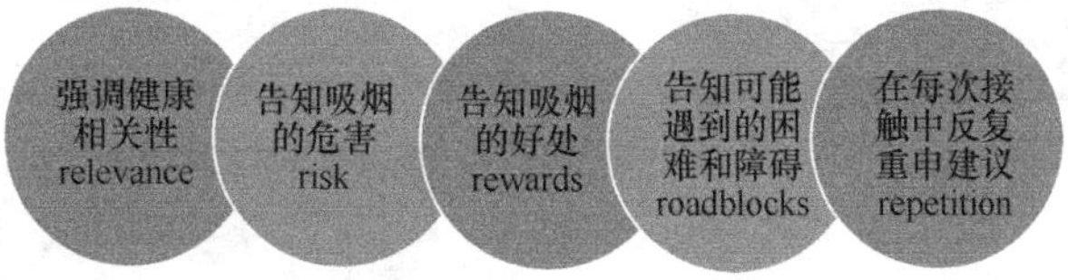
强调健康相关性
relevance
告知吸烟的危害
risk
告知吸烟的好处
rewards
告知可能遇到的困难和障碍
roadblocks
在每次接触中反复重申建议
repetition

图 6-6　5R 模型

3. 评估　吸烟行为评估能够以科学的数据指标具体判断不良行为的产生与程度，还包括戒烟干预后产生的戒断反应和治疗效果。详见本章第三节行为生活方式评估技术。

4. 帮助 在戒烟过程中对吸烟者予以行为支持和帮助（图 6-7）。

尚未准备戒烟者：如果吸烟者明确表示不打算在未来 1 个月内开始戒烟，医生主要是对这些吸烟者进行简短的动机干预（具体可参照图 6-6 的 5R 模型），鼓励他们今后考虑戒烟，并提供一些吸烟危害健康材料。谨记，对于这些吸烟者，无须强迫并说服他们马上戒烟。

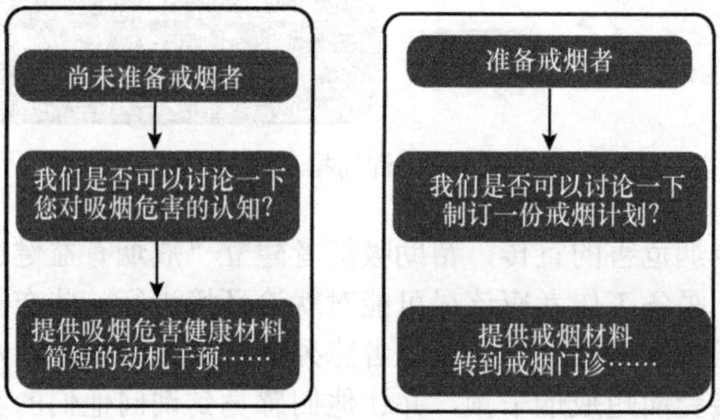

图 6-7 帮助推荐步骤

准备戒烟者：如果吸烟者打算在接下来 1 个月内开始戒烟，医务工作者主要是帮助吸烟者确定具体开始戒烟的日期，明确会有哪些人支持他们戒烟，告知戒烟过程中可能遇到的障碍，提供简单的障碍应对方法，提供戒烟药物信息，根据需要转到戒烟门诊，并根据以上内容协助他们制订一份简单的戒烟计划，为他们提供戒烟自助材料。

5. 随访 在开始戒烟后，根据可能的时间，安排随访。

随访的目的是了解吸烟者在采取戒烟行动后是否仍在坚持戒烟，对戒烟过程中出现的戒断症状予以指导和帮助，对在戒烟过程中所做的各种尝试给予肯定（图 6-8）。由于戒断症状在戒烟后 3 周内，尤其是第一周最为严重，并在随后的几个月仍可出现。因此，最佳的随访计划应安排在开始戒烟后 1 周、1 个月和 3 个月，并按照吸烟者的选择确定一个具体的随访时间。随访的方式可以采用电话或当面访视，并建议使用提醒工具以确保随访按计划进行。

对戒烟维持者表示祝贺，并鼓励他们继续坚持，因为通常认为连续戒烟 2 年以上才能称为成功戒烟。

对复吸者的戒烟尝试给予肯定，帮助他们回顾戒烟的好处，鼓励他们重新开始戒烟。谨记，复吸很常见。因此，复吸不应该被认为是一种失败，更不应该指责戒烟者没有足够的意志力。

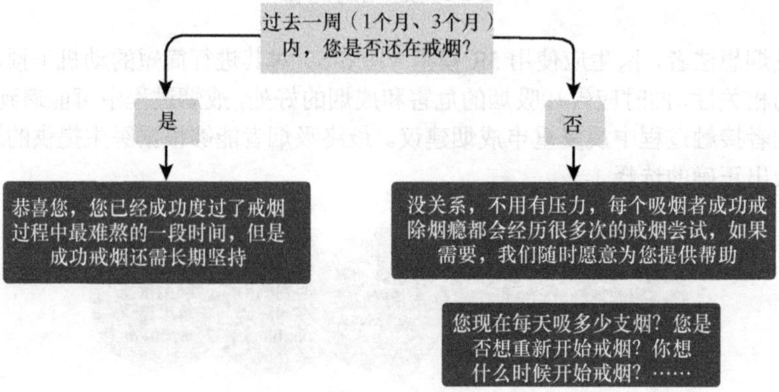

图 6-8 随访推荐步骤

（三）干预实施细则

干预实施细则见图 6-9。

尚未准备戒烟者简短戒烟干预实施细则	准备戒烟者简短戒烟干预实施细则	随访及复吸者简短戒烟干预实施细则
■询问： □询问对方是否吸烟 □整理吸烟信息并归档 □让对方知道你很关注他们的健康，所以才询问他们的烟草使用情况 ■建议： □建议对方戒烟 □谈及吸烟与其自身健康的相关性 □谈及吸烟的危害 □谈及戒烟的好处 □谈及戒烟过程中的难处 ■评估： □询问："你是否打算在接下来 1 个月内开始戒烟?" ■帮助： □提供吸烟危害材料 □切勿对这些吸烟者施加压力 ■安排随访： □让吸烟者知道只要他们今后想戒烟，你随时愿意为他们提供帮助 ■其他： □尽量长话短说!保持每次干预不要超过 3 分钟 □集中注意力在当前需要解决的问题 及格所需分数：11～14 分：_______ （共 14 个问题，医生根据提问的问题数自我评分）	■询问： □询问对方是否吸烟 □整理吸烟信息并归档 □让对方知道你很关注他们的健康，所以才询问他们的烟草使用情况 ■建议： □建议对方戒烟 □谈及吸烟与其自身健康的相关性 □谈及吸烟的危害 □谈及戒烟的好处 □谈及戒烟过程中的难处 ■评估： □询问："你是否打算在接下来 1 个月内开始戒烟?" ■帮助： □提供戒烟自助材料 □明确开始戒烟的具体日期 □确定哪些人会支持他们戒烟 □提供戒烟药物信息 □提供戒烟门诊/戒烟热线信息 ■安排随访： □在吸烟者开始戒烟后 1 周之内安排一次电话随访或当面访视 ■其他： □保持每次干预在 3~5 分钟内 □及格所需分数：12～16 分：_______ （共 16 个问题，医生根据提问的问题数自我评分）	■询问： □询问对方是否吸烟 □整理吸烟信息并归档 □说明自己的身份，并解释此次随访的目的是想通过简短的接触来了解他们是否仍在坚持戒烟 □向戒烟维持者表示祝贺，鼓励他们继续坚持；向复吸者所作的戒烟尝试表示肯定，并鼓励他们重新开始戒烟 ■建议： □建议吸烟者重新开始戒烟 ■评估： □询问："你是否打算在接下来 1 个月内开始戒烟?" ■帮助： □提供戒烟自助材料 □向吸烟者提供戒烟门诊/戒烟热线信息 ■安排随访： □让吸烟者知道只要他们今后想再次戒烟，你随时愿意为他们提供帮助 ■其他： □尽量长话短说!保持每次干预不要超过 3 分钟 □紧扣主题 及格所需分数：9～11 分：_______ （共 11 个问题，医生根据提问的问题数自我评分）

图 6-9 干预实施细则

（四）干预技能与方法

1. 戒烟日期的选择

（1）戒烟日期通常被确定在 1 周或 2 周的准备期后，选择一个吸烟者心理上放松、没有精神或时间压力的时候开始戒烟。

（2）由于饮酒时再次吸烟的危险较大，所以要避免选择饮酒机会较多的日期开始戒烟。

（3）可以选择一个对吸烟者来讲具有特殊意义的日期作为开始戒烟的日期，如吸烟者的生日或家庭成员的生日、结婚纪念日、世界无烟日等。

（4）可以推荐的其他时间包括吸烟者搬家、换工作、新的一年的开始、1 个月的开始时间等。

2. 戒烟支持 由于烟草的高度成瘾性，吸烟者在戒烟过程中通常需要外界的帮助和支持才能成功戒除烟瘾。该支持不仅来自医生，更密切且更直接的关怀来自家人，同时，朋友和同事的帮助及支持也是不容忽视的。

除了这些社会支持以外，还需要有一定的环境支持，因为任何与吸烟相关的场景和物品都可能让吸烟者在戒烟一段时间后重新燃起吸烟的记忆。营造这种戒烟环境，需要家人、朋友和同事的共同努力，同时也需要吸烟者采取切实的行动来维持，如清除家庭、工作场所中及随身携带的烟、打火机和烟灰缸等烟具。

3. 戒断症状的应对 戒烟过程中可能遇到的困难和障碍，不仅包括各种可能的戒断症状如紧张、易怒、焦虑、抑郁、失眠、体重增加等，同时也包括一些心理上的障碍如缺乏信心、同伴压力等，以及社会交往过程中所承受的环境压力。戒断症状在最强烈的时候通常只会维持3～5min，此后会逐渐减弱。

应对戒断症状，首先要有正确的认识，以下几点需要加以注意：①戒断症状在停止吸烟后几个小时之内就会出现，并在戒烟后的头3周，尤其是第1周最为严重；②通常2～3周后，所有的戒断症状均基本消失，如果症状维持在3周以上，则需要向医生咨询或采用戒烟药物来缓解；③认识吸烟的误区，解除戒烟的顾虑；④体重增加是戒烟后最常见的表现，因为烟草中的尼古丁有抑制食欲并增加人体基础代谢的作用，且吸烟能收缩胃黏膜血管，影响营养吸收，戒烟之后，食欲增加，胃肠吸收功能恢复，味觉改善，所以一般来说，戒烟后体重会增加2～3kg。

其次，积极应对戒断症状。在认识上述自然规律的基础上，最主要的方式是听取医生针对个人健康状况提出的戒烟建议，并适当采取戒烟药物来缓解戒断症状。除医生的简短戒烟建议和戒烟药物之外，还可以采用如下方法。①通过戒烟门诊、戒烟热线、戒烟网站等寻求专业的戒烟帮助。②向成功戒烟者学习戒烟经验。③控制饮食，加强锻炼，预防体重增加。④尝试其他戒烟小技巧，如“5D戒烟方法”，即向身边所有人宣告（declare）自己戒烟的决心，借此争取他人支持；然后采取拖延（delay）策略降低烟瘾，延迟吸烟行为；烟瘾难忍时，深呼吸（deep breathing）、饮水（drink water），以及改做其他事情（do something else），如嚼口香糖、嗑瓜子、听音乐、看电影、散散步、爬爬山等，务求分散注意力，减低心瘾。

二、有害使用酒精的干预技术与方法

（一）对酗酒行为的相关建议

1. 国家层面需要制定、实施、监测和评价减少有害饮酒的公共政策，WHO《减少有害使用酒精全球战略》提出以下参考：①监管酒精饮料的销售（特别是向年轻人销售）；②监管和限制酒的可获得性；③制定适当的酒后驾驶干预政策；④通过征税和价格机制减少酒的需求；⑤提高公众对政策的认知和支持力度；⑥向酒精滥用患者提供易获得和可负担的治疗；⑦针对危险及有害使用酒精开展广泛筛查和简短干预。

2. 酗酒行为的干预也离不开个人对于饮酒行为的正确认识与把控。

（1）适量饮酒：《中国居民膳食指南（2022）》建议的饮酒限量：成年男性一天饮用的乙醇量不超过15g，做好控制在25g以下。约相当于啤酒450ml，或葡萄酒150ml，或38°白酒50ml。从维护健康的角度建议做出明智选择，饮酒限量。

（2）孕妇不饮酒：孕妇饮酒影响胎儿正常发育，特别是大脑发育。孕期大量饮酒可能导致胎儿畸形或大脑某些区域产生功能性缺陷，而致智力迟钝。孕妇对乙醇的敏感性相对较高，正常人的适宜饮酒量对孕妇就可能有害的，并影响发育中的胎儿。因此，建议孕妇不饮酒，更不可酗酒。原来喝酒的人在准备妊娠时要戒酒。

（3）儿童、少年不要饮酒：儿童、少年正处在生长发育阶段，其身体各脏器功能还不完善，对乙醇的作用愈发敏感，且对乙醇的解毒能力低，因而更容易受到乙醇的伤害。尤其是儿童，即使少量的酒，也会使他们的注意力、记忆力下降，思维变得迟钝。另外，儿童、少年对酒的危害不了解，控制能力较差，一旦饮酒则容易喝多、喝醉，严重者可能造成昏迷甚至死亡。因此建议儿童、少年不要饮酒。

（4）从事某些工作的人不应饮酒：一般人在饮酒后会出现注意力不集中、反应减慢和动作不准确等现象（表 6-4）。所以，驾驶车辆、操纵机械、从事精细作用及需要技巧或协调能力的人，在工作期间不能饮酒。酒后驾驶危害自己和他人的安全，危害社会安定，应当坚决禁止。

表 6-4 体液中的乙醇含量与症状的关系

乙醇含量（mg/100ml）		症状
血液	尿液	
20～39	—	头胀，愉快而健谈
40～59	—	精神振作、说话流利、行动笨拙、手微震颤
60～79	100～134	谈话絮絮不休、行动笨拙
80～119	100～134	情感冲动、自言自语、反应迟钝、步履蹒跚
120～199	135～249	嗜睡，呈明显酒醉状态
200～399	250～499	朦胧状态，言语含糊，大多数呈木僵状
≥400	≥500	深度麻醉，少数致死亡

（二）《澳大利亚降低饮酒健康风险指南》

2009 年，在国家健康和医学委员会的指导下，澳大利亚基于已有酒精相关疾病和伤害的证据，制定了《澳大利亚降低饮酒健康风险指南》（*Australian Guidelines to Reduce Health Risks from Drinking Alcohol*），为政策制定和社区干预提供支持。

1. 每日饮酒不超过 2 个标准单位，可降低酒精相关长期伤害 酒精相关疾病和伤害的发生风险随累积饮酒量的增加而增加。不论是男性或女性，当每次饮酒不超过 2 个标准单位（本指南中，1 个标准单位是指 10g，约等于 12.5ml 的乙醇摄入），即使每日饮酒，因酒精相关疾病或意外伤害事故导致死亡的风险都低于 1/100；如果每次饮酒均高于 2 个标准单位，酒精相关疾病和意外伤害事故的长期风险会持续增加；降低饮酒量和饮酒频次，会降低酒精相关疾病和意外伤害事故的风险。

2. 单次饮酒不超过 4 个标准单位，可降低当次饮酒引起伤害的风险 单次饮酒发生酒精相关伤害的风险随累积饮酒量的增加而增加；单次饮酒的累积仍然会引起酒精相关长期伤害。单次饮酒超过 4 个标准单位会使接下来 6h 内伤害的发生风险加倍，而且风险在累积饮酒量超过 4 个标准单位后会迅速增加。

3. 儿童和 18 岁以下青少年不能饮酒 对儿童和 18 岁以下青少年来讲，没有安全的饮酒量。乙醇可能影响儿童和青少年大脑发育，并会导致成年后出现酒精相关问题。父母和监护人应该知道，儿童和 15 岁以下青少年处于乙醇相关伤害的最大风险期，绝对不能饮酒；而 15～17 岁饮酒者更可能出现高风险饮酒行为，这个年龄段的青少年如果饮酒，应该处于安全环境中，在成年人的监护下进行，并确保饮酒量在较低水平。

4. 孕妇、计划妊娠和哺乳妇女不能饮酒 孕妇饮酒会损害胎儿发育，乳母饮酒会损害婴儿生长；孕期和哺乳期高频率饮酒，乙醇对子代的伤害最大；在确认妊娠之前，或孕期的少量饮酒（1～2 个标准单位/周），乙醇对子代的伤害较小；低水平的乙醇量累积更有可能与早产儿神经发育异常、流产、死胎、新生儿低体重等的发生有关。

5. 其他 在某些情况下，乙醇有可能导致死亡，如酒后进行驾驶、机械操作或看护孩子等；某些特征的人群，饮酒的风险会增加，如18～25岁青年、60岁及以上老年人、有酒精依赖家族史者、非法使用药物者等；在某些情况下，个人应寻求关于饮酒的专业知识，如正在服用药物者、有酒精相关疾病或其他生理疾病者、有心理疾病者等。

（三）《加拿大低风险饮酒指南》

2011年，在国家乙醇政策咨询委员会的资助下，来自加拿大国内外的独立研究者开发了《加拿大低风险饮酒指南》（*Canada's Low-Risk Alcohol Drinking Guidelines*）。该指南作为加拿大国家政策的关键内容，在加拿大乙醇和健康报告中发布。低风险饮酒可以适度地促进文化交流，同时也是一种健康的生活方法。饮酒是个人选择，该指南可以帮助饮酒者决定饮酒的时间、地点、原因和方式。

1. 通过控制累积饮酒量，降低饮酒导致的长期健康风险。女性每周不超过10个饮酒单位（本指南中，1个标准单位是指5%浓度的啤酒、果酒或酒精饮料341ml，或12%浓度的葡萄酒142ml，或40%浓度的蒸馏酒43ml），多数情况下每天不超过2个饮酒单位；男性每周不超过10个饮酒单位，多数情况下每天不超过3个饮酒单位；每周保证一定天数不饮酒，以避免酒精成瘾。

2. 通过控制单次饮酒量，降低饮酒导致的长期健康风险。女性单次饮酒不超过3个饮酒单位；男性单次饮酒不超过4个饮酒单位；在安全的环境中饮酒，按照指南第一条，保证每周有一定天数不饮酒。

3. 以下情况不饮酒：驾驶机动车、使用机器或工具；服用药物或其他可能与乙醇发生相互作用的物质；患有心理或生理疾病；患有酒精依赖症；妊娠或计划妊娠；需要看护他人并保证其安全；做重要决定时。在上述情况中，不饮酒。

4. 在妊娠、备孕、母乳喂养时，最安全的做法是不饮酒。

5. 儿童和青少年应拒绝饮酒，乙醇会影响儿童、青少年大脑和身体发育；儿童、青少年应就饮酒问题与父母交流；如果要饮酒，需要提前计划，遵守当地相关法律，并确保遵守指南第一条建议的饮酒限量。

6. 为自己设定饮酒限量并严格遵守；缓慢饮酒，在3h内饮酒不超过2个单位；连续饮酒时，每次饮酒之后均适当摄入非酒精饮料；在饮酒前先进食，避免空腹饮酒；始终要考虑自身的年龄、体重和健康状况可能需要更低的饮酒限量；虽然饮酒对部分人群健康有益，但是不要为了健康收益而开始饮酒，或提高饮酒量。

（四）酒精滥用的简短干预

酒精滥用的简短干预是指各级医疗服务人员在日常诊疗过程中，利用短暂的接诊时间，对就诊者进行酒精滥用的筛查，并根据筛查结果实施饮酒健康教育、简单建议、简短咨询、转诊等不同强度的干预措施，以减少危险和有害饮酒。简短干预包括筛查、反馈、建议、帮助、随访等步骤，在常规临床实践中即可运用，简便易行，根据干预强度需时5～30min不等。

简短干预的适用对象是饮酒量超过推荐限量的个体，实施场所包括各级医院、初级卫生保健机构、诊所、社区咨询机构、社区福利机构和工作场所等，干预者可以是任何经过培训愿意进行饮酒行为干预的人员。初级卫生保健机构是对饮酒者进行持续监测和定期干预的理想场所，基层医疗卫生服务人员在酒精滥用的识别、干预、转诊等方面发挥着关键作用。

1. 酒精滥用筛查 酒精滥用筛查是简短干预的第一步。日常诊疗服务过程中进行酒精滥用筛查，可以选择饮酒情况问诊和饮酒自评问卷两种方法。

饮酒情况问诊是依次询问患者是否饮酒，饮酒量和饮酒频次，饮酒对躯体、精神、家庭、工作等造成的影响，以及是否存在难以控制、耐受、戒断等现象，根据患者的回答，判断患者是否属于高风险饮酒（或称危险饮酒）、有害饮酒或酒精依赖（图6-10）。饮酒情况问诊可在任何时间、任何地点使用，可单独使用，也可与饮酒自评问卷联合使用。

采用饮酒自评问卷进行筛查时，建议使用 WHO AUDIT，以识别低风险饮酒者、高风险饮酒者、有害饮酒者及酒精依赖者。AUDIT 为半定式评定量表，包含 10 个问题，主要涉及乙醇的近期使用情况。问题 1～3 测试饮酒量和频率，问题 4～6 测试酒精依赖症状（包括饮酒控制力、因酒忽视责任和成瘾），问题 7～10 测试乙醇所致相关问题（包括酒后自责、一过性记忆丧失、酒精所致伤害和因饮酒引起周围人关注）。

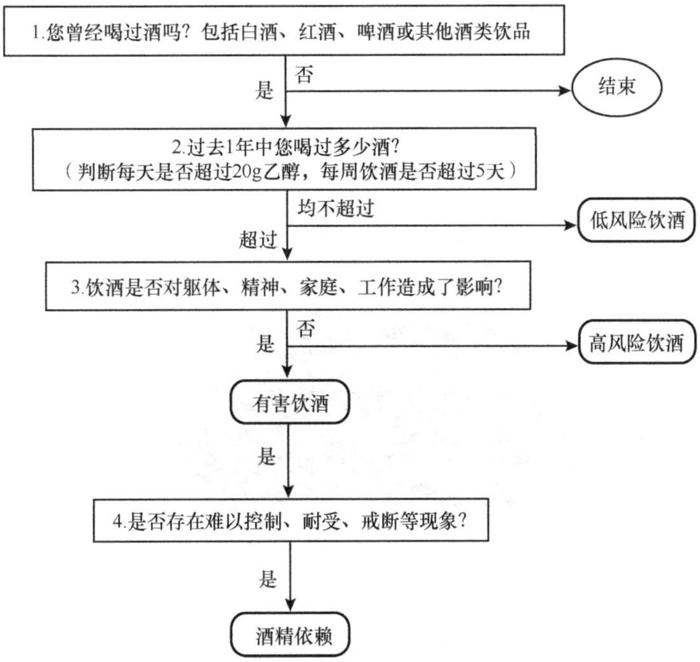

图 6-10 饮酒情况问诊的基本流程

2. 据筛查结果选择不同强度的干预方案 根据饮酒情况问诊结果和 AUDIT 得分选择不同强度的简短干预方案（表 6-5）。如果低强度简短干预效果不理想，则应考虑采用高强度干预措施。

WHO《危险和有害饮酒的简短干预：初级保健使用手册》分别介绍了针对不同风险等级的干预手段，包括低风险饮酒的健康教育、高风险饮酒的简单建议和有害饮酒的简短咨询，并提供了咨询范例和参考知识，可供初级医疗卫生机构使用。

表 6-5 根据饮酒筛查结果选择不同强度的简短干预方案

饮酒风险水平	AUDIT 得分	饮酒问诊判断	简短干预方案
风险Ⅰ区	1～7	低风险饮酒	饮酒健康教育
风险Ⅱ区	8～15	高风险饮酒	简单建议
风险Ⅲ区	16～19	有害饮酒	简单建议、简短咨询及持续监测
风险Ⅳ区	20～40	酒精依赖	转诊，由专科医生进行新评估和治疗

3. 低风险饮酒的健康教育 处于低风险饮酒的患者，可以进行饮酒健康教育。饮酒行为是变化的，患者的低风险饮酒可能逐步发展为高风险饮酒或有害饮酒，尤其是在各种酒类广告的错误引导下。通过简单的交流，或提供关于饮酒风险的阅读材料，能防止高风险饮酒和有害饮酒行为的发生。

对低风险饮酒者的健康教育，可参考以下流程：①准确反馈患者的筛查结果；②解释什么是低风险饮酒行为，介绍超过低风险饮酒限量之后的危害；③积极肯定及表扬患者目前的做法，并提醒如果确实要饮酒，一定要保持在推荐的限量内。

4. 高风险饮酒的简单建议　简单建议适用于AUDIT筛查得分在8～15分，或饮酒情况问诊判定为高风险，但可能还未引起酒精相关伤害的患者。

对高风险饮酒者的简单建议，可参考以下流程。

（1）利用饮酒者金字塔（图6-11）介绍不同分级的饮酒行为，并准确反馈患者的筛查结果。

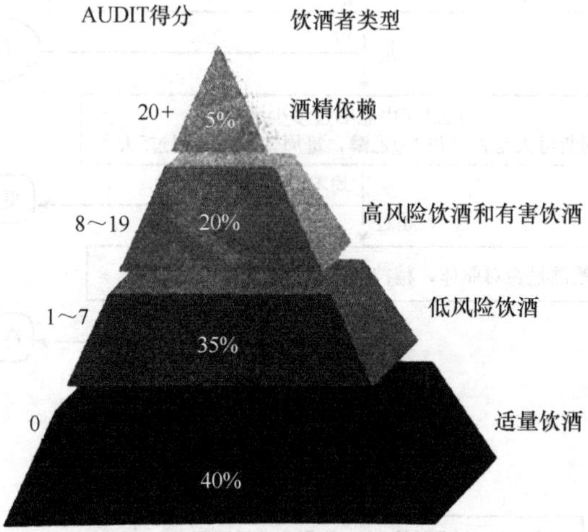

图6-11　饮酒者金字塔

（2）介绍高风险饮酒可能引起的伤害，鼓励患者立即采取行动，以降低高风险饮酒相关的风险。

（3）敦促患者制订目标改变当前高风险饮酒行为。

（4）解释什么是低风险的饮酒行为，并说明即使少量饮酒也会发生伤害的禁忌情况。

（5）激发患者改变饮酒行为的动机，重申降低饮酒风险的必要性，鼓励患者立即行动改变饮酒行为，尤其在患者偶尔失败时。

5. 有害饮酒的简短咨询　简短咨询适用于AUDIT筛查得分在16～19分的饮酒者，或饮酒情况问诊判定为有害饮酒的饮酒者，也适用于需要永久或短期戒酒者，包括孕妇、育儿妇女及服药期间禁止喝酒者。简短咨询的目标是使患者改变基本态度，并能处理各种潜在的问题，降低患者过量饮酒所致伤害的风险。

简短咨询是在简单建议的基础上，附加了动机评估及适宜建议、借助《预防酒精相关问题自助手册》进行技能培训和随访。

（1）简单建议：首先应与患者讨论患者饮酒问题，告诉患者筛查结果，让患者知道自己属于高风险饮酒并已造成了伤害。逐条列出饮酒引起的特定伤害，包括由AUDIT筛查出和患者主诉的不适，并强调了危害的严重性。

（2）动机评估及适宜建议：深入进行诊断性评估和动机改变评估有助于简短咨询。诊断性评估涉及患者过量饮酒的起始及维持因素、饮酒相关问题的严重性及相关后果；动机改变评估是判断患者所处的动机改变期。咨询开始时要使咨询内容适合患者目前的动机水平（表6-6）。

（3）借助《预防酒精相关问题自助手册》进行技能培训：当患者准备改变饮酒行为时，使用WHO《预防酒精相关问题自助手册》进行技能培训。该手册是基于健康行为改变策略，指导人们如何改变饮酒行为，主要目的是找出少饮酒的理由，并培养能够替代饮酒的其他活动。主要内容包括列举并选择减少饮酒的预期好处；列举并选择应该会去的饮酒高风险场合；制订并选择抵制或回避饮酒高风险场合的策略；列举并选择应对孤独或无聊的建议；关注抑郁并寻求医学治疗；完成并坚持“打破饮酒习惯计划”。

表 6-6 动机改变期及相应的简短咨询方案

动机改变期	描述性定义	简短咨询方案的要点
深思前期	有害饮酒者不考虑近期改变其饮酒行为，或没有意识到继续过量饮酒对健康的实际或潜在不良后果	反馈筛查结果；提供饮酒危害的信息
深思期	饮酒者可能意识到饮酒相关不良后果，但对是否要做出改变很矛盾	强调饮酒行为改变的好处，提供饮酒相关不良后果和延迟改变的风险等信息，讨论如何选择目标
准备期	饮酒者已经决定改变饮酒行为，并计划采取行动	讨论如何选择目标，提出建议，并给予鼓励
行动期	饮酒者已经开始减少饮酒或停止饮酒，但饮酒行为改变还不久	回顾提出的建议，并给予鼓励
保持期	饮酒者已经相对长期地节制饮酒或戒酒	给予鼓励

（4）随访：接受简短咨询的患者目前正遭受饮酒所致的伤害，在每次咨询后定期进行随访至关重要。如果患者转诊稳步实现或已经实现某个目标，随访可每半年一次或每年一次。如果患者数月来一直难以实现或保持减少饮酒的目标，应考虑转诊接受专业强化治疗。

三、成瘾的干预技术与方法

略。

四、保健品滥用的干预技术与疗法

民众对健康、青春、聪明等美好理想的期望成就了我国保健品市场的兴旺和发展，但无效保健品的泛滥已成为影响医学民众健康的一个社会问题，解决的办法应该是社会综合治理，不仅要加强宏观管理包括完善立法、健全健管、严格执法和舆论监督等，而且要强化企业自律意识、重视产品研究开发；同时，在社区层面还可从几方面开展干预活动。

1. 开展社区健康教育 解决保健品滥用现象的根本措施在于开展社区健康教育，提高居民对营养保健知识的知晓水平，减少非理性需求。通过多种教育活动，引导人们树立正确的保健意识，建立健康生活方式，合理膳食、适当运动，戒除不良嗜好；倡导健康养生，营养来自日常食用的五谷杂粮，最好通过均衡饮食补充身体需要的各种营养；让人们了解客观评价保健品作用的方法，即一个符合国家标准要求的保健食品，一定是通过科学实验（随机化对照试验）证实了其含有某种有效功能成分，要说明保健食品中的某种成分是通过科学实验证实具有调节何种生理功能的作用。对于没有经科学实验证实有效的保健食品，不能盲目选用。值得一提的是，动物实验证实有效的结果不能简单外推到人，对人仅有参考意义，即对人体仅仅是可能有效。

2. 提供社区营养咨询服务 人们做到合理膳食，往往需要先找出膳食结构不合理的症结，再制订科学的计划，还需持之以恒。整个过程包括营养评测、营养改善指导、营养配餐及食疗等活动，这些活动对民众而言可能存在着一定难度，必须在专业指导下才能实现。因此，应强化社区医护人员的营养知识培训，同时，在社区全科医学团队中充实专业营养师的力量，加快社区营养师的培养和配备，以满足社区居民日益增长的营养咨询与指导服务需求，及时为居民提供相关指导建议。例如，告知居民日益增长的营养咨询与指导服务需求，及时为居民提供相关指导建议；告知居民目前需要补充何种营养素及需要补充的量，需要减少何种营养素及相应注意事项；为达到营养改善的目的，应采用的具体方法；针对具体病症的食疗解决方法等。针对选用保健品，社区居民可以通过咨询了解其成分、确定有无毒害和确定自身体质是否需要，进而做到因人而异，区别不同季度和体质等具体情况，安全合理地服用保健品。

3. 加强老年病的社区随访管理 社区老年人尤其是老年患者是保健品的主要消费群体，也是保健品的主要兜售对象。因此，一方面，社区健康教育应重点关注老年人，提高他们对衰老、疾病过程和医疗保健的正确认识，促成他们选择健康生活方式；另一方面要加强老年病、慢性病的随访管理，督促患者遵医嘱治疗，并引导其重视非药物治疗措施，实施个体化的饮食和运动干预，倡导保健养生以食疗为主；同时，指导中老年人科学选用保健品，使他们加深对涉药保健品潜在危害的认识，提高对保健品和药品的区分能力，不再寄希望于通过保健品来治疗疾病，避免参与保健品的传销活动。

4. 净化社区环境及揭露庸医骗术 动员社区力量，净化社会环境，严禁虚假不实的保健品广告和促销活动进入社区及居民家庭，增强居民自我保护意识、防范意识和依法维权意识。为揭露庸医骗术，要提高居民对保健品的鉴别能力，教会居民选择保健品的方法。首先，要注意产品原料和成分，天然制品、绿色产品、原料未受毒物污染、不含或少含添加剂及不含激素成分的产品；其次，要留意产品标签。标签上必须有批准文号、生产厂家、厂址、生产日期、有效成分含量、保质期、检验合格证、适宜人群、使用量及食用方法等。

课后练习题

填空题及其答案

1. 人类行为是指具有认知、思维能力并由情感、意志等心理活动的人对外环境因素刺激所做出的（能动反应）。

2. 人的行为由五要素构成：行为主体——人；行为客体——人的行为所指向的目标；行为环境——行为主体与行为客体发生联系的客观环境；行为手段——行为主体作用于行为客体时的方式方法和所应用的工具；（行为结果）——行为对行为客体所致影响。

3. 食物成瘾指患者常进食可口食物，如高盐、高糖、高脂肪食物，且进食量明显（超过）自身所需。

4. 保健品滥用指不根据自身体质需要，盲目进补（保健品）的现象。

5. 目前最为通用的简短戒烟干预策略为5A模型：（询问）；建议；评估；帮助；随访。

6. 有害使用酒精的干预包括国家层面需要制定、实施、监测和评价减少有害饮酒的公共政策：酗酒行为的干预也离不开个人对于饮酒行为的（正确认识与把控）；酒精滥用筛查；据筛查结果选择不同强度的干预方案；低风险饮酒的健康教育；高风险饮酒的简单建议；有害饮酒的简短咨询。

7. 保健品滥用的行为干预包括开展社区健康教育；提供社区营养咨询服务；加强老年病的社区随访管理；（净化社区环境及揭露庸医骗术）。

（卜　佳）

第七章　休养与睡眠

学习目标

1. 掌握休养与睡眠的基本概念及评估方法。
2. 熟悉睡眠障碍的干预方法。
3. 了解睡眠障碍的发生机制。

睡眠是人最重要的生理需求，人一生中有 1/3 的时间是在睡眠中度过的。良好的睡眠质量是人消除疲劳、恢复体力的重要保证，对人体的健康极为关键。反之，如果出现睡眠障碍，不仅会导致精神不振、情绪欠佳，还会降低人体的免疫功能。

第一节　休养与睡眠概述

睡眠是最理想、最科学的休息。本节主要对睡眠及睡眠障碍的相关内容作一简要概述。

一、睡眠相关概念

健康睡眠最重要的是不要随意打乱自己的生物钟，即使睡眠不够，也要按时起床。身体功能会自动调节以补足前晚睡眠的不足部分，昨晚没睡够，今晚就能熟睡，反而能享受到高质量的睡眠。

（一）睡眠

随着科学进步，人类对睡眠的认识也在不断深化，对睡眠的定义也经历了数次演变，经过近些年的研究，现代医学大致认为，睡眠是一种周期性、可逆性、自发性和生理性的静息状态，表现为机体对外界刺激的反应性降低和意识活动的减弱，中枢神经系统在自然生理条件下逐渐进入抑制状态，这能量得到储存，有利于精神和体力的恢复。

（二）昼夜节律

人等哺乳类动物的体内生物钟在下丘脑的视交叉上核（SCN），大约 25h 为一个周期。通过体内生物钟形成了睡眠、内分泌、循环动态等各种各样的生理功能周期。另外，体内生物钟可通过光的明暗等来自行调整。通过 SCN 的信息，松果体会分泌褪黑素。血中褪黑素浓度白天低、晚上高，和睡眠密切相关。最近，作用于褪黑素受体的药物雷美替胺作为改善睡眠的药物被人们所使用。

（三）生物钟

能够在生物体内控制时间、空间发生发展的质和量称生物钟。生物钟又称“生理钟”。它是生物体内一种无形的“时钟”，实际上是生物体内生物活性的节律性，由生物体内的时间结构顺序决定，地球上的所有动物都有一种被称为“生物钟”的生理机制，也就是从白天到夜晚的一个 24h 循环节律，如一个明-暗的周期，与地球自转一次吻合。生物钟是受大脑的下丘脑 SCN 控制的，和所有的哺乳动物一样，人类大脑中 SCN 所在的区域位于口腔上腭上方，我们有昼夜节律的睡眠、清醒和饮食行为都归因于生物钟作用。

（四）疲劳

疲劳指身体或精神连续承受负担时所显示的身体或精神上的效率低下。日本专家木谷对疲劳的定义：疲劳是由于过度的肉体的、精神的活动产生的独特病态的不快感和有休息要求的身体及精神功能的减弱状态。病态的不快感和需要休息的欲望是疲劳感的自觉症状，与疼痛、发热一样是身体发出的一种重要信号。

表 7-1　不同年龄人群的一天平均睡眠时间

新生婴儿	16h
6 个月～2 岁	13h
2～12 岁	10～12h
12～18 岁	9～10h
成人	5～9h　平均 7.5h
老年人	5.5～7h

在人的一生中，各个年龄阶段对睡眠时间的需要也不相同：婴幼儿需要时间最长；随着年龄增长，睡眠时间逐渐缩短；成年后就稳定在每天 7.5h 左右；进入老年，许多人的睡眠总时间又有所变动（表 7-1）。睡眠过少或过多都会对人体的健康形成一定的威胁，睡眠障碍是很常见的现象。睡眠时间的长短就像一个人的食量，并无统一的标准，每个人都可能经历过偶然失眠或偶然贪睡，只要有一定的客观原因可寻，这都不能被视为不正常。

（五）睡眠医学

睡眠医学是一门新兴的发展迅速的综合性医学学科，目前已成为 21 世纪医学研究的重要课题之一。其研究内容主要是睡眠与睡眠障碍，是神经科学的重要组成部分，它除对睡眠进行基础研究外，还对各种睡眠疾病的发病机制、发展演变、诊疗措施、预防措施及与其他疾病之间的相互关系进行研究。

（六）睡眠健康服务

睡眠健康服务是指针对睡眠健康而提供的医疗保障服务，包括开展睡眠健康教育、提供睡眠疾病筛查和诊疗服务、提供睡眠健康保障服务等多个方面。睡眠健康服务涵盖全社会、全年龄、全人群，不论男女，不论是儿童、青少年、青年人、中年人还是老年人，都是睡眠健康服务的涵盖人群。

二、睡眠障碍

睡眠往往是一种当时无法察觉的神经系统抑制状态，与觉醒状态相比较，睡眠的时候个体无法察觉环境，人与环境的互动明显减少，个体也不能主动控制自身的行为活动。睡眠的本质其实就是机体的一种休息，只不过更加高效而已。

（一）定义

睡眠障碍指睡眠的量、质或定时的异常，或者是在睡眠中或睡眠觉醒转换时发生异常的行为或生理事件。

（二）人群的睡眠现状

据 2007 年全球睡眠调查显示，我国 1/4 人群饱受失眠的困扰和危害。2011 年《全球睡眠调查：中国区域调查报告》中也显示，我国有 45.4%的人存在睡眠问题，并与抑郁或焦虑性心理障碍成正比。2017 年公布的《全球平均睡眠时长调查报告》显示，中国人平均睡眠时间为 8.39h。睡眠最少的是日本人，只有 7h 16min，之后是斯洛文尼亚人，睡眠时间为 7h 28min。平均睡眠时间最长的是阿根廷人，时间长达 10h 16min，之后是西班牙人，该国居民平均睡眠时间为 9h 59min。美国和俄罗斯居民的平均睡眠时间分别为 8h 31min 和 9h 20min。

据第一财经商业数据中心（CBN Data）《2018 国民睡眠生活消费大数据报告》显示，中国互联网网民日常睡眠平均时长是 7.1h。睡觉时间虽然不短，但有 56%的人表示自己有睡眠问题，其中做梦多、持续浅眠、早上醒来头脑昏沉最为普遍。全国一亿七千多万 90 后中 1/3 都有睡眠问题，睡眠时间最短的每天只睡 4h。68%的人表示每天根本“睡不够”。工作和生活压力大，睡眠时长不足，睡眠质量差，越来越多的人愿“一掷千金”买个好觉。

总的说来，我国社区居民睡眠问题的流行特点：第一，女性发生率高于男性，青少年发生率增高；第二，东南地区发生率高于西北地区，城市高于农村，脑力劳动者高于体力劳动者；第三，患病人群遭受睡眠困扰多。

（三）睡眠障碍的危害

睡眠对于人类有如下功能：消除疲劳，恢复体力，保护大脑，恢复精力；睡眠还可以使各组织器官自我康复加快，有利于疾病的消除。睡眠还可以增强免疫力，康复机体；促进生长发育；延缓衰老，延年益寿；保护人的心理健康；有利于皮肤美容等。充足的睡眠、均衡的饮食和适当的运动，是国际社会公认的三项健康标准。

睡眠不足对身心健康有严重危害。睡眠不足的主要危害包括自主神经功能紊乱、影响儿童生长发育、引发不良情绪、降低机体免疫力、引发和加重慢性疾病及引发各种社会问题。

三、睡眠障碍产生原因

在人的睡眠过程中，大概有近 1/3 的人都不同程度地发生过睡眠障碍。导致睡眠障碍的原因十分复杂，大致如下。

（一）环境原因

环境刺激对于睡眠的影响包含两方面：一是刺激因素，包括刺激形式、刺激强度、刺激频率或维持时间；二是感官因素，包括感官开放状态及感受性水平。环境刺激对于睡眠本身的影响在大多数时是消极的，如环境的突然改变、强光、噪声、温度异常、寝具不适等，对于觉醒而言则可能是积极的。

（二）不良行为生活方式

现代多媒体和通信设施的发展与普及，使人们生活变得丰富多彩，生活方式发生巨大变化。人们若缺乏自我约束能力，尤其是青少年这一特殊群体，如疏于教育和引导，容易形成不良行为习惯，如网瘾、过久沉溺于夜间娱乐场所或睡前玩手机等。这些情况可以明显减少一个人的睡眠时间或扰乱其正常作息规律，错过最佳入睡时间而难以入睡，造成睡眠问题。

生物有按时间有节奏调节自己活动的本领，称为“生物钟”。我们白天醒，晚上睡觉的规律不断地反复进行，这也属于“生物钟”现象。如果我们没有通过日常生活的规律活动确保这种“生物钟”的正常运行，搅乱了正常的作息规律，如熬夜工作、夜班工作等，会造成睡眠障碍。

（三）躯体原因

患有躯体疾病或不适症状可致入眠困难。各系统疾病均有可能引起睡眠问题，如循环系统疾病的心脏不适、消化系统疾病的腹痛腹胀、呼吸系统疾病的咳嗽喘憋、泌尿系统的前列腺增生和泌尿系感染、脑外伤后神经反应、脑部疾病的头晕耳鸣、皮肤病引起的瘙痒、睡眠呼吸暂停综合征及各种疼痛性质疾病，以及已经存在的某些睡眠障碍，这些疾病均可导致患者睡眠问题。

（四）精神原因

精神原因较复杂，包括个体近期的情绪状态、感知状态、思维状态等，还有个体长期的、短期的、暂时的、潜在的压力、矛盾、表达习惯等。

机会性失眠，如考试前夕的入睡困难，相思、离别的失眠，剧烈生活事件刺激造成的睡眠障碍等。心理生理性失眠，开始失眠是短暂的，之后可能是因失眠而过分紧张，造成心理负担；精神障碍，包括神经症、抑郁症、精神分裂症，以及某些人格障碍等。

（五）药物原因

可能引起睡眠障碍的药物，如氨茶碱、阿托品、异烟肼等。长期服用安眠药或长期习惯饮酒催眠者的戒断反应，如长期服用安眠药者，突然停药常常会产生入睡困难；长期习惯饮酒催眠者，一旦停饮也会出现不同程度的睡眠障碍。

四、睡眠障碍的分类

2014年美国睡眠医学会（AASM）发布了第三版睡眠障碍国际分类（international classification of sleep disorders，ISCD-3），该标准将睡眠障碍分为七大类：失眠、睡眠相关呼吸障碍、中枢性过度嗜睡障碍、昼夜节律睡眠-觉醒障碍、异态睡眠、睡眠相关运动障碍、其他睡眠障碍，并于文末另外附件两大类，A类为躯体或神经相关性睡眠障碍；B类为ICD-10编码的物质滥用性睡眠障碍。常见的睡眠问题有以下几种。

（一）失眠

根据睡眠障碍的国际分类标准，失眠症有入睡性失眠、中途觉醒及熟睡障碍等睡眠维持性失眠和早醒性失眠，这种情况对白天生活质量会产生影响。总之，夜间睡眠不好会影响白天的生活质量。

1. 按失眠表现形式分类

（1）入睡性失眠：就寝后30min，甚至1～2h还难以入睡。

（2）睡眠维持性失眠：睡眠表浅、易醒、多梦，每晚醒来3～4次以上，醒后不能再度入睡，每晚觉醒期占15%～20%的睡眠时间（正常人一般不超过5%）。

（3）早醒性失眠：表现为时常觉醒、晨醒过早，离晨起时间还有2h或更多时间就觉醒，且再次入睡困难或不能再次入睡。

2. 按失眠时间的长短分类

（1）一过性失眠：指偶尔失眠。

（2）短期失眠：失眠持续时间少于3周。

（3）长期失眠：失眠持续时间超过3周。

3. 按失眠病因分类 躯体原因、环境因素、精神因素、药源性、特发性失眠。

（二）发作性睡病

发作性睡病指不可抗拒地突然发生的睡眠，并伴有猝倒症、睡眠瘫痪和入睡幻觉。睡眠发作时不能克制，在任何场合都可发生，如吃饭、谈话、工作、行走时均可突然发生。单调的工作、安静的环境及餐后更易发作。睡病发作时与正常睡眠相似，脑电图亦呈正常的睡眠波形。一般睡眠程度不深，易唤醒，但醒后又入睡。一天可发作数次至数十次不等，持续时间一般为十余分钟。

猝倒症是本症最常见的伴发症，见于50%～70%的本症患者。患者发作时意识清晰，躯干及肌体肌张力突然低下而猝倒，一般持续1～2min。

睡眠瘫痪见于20%～30%的发作性睡病患者，患者表现为意识清楚而不能动弹，全身弛缓性瘫痪。患者发作时被他人触动身体即可中止发作，有些患者须用力摇动后恢复。

入睡幻觉见于约25%的发作性睡病患者，以视听幻觉为多见，内容大多为日常经历，患者对周围有所知觉，但又似在梦境。

（三）阻塞型睡眠呼吸暂停综合征

阻塞型睡眠呼吸暂停综合征（sleep apnea syndrome，SAS）是由睡眠时呼吸道狭窄、闭塞导致呼吸反复停止而引起的一种睡眠障碍，形成夜间低氧血症。这是一种严重的睡眠障碍，由于整夜反复打鼾、呼吸暂停、憋醒，睡眠质量很差，白日过度嗜睡症状非常突出。白天头昏脑涨、嗜睡、口干舌燥、记忆力减退，易患心脑血管病和老年痴呆，如呼吸暂停时间过久，还可导致猝死。

（四）周期性腿动

周期性腿动又称夜间肌阵挛，为睡眠时不自主地、不减退地做腿部运动，有时也可涉及手臂。其发作时间和发作方式常表现为一定的规律性，是睡眠期节律性不自主运动中最多见的一种。

（五）不宁腿综合征及周期性四肢运动障碍

不宁腿综合征又称“腿多动综合征”。晚上上床睡觉时或不动时下肢痒，不能静止不动，会导致入睡困难或中途醒来。周期性四肢运动障碍时睡眠中下肢肌肉反复收缩仿佛在做踢腿运动。这种病和神经传导物质多巴胺功能下降有关，严重影响睡眠质量。

（六）梦游

梦游为一种睡眠中的自动活动，表现为睡眠中突然坐起来或站立、行走甚至进行一些熟悉的工作，对其讲话可无反应或喃喃自语。每次持续数分钟，事后无记忆。儿童多见，成年后可自愈。成年发作多伴有精神疾病，如精神分裂症、神经症等。研究表明，梦游多见于儿童，男性多见，儿童随年龄的增长症状逐渐消失，提示该症系中枢神经延缓成熟所致。梦游多发生于非快速眼动睡眠（non-rapid eye movement，NREM）时相，脑电图显示阵发性高幅慢波。有人认为梦游可能是癫痫的一种表现形式，若在癫痫期间将本症患者扶起站立可诱发梦游，而正常儿童不能诱发，否定了过去所认为梦游是噩梦所致的看法。

（七）遗尿

遗尿指 5 岁以上的儿童仍不能控制排尿，在日间或夜间反复出现不自主的排尿。

遗尿可分为原发性遗尿和继发性遗尿，前者指从婴儿期以来未建立排尿控制，家族中常有遗尿者；后者指一度能自行控制排尿，形成正常排尿习惯后，又出现遗尿。

引起遗尿的因素很多。①遗传因素：遗尿患者常在同一家族中发病，其发生率在 20%～50%。②睡眠机制障碍：异常的熟睡抑制了间脑排尿中枢的功能。③泌尿系统疾病或功能障碍：泌尿通路狭窄梗阻、膀胱发育变异、尿道感染、膀胱容量及内压改变等均可引起遗尿。④控制排尿的中枢神经系统功能发育迟缓。

（八）梦魇

睡眠时出现噩梦，梦中见到可怕的景象或遇到可怕的事情，如被猛兽追赶，突然跌落悬崖等，因而呼叫呻吟，突然惊醒，醒后仍有短暂的意识模糊，情绪紧张、心悸、面色苍白或出冷汗等，对梦境中的内容能回忆片段，发作后依然入睡。常因白天受到惊吓，过度兴奋或胸前受压、呼吸道不畅，晚餐过饱引起胃部膨胀感等所致。梦魇发生于快速眼动睡眠（rapid eye movement，REM）时相，长期服用抑制 REM 的镇静安眠药突然停药后亦可出现。梦魇多为暂时性的，一般不带来严重后果，但若梦魇为持续性的则常为精神疾病的症状，应予以重视。

第二节 睡眠障碍发生机制

睡眠的发生机制极为复杂，至今未完全清楚。它涉及中枢神经系统众多的神经网络和一系列神经介质、神经内分泌和神经调节物质。神经生理学研究证明，睡眠不是觉醒的简单终结，而是中枢神经系统内主动的节律性过程，这一节律独立于自然界昼夜交替之外而自我维持。

一、脑 电 波

生物电现象是生命活动的基本特征之一，各种生物均有电活动的表现，大到鲸鱼，小到细菌，都有或强或弱的生物电。其实，英文细胞（cell）一词也有电池的含义，无数的细胞相当于一节一节微型的小电池，是生物电的源泉。

人脑中有许多的神经细胞活动，呈电器性摆动，而这种摆动呈现在科学仪器上，看起来就像波动一样。脑中的电器性摆动被称为脑波。用一句话来说明脑波的话，或许可以说它是由脑细胞产生的生物能源，或者是脑细胞活动的节奏。

人在睡眠时身体会发生哪些变化，在过去的很长一段时期人们都一无所知。人类逐渐发现或发明的各项监测指标或各种检查方法如血压、呼吸、体温、心率、激素等慢慢应用到睡眠领域后，增进了我们对于睡眠的科学认识。

现代科学研究表明，人脑工作时会产生自发性电生理活动，该活动可通过专用的脑电记录仪以脑电波的形式表现出来，在脑电研究中，至少存在 4 个重要的波段。脑电波是一些自发的有节律的神经电活动，其频率变动范围在每秒 1～30 次的，可划分为 4 个波段，即 δ（1～3Hz）、θ（4～7Hz）、α（8～13Hz）、β（14～30Hz）。除此之外，在觉醒并专注于某一事时，常可见一种频率较 β 波更高的 γ 波，其频率为 30～80Hz，波幅范围不定；而在睡眠时还可出现另一些波形较为特殊的正常脑电波，如驼峰波、σ 波、λ 波、κ-复合波、μ 波等。

δ 波频率为 1～3Hz，幅度为 20～200μV。当人在婴儿期或智力发育不成熟时、成年人在极度疲劳和昏睡或麻醉状态下，可在颞叶和顶叶记录到这种波段。

θ 波频率为 4～7Hz，幅度为 5～20μV。在意愿受挫或者抑郁的成年人及精神病患者中这种波极为显著。但此波为少年（10～17 岁）的脑电图中的主要成分。

α 波频率为 8～13Hz（平均数为 10Hz），幅度为 20～100μV。它是正常人脑电波的基本节律，如果没有外加的刺激，其频率是相当恒定的。人在清醒、安静并闭眼时该节律最为明显，睁开眼睛（受到光刺激）或接受其他刺激时，α 波即刻消失。

β 波频率为 14～30Hz，幅度为 100～150μV。当精神紧张和情绪激动或亢奋时出现此波，当人从噩梦中惊醒时，原来的慢波节律立即被该节律所替代。

二、睡 眠 分 期

（一）非快速眼动睡眠和快速眼动睡眠

目前国际通用的方法是根据睡眠过程中的脑电图表现、眼球运动情况和肌张力的变化等，将睡眠分为两种不同的时相：一个是非快速运动的 NREM，也称为慢波睡眠（slow wave sleep，SWS）、同步化睡眠或正相睡眠；另一个是 REM，也称为快波睡眠（fast wave sleep，FWS）、去同步化睡眠或异相睡眠。其中非快速运动的 NREM 又分为Ⅰ期（入睡期）、Ⅱ期（浅睡期）、Ⅲ期和Ⅳ期（深睡期）。通常 NREM 和 REM 在一次睡眠中周期性交替出现。

正常成年人入睡后，首先进入 NREM，通常一次为Ⅰ-Ⅱ-Ⅲ-Ⅳ-Ⅲ-Ⅱ-REM-Ⅱ-Ⅲ-Ⅳ-Ⅲ-Ⅱ-REM，以此类推，每个周期历时 70～120min 不等，平均每个周期约 90min，如此周而复始地进行下去。整个睡眠过程，一般由 4～6 个循环周期，NREM 逐次缩短，而 REM 则逐步延长。

NREM 时，大脑镇静处于熟睡状态，即“脑的睡眠、酣睡”状态。而 REM 时闭着眼但眼球在转动，身体松弛而大脑处于活动状态，表现为做梦。有睡眠障碍的抑郁症患者入睡后 NREM 转换到 REM 的时间缩短，没有熟睡感。

目前睡眠深度并没有严格统一的衡量标准。由于唤醒需要施以感觉刺激，所以实际操作中一般是以感觉阈作为衡量的指标，即唤醒睡眠者所需要最小刺激的强度越大，睡眠越深，否则睡眠就越浅。

（二）不同睡眠时相特点

1. NREM 的表现与特点　NREM 期躯体会出现一系列的生理变化。此期的特点包括全身感觉功能减退，肌肉张力降低处于相对放松状态，无明显眼球运动。脑血流量减少，大部分区域的脑神经元活动减少，神经反射减弱，交感神经系统的活动水平降低，生理活动水平有一定程度的降低，体温下降、呼吸及心率减慢、血压轻度下降、新陈代谢的速度减慢，与入睡前安静状态相比，睡眠期间总体代谢率明显降低。根据脑电波出现的特征性变化，通常将 NREM 分为 4 个不同的时期。

第一期：入睡期，α 波普遍降低，可持续 θ 波，注意力丧失，似睡非睡。

第二期：浅睡期：驼峰波或纺锤波，肌张力显著降低。

第三期、第四期：深睡期，中或高幅的 δ 波，睡眠最稳定，对外界的刺激阈值明显升高，不易唤醒。

由于非快速眼动睡眠是从 α 波开始的，而 α 波是闭眼、安静放松的觉醒状态下出现的，所以睡前需要通过安静、闭眼酝酿睡意。

2. REM 的表现与特点　REM 是在睡眠过程中周期性出现的一种激动状态。该期脑电波类似清醒时的脑电波，为间歇性的低幅 α 波，快速眼球运动和肌张力极度降低几近消失是此期的主要特征。脑代谢和脑血流灌注增加，神经元活动增加，脑组织温度升高，除脑以外全身代谢率降低，临床表现为自主神经系统功能不稳定，如呼吸血压波动、心率加快、体温及瞳孔变化等，支配眼球运动、中耳听骨运动及呼吸运动的肌肉持续活动，此期还可能出现阴茎勃起或阴蒂勃起等表现。

REM 时脑电波频率增高，以 α 波为主，故称为快波睡眠，而躯体生理功能状态的变化则不完全一致，有脑代谢增加、心率加快、体温上升等功能状态增高的表现，也有肌张力消失等功能状态降低的表现，与睡眠状态的外在表现不同步，也并不吻合，所以此期的睡眠也称为去同步化睡眠。

三、睡眠-觉醒管理机制

（一）昼夜节律机制

人体昼夜节律主要受位于松果体和下丘脑的 SCN 调节，主要通过生物钟基因转录和翻译表达生物钟蛋白发挥作用，这些蛋白质可通过反馈影响相关基因表达，最终产生约等于 24h 的睡眠-觉醒周期。

（二）自我平衡机制

睡眠自我平衡机制主要是指白天促觉醒信号增多，抵消睡眠债的增加而使人体保持觉醒状态。傍晚时促觉醒信号开始减弱，睡眠债继续增加，一旦人体无法支撑总睡眠债便进入睡眠阶段，此时人体开始与上述相反的过程。

（三）触发器转换开关机制

触发器转换开关是通过中脑被盖部关闭 REM 和开始 REM 区域的相互作用运行的，两区域的 γ-氨基丁酸能神经元相互影响，开始 REM 神经元区域包含两部分谷氨酸能神经元，一部分作用于基底前脑调节 REM；另一部分作用于髓质和脊髓调节 REM 时的肌肉松弛。

（四）过度兴奋机制

对于慢性睡眠障碍患者，睡眠时脑电波更加活跃，体温升高，大脑新陈代谢增强，心率增快及交感神经系统更兴奋。而一定范围内睡眠相关区域兴奋使大脑自我调节中枢发放升血压信号，血压升高又通过刺激机体压力感受器提高睡眠相关区域兴奋。据研究，睡眠相关区域兴奋很可能是昼夜节律机制和自我平衡机制共同作用结果。

慢性睡眠障碍发生机制是一个复杂过程，其发生、发展与基因、大脑解剖、中枢神经递质及自我管理等诸多机制息息相关，而且其中许多机制目前仍处于探索阶段。未来很可能需要联合多种方式、多学科及基因组学全方位探索慢性睡眠障碍发生机制。同时伴随人类对睡眠障碍病因学的深入探索及科学技术发展，我们将会更加精准地定义睡眠障碍及真正实现睡眠障碍的个性化诊治。

第三节　睡眠质量评价与鉴别

科学准确地对睡眠质量做出评价、鉴别，有利于选择适当干预方法，提高干预后的效果。

一、睡眠质量自我评估

（一）自我评定睡眠质量

睡眠评估量表是专业医师与患者根据睡眠问题进行的主观评定。量表的评估是临床对睡眠障碍程度进行量化的重要依据之一，有助于睡眠紊乱程度的分析、治疗效果的评价、患者精神心理问题与睡眠障碍间关系的确定，对睡眠障碍的诊断和鉴别诊断具有重要价值。目前，临床常用的评估量表如下。

1. 匹兹堡睡眠质量指数（Pittsburgh sleep quality Index，PSQI） 该量表是将睡眠的质和量有机地结合在一起，主要用于被测试者最近的睡眠质量评定，可用于暂时性和持续性睡眠紊乱的辅助鉴别。分值为0～21，分数越高，表示睡眠质量越差。

2. 阿森斯失眠量表（Athens insomnia scale，AIS） 主要用于睡眠质量的自我评定。分值为0～24分，分数越高，睡眠质量越差。分数＜4分为无失眠，4～6分为可疑失眠，＞6分为失眠。

3. 爱泼沃斯嗜睡量表（Epworth sleepiness scale，ESS） 主要用于患者日常生活中不同情况下白日的嗜睡程度的评估。正常分值范围为4.5分±3.3分，分数＞11分表示存在过度嗜睡。

目前互联网的高速发展使得我们获取信息变得非常容易，很多人可以在网络上获取上述相关心理测验来进行自测。这其实是非常严肃的。进行相关心理测试需要标准的测试环境与测试指导语，心理测验还分为自评量表与他评量表，自评量表结果的解读也需要相关专业知识，最好不要盲目自行测试或自我理解。

（二）睡眠日记

睡眠日记是国际公认的辅助检查睡眠疾病的方法。一般由医疗机构设计相对固定的文本格式，在医生指导下交由患者每天自行记录与自己睡眠相关的一些活动细节，以便弥补患者的遗忘或记忆偏差，为医生提供更加客观全面而翔实的具有针对性的临床资料。而且每天记睡眠日记对于一部分失眠患者来说就是一个行之有效的行为治疗方法。因为大部分人的睡眠与心理、精神因素有关，患者通过检查或分析自己的睡眠日记，可对自己的睡眠情况有一个全面、客观的了解，从而可消除或减轻自己对失眠的担心、焦虑和恐惧，并有助于纠正自己对睡眠的错误认识，养成良好的睡眠卫生习惯。睡眠日记参考表7-2。

表 7-2　睡眠日记

1	昨晚何时上床
2	昨晚何时熄灯
3	上床后经多长时间才能入睡
4	早上何时醒来
5	早上醒来后，最终何时离开床铺
6	早上是如何醒来的
7	入睡以后夜间醒来几次
8	夜间总共醒来多长时间？醒来的原因是什么
9	醒过来后，感觉是否睡得充足？精神是否饱满？情绪是否良好
10	其他影响睡眠的因素（如学习、夫妻关系等）昨天的状况如何

注：1. 每天早晨起床后填写。2. 不需要把时间记录得特别准确，尤其不要为了准确记录时间反复看表。3. 对于需要判断程度的问题，不要推测，只要按照自己的真实感觉填写。4. 连续记录至少 2 周，才能比较客观地分析出睡眠情况及变化趋势

二、睡眠障碍评估与监测

（一）睡眠障碍评估

1. 病史采集　详细的病史采集是医生接待睡眠障碍患者的首要任务。病史采集的基本目的在于对个人身心健康或疾病状况做基本的了解评估。首先，需要了解患者睡眠问题的主要症状表现、发生频率、持续时间、所产生的影响（包括对自己和对他人的不良影响）、伴随症状、症状的发展变化、曾经采取的干预治疗措施及相应的效果、自身对睡眠问题及相关干预措施的观念态度评价等。其次，需要着重围绕睡眠影响相关因素详细展开病史调查，如躯体状况、环境因素、心理因素、摄入物变化、行为习惯，需要双方足够的耐心，就诊者对于医生有足够的信任，医生需要具有良好的沟通技巧以便获得充分而真实的信息。

2. 体格检查　体格检查是医生运用自己的感官或借助于传统或简便的检查工具（如体温计、血压计、听诊器、叩诊锤、检眼镜、电筒等），客观地了解和评估被检者身体状况的一系列最基本的检查方法。基本检查方法包括视诊、触诊、叩诊、听诊和嗅诊。

3. 实验室检查　包括血液检查、脑脊液检查、尿粪检查、分泌物检查、遗传基因检查，实验室检查侧重于排查生化病原学指标，侧重于提示躯体功能的理化异常或病原学指标，其目的在于在病史与体格检查基础上进一步的生化客观数据或证据的采集，以便更好地了解评估身体状况。

4. 影像学检查　放射学检查包括 X 线成像、计算机体层摄影（CT）、内镜检查、正电子发射计算机体层扫描术（PET）等。影像学检查的目的侧重于排查躯体解剖学异常，其目的也是在病史与体格检查基础上进一步地了解评估身体状况。

5. 电生理检查　电生理检查侧重于从电生理的角度提示躯体的功能水平或相对变化，包括心电图、肌电图、脑电图和多导睡眠图（polysomnography，PSG），这里重点介绍多导睡眠图。多导睡眠图又称睡眠脑电图，主要用于睡眠和梦境研究，以及抑郁症和睡眠呼吸暂停综合征的诊断，是一种可以在整夜睡眠过程中根据需要连续并同步监测与记录多项生理参数的电生理检查方法。监测的基本参数包括脑电图、眼电图、肌电图三项基础信号，还可以根据需要添加监测包括心电图、呼吸描记、血压、血氧饱和度、脉搏、阴茎勃起等在内的多种生理参数。多导睡眠图可以为睡眠障碍的诊断、分类、鉴别诊断提供客观依据，也可以为选择治疗方法及评价治疗效果提供重要参考信息，目前已经被视为一种诊断多种睡眠障碍的金标准。

6. 精神检查　精神检查即精神状况检查，是指检查者通过与被检查者的交谈和直接观察来

全面了解其精神活动各个方面情况的检查方法。精神检查延伸出的检查包括心理测量等，精神检查是心理评估的主要技术之一，其目的在于结合病史进一步了解评估心理健康现况或心理疾病现况。

7. 心理测量　心理测量是心理评估的重要技术之一。心理评估是依据心理学理论和方法对人的心理品质及水平所做出的鉴定。心理测量则是借助标准化的测量工具将人的心理现象或行为进行量化。针对睡眠的相关心理问卷目前常用的有匹兹堡睡眠质量指数、阿森斯失眠量表、爱泼沃斯嗜睡量表、斯坦福嗜睡量表、清晨型与夜晚型量表及各种关于睡眠信念、态度、睡眠卫生知识、习惯等量表。心理测量侧重于个体心理层面的功能水平或相对变化，是在心理方面基于病史与精神检查之上的进一步客观量化的数据采集。

8. 其他检查评估方式　睡眠日记、音视频记录、体动记录仪等。随着医学技术的飞速发展，各种类型的检查纷繁复杂，层出不穷，难以一一列举，但其基本的着眼点并不会有太大的变化，我们需要不断地学习，也需要不断地探索。

（二）睡眠健康监测技术发展

目前，睡眠监测等专业检查手段未得到广泛普及，特别是对于广大基层医院而言，这些现状无形中加大了睡眠疾病筛查难度。面对这种情况，选择并应用适当的量表、设备来筛查评估睡眠障碍不失为一种应对方法。

1. HRA 睡眠障碍评估系统　通过人体电阻抗测量技术与动态脑电监测技术相结合，监测、分析与睡眠障碍相关的人体神经系统生物活性状态、神经递质变化趋势等数据，并通过实时监测受检者评估时的脑电活动情况，分析脑电数据，采用特定脑电算法对受检者的脑放松度、专注度等非线性特征量提取选择，应用变尺度最大相关最小冗余算法，实现变尺度特征选择，建立睡眠障碍评估数字模型，快速评估受检者睡眠障碍风险。其优点是全面准确、安全无创、操作便捷，适用于临床对睡眠障碍进行快速评估，为早期制订科学合理干预方案提供参考（图 7-1）。

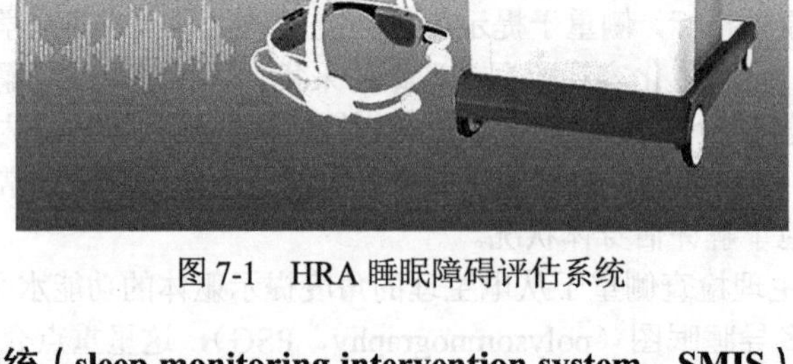

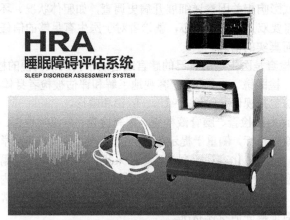

图 7-1　HRA 睡眠障碍评估系统

2. 睡眠监测干预系统（sleep monitoring intervention system，SMIS）　采用仿生脉冲磁共振原理，结合极低频电磁导入技术及空间电磁场控制技术，通过多组脉冲发射源列阵重组，产生 3～15Hz 可变频率谐波，模拟入眠过程中脑电规律，通过外界脉冲磁场偶合人脑，在脑内形成感应电流，触发主动睡眠中枢，使其与该脉冲磁场谐振，引起神经冲动和组织细胞的增殖反应，主动向网状系统传递信息，随着刺激磁场由模拟清醒松弛时脑电节律逐步向模拟 NREM 脑电节律过渡，神经元的兴奋程度逐渐降低，抑制占主导地位，同时系统也应用了微重力感应技术，可全程监测被干预者的体动、呼吸、心动周期等数据，并根据数据实时微调磁场频率以起到促进睡眠、干预睡眠障碍的作用。其优点是安全无创、操作简便、实时监测，适用于临床睡眠障碍的干预和改善（图 7-2）。

3. 微动敏感床垫睡眠监测系统　无捆绑、无粘贴的微动敏感床垫睡眠监测系统是近年来新出现的一种诊断新技术，它可以监测患者睡眠时的逐拍心动周期、呼吸及体动等生理信号，以此为依据判别呼吸事件及分辨不同的睡眠时相。其优点是检查时方便、舒适，监测过程中受试者的睡眠更接近自然状态，适用于临床诊断、病情评价和临床科研。微动敏感床垫睡眠监测系统与目前国际公认的多导睡眠图不同之处在于其利用敏感的压力传感器来获取与脑电图相关的各种睡眠结构和参数，实现对睡眠的监测技分析。

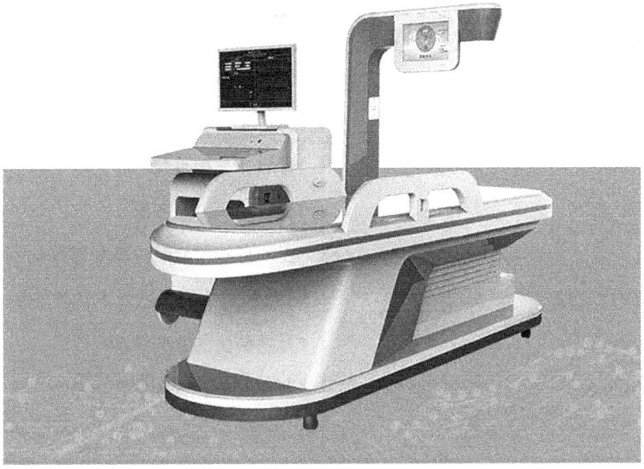

图 7-2　睡眠监测干预系统

4. PAT 睡眠诊断技术　以色列某公司的 WatchPAT 采用 PAT 外周动脉张力信号技术，在指尖周围创造均匀压力场，通过指尖动脉搏动容积变化反映出交感神经系统变化，从而识别睡眠呼吸障碍事件和睡眠阶段特定的特征。WatchPAT 能够精准区分睡眠和觉醒，得出真正睡眠时间，结合脉搏、血氧饱和度、腕动、鼾声和体位，进行睡眠分层和呼吸事件的诊断。

5. 生物雷达无接触式检测技术　基于雷达反射原理，采集睡眠状态下的呼吸频率、呼吸强度、心率及心搏强度、体动等睡眠窒息特征性参数，经最小均方自适应谐波抵消算法，检测信号通过滤波处理，最终获得睡眠窒息症的数据。优点是穿透力强，睡眠干扰少。

6. 简易血氧饱和度检测技术和简易呼吸气流检测技术　均为单项指标检测技术，可用于初筛，对中重度的阻塞型睡眠呼吸暂停综合征有指向意义。

对于睡眠呼吸暂停疾病的患者均应进行多方面的指导，并结合患者病情特点，提倡实施多学科个体化联合诊断治疗。

第四节　睡眠障碍的干预方法

由于睡眠问题出现的原因是多方面的，所以睡眠问题的干预方法也是多方面的，结合睡眠的影响因素，睡眠障碍的干预方法包括休养、放松、心理疗法、物理疗法、体育疗法等，还包括药物疗法、手术治疗、物理器械辅助等。每一种干预方式可能在不同干预角度有所涉及，如药物治疗可以改善恢复躯体状况，缓解不适，也可以从心理角度干预调节感知、情绪、思维等病理状态，改善恢复心理状况，还可以直接改善睡眠。在每个部分之间并无明确的界线，所以没有必要机械分割或过于绝对化地理解。

一、休　　养

（一）休养的概念

休养，如字面上的意义，有消除身心疲劳进行休息、使精神及活力得到充实（养精蓄锐）两层意思。这个“养”是“养锐气”的意思，面向未来提高自己的气魄、精神。根据 1994 年日本厚生省《维护健康的休养指南》，休养包括睡眠、洗浴、旅行、休闲、娱乐、体验人生价值、接触自然、对压力觉察及压力应对等（表 7-3）。

表 7-3　维护健康的休养指南

1. 生活有节奏	*在充裕的时间里享受快乐，体验人生价值
*尽早发现自己的压力	3. 生活中的绿洲
*睡眠心情要好，能够舒适地觉醒	*身边休息很重要
*洗澡使身体和精神都得到恢复	*饮食场所丰富多彩
*去旅游转换心情	*在和自然的接触中感受健康的气息
*休息和工作兼顾，提高效率防止过劳	4. 以相遇为纽带结成丰富的人生
2. 用充裕的时间有效地休养	*寻找愉快的社会活动
*每天有 30min 属于自己的时间	*在相遇中孕育创意性的生活
*充分利用休假进行真正的休养	

1. 休息　疲劳分为肉体疲劳和精神疲劳。通过休息可以消除肉体疲劳。从休息的观点来看，具体有确保睡眠时间、减少工作时间以外的事情。“健康日本 21”中的目标是减少“没有通过睡眠充分休息的人”比例，减少“每周劳动时间 60h 以上的就业者”。当然，睡眠不仅是时间问题，还要确保最低限度。另外，劳动时间多，自然睡眠时间就少。为了确保睡眠时间，要减少工作之外的劳动时间。从消除疲劳角度看，每天要有连续 11h 以上的休息时间。一周内要有连续 24h 以上劳动时间外的休息。需要有这样的劳动条件：从回到家里到第二天去公司上班，这之间应该有 11h 以上的时间，另外，周末前一天（11h 以上）加上周末（24h），共计 35h 以上在自己家度过。

日本工作时间以外的劳动通过《劳动基本法》规定了限度基准，限定在每月 45h 或 60h 等，但实际上超过基准的从业人员很多。尤其是和其他国家比较，日本的该项比例高，已成为社会问题。近年有研究指出，工作时间外劳动（加班）和心脑血管疾病及抑郁症有关。日本的《劳动安全卫生法》规定用人单位有义务要让月平均 80h 或单月 100h 以上的工作时间外劳动的工作人员与医生面谈。最近，日本厚生省在劳动局重新配置负责长时间劳动问题的劳动标准监督官，强化对企业的监督。长时间劳动导致心脑血管疾病及抑郁症高发，同时，也导致因工作而无法顾及家庭甚至造成少子化。

2. 养　养是养好精神以备明日。休息是消除身体疲劳，而养是通过兴趣、体育活动等身体活动放松心情或通过放松、消遣使心理达到轻松状态。运动可增加肉体疲劳，但会减少精神疲劳。有一种说法，运动可使内啡肽上升，以此引起愉快感，即所谓高度兴奋（如马拉松等造成的情绪高涨状态）。通过运动可以获得满足感和爽快感。平日有运动习惯的人通过运动可以获得 δ 波的深度睡眠，缩短入睡时间。但是，没有运动习惯的人做激烈运动会适得其反。因此，从休养的角度看，运动要适合自己的能力。另外，运动的爽快感会遮掩疲劳，因此要多加注意。

（二）睡眠障碍的治疗

睡眠障碍的治疗根本在于梳理存在的问题、找到并着力解决相关病因，以便促成睡眠的恢复改善。日常生活中睡眠障碍调节：可看书至有睡意；可听舒缓放松的音乐；可数绵羊；可适量运动至有睡意；可热水泡脚；可喝热牛奶；可求助于亲朋好友；可寻求医生帮助……

二、放　松

（一）放松的概念

放松有松弛、身心休养的意思，它深深地渗透到人们的生活中。人们对放松做了很多研究。松下（2007 年）把放松定义为“使过剩的交感神经紧张导致的疲劳得到缓和的生理机制”。其他还有把放松理解为“寂静平稳”“没有压力”“不安和紧张缓和”“身心紧张缓和”。

（二）放松疗法

人们从身心疲劳积累导致身体的、精神的疾病发作这一体验中开始认识到自己的身体是反复变化的，为保持健康可以利用各种放松方法来促进康复并保持健康。对放松的分析不仅要考虑生理上的反应和效果，还要考虑精神上、心理上的反应及对社会生活本身的波及效果。因此，可以说放松包含消除紧张、安定神经及消除不必要的压力，对提高本来的身体功能等有积极意义，是应对现代生活中出现问题的一种方法。受到某种压力时本人在不知不觉中产生心理上的扭曲，长期放任这种状态自主神经调节功能会下降，从而导致疾病。从这个意义上讲，放松和疾病预防有关系，具有医学效果。

根据干预方法的不同，放松疗法被分成健康保健、健康疗法。另外，也有其他自成风格的疗法。总之，放松的目的是在全面系统的角度使人的身心转变为理想状态，其方法多种多样，如看电影、听音乐、与动植物接触、做瑜伽、做香薰、做按摩、进行洗浴等，以及呼吸法、渐进肌肉放松法、自律训练法、意念法、冥想法等（表 7-4）。

表 7-4　放松疗法

呼吸法	通过使用腹式呼吸使副交感神经活跃起来
渐进肌肉放松法	为诱导肌肉完全松弛，反复做使各部位肌肉紧张数秒后放松的运动
自律训练法	把催眠法这样的精神疗法应用于自我催眠，感觉到手脚等身体部位的放松
意念法	应用的方法是想象美好的喜欢的环境，使情绪放松
冥想法	将坐禅修行时的冥想法应用于医疗，使患者集中于某事，将其精神从日常的压力中释放出来

现代社会容易产生令人不快的压力，这种无形的压力在长时间内不能消除，紧张状态长时间持续，自愈力无法应对，很难使心情舒畅。现代社会的放松状态在于如何把控好相对的“紧张”和“缓和”之间的平衡。渐进性肌肉放松法和呼吸法等可诱导迟缓反应，使压力反应降低，提高身心的恢复功能。这对于压力管理是有一定效果的。另外，也有很多报道指出，冥想法对于压力管理也是有一定效果的。放松在临床上可以安全有效地进行，这一点已经得到确认。“学习具体的方法用到自己的健康管理上”这样的放松门诊已经开设。例如，日本群马大学综合诊疗部护理专科门诊，这个门诊介绍与放松相关的基本知识及体验这些知识造成的身体的反应和精神、心理上的反应，并且阶段性地、逐步地改善容易产生紧张倾向的习惯性的反应。通过中长期的放松效果，人的心情和行动会发生变化。

今后，随着社会结构和疾病结构变化，放松疗法依据个人的社会作用和治疗、疗养状况的变化等而变化。身心的健康管理首先要自己做，这是很重要的。无论何时，无论在哪里，也无论是谁，能够把放松作为生活管理手段，或者把放松作为以医学专业知识为前提的生活指导方法，这都会对健康有巨大帮助。

三、心理疗法

（一）自我暗示

暗示被称为影响潜意识的一种最有效的方法，有着不可抗拒和不可思议的巨大力量。在心理学上，自我暗示是指通过主观想象某种特殊的人与事物的存在进行自我刺激，达到改变行为和主观经验的目的，是人的心理活动中意识思想的发生部分与潜意识的行动部分之间的沟通媒介。它是一种启示、提醒和指令，它会告诉你注意什么、追求什么、致力于什么和怎样行动，能支配或影响你的行为。这是每个人都拥有的看不见的法宝。

自我暗示法正是来源于上述原理。自我暗示法是通过认知、言语、思维等心理活动过程，以调节和改变身心状态的一种心理治疗方法。自我暗示法在催眠中操作简便、行之有效，为诸多医学界人士所称道，也成为时下引导睡眠障碍患者治疗失眠的主要途径和方法。

积极的暗示能够对人的心理、行为、情绪产生积极的影响和作用。从心理学角度来分析，言语中的每一个词、每一句话都是外界事物和生活现象的代表，在人的脑海中都有反映，对人体起着非常重要的启示作用。反之，消极的暗示则会扰乱人的正常心理行为及人体的生理功能。人的大脑很容易接受各种暗示，我们可以通过暗示来改变大脑的感觉，其中一种方法就是自我暗示法，即向大脑施加自我暗示，让大脑充满快感和幸福感。

对于长期失眠的患者来说，要将心理压力与当天不愉快的情绪完全丢弃，采用自我暗示法反复告诉自己，今晚开始将会逐渐改善失眠。自我暗示具有重复的特性，重复使最难的事情变得容易，重复是潜能开发的金钥匙。好心态是入睡的关键，首先要从心理上改变总是以为自己睡不好、睡不着的消极观念。在使用自我暗示法时，必须相信自己，在经过一段时间的调整后绝对可以恢复正常的睡眠。最重要的是，自我暗示法必须同时配合其他日常生活习惯的调整，才能发挥明显的效果。同时必须给自己一个调适期，不要将这种自我暗示法想象得过于容易，要允许自己有一段相对较长的时间来调整心理状态。

（二）正念冥想

正念冥想就是“现在，有意识地注意这一瞬间的体验，不做评价，不受约束，只是观察”。这个“观”是视觉、听觉、味觉、嗅觉、触觉这五感，再加上由这五感产生的心理作用，在佛教上称为“六根”。过去的大约30年间，正念冥想在欧美的心身医学、神经医学、临床医学等领域引起高度关注，现在，正念冥想在世界范围内都有临床应用。

正念冥想的目标是通过“六根”把握环境现实阶段、停止思考。例如，坐下来冥想时，随着气息吸入和吐出，将注意力集中到膨胀和伸缩的身体感觉，在心中默念“胀、胀、胀、缩……”并进行区别。重要的不是控制呼吸，这是因为冥想是观察不可改变的环境现实，目标是保持不变。从这个意义上讲，“发现和接受”是其本质。接受兼具回避体验或与其相反的功能，是在注意体验（思考、感情、记忆、身体感觉等）的基础上保持不变的行为。

正念冥想的方法对慢性疼痛、神经症、抑郁症、饮食障碍、皮肤病、癌症、吸烟等有效。

四、物理疗法

物理疗法是一种以预防、治疗及处理因疾病或伤害所带来的动作问题的医疗专业。物理疗法主要是借着自然界中的物理因子，运用人体生理学原理法则等，针对人体局部或全身性的功能障碍或病变，施予适当的非侵入性、非药物性治疗来处理患者身体不适和病痛的治疗方式，使其尽可能地恢复原有的生理功能。物理疗法是现代医学与传统医学非常重要的一部分。据文献报道常见的物理疗法有高电位静电疗法、磁疗法、经颅微电流刺激疗法、脑电生物反馈疗法、紫外线光量子透氧疗法、激光疗法等。

五、体育疗法

配合适当的体育锻炼，就会使神经系统的过度兴奋逐渐抑制下来，让大脑皮质进入抑制状态。在睡前可以采用这样几种方法帮助入睡。

1. 睡前步行 10min 左右，步速在每分钟 70～100 米，这样的散步有助于使兴奋的神经系统平静下来。

2. 睡前打套太极拳，打拳时一定要全神贯注，速度要缓慢均匀。

3. 睡前做气功练习，全身放松，右侧卧于床上，先用双手轻拍面部，然后用双手按摩对侧肩部，再由肩部按摩到双臂，采用摩擦及揉捏等轻手法为好。再用双手按摩胸部、腹部、双腿，在自我按摩的过程中一定要思想集中。一般只需要十多分钟就会产生睡意，如果半夜醒来后不易入睡也可以采用此法。在按摩中切记手法要轻柔。

4. 适当的运动有助入睡，但要注意不要运动过量。有失眠习惯的人在睡前有几点注意事项：晚上不要用脑过度；不要进行过于激烈的体育运动及过分嬉笑、打闹，以免神经系统过分兴奋不易抑制；晚上睡前不要喝茶、咖啡；不要吸烟；养成睡前泡脚的习惯，一般用温热水泡脚 10min 可以降低脑的兴奋程度；失眠者还要注意睡姿，宜采用侧卧位。

六、药物疗法

当睡眠问题发展到一定阶段和程度，会继发不同程度的焦虑情绪，而这种焦虑情绪又会干扰睡眠，这样会形成恶性循环，往往通过单一的非药物方式难以得到改善，有必要选择药物疗法。人在觉醒时中枢神经系统处于兴奋状态，在睡眠时则处于抑制状态，良好的睡眠有利于觉醒，而良好的觉醒也有利于睡眠。在出现睡眠-觉醒障碍时，基本药物治疗主要包括对中枢神经系统的抑制和兴奋两大目标，具体药物使用需要在专业医师指导下应用。

课后练习题

填空题及其答案

1. 睡眠是一种周期性、可逆性、自发性和生理性的静息状态，表现为机体对外界刺激的反应性降低和意识活动的减弱，中枢神经系统在自然生理条件下逐渐进入（抑制状态），这使动物的能量得到储存，有利于精神和体力的恢复。

2. 生物钟又称“生理钟”。它是生物体内一种无形的“时钟”，实际上是生物体内（生物活性的节律性），是由生物体内的时间结构顺序所决定，地球上的所有动物都有一种叫“生物钟”的生理机制，也就是从白天到夜晚的一个 24h 循环节律，如一个明-暗的周期，与地球自转一次吻合。

3. 疲劳是由于过度的肉体的、精神的活动产生的独特病态的不快感和有休息要求的身体及精神功能的（减弱状态）。

4. 睡眠健康服务是指针对睡眠健康而提供的（医疗保障服务），其中包括开展睡眠健康教育、提供睡眠疾病筛查和诊疗服务、提供睡眠健康保障服务等多个方面。

5. 睡眠障碍指睡眠的量、质或定时的异常，或者是在睡眠中或睡眠觉醒转换时发生异常的行为或（生理事件）。

6. 2014 年美国睡眠医学会（AASM）发布了第三版睡眠障碍国际分类，该标准将睡眠障碍分为七大类：（失眠障碍）、睡眠相关呼吸障碍、中枢性过度嗜睡障碍、昼夜节律睡眠-觉醒障碍、异态睡眠、睡眠相关运动障碍、其他睡眠障碍。

7. 梦游为一种（睡眠中的自动活动），表现为睡眠中突然坐起来或站立、行走甚至进行一些熟悉的工作，对其讲话可无反应或喃喃自语。每次持续数分钟，事后无记忆。

8. 遗尿指5岁以上的儿童仍不能控制排尿，在日间或夜间反复出现（不自主）地排尿。

9. 根据1994年日本厚生省《维护健康的休养指南》，休养包括睡眠、洗浴、旅行、休闲、娱乐、体验人生价值、接触自然、对压力觉察及（压力应对）等。

10. 松下把放松定义为“使过剩的交感神经紧张导致的疲劳得到（缓和）的生理机制”。其他还有把放松理解为“寂静平稳”“没有压力”“不安和紧张缓和”“身心紧张缓和”。

（牟红安）

第八章 健康环境

学习目标

1. 掌握健康环境的基本概念及干预方法。
2. 熟悉健康环境的评价方法。
3. 了解健康环境的作用机制。

健康环境是人民群众健康的重要保障。影响健康的因素中不仅有物理因素、化学因素和生物因素等自然环境因素，还包括社会环境因素。环境因素对健康的影响已成为不可忽视的重要内容。

第一节 健康环境概述

人与环境存在着相互作用，环境因素可对人体健康产生影响，同时人体也可对环境因素作用进行反应。作为生态系统的一部分，人类与环境不断进行着物质、能量和信息的交换，二者之间保持着动态平衡。

一、健康环境相关概念

环境指围绕人类的空间及各种因素、介质，从身边的生活环境到宇宙环境。环境健康科学是研究自然环境、生活居住环境与人类健康的关系，研究如何利用和控制环境因素，从而预防疾病，保障人类健康的科学。环境健康科学基本任务在于揭示人类赖以生存的环境与机体二者之间的辩证关系，阐明环境对人体健康的影响及人体对环境要素的响应，寻求解决二者矛盾的途径和方法，以保证人体健康与环境的协调和持续发展。

二、环境健康的研究内容

环境健康学的研究内容很多，范围也很广，并且随着时代的不同其研究的侧重点也有所不同，概括起来有以下几个方面：大气、水体、土壤与健康；饮水卫生与健康；住宅及室内环境与健康；公共场所与健康；人居环境与健康；家用化学物品、个人用品与健康；环境质量评价和健康危险度评价；环境卫生监督与卫生管理；灾害卫生；全球环境变化与健康。

三、环境健康的影响因素

环境健康的影响因素很多，按其主要性质可以划分为物理因素、化学因素和生物因素。

（一）物理因素

物理因素主要包括噪声、振动、电磁辐射、光污染等。

（二）化学因素

环境中的化学因素成分复杂，种类繁多，其中许多成分的含量适宜，是人类维持生存和身体健康必不可少的，然而随着社会经济的发展尤其是化学工业的推广，越来越多的化学物质被排放到环境中，不但造成了严重的环境污染，也给人体健康带来了一定的危害。根据其性质，环境中的化学污染物可分为金属及类金属污染物、非金属类污染物、有害气体、农药类及石油化工类污染物等。

化学污染物中许多成分是生物体中多种酶的重要组成部分，可能引起酶活性的改变，从而导致机体代谢失调而造成疾病。人们最为关注的是那些对生物有急慢性毒性、易挥发、难降解、高残留、通过食物链危害身体健康的化学品。这些危害主要表现如下。

1. 环境荷尔蒙类 研究表明，大约有 70 种化学品（如二噁英等）能够进入人体干扰雄性激素的分泌，导致雄性特征退化，如男子的精子数量减少、活力下降。

2. 致癌、致畸、致突变化学品类 研究表明，有 140 多种化学品对动物有致癌作用，其中确认对人的致癌物和可疑致癌物有 40 多种，可使人或动物致畸、致突变的化学品更多。

3. 有毒有害化学品突发污染类 有毒有害化学品突发污染事故发生频繁，严重威胁人民生命财产安全和社会稳定，有的甚至会造成生态灾难。

（三）生物因素

生物圈中的生命物质都是相互依存、相互制约的，它们之间不断进行物质循环、能量流动和信息交换，沟通构成生物与环境的综合体。有的生物本身在不断繁衍的过程中会为人类造福，有的生物则会给人类带来威胁，如致病性的微生物可称为烈性传染病的媒介，生物学有害因素的来源非常广泛，可能是地方性的，也可能是外源性的；可能是人类特有的，也可能是人畜共患的；可能源自生活性污染，也可能源自生产性污染。值得注意的是，如得不到妥善管理，医疗卫生机构本身就可能成为生物学有害因素的重要来源。

四、生态系统

（一）生态系统的定义和组成

包括人在内的生物群体与其周围的非生物环境相互作用形成的综合系统称为生态系统，生物群体指地球有机界的整体，包括所有的动物、植物和微生物。非生物环境包括了空气、水、无机盐类、氨基酸等。生物群体又可分为生产者、消费者、分解者。典型的生态系统由这三部分和非生物环境组成。

（二）生态平衡

生态系统是一个开放的综合体，在其内部各组分之间，依次进行着能量流动、物质循环和信息传递。当这三种活动处于流通顺畅、自动调控、运转自如的状态，则该生态系统处于动态平衡，称为生态平衡。生态平衡的破坏将会给包括人类在内的生物带来一系列危害。过度砍伐森林、破坏植被、对有限能源的过度开发及对野生生物的滥捕和滥杀都会导致生物种群减少和失调、自然生物结构改变等。人类的工农业生产、生活活动带来的环境污染不仅对人类健康带来严重危害，对生物种群的繁衍也带来影响。

（三）生态系统健康

1992 年美国学者 Costanza 等合作出版了《生态系统健康》一书，从哲学角度，系统地提出了生态系统健康理论，将健康的概念从个体和群体水平扩展到生态系统水平。生态系统是否健康可通过评价其活力、组织性和适应性来进行。活力指生态系统的功能性，包括维持系统本身复杂特性的功能及为人类的服务功能；组织性是指系统内生物群落和种群的完整性和相互关系；适应性反映生态系统受胁迫时维持其正常结构和功能等的能力。

生态系统健康赋予环境健康学新的内涵。健康的生态系统是人类生存和发展的物质基础，也是人类健康的基础。

五、环境与人的相互作用

（一）剂量-效应关系和剂量-反应关系

1. 剂量-效应关系 很多环境因素都有一个从轻微的生理或生化改变到严重的疾病甚至死亡的效应范围，这就是环境因素的健康效应谱。剂量越大，效应越严重，这就是剂量-效应关系。个体暴露或群体暴露都可建立剂量-效应关系。对个体而言，剂量-效应关系是指个体暴露剂量的大小与效应严重程度之间的关系；对群体而言，是指发生某种效应的平均暴露剂量与效应严重程度的关系。在相同的环境因素暴露下，并非所有的个体都有同样的反应，所以，对个体而言，剂量-效应关系会不同于群体的平均剂量-效应关系。

对群体来说，在有害因素剂量相同情况下，不同的个体有不同的效应，包括无健康损伤、代偿性损伤、亚临床状态、疾病、死亡。各种效应在人群中占的比例不同，无健康损伤最多，代偿性损伤次之，亚临床状态、疾病的是少数（易感者），死亡的则更少，这种分布模式就是人群健康效应谱。这种健康效应呈金字塔形分布，如图 8-1 所示。环境因素的剂量不同时，人群健康效应谱就会改变。

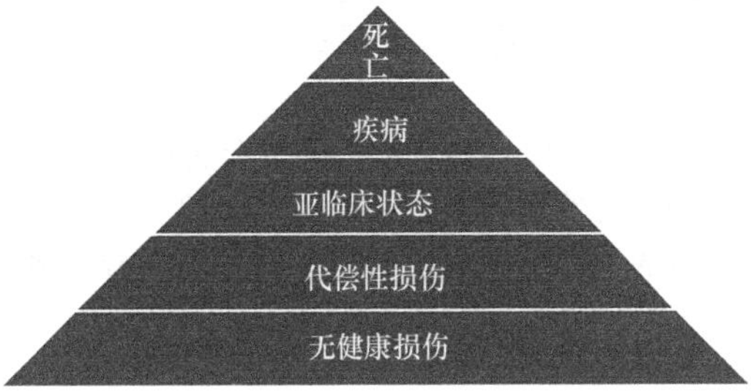

图 8-1 受影响人群的比例

临床医学只关注“冰山之巅”——患者的疾病和死亡，健康管理需要了解“冰山全貌”——即全人群的反应谱。

2. 剂量-反应关系 剂量-反应关系是指在暴露人群中发生某种效应的人数所占的比例与剂量的关系。个体敏感性呈正态分布时出现的剂量-反应关系曲线呈 S 形曲线。在环境流行病学研究中发现有很多剂量-反应关系曲线的实例都是这样的 S 形曲线。在有些情况下，我们看到的剂量-反应关系曲线近似一条直线，这是因为只截取了低反应的很窄的范围。如果个体敏感性不呈正态分布，我们可以将其转换成正态分布，或配合其他的数学模型研究其规律。

（二）健康效应谱

当环境变异或环境有害因素作用于人群时，由于人群中每个个体暴露剂量水平、暴露时间存在着差异，个体在年龄、性别、体质状况（健康和疾病）及对该有害因素的遗传易感性不同，可能出现各种不同的反应。人群对环境有害因素不同反应的分布模式，类似于金字塔形，构成了人群金字塔形健康效应谱。

（三）易感人群

在同一人群里，不同个体在同样的环境条件下反应不同，这是由个体条件不同造成的。每个人在年龄、性别、健康状态、经济文化水平、对环境因子的敏感性等方面差异很大，所以反应也不同。其中有些人对有害因子敏感，比一般人群出现反应早，容易受到损伤，这些人群称为易感人群。在暴露量增加时易感人群比正常人出现健康危害的速度快、程度严重。易感人群的形成与以下几个因素有关：年龄、性别因素、遗传因素、营养状况、疾病、生活习惯等。

环境健康学的重要任务就是保护重点人群。为此，要做两方面的工作，第一是确定高危险人群，第二是发现早期健康影响。这样做也保护了整个人群。

六、环境健康学的新动向

（一）可持续发展与环境健康学

1. 人类的活动与可持续发展 人类在大自然中产生，又依赖自然而生存，因而，人类与自然是一个不可分割的整体。自然环境的优劣与否影响人类的生存和发展，人类活动的强弱也会影响自然环境质量的好坏。可持续发展是指既满足当代人的需求又不危害后代人，还可满足后代人需求的发展，是一个涉及经济、社会、文化、技术和自然环境的综合的动态的概念。该概念从理论上明确了发展经济同保护环境和资源是相互联系、互为因果的观点。可持续发展理论得到了全世界不同经济水平和不同文化背景国家的普遍认可，并为 1992 年联合国环境与发展大会通过的“21 世纪议程”奠定了理论基础。

2. 多重环境与健康问题的挑战 环境健康学从本质上讲就是研究人和自然的可持续发展。从近 200 年来的历史看，发达国家在经济发展的不同阶段，逐渐经历了以下三类环境与健康问题：第一类主要是饮用水的微生物污染及粪便没能得到卫生处理而导致的肠道传染病流行；第二类主要是工业化带来的大气污染、水污染等公害问题；第三类主要是城市化带来的交通污染、城市热岛效应及经济全球化带来的生态环境影响问题。与发达国家不同，由于近年来经济的高速增长和不同地区经济发展的不平衡，我国不得不同时面临着上述三类环境与健康问题。

（二）生活质量与环境健康学

1. 环境与儿童、老年人的健康 由于生物膜、受体及药物代谢酶等的特性在生长发育过程中会有所变化，因而在暴露于化学物质之后，婴幼儿、儿童可能表现出与成人截然不同的反应或对一些化学物质更敏感。

人口老龄化是当今世界各国面临的社会和健康问题。到目前为止，我国从环境与健康的角度对老年人口的重视还很不够。环境因素对老年人的生活和健康有重要影响。环境污染可加速老年人因心血管疾病、呼吸系统疾病及癌症等疾病的死亡。

近期发表在 *BRAIN* 的研究表明：生活在严重污染的环境中，人类记忆力下降更快，且会出现类似于阿尔茨海默病的脑萎缩，再次证明空气污染和神经系统同样有着千丝万缕的关系。该研究也再次证明了空气污染与心力衰竭、心肌梗死、心律失常等心血管疾病，肺炎、慢性阻塞性肺疾病、支气管扩张、呼吸衰竭等呼吸系统疾病，帕金森病等神经系统疾病，糖尿病、静脉血栓等疾病相关。

2. 环境与遗传易感个体或人群的健康 人类的健康或疾病状态是遗传因素与环境因素相互作用的结果。在同样的环境因素暴露情况下，不同个体之间的反应差异很大，而这种差异往往与人群中基因多态性有关。造成人体对环境因素易感的基因包括与代谢有关的基因、与 DNA 修复有关的基因及与细胞增殖有关的基因等。

3. 新型环境产生的健康问题 随着生活水平的提高，我们周围接触的化学物质也越来越多。与此同时，人们对室内环境的要求也越来越高，住宅的功能也正在由一般的生活起居场所延伸为学习、工作、文体娱乐和家庭办公等多功能的场所，建筑物更加密闭，室内装饰也越来越豪华。另外，从节能方面考虑，现代办公场所也多采用密闭的结构。室内新风量不足和空气交换率低等原因导致室内污染物浓度增加、空气负离子浓度减少，使在该建筑物内的人群中出现疲乏、头痛、恶心、胸闷、呼吸困难等症状。这一系列症状称为不良建筑物综合征、空调病、空调综合征、办公室病、密闭建筑物综合征。

第二节 常见健康环境理论

本节将主要介绍大气、水、土壤、住宅、办公场所及公共场所、物理因素及家用化学品与健康的理论关系。

一、大气与健康

（一）大气污染

大气污染（air pollution）是指大气中污染物质的浓度达到了有害程度，以致对自然生态系统的平衡造成破坏，对人类的生存和健康产生危害的现象。大气污染的形成，有自然原因和人为原因两大类。前者如火山爆发、森林火灾、岩石风化等；后者如各类燃烧物释放的废气和工业排放的废气等。目前，全球各地的大气污染主要是人为因素造成的。随着人类社会生产和经济活动的迅速发展，地球上各类能源被大量消耗，其中化石燃料在燃烧过程中向大气释放大量的烟尘、硫、氮等物质，这些物质影响了大气环境的质量，尤其是在人口稠密的城市和工业区域，对人群的健康产生越来越严重的不利影响，也对整个人类社会的生存和发展产生了威胁。

（二）大气污染物的来源

大气污染物是指人类活动或自然过程排入大气的并对人和环境产生有害影响的那些物质。大气污染物的种类很多，按其存在状态可概括为两大类：气溶胶状态污染物和气体状态污染物。气溶胶状态污染物指由悬浮于气态介质中的固体或液体粒子所组成的空气分散系统，按其物理性质又可分为粉尘、烟和雾。气体状态污染物是指在常温、常压下以气态分子状态存在的污染物。目前受到人们关注的有害气体主要有硫氧化物（SO_x）、氮氧化物（NO_x）、碳氧化物（CO_x）、碳氢化合物和氟化物（如 HF）等，见表 8-1。建筑施工造成了大量扬尘，该扬尘是造成城市大气污染的重要原因。

表 8-1 空气污染对人类健康的影响

污染物	对人类健康的影响
CO	窒息性气体，与红细胞中血红蛋白结合成碳氧血红蛋白后，使血液携氧能力降低。当空气中 CO 的浓度达到 0.5%，只需 20～30min，血液中碳氧血红蛋白浓度即可达到 70%
CO_2	非有害物质，但它使空气中含氧量减少，因而使人感到头痛和呼吸短促，CO_2 还会影响气候，产生温室效应
NO	NO 无色无臭，有毒，与血液中血红蛋白结合，造成血液缺氧而引起中枢神经麻痹症；NO_2 为红褐色有窒息性臭味气体，毒性为 NO 的 4～5 倍
SO_2	易溶解，易被上呼吸系统吸收，空气中百万分之一的 SO_2 即可导致呼吸道阻碍。生成硫酸烟雾后，可形成酸雨
碳氢化合物	烷烃、烯烃和芳香烃、苯对人体的心血管系统和神经系统都有明显的影响
烟雾	一种含有固体微粒和液体微粒的气溶胶。固体微粒有烟黑、粉粒等，烟黑中含有蒽、菲、芘等物质，这些物质对人体危害极大，其中不少是强致癌物质：尘是固体分散性微粒，其中粒径小于 10μm 会引起呼吸道疾病

1. 燃料燃烧 火力发电厂、钢铁厂、炼焦厂等工矿企业的燃料燃烧，各种工业窑炉及各种民用炉灶、取暖锅炉的燃料燃烧均向大气中排入大量污染物。燃烧排气中的污染物组分与能源消费结构有密切的关系。发达国家的能源结构是以石油为主，大气污染物主要为一氧化碳、二氧化硫、氮氧化合物和有机化合物。发展中国家的能源结构多是以煤炭为主，主要大气污染物是颗粒物和二氧化硫。

2. 工业生产 化工厂、石油炼制厂、钢铁厂、焦化厂、水泥厂等各种类型的工业企业，在原材料和产品的运输、粉碎及由各种原材料制成产品的过程中，都会有大量的污染物排入大气中，由于工艺、流程、原材料及操作管理条件和水平的不同，所排放污染物的种类、数量、组成、性质等差异很大。工业生产过程排放的污染物主要有粉尘、碳氢化合物、含硫化合物、含氮化合物及卤素化合物等。

3. 交通运输 各种机动车辆、飞机、轮船等交通工具会向大气排放有害污染物。交通运输工具主要燃烧石油产品，其排放的污染物有碳氢化合物、一氧化碳、氮氧化物、含铅污染物、苯并芘等。这些污染物中的一部分在阳光照射下，会发生化学反应，生成光化学烟雾（臭氧等多种有害气体的混合物），因此，交通运输工具排放的污染物也是二次污染物的主要来源之一。

4. 农业生产 农业生产过程对大气的污染主要来自农药和化肥的使用。有些有机氯农药如双对氯苯基三氯乙烷（DDT），施用后能够悬浮在水面上，进而同水分子一起蒸发而进入大气。氮肥在施用后，一部分可直接从土壤表面挥发进入大气，还有一部分在土壤微生物作用下可转化为氮氧化物进入大气。水稻田释放的甲烷（CH_4）是一种温室气体，会对全球气候变化产生影响。

5. 其他活动 地面尘土、垃圾被风吹起后，都可能将化学污染物（如铅、农药等）和生物性污染物（如结核杆菌、粪链球菌等）带入大气。沥青路面也可由于车辆频繁摩擦而扬起多环芳烃、石棉等有害物质。水体和土壤中的挥发性化合物（如挥发酚、氢氰酸、硫化氢等）也很容易进入大气，危害人体健康。

某些意外事故如工厂爆炸、火灾、战争等都会严重污染大气。例如，从 2019 年 9 月开始的澳大利亚森林大火，持续数月之久，造成严重的环境污染，受此影响，墨尔本郊区的空气质量下降到糟糕水平，给当地民众的生活带来严重影响。

二、水与健康

（一）水污染概述

水污染是污染物进入河流、海洋、湖泊或地下水等水体后，使水体和沉积物的物理、化学性质或生物群落组成发生变化，从而降低了水体的使用价值，并影响了人类正常生产生活及生态平衡的现象。

水污染根据来源不同，可分为自然污染和人为污染；根据污染物排放空间和分布方式的不同分为点源污染与面源污染。点源污染指有固定排放点的污染源，指工业废水及城市生活污水由排放口集中汇入江河湖泊。面源污染则没有固定污染排放点，是以面状分布和排放的污染源。点源污水含污染物多，成分复杂，其变化规律与工业废水和生活污水的排放规律一致，即具有季节性和随机性。大、中型企业和居民点在小范围内的大量污水的集中排放即属于点源污染。

（二）水污染种类及危害

1. 水体富营养化 天然水体中由于过量营养物质（主要是指氮、磷等）的排入，导致浮游植物（藻类）异常繁殖和生长，出现“水华”“赤潮”等问题，这种现象称作水体富营养化。藻类的呼吸作用和死亡的藻类的分解作用消耗大量的氧，使水体中溶解氧含量急剧下降，严重影响鱼类生存。

2. 重金属污染 化石燃料的燃烧、采矿和冶炼是向环境释放重金属的最主要途径。很多金属，如汞、铅、镉和镍是高毒性的，百万分之一的水平就能致命。汞和铅可与中枢神经系统的某些酶类强烈结合，容易引起神经错乱，严重者会发生昏迷以致死亡。此外，重金属在水体中随着食物链的传递在高营养级具有放大富集作用。

3. 有机化学品污染 化学工业合成出了诸如有机氯、有机磷、多氯联苯、芳香族氨基化合物等化学品，这些化学品几乎都是高毒性的。其中有些化学品会渗漏出来流入地表水和地下水中，严重威胁着公众的健康。

4. 石油污染 石油在开采、储运、炼制和使用过程中，排出的废油和含油废水，会使水体遭受油污染。油膜使大气与水面隔绝，降低海水溶解氧含量，影响大气和海洋的热交换。

5. 放射性污染 人类活动排放出的放射性污染物进入水体后，放射性核素可通过多种途径进入人体，使人体受到放射性伤害。核试验是全球放射性污染的主要来源，原子能工业特别是原子能电子工业的发展，会排放或泄露出含有多种放射性同位素的废物，致使水体的放射性物质含量日益增高。

6. 病原微生物污染 水体的病原体主要来自人畜粪便、污水等。其中主要有沙门菌、大肠杆菌、蓝氏贾第鞭毛虫、隐孢子虫等。伤寒、霍乱、胃肠炎、痢疾、传染性肝炎是人类五大传染性疾病，均能够通过受污染的水进行传播。

7. 饮用水安全问题 安全饮用水指的是一个人终身饮用也不会对健康产生明显危害的饮用水。根据 WHO 的定义，所谓终身饮用是按人均寿命 70 岁为基数，以每天每人 2L 饮水计算。安全饮用水还应包含日常个人卫生用水，包括洗澡用水、漱口用水等。

如果水中含有害物质，这些物质可能在洗澡、漱口时通过皮肤接触、呼吸吸收等方式进入人体，从而对人体健康产生影响。由于种种原因，当前自来水水质还存在很多不安全因素，尤其是入户终端的自来水问题更为突出。自来水存在不安全因素的原因有以下几点：自来水的水源污染越来越严重，水处理设备不能去除水中难以降解的有机物；输水过程中的污染；消毒剂副产品的危害；突发水污染事件。

三、土壤与健康

（一）土壤和土壤污染

土壤是指地球陆地表面的一层具有肥力能生长植物的疏松物质。它是自然环境的要素之一，是生态系统的基石。土壤由疏松的土壤微粒组成，在这些微粒的孔隙中含有溶液和空气。

土壤污染是指由于人类活动产生的污染物质通过各种途径进入土壤，其数量超过土壤本身的自净能力，导致土壤质量下降，从而影响土壤动物、植物、微生物的生长发育及农副产品的产量和质量的现象。

（二）土壤污染类型

1. 工业和生活污染 工业污染是指在工业生产过程中将各种废水、废渣、粉尘及其他废物排入土壤的过程。工业污染最严重的当属重金属和有毒有害物对土壤的污染，这些物质不仅难去除，而且对植物危害大，易在作物体内累积，进而可能间接地危害人类健康。

2. 农业污染 农业污染是指在农业生产和农村居民生活中产生的、未经合理处置的污染物对土壤及农产品造成的污染。农药、化肥的使用是造成土壤化学污染的重要原因，污水灌溉也是土壤重金属、微生物等污染物的重要来源。

现代农业生产对产量的要求很高，因而离不开农药和化肥。长期过量地施用化肥，会导致土壤酸化。未被植物及时利用的氮肥，若以不能被土壤胶体吸附的硝酸盐存在，就会在土壤水向下渗透时被转移到地下水而造成污染。

有机农药是土壤中的主要有机污染物，主要包括有机氯农药、有机磷农药和有机氮农药等。

污水和人畜粪便中含有较多的营养物质，有利于农作物的生长。但是，如果直接利用污水会导致污水中含有的重金属元素、病毒、细菌、寄生虫等通过灌溉进入土壤和作物，或是附着于农产品表面，带来严重的卫生和健康问题。如今，不规范的污水灌溉已成为我国农村土壤污染与地下水水质恶化的主要原因之一。

我国是农业大国，农用地膜的消费量居世界首位，而且地膜的使用率仍呈逐年递增的趋势，目前已达到 50 万吨/年，覆盖面积超过 2.2 亿亩（1 亩≈666.7m^2）。地膜所用材质为高分子化合物，其降解周期长，在降解过程中还会释放有毒物质。残留的地膜若得不到及时回收，会破坏土壤结构，降低土壤的肥力，并阻碍作物根系对水肥的吸收和自身的生长发育。甚至引起地下水难以下渗和土壤次生盐碱化，最终导致土壤质量和作物产量的下降。

四、住宅与健康

（一）室内环境与住宅

1. 室内环境概述 室内环境是由屋顶、地面、墙壁、门、窗等建筑围护结构从自然环境中分割而成的小环境，也就是建筑物内的环境。室内环境是人类对自然环境干预以后形成的，所以属于次生环境，是优化的次生环境。

2. 健康室内环境的基本原则 室内环境的质量必须有利于室内人群的身心健康，使人们逗留在室内感到舒适，精神焕发，可提高机体的生理功能，增强免疫力，增强体质。要确保室内环境具备优良的质量，就必须创建健康的室内环境。创建健康室内环境的基本原则如下。

（1）充分引进室外的有利因素，如阳光、新鲜空气等。

（2）充分发挥室内有利因素，并尽量开发更多的室内有利因素，如室内空间的合理分割、卫生设施的完善等。

（3）尽量避免室外的有害因素进入室内，如污染空气、噪声等。

（4）尽量避免室内产生有害因素，如燃烧产物等。

3. 室内环境对健康影响的基本特点

（1）与外界环境和生产环境相比，室内的小气候比较舒适；有利于人们从事各种室内活动。但也有利于其他生物的生长繁殖，使得室内人群接触病原生物的机会较多。

（2）与外界环境相比，室内的空间相对较小，有害因素较难扩散稀释。人与人之间、人与污染源之间都是近距离相处。因此，一旦出现污染物，则暴露机会更为频繁而密切。更容易受到病原生物、化学污染物和放射性物质等有害因素的影响。

（3）与生产环境相比，生活环境中有害因素的种类更多。虽然多以低浓度作用为主，但由于种类较多，所以多因素综合作用更为突出。人们在生产环境中劳动 8h 后，可以下班，离开该环境，以取得一段时间的缓解，因此，这种暴露是间断性的。而生活环境中尤其是住所环境中人们对有害因素的暴露是长年累月的。

（4）室内环境中的某些有害因素可以出现高浓度污染而引起机体急性中毒，如不完全燃烧产生的大量一氧化碳可以引起机体急性中毒。

鉴于以上特点，在进行室内环境对人体健康影响的科学研究和健康评价时，在这些方面应与外界环境和生产环境的影响有所区别。

（二）室内小气候与健康

1. 室内小气候的概念 任何一个局部气候相对大环境的气候而言，都是小气候。室内小气候指室内环境中的气候，也就是建筑物内的气候。室内小气候由空气温度（气温）、空气湿度（气湿）、空气流动度（气流）和环境辐射温度（热辐射）等四项物理要素组成。环境辐射温度是指室内所有物体的表面温度，包括房屋的墙壁、地板、天花板、室内的采暖设备等物体表面的温度。

室内小气候对室内人群的健康起着直接和间接的重要作用。

2. 室内小气候对健康的影响 室内小气候对健康的影响主要包括对皮肤黏膜的影响、对室内污染物的影响及与致病性微生物的关系三个方面。

皮肤是人体接触外环境的主要界面之一，上呼吸道黏膜、口腔黏膜也与外界环境密切接触，这些部位受小气候影响很大，一定的空气湿度可以对这些部位起到保护作用，使这些部位的表面保持湿润，使其局部生理功能发挥良好，发挥防御和分泌等应有的功能。

室内小气候除了对人体健康能产生直接的影响以外，还会由于对室内污染物的作用而影响到污染物在室内的浓度变化，从而间接影响健康。例如，气温升高可促使室内空气中的污染物加快排出室外。室内空气中的水溶性污染物可溶解在室内空气的水分中。由于水分子比气体分子重，颗粒大，因此，在室内滞留的时间长，不易排出室外，所以空气湿度越大，污染物越不易排出。气流在促进污染物排出室外方面起着关键的作用，气流越大排出越快。气流很小，污染物很难排出。所以，在估计室内污染物的暴露时间及浓度变化规律时，应同时考虑小气候的影响。

当人们处在舒适的环境中，室内的其他生物大致上也是处在适宜的生存条件下，尤其是致病性微生物在气流极小的环境中更易生长繁殖。室内不通风，空气中的呼吸道传染病病原微生物，如流行性感冒（流感）病毒、结核杆菌等不能排出室外，会在室内传染给其他人。所以，在创造人的室内舒适小气候的同时，还要消灭这些致病性微生物的滋生地。

3. 室内空气质量与健康 室内空气来源于室外的大气。室内需要经常通风换气，排出污浊空气、引进新鲜空气，以保持室内良好的空气质量，从而供给室内人群以足够的新鲜空气。室内空气有害因素的种类很多，来源很广。在开展有关室内有害因素方面的调研和防治工作时，必须首先准确掌握其来源，方能抓准根本目标，有的放矢，取得真正的预防效果。

室内空气污染的室外来源包括大气、生活用水、土壤和宅基地、人为带入室内、邻居干扰等。室内来源包括来自人和其他生物的呼出气，日常的炊事活动产生出大量的燃烧产物和烹调油烟，室内的建筑物、装饰装修材料中能散发出多种挥发性化合物，家用电器产生的噪声、电磁波的污染及静电干扰，室内生物性污染等。

很多种室内燃烧产物对健康有危害，是室内环境中的主要污染物之一，如 CO 等。烟草烟雾中的有害成分，大多与燃料燃烧后的有害成分相同，其中有几种特殊有害成分，须加注意，如烟碱、烟焦油、氰化氢。火灾烟气所产生的燃烧产物对健康影响更为复杂。烹调油烟是烹调过程中食用油加热后产生的油烟。有报道，高浓度烹调油烟能影响肺活量，出现呛咳、胸闷、气短等症状。从事炊事工作的厨师外周血 T 淋巴细胞百分率下降。高浓度的 CO_2 对呼吸中枢有抑制作用，严重时甚至有麻痹作用，在实际环境中，由于 CO_2 增高往往与缺氧同时存在，死亡原因系二者共同作用所致。其他对健康产生危害的因素还有甲醛、硫化氢、挥发性有机化合物、臭氧、氨、铅、氡、军团菌、真菌、尘螨等。由建筑物本身引起的健康影响主要有两类，分别是不良建筑物综合征和建筑相关疾病。

五、办公场所及公共场所与健康

（一）办公场所与健康

1. 办公场所概述

（1）概念：办公场所是指管理人员和专业技术人员经办处理业务的室内工作场所，即从事行政和业务的室内场所。办公属于脑力劳动，办公场所是以脑力劳动为主的场所，其有害因素来源、种类、影响特点等都与工业生产环境有很大区别。

（2）分类：办公场所的种类很多，根据其业务性质，大致可归纳为 5 类：行政管理办公场所，包括各级行政机关的办公室、会议室、接待室、资料档案室等；商务、公证处、律师事务所等办公场所；文化教育事业办公场所；企业单位办公场所；商业服务、金融邮电、社区服务等部门的办公场所。

2. 环境卫生学特点 总的说来，办公场所的建筑风格、装饰装潢、室内设施、办公条件等都能体现出当今社会物质文明的先进水平。应该说，办公场所是一个清洁的、舒适的工作环境，室内温度适宜、没有风沙尘土，是许多人向往的优越的工作环境。但是，随着科学技术水平的进一步提高，办公环境在卫生学方面具有一定特点。

（1）人员稳定，流动性小，长期相处，持久影响。

（2）座位相对固定，间隔较小，近距离感染机会多。

（3）门窗紧闭，新鲜空气少。

（4）办公大楼内各公司企业相互干扰。

3. 办公场所主要有害因素来源及健康危害

（1）建筑装饰装修材料：有些北方地区的大楼在冬季施工时，含尿素的防冻剂加入量过多，造成室内氨的严重污染，强烈刺激办公人员的呼吸道，导致刺鼻感、咳嗽、喉炎、声带水肿、声音嘶哑，也会强烈刺激眼睛和皮肤，令人难以忍受。

（2）办公设备：办公室内的电脑、打印机、复印机、传真机等办公电器大量频繁使用，能产生很多臭氧。臭氧有很强的刺激性和特有的气味，对人的眼睛和呼吸道刺激作用都很强烈，甚至引起头痛、思想不集中，严重时还可引起思维能力下降，导致思维紊乱。

（3）吸烟：没有严格执行室内禁止吸烟制度的办公场所，室内烟雾严重污染，许多人成为被动吸烟者，特别是在封闭的室内环境中，烟草烟雾的危害很大。

（4）办公人员中的患病和带菌者：由于室内人员过多，或者座位相隔很近，办公人员中的患者或带菌者可通过呼吸、谈话、咳嗽、喷嚏等动作将呼吸道中的病原微生物，如流感病毒、新型冠状病毒、结核杆菌等通过空气或飞沫传播给附近的人员。

（5）室内通风换气不良：由于建筑物密封性的提高，室内需要有机械性通风设备将办公场所内含有有害物质、治病微生物等污染气体，以及全体办公人员的呼出气体排出室外，同时还需引进足够的新鲜空气。这对于采用中央空调的建筑物极其重要。

室内通风换气不良也会产生很多变应原。在室温合适、湿度充分、空气不流通的场所，容易滋生螨虫、真菌等生物性变应原。此外，甲醛也是一种变应原。这些变应原能使室内人员产生过敏性鼻炎、过敏性支气管炎、过敏性皮炎等。

办公场所的空气中存在着多种多样的有害因素。这些有害因素错综复杂地联合作用于室内人员，能使室内人员诱发不良建筑物综合征。

（二）公共场所与健康

1. 概述

（1）公共场所概念：公共场所是为公众从事各项社会活动而提供的公用场所，是住宅以外的一种临时性生活环境，是人类生活环境中不可缺少的组成部分之一。公共场所具有多种服务功能，面向全社会开放，为全社会的公众提供服务。公共场所不仅要为公众提供优质的服务项目，也应为公众创造有利于健康的活动环境。

（2）分类：公共场所是随着人类社会的发展而发展起来的。社会越文明，公共场所服务功能的种类就越多样化。我国公共场所的种类也很多，根据国务院 1987 年 4 月 1 日发布，2016 年 2 月 6 日修订的《公共场所卫生管理条例》规定，适用该条例的公共场所共分 7 类 28 种。①宾馆、饭馆、旅店、招待所、车马店、咖啡馆、酒吧、茶座；②公共浴室、理发店、美容店；③影剧院、录像厅（室）、游艺厅（室）、舞厅、音乐厅；④体育场（馆）、游泳场（馆）、公园；⑤展览馆、博物馆、美术馆、图书馆；⑥商场（店）、书店；⑦候诊室、候车（机、船）室、公共交通工具。

2. 卫生学特点 因人群来源地域的广泛性，健康状况不一，带来多种致病微生物。疾病传播范围广，传播速度快。人数众多，人群密集，接触频繁，传播疾病的途径多，影响面大，受影响人多。易感人群多，容易受感染。公共场所的卫生状况不仅关系到全社会公众，也关系到全体从业人员。从业人员频繁与顾客接触，如果自身就是患者或带菌者，则更直接地将病原体传染给顾客。

3. 主要公共场所对健康的影响（表 8-2）

表 8-2 主要公共场所对健康的影响

公共场所	对健康的影响
旅店业	卧具重复使用，公用茶具容易传播肠炎、痢疾、甲型肝炎等消化道传染病，卫生间用具可能引起泌尿系感染，旅店的空气污染，饮用水的质量影响旅客的身体健康，室内装饰物是尘螨的适宜滋生场所
文化娱乐场所	场所中众多人员呼出气中可能杂有致病微生物，饮具、茶具传播消化道传染病机会增多，座位套极易污染，公用眼镜容易感染眼科疾病
公共浴室	清洁皮肤，增强新陈代谢，具有保健理念。公用浴池中污染严重，必须设置淋浴装置，盆浴需及时消毒，否则容易感染阴道滴虫、皮肤病等，桑拿容易引起会阴部交叉感染
理发店、美容店	美容工具、理发工具直接接触皮肤，极易发生交叉感染，面巾、围布等工具容易引起眼部感染，如沙眼、流行性出血性眼结膜炎

续表

公共场所	对健康的影响
游泳场所	泳池水质污染可引起多种疾病，游泳馆室内空气质量对游泳者健康有影响，游泳场所应禁止出租游泳衣裤，通道和卫生设置定期消毒，无异味，保持清洁
体育馆和健身房	场馆内空气质量下降，呼气聚积、氧气减少，形成缺氧环境，装饰装修材料释放大量化学物质，具有特殊刺激性气味，有害健康，室内通风换气效果差，新风量不足
文化交流场所	场馆内的小气候应适合来馆人员在馆内的活动状况和衣着情况，馆内由于人员的呼出气、装饰装修材料、办公设备、通风效果差的原因造成空气质量下降。馆内图书上面沾有致病性微生物，馆内照度应核实，否则会引起读者的视觉疲劳，影响视力
购物场所	购物环境的小气候应适合顾客在店内的活动状况和衣着，购物场所的空气污染来源较多，商品等物品容易引起人员之间的交叉感染

六、物理因素与健康

（一）噪声

1. 噪声概述 从广义来讲，凡是影响人们正常学习、工作和休息的声音，凡是人们在某些场合“不需要的声音”，都属于噪声，噪声与个体所处的环境和主观感觉有很大关系。

环境噪声污染，是指所产生的环境噪声超过国家规定的环境噪声排放标准，并干扰他人正常生活、工作和学习的现象。噪声污染不同于水污染、大气污染和垃圾污染，它是一种能量污染，一般并不致命，且与声源同时产生和消失。噪声源分布很广，一般较难集中处理。由于受噪声危害的人数众多，其所导致的抱怨和投诉也往往最多。

2. 噪声的危害 噪声可影响休息，使人烦躁、容易激动，甚至无故暴怒。对语言、通信产生干扰，长期单调的噪声可使多数人出现神经衰弱综合征，短时间内接触强噪声，可出现不适、耳鸣，数分钟后可恢复，这种现象称为听觉适应；长时间持续暴露，会产生听觉疲劳，当噪声持续的时间增长或者噪声强度增大，导致病理性的永久性听力损失，称永久性听阈位移。

（二）振动

1. 概述 振动是物体在外力作用下以中心位置为基准呈往返振荡的现象。振动的基本参数有频率、速度、加速度和振幅等。振动是自然界中极常见的运动形式，广泛存在于人们的生活和生产之中。

2. 危害 全身振动可引起足部疼痛、下肢疲劳、足背脉搏减弱等；可引起女性子宫下垂、自然流产及异常分娩率增加。晕车晕船即属全身振动病，全身振动还可以引起腰椎损伤。局部振动对人体影响，早期以神经系统改变为主，继之可影响局部微循环和骨-关节系统。

（三）电磁辐射

1. 概述 电场和磁场的交互变化产生电磁波，电磁波向空中发射或泄漏的现象，称电磁辐射。电磁辐射已被WHO列为生态环境中的第四大污染源。它看不见，摸不着，却广泛存在于我们的生活中。电磁辐射既会危害生物体，也会对通信系统产生干扰。

2. 危害 电磁辐射危害人体的机制主要是热效应、非热效应和累积效应。热效应表现为人体吸收过多的辐射能量后，无法通过调节体温来散发能量，从而引起体温升高，继而引发心悸、头胀、失眠、心动过缓、视力下降等症状。非热效应主要是指低频电磁波产生的影响，即人体被电磁辐射照射后，体温并不会明显升高，但会干扰体内固有的微弱电磁场，使血液、淋巴液和细胞原生质发生改变，影响人体的循环、免疫、生殖和代谢功能等，可导致胎儿畸形或孕妇自然流产。

七、家用化学品与健康

（一）家用化学品的种类

1. 化妆品　化妆品是指以涂抹、喷洒或其他类似方法，施于人体表面任何部位（皮肤、毛发、指甲、口唇、口腔黏膜等），以达到清洁、消除不良气味、护肤、美容和修饰目的的产品。

2. 洗涤剂　洗涤剂实质以去污为目的，由活性组分（表面活性剂）和辅助组分（如抗沉淀剂、酶、增白剂、填充剂等）构成的混合制剂。通常可分为肥皂和合成洗涤剂两大类。

3. 涂料　涂料是一类由成膜物质、颜料和溶剂组成的，用于物体表面保护、美观或防锈绝缘等目的的物质。家用涂料包括家具涂料、内墙涂料、地板漆、防锈漆等。

4. 胶黏剂　黏合是使两种相同或不同材料的表面通过胶黏剂形成的界面力实现的结合过程，是日常生活中家庭装饰、器皿修补、艺术装潢等经常使用的化学品。胶黏剂的成分包括基料、固化剂、溶剂、增塑增韧剂、防腐剂等。

5. 消毒剂和杀虫剂　消毒剂按使用目的可分为空气消毒剂、物体表面消毒剂、厨厕消毒剂、洗衣消毒液、皮肤消毒剂、食具蔬果消毒剂等。杀虫剂是用于杀灭害虫的农药，杀虫剂按化学结构可分为有机氯、有机磷、氨基甲酸酯、拟除虫菊酯、有机氟、羧酸类、杂环类等。

6. 其他家用化学品　除臭剂、空气清洗剂、防虫剂等。

（二）家用化学品与环境健康

1. 暴露特点与潜在危害

（1）化妆品：化妆品的使用本身决定其暴露途径。损伤的部位主要集中在皮肤和附属器官上，其中皮肤损害中刺激性接触性皮炎占大多数，在化妆品种类中护肤类引起损伤报道最多，性别分布上女性患者占80%以上。

化妆品的危害最常见的是使用的部位发生刺激、变态反应等局部损伤。化妆品本身的化学组分可能具有毒性作用，如染发剂中的对苯二胺。化妆品的原料和成品可被有毒化学物质污染。化妆品中含有的变应原可诱发变应性体质个体的全身性反应，组分可包括致癌、致突变和致畸物质或受其污染。化妆品中含有的某些特殊成分，如性激素类物质，可能会引起儿童假性性早熟症状。另外，微生物污染是影响其安全性的另一主要因素，化妆品中添加的动物提取物，如从感染牛海绵状脑病的动物体中提取的牛羊的胎盘提取液等成分，就可能含有致病的朊病毒。

（2）洗涤剂：洗涤剂的暴露主要通过皮肤，又分为如下两种。一种是洗涤物品时使用洗涤剂的操作接触，这一类接触部位局限、洗涤剂种类较单一，且随着洗衣机的普及这种人群接触有减少的趋势；另一种是人体清洁时的皮肤接触，可以是局部也可以是全身，有接触频繁和接触面积大的特点。

通常洗涤剂多为无毒或低毒物质。潜在危险有皮肤损伤及长期使用时经皮肤吸收才会引起的全身不良反应。

（3）涂料：涂料中的有机溶剂和含重金属颜料是危害健康的主要物质。常见的健康危害人群是涂装的施工人员和自行施工的家庭成员。潜在危害主要是溶剂性涂料含有多种有机溶剂、有害气体、挥发性有机化合物和重金属。有机溶剂挥发快，因此急性毒性最大，危害最严重。苯系物是涂料中常用的溶剂，可经皮肤吸收，由于其脂溶性而对神经组织有特殊的亲和力，主要对人体神经系统有一定的抑制。苯为可疑的潜在致癌物质，准职业接触如家庭装饰业主自行施工时有可能存在相对高浓度的暴露。木器涂料中的生漆（大漆）的成膜物质是漆酚，对于过敏者极低的浓度即可产生过敏反应。

（4）胶黏剂：日常生活中的黏合工作面通常较小，在家庭装饰中则可涉及较大面积的黏合，如墙纸、木地板、家具饰板等。小面积黏合时多引起局部损伤，而大面积黏合除使用过程会接触到皮肤外，胶黏剂中的溶剂挥发还可通过呼吸道进入机体产生不良反应。胶黏剂最常见的危害是引起皮肤损伤，包括皮肤脱脂、皮肤刺激和皮肤机械损伤（黏合）。

（5）消毒剂和杀虫剂：消毒剂本身就具有对生物蛋白质的损伤能力。家庭使用时存在以下情况：对消毒剂危害的了解不多；正确使用的问题；存在敏感人群（老年人、婴幼儿）。

过氧乙酸是过氧化物类消毒剂的代表，其他还有过氧化氢（双氧水）。高浓度的过氧乙酸对皮肤有强刺激性，对金属有强腐蚀性，易挥发而经空气吸入对呼吸道和肺组织造成危害。

市面上劣质的消毒剂可给使用者健康带来严重危害。消毒剂的过度使用，如在一些突发性公共卫生事件中需要使用消毒剂时，有可能因使用的量大、使用范围广、非专业人员使用等因素导致环境负荷增大。

目前家用杀虫剂大多为拟除虫菊酯类（轴突毒剂，在低温时击倒作用更明显，同时对周围神经、中枢神经和感觉神经有作用，因此具有趋避、击倒和杀灭作用。）

（6）其他家用化学品：除臭剂和空气清新剂大多以气溶胶的形式存在，因此要注意其功能和非功能成分的危害。防虫剂通常的暴露途径包括呼吸道，如在长时间密闭的衣柜内放置防虫剂，偶尔打开时会有一次高浓度的暴露；有报道婴儿因皮肤接触到衣物上残留的防虫剂而诱发变态反应。

2. 常用家用化学品的健康危害

（1）化妆品：常见的化妆品皮肤病包括以下几类：化妆品接触性皮炎、化妆品光感性皮炎、化妆品痤疮、化妆品皮肤色素异常、化妆品毛发损害、化妆品甲损害。

（2）洗涤剂：洗涤剂主要成分是多种阴离子表面活性剂及非离子表面活性剂，一般表面活性剂毒性很小。洗涤剂中的酶添加剂可引起敏感个体的哮喘和皮肤过敏。长期反复接触表面活性剂，其经皮肤吸收后可干扰肝细胞的氧化酶，使体内黑色素代谢异常而出现面部色素斑。

（3）涂料：涂料所含的芳香族化合物对健康的危害较大。轻者引起眼、鼻、喉黏膜刺激等局部损害，重者经呼吸进入机体，造成头晕、头痛、萎靡不振，甚至出现神经行为异常。

（4）胶黏剂：胶黏剂中的树脂、溶剂、固化剂等均有一定的毒性。其中的物质与人体内蛋白氨基结合后可以产生变性抗原蛋白，是一种致喘因子，低浓度暴露可诱发非典型哮喘，表现以咳嗽、胸闷、气促为主。高浓度时可能发生肺水肿，须留院观察。皮肤接触后可发生皮炎样改变。胶黏剂中的环氧树脂对皮肤、眼、鼻黏膜及呼吸道有刺激性。皮肤反复接触胶黏剂会出现脱脂现象，粗糙、干裂，甚至继发感染。

（5）消毒剂和杀虫剂：常用的消毒剂如含氯消毒剂、过氧化物、碘制剂等均是强氧化剂，对皮肤黏膜有刺激和腐蚀性，使用不当可造成皮肤黏膜的强刺激和灼伤。误服是另一常见损伤，含氯消毒剂在水中可生成氯化氢，呈强刺激性和强氧化性，对呼吸道具有刺激作用。

家用杀虫剂中拟除虫菊酯类是应用最广泛的。该类杀虫剂多为喷雾剂，经呼吸道吸入对机体的危害主要表现在两方面：一方面是通过轴突和突触干扰神经传导，使运动神经和交感神经紊乱，出现流涎、乏力、头晕、肢体麻木，严重时抽搐、昏迷；另一方面的危害是拟除虫菊酯类的内分泌激素样作用，如刺激乳腺癌细胞相关基因的表达和带雌激素受体的模型细胞增殖，提示拟除虫菊酯类暴露对环境健康的潜在威胁。

（6）其他家用化学品：除臭剂和空气清新剂的成分复杂，是以气溶胶的形式发挥作用，使用者常可经呼吸道吸入。其中的有机溶剂因对神经系统具有亲和性，容易引发神经损害，诱发变态反应。防虫剂（卫生球）中的对二氯苯、萘和樟脑对人的皮肤、黏膜均有刺激作用，误服可致胃肠黏膜刺激，恶心、呕吐、腹痛，严重时可致肝功能异常。

第三节 常见健康环境评估技术

常见健康环境评估主要包括大气环境的评价、饮用水的卫生评价、土壤的卫生评价、住宅环境评价、办公场所及公共场所卫生评价、物理有害因素评价、家用化学品健康危害评价。

一、大气环境的评价

（一）大气环境质量标准相关概念

大气环境质量标准是大气中有害物质的法定最高限制，是控制大气污染、保护居民健康、保护生态环境、评价污染程度、制订防护措施的法定依据。

（1）标准：是国家和有关部门对环境中的健康有害因素提出的限量要求和为实现这些要求所规定的相应措施的技术法规和行为规范。

（2）基准：是通过科学研究得出的对人群不产生有害或不良影响的最大浓度，是根据剂量-反应关系和不确定性系数而确定的；没有考虑社会、经济和技术等人为因素的影响，也不具有法律效力。

（3）大气污染物的浓度限值：我国的《环境空气质量标准》规定了不同形式的浓度限值，如1h平均浓度限值、日平均浓度限值、年平均浓度限值等。1h平均浓度限值是指任何1h内平均浓度的最高容许值。日平均浓度限值是指任何一天内多次测定的平均浓度的最高容许值。我国的环境空气质量标准以重量浓度（mg/m^3）表示，即标准状况下$1m^3$空气中该物质的重量（mg）。

（二）制订大气环境质量标准的原则

WHO自1987年《欧洲空气质量准则》中提出的制订空气质量标准的推荐原则如下：非致癌终点原则；可观察有害效应的最低水平的选择原则；选择不确定因素的原则；选择平均时间的原则；感官效应考虑原则；致癌终点原则。制订和修订大气环境质量标准的原则如下。

1. 对机体不应引起急、慢性中毒 最高容许浓度应低于污染物的急性和慢性毒作用阈，包括不引起潜在的远期效应。

2. 对主观感觉无不良影响 最高容许浓度应低于嗅觉阈及眼睛和上呼吸道的刺激作用阈。

3. 对人体健康无间接危害 最高容许浓度应低于引起生活卫生条件的恶化和对机体发生间接危害（如降低大气透明度、影响开窗换气、危害植物生长、腐蚀材料等）的阈浓度。

（三）制订大气环境质量标准的研究方法

1. 流行病学研究方法 首先必须确切选定污染现场和对照现场，取得现场大气中该污染物的浓度。对于具有慢性毒作用或远期危害的污染物，必须收集到既往大气监测的有关资料，可根据选用的健康效应指标的潜伏期而定。

2. 大气中有害物质嗅觉阈和刺激作用阈的测定 嗅觉阈是在实验室内，用嗅觉阈测定装置对嗅觉功能正常的健康人做试验后确定的。

3. 毒理学试验

（1）吸入染毒试验：这是空气中污染物毒理学试验最常用的染毒途径和研究方法。

（2）气管注入染毒试验：试验周期在半年以上，根据试验要求和动物寿命长短而定。目的是要发现较低剂量毒物在长期作用下的毒性表现，并确定该毒物经呼吸道染毒的阈浓度和阈下浓度。

（3）皮肤染毒试验：对皮肤有刺激的空气污染物，可进行皮肤染毒试验。致癌试验也可用皮肤染毒试验的方式进行，可做慢性试验。

4. 健康危险度评价方法 健康危险度评价就是收集和利用科学可靠、设计合理的毒理学、流行病学及其他实验研究的最新成果，遵循严格的评价准则和毒性鉴定、暴露评价、剂量-反应关系评价、危险度分析等技术路线，定量地推算出被研究毒物在人类环境中的可接受水平（浓度），作为制订大气环境质量标准的科学基础。健康危险度评价侧重于对现有资料的分析和专家判断。

（四）我国现有的大气环境质量标准

环境空气质量标准是为贯彻《中华人民共和国环境保护法》和《中华人民共和国大气污染防治法》，保护和改善生活环境、生态环境，保障人体健康制订的标准。标准规定了环境空气功能区分类、标准分级、污染物项目、平均时间及浓度限值、监测方法、数据统计的有效性规定及实施与监督等内容。

二、饮用水的卫生评价

（一）生活饮用水卫生规范及其制订原则

《生活饮用水卫生标准》是从保护人群身体健康和保证人类生活质量出发，对饮用水中与人群健康的各种因素（物理、化学和生物），以法律形式作的量值规定，以及为实现量值所作的有关行为规范的规定，经国家有关部门批准，以一定形式发布的法定卫生标准。卫生部在 1985 年制订的《生活饮用水卫生标准》和 1994 年对该标准再次修订的基础上，于 2006 年颁布了新的《生活饮用水卫生标准》，2022 年，国家卫生健康委员会发布《生活饮用水卫生标准》（GB 5749—2022）。

1. 制定原则 《生活饮用水卫生标准》制定原则和方法基本上与地表环境质量标准相同。要求水质在流行病学上安全，所含化学物质及放射性物质对人体健康无害，确保水的感官性状良好，不改变被洗物的理化性状。此外，在选择指标和确定标准限量值时要考虑经济技术上的可行性。

2. 制定依据 《生活饮用水卫生标准》根据各项指标的卫生学意义，将饮用水水质指标分为常规检验项目和非常规检验项目。常规检验项目分为四组，即感官性状及一般化学指标、毒理学指标、细菌学指标和放射性指标。其中感官性状及一般化学指标主要是为了保证水的感官性状良好，毒理学和反射性指标是为了保证水质对人体健康不产生毒性和远期危害，细菌学指标是保证水质在流行病学上的安全性。各项标准制订主要依据如下。

（1）感官性状及一般化学指标如下。

色：饮用水的颜色可由带色有机物（主要是腐殖质）、金属或高色度的工业废水造成。饮用水色度不应超过 15°。

浑浊度：水的浑浊度一般均不超过 5°，我国大中城市自来水厂目前出厂水浑浊度大都可达 1°以下。

臭和味：规定饮用水不得有异臭和异味。

肉眼可见物：饮用水不应含有沉淀物及肉眼可见的水生生物和令人厌恶的物质。

pH：饮用水的 pH 为 6.5～8.5。

总硬度：饮用硬度高的水可以引起肠胃功能暂时性的紊乱，饮用水硬度不超过 450mg/L。

铝：20 世纪 70 年代曾有研究提出铝可能与早老性痴呆的脑损害有关。规定饮用水中铝含量不超过 0.2mg/L。

铁：铁含量在 0.3～0.5mg/L 时无任何异味，规定饮用水中铁的含量不能超过 0.3mg/L。

锰：饮用水中锰的含量不能超过 0.1mg/L。

铜：铜含量不超过 0.1mg/L。

锌：锌含量不超过 1.0mg/L。

挥发酚类：规定饮用水中挥发酚（以苯酚计）不超过 0.002mg/L。

阴离子合成洗涤剂：浓度不超过 0.3mg/L。

硫酸盐：规定饮水中硫酸盐（以硫酸根计）含量不超过 250mg/L。

氯化物：根据其味觉阈，规定水中氯化物不超过 250mg/L。

溶解性总固体：规定饮用水溶解性固体的含量不超过 1000mg/L。

耗氧量：结合我国国情，对饮用水耗氧量做了规定，耗氧量不得超过 3ml/L。

（2）毒理学指标如下。

砷：规范规定饮用水含砷量不得超过 0.05mg/L。

镉：饮用水含镉量不得超过 0.005mg/L。

铬：饮用水中六价铬含量不得超过 0.05mg/L。

氰化物：不得超过 1mg/L。

铅：规定饮用水含铅量不得超过 0.01mg/L。

汞：汞含量不得超过 0.001mg/L。

硒：不得超过 0.01mg/L。

四氯化碳：不得超过 0.002mg/L。

氯仿：不得超过 0.006mg/L。

（3）细菌学指标如下。

细菌总数：是评价水质清洁度和考核净化效果的指标。规范规定细菌总数不得超过 100CFU/ml。

总大肠菌群：系指在 37℃下培养 24h 和 48h 后，能发酵乳糖并产酸产气的革兰氏阴性无芽孢杆菌。规定任意 100ml 水样中不得检出总大肠菌群。

粪大肠菌群：来源于人和温血动物粪便，是判断水体是否受粪便污染的重要指标。规定任意 100ml 水样中不得检出粪大肠菌群。

游离性氯：规定管网末梢水中游离性余氯不应低于 0.05ml/L。

（4）放射性指标：正常情况下，生活饮用水中放射性浓度很低。我国生活饮用水标准采用 WHO 推荐值：规定总 α 放射性不超过 0.5Bq/L、总 β 放射性不超过 0.5Bq/L。

3. WHO 和其他一些国家的饮用水水质标准 WHO 制订的《饮用水水质标准》是世界各国制定国家饮用水水质标准的参考依据。

美国是世界上最早制定生活水质标准的国家之一，从 1914 年开始，至今，先后进行过 10 多次修订，每次修订后的标准项目都有大幅度增加。

欧洲于 1980 年制定的《欧共体水质标准》（80/778EC）共 61 项，有微生物指标、有毒有害物质指标、感官性状指标和理化指标，是欧洲各国制定本国国家标准的重要参考。

上述三种标准是许多国家制定本国的国家标准的基础，在制定本国国家标准的过程中，各国均根据实际情况作了相应的修改。

（二）涉及饮用水卫生安全产品

《生活饮用水卫生监督管理办法》规定："涉及饮用水卫生安全的产品，应当按照有关规定进行卫生安全性评价。"其中由卫生部审批的产品：①与饮用水接触的防护材料；②水质处理器，包括个人、家庭、团体用的各类水质处理器；③与饮用水接触的新材料和化学物质；④涉及饮用水卫生安全的各类进口产品。由省级人民政府卫生部门审批的产品：①与饮用水接触的连接止水材料、塑料及有机合成管材、管件，各类饮水机；②水处理剂；③除垢剂。

未经审批的不得生产、销售和使用。详细指标可参见《生活饮用水卫生监督管理办法》、《生活饮用水水质卫生规范》（2001）、《生活饮用水卫生标准》中的规定。

三、土壤的卫生评价

在人类生活的环境中，进入人体的物质是多种多样的。无论是有机的或是无机的、必需或是非必需、有害或是无害的物质，对人体健康产生的影响都有一个量的问题。因此必须明确土壤中含有的各种物质在什么浓度范围对机体是适宜的，超过什么浓度将会引起危害，可通过标准的制订加以限制。

为了防止土壤污染，维护正常的生态系统，保障人群健康，我国先后制定和颁布了土壤卫生标准、土壤环境质量标准和固体废物控制标准等与土壤环境相关的标准。

（一）土壤卫生标准

土壤的卫生标准是指土壤中有害物质的最高容许浓度。为了监督和评价土壤中有害物质的水平，特别是具有蓄积性和不易降解的、危害较大的有害物质，迫切需要制定卫生标准。我国于 20 世纪 80 年代末制定并颁布了《土壤中砷的卫生标准》和《土壤中铜的卫生标准》。

土壤中有的污染物在土壤中不易降解，并能在土壤中较长期地蓄积，通过土壤在环境中迁移，可以使自然界的生态平衡遭到破坏，又能经食物和水对人体健康产生不良影响。所以有必要对土壤中有害物质的水平进行监督和评价，从而保护环境，防止作物遭受污染，降低食物中有害物质的含量。

制定土壤卫生标准的基本原则是不直接或间接地影响人体健康，不影响土壤自净作用。制定土壤中有害物质的卫生标准时，首先应收集该物质的理化性质及其在土壤环境中存在的状态、含量、降解产物和分析方法等。然后根据制定原则从多方面进行研究，以探求其对人体健康无危害的容许限量。为此，常采用实验室研究和流行病学调查相结合的方法。

我国土壤中铜的卫生标准定为 150mg/kg。

（二）土壤环境质量标准

我国为贯彻落实《中华人民共和国环境保护法》，保护农用地土壤环境，管控农用地土壤污染风险，保障农产品质量安全、农作物正常生长和土壤生态标准，制定土壤环境质量标准，规定了农用地土壤污染风险筛选值和管制值，以及监测、实施与监督要求。1995 年进行了修订，标准名称调整为《土壤环境质量 农用地土壤污染风险管控标准（试行）》；规定了农用地土壤中镉、汞、砷、铅、铬、镍、锌等基本项目，以及六六六、滴滴涕、苯并芘等其他项目的风险筛选值。规定了农用地土壤中镉、汞、砷、铅、铬的风险管制值。

（三）固体废物控制标准

大量固体废弃物的堆放或填埋，是土壤污染的主要成因。制定固体废物控制标准，目的在于控制土壤、农作物、地下水和地面水的污染，保护生态平衡，保障人体健康。

需要进行处理的固体废物，按其性质采取相应控制标准进行处理。这类标准主要有《一般工业固体废物贮存和填埋污染控制标准》《危险废物焚烧污染控制标准》《医疗废物处理处置污染控制标准》为国家固体废物污染控制标准。

四、住宅环境评价

（一）住宅基本卫生要求

住宅是所有的室内环境中人们逗留时间最长的室内环境。住宅内的人群包括了所有的年龄组，并且健康状态也各不相同。其中尤以老、弱、病、残、幼、孕等人群的体质最弱，免疫力水平相对低下，更需要有健康的居住环境。因此，在所有的室内环境中住宅的卫生要求应该是最高的，包含内容应是最全面的、最具代表性的。住宅的卫生要求是其他室内环境卫生要求的基础。

住宅的基本卫生要求是小气候舒适、日照适宜、采光照明合适、空气清洁卫生、有害因素减少至最低、卫生设施完善、隔音性能良好。

（二）室内小气候的卫生标准

最新颁布的我国《室内空气质量标准》（GB/T18883—2022）中制定了室内空气质量要求如下。

1. 室内空气应无毒、无害、无异常嗅味。

2. 室内空气质量指标及要求应符合表 8-3 的规定。

表 8-3　室内空气质量指标及要求

序号	指标分类	指标	计量单位	要求	备注
1	物理性	温度	℃	22～28	夏季
				16～24	冬季
2		相对湿度	%	40～80	夏季
				30～60	冬季
3		风速	m/s	≤0.3	夏季
				≤0.2	冬季
4		新风量	m^3/（h·人）	≥30	—
5	化学性	臭氧（O_3）	mg/m^3	≤0.16	1 小时平均
6		二氧化氮（NO_2）	mg/m^3	≤0.20	1 小时平均
7		二氧化硫（SO_2）	mg/m^3	≤0.50	1 小时平均
8		二氧化碳（CO_2）	%[a]	≤0.10	1 小时平均
9		一氧化碳（CO）	mg/m^3	≤10	1 小时平均
10		氨（NH_3）	mg/m^3	≤0.20	1 小时平均
11		甲醛（HCHO）	mg/m^3	≤0.08	1 小时平均
12		苯（C_6H_6）	mg/m^3	≤0.03	1 小时平均
13		甲苯（C_7H_8）	mg/m^3	≤0.20	1 小时平均
14		二甲苯（C_8H_{10}）	mg/m^3	≤0.20	1 小时平均
15		总挥发性有机化合物（TVOC）	mg/m^3	≤0.60	8 小时平均
16		三氯乙烯（C_2HCl_3）	mg/m^3	≤0.006	8 小时平均
17		四氯乙烯（C_2Cl_4）	mg/m^3	≤0.12	8 小时平均
18		苯并[a]芘（BaP）[b]	ng/m^3	≤1.0	24 小时平均
19		可吸入颗粒物（PM_{10}）	mg/m^3	≤0.10	24 小时平均
20		细颗粒物（$PM_{2.5}$）	mg/m^3	≤0.05	24 小时平均
21	生物性	细菌总数	CFU/m^3	≤1500	—
22	放射性	氡（^{222}RN）	Bq/m^3	≤300	年平均[c]（参考水平[d]）

a 体积分数。

b 指可吸入颗粒物中的苯并[a]芘。

c 至少采样 3 个月（包括冬季）。

d 表示室内可接受的最大年平均氡浓度，并非安全与危险的严格界限。当室内氡浓度超过该参考水平时，宜采取行动降低室内氡浓度。当室内氡浓度低于该参考水平时，也可以采取防护措施降低室内氡浓度，体现辐射防护最优化原则。

（三）室内日照标准

1. 制定室内日照标准的依据　有关室内日照时数的标准值，我国已有很多研究，主要都是根据室内紫外线的生物学功能作为观察指标的。根据相关研究，我国的《农村住宅卫生规范》（GB9981—2012）中规定，无论是严寒地区或是炎热地区，农村室内的日照时数应不少于 3h。这个标准也应适合于城市的住所。

由于我国大城市人口集中，用地紧张，房屋的日照间距不能满足冬至日日照 3h 的要求，尤其是严寒地区，很多室内未能达到大寒日日照 1h。因此，我国制定的《城市居住区规划设计规范》（GB50180—93）中提出，北方城市的大寒日日照时数不少于 2h；北方中小城市和南方大城市大寒日日照时数不少于 3h；南方中小城市和西南地区冬至日不少于 1h。但是，老年人居住建筑不应低于冬至日日照时数 2h。

2. 照明的卫生要求 照明是使人体发挥视觉功能的唯一环境因素。没有照明，人体的视觉功能就失去发挥的条件。良好的照明条件，能使视觉功能和神经系统处于舒适状态，使人体保持良好的视力，改善机体的生理反应，提高工作效率。如果照明条件不良，不但影响视力，而且也使机体各部位的生理功能处于抑制状态，容易疲劳，工作效率降低。

照明的强弱程度通常以照度来表示，照度的单位是勒（克斯）（lx）。根据许多国家多年来的调查研究认为，住所的室内照度至少应达到 75lx。

根据光的来源，照明可分为天然照明和人工照明。室内天然照明主要决定于建筑物的采光。采光就是表示建筑物采进室外天然光的能力。相关标准见《住宅设计规范》（GB50096—2011）。

3. 人工照明 当夜间或昼间天然光不足时，就要使用人工照明。使用人工照明应注意以下几点。

（1）照度应合适。人的视力受照度影响很大。当照度达到 50lx 时，基本能满足视力要求；照度达到 100lx 时，最为适宜。所以，一般的室内人工的照度应在 50～100lx。

（2）照度应稳定。如果照度时明时暗，或者光源经常晃动，不但容易产生视觉疲劳，而且会加速视力下降。

（3）避免炫目。炫目也能加速视觉产生疲劳，降低视力。

4. 室内空气质量的常用指标 反映室内空气质量的指标较多，要根据评价的目的和要求来选定指标，这样才能有针对性。目前，通常采用的评价指标主要有以下几类。

（1）反映室内空气清洁程度的常用指标：二氧化碳、菌落总数、新风量。

（2）反映燃烧产物污染的指标：SO_2、可吸入颗粒、CO、NO_2。

（3）反映建筑装饰装修污染的指标：甲醛、苯、氨、氡。

（4）反映呼吸道致病微生物污染的指标：菌落总数、溶血性链球菌。

（5）其他：总挥发性有机物（TVOC）、空气化学耗氧量；根据需要还可测定尘螨等指标。相关要求参照《室内空气质量标准》（GB/T18883—2022）。

五、办公场所及公共场所卫生评价

办公场所及公共场所的卫生管理，不仅要依靠卫生部门，而且要调动办公场所及公共场所主管部门、大楼管理部门和使用单位的力量共同管理。最重要的是提高这些部门和单位的领导干部的卫生意识，真正认识到室内空气污染的种种来源及对员工健康的影响，关心员工的身心健康，从而采取有力措施。

主要涉及的相关部门：办公场所主管部门、大楼管理部门、办公场所使用单位、卫生部门。

在国家制定和发布“办公场所卫生管理”的相关法律、法规之前，办公场所卫生监督可参照《公共场所卫生管理条例》和《公共场所卫生管理条例实施细则》的相关规定执行。办公场所的空气质量应符合《室内空气质量标准》（GB/T18883—2002），该标准适用于住宅和办公建筑物。

六、物理有害因素评价

（一）噪声标准

工作环境和生活环境的噪声容许标准并不相同，前者要求长期接触噪声，不致对听觉器官造成听力损害。后者要求保持一定的宁静环境，避免干扰睡眠休息和交谈思考。日常活动主要环境噪声标准的基本范围见表 8-4。

表 8-4 保护健康与安宁环境噪声指标 单位：dB（A）

适用范围	理想值	最大值
睡眠	30	50
交换思想	50	70
听力保护	70	90

2008 年我国发布了新的《声环境质量标准》(GB3096—2008)，城市 5 类环境噪声标准值见表 8-5。

表 8-5 健康噪声限值 单位：dB（A）

声环境功能区类别	时段	
	昼间	夜间
0 类	50	40
1 类	55	45
2 类	60	50
3 类	65	55
4 类		
4a 类	70	55
4b 类	70	60

（二）振动的监测

在人们的日常生活中，总是或多或少地收到各种来源的振动的影响。国家环境保护局在 1988 年 12 月批准了《城市区域环境振动标准》，1989 年 7 月 1 日实施，适用于连续发生的稳态振动、冲击振动和无规则振动。该标准还明确规定，每日发生几次的冲击振动，其最大值白天不允许超过标准值 10dB，夜间不超过 3dB（表 8-6）。

表 8-6 城市振动控制限值 单位：dB

适用地带范围	昼间	夜间
特殊住宅区	65	65
居民、文教区	70	67
混合区、商业中心区	75	72
工业集中区	75	72
交通干线两侧	80	80

七、家用化学品健康危害评价

（一）化妆品卫生规范与标准

目前我国化妆品的卫生监督与管理主要依据 2022 年发布的《化妆品监督管理条例》。

（二）洗涤剂

与洗涤剂使用安全相关的国家标准主要见于与食品有关的洗涤剂，如《手洗餐具用洗涤剂》（GB/T9985—2000）、《食品安全国家标准 消毒剂》（GB14930.2—2012）等。针对用于餐具、蔬菜和水果表明的洗涤剂提出的卫生要求，其中包括一些有毒有害物质（如甲醛、细菌总数、大肠菌群等）的限值，以防止对使用者皮肤的刺激和残留对人体健康的危害。

（三）涂料

有关涂料的国家标准中对其安全性进行了规定的有《木器涂料中有害物质限量》（GB18581—2020），限量物质：挥发性有机化合物，苯，甲苯、二甲苯、乙苯总和，游离二异氰酸酯，甲醇，卤代烃，可溶性重金属（可溶性铅、可溶性镉、可溶性铬、可溶性汞）。《建筑用墙面涂料中有害物质限量》（GB18582—2020），限量物质：挥发性有机化合物，游离甲醛，可溶性重金属（可溶性铅、可溶性镉、可溶性铬、可溶性汞），苯、甲苯、乙苯、二甲苯总和。产品中有害物质限量应符合表8-7的要求。

表 8-7 有害物质限量的要求

项目	限量值	
	水性墙面涂料[a]	水性墙面腻子[b]
挥发性有机化合物含量（VOC）	≤120 g/L	≤15g/kg
苯、甲苯、乙苯、二甲苯总和	≤300	
游离甲醛（mg/kg）	≤100	
可溶性重金属		
铅 Pb	≤90	
镉 Cd	≤75	
铬 Cr	≤60	
汞 Hg	≤60	

a 涂料产品所以项目均不考虑稀释配比。

b 膏状腻子所有项目均不考虑稀释配比；粉状腻子除可溶性重金属项目直接测试粉体外，其余 3 项按产品规定的配比将粉体与水货胶黏剂等其他液体混合后测试。如配比为某一范围时，应按照水用量最小，胶黏剂等其他液体用量最大的配比混合后测试。

（四）胶黏剂

《室内装饰装修材料胶粘剂中有害物质限量》，限量物质：游离甲醛、苯、甲苯、二甲苯、甲苯二异氰酸酯、总挥发性有机物。

（五）消毒剂和杀虫剂

我国发布有《消毒管理办法》《消毒技术规范》《皮肤粘膜消毒剂中部分成分限量值规定》《关于进一步规范消毒产品监督管理有关问题的通知》《食品工具、设备用洗涤消毒剂卫生标准》，还有为保证消毒效果而制订的质量标准《过氧乙酸》和《次氯酸钠溶液》。

（六）其他家用化学品

对于家庭装饰装修涉及的化学品国家已有标准从保护接触者健康的角度对其中的有害物质进行了限制，这些标准如下。

《室内装饰装修材料壁纸中有害物质限量》（GB1858—2020），限量物质：重金属（或其他）

元素（钡、镉、铬、铅、砷、汞、硒、锑）、氯乙烯单体、甲醛。《室内装饰装修材料聚氯乙烯卷材地板中有害物质限量》（GB1856—2001），限量物质：氯乙烯单体、重金属（铅、镉）、挥发物。《室内装饰装修材料低碳衬垫及低碳胶粘剂有害物质限量》（GB1857—2008），限量物质：总挥发有机物（TVOC）、甲醛、苯乙烯。4-苯基环己烯、丁基羟基甲苯、2-乙基己醇。

第四节　常见健康环境干预技术

采取合理有效的环境健康干预技术，提高自己的环保意识，保持生态平衡，可以有效防范由环境问题引起的各种疾病。

一、大气卫生防护措施

大气污染程度受该地区的能源结构与布局、交通管理和人口密度、地形、气象、植被面积等自然因素和社会因素所影响。因此大气污染的防治具有区域性、整体性相结合的特点，必须采取多方面的综合措施方能有效。应充分利用大气的自净作用等自然因素来控制大气污染，也应因地制宜采取规划、工艺、净化等措施对大气进行防护。

（一）规划措施

合理安全工业布局和城镇功能分区，加强绿化，加强对居住区内局部污染源的管理。

（二）工艺措施

控制燃煤污染：改革燃料结构，集中供热，改造锅炉，合理选用燃料，降低污染，适当增加烟囱高度。

加强工艺措施：改革工艺过程，加强生产管理，综合利用，变废为宝。

二、饮用水的卫生监测和监督

（一）饮用水的卫生防护

饮用水的卫生防护主要是有关管网系统的防护，应注意以下几个方面：清洗和消毒，检漏，管网内必须维持一定水压，防止因缺水、断水时造成负压，导致反虹吸和吸入地下污水。

（二）饮用水的卫生调查、监测和监督

开展水源卫生调查、水厂调查、水质监测、水性疾病的监测及饮用水卫生监督。卫生部门根据《生活饮用水卫生监督管理办法》开展工作。

三、土壤的卫生防护

依据《中华人民共和国固体废物环境污染防治法》，固体废物是指在生产、生活和其他活动中产生的丧失原有利用价值或者虽未丧失利用价值但被抛弃或者放弃的固态、半固态和置于容器中的气态的物品、物质，以及法律、行政法规规定纳入固体废物管理的物品、物质。按照来源可以分为工业固体废物、生活垃圾等。

（一）粪便的无害化处理和利用

粪便无害化处理是控制肠道传染病、增加农业肥料和改良土壤的重要措施。收集处理粪便分为流出系统和运出系统。运出系统是粪便的收集和运出。

1. 粪便的收集和运出 厕所是收集和储存粪便的场所，必须符合以下相关卫生要求，城市公共厕所应符合《公共厕所卫生规范》（GB/T17217—2021），粪便的运出，应满足相关卫生要求。

2. 无害化处理和利用 粪便无害化处理方法很多，适合我国国情的主要有粪尿密封发酵法、堆肥法和沼气发酵法。

（二）城市垃圾的无害化处理和利用

垃圾是所有废物的总和，其最集中的地方是城市，城市垃圾是指城市居民生活和为居民服务的公共设施（如商店、饭店、娱乐场所、医院、公园、街道等）所产生的固体废物。

1. 无害化处理 主要包括垃圾的卫生填埋、焚烧和堆肥。

2. 城市垃圾的回收利用 大力推行垃圾分类，根据我国国情开发适用的垃圾处理技术体系是十分必要的。垃圾是全世界的一大公害，但同时也是“放错地方的资源”。城市垃圾是丰富的再生资源的源泉，约80%的垃圾为潜在的原料资源，可以回收其有用成分并作为再生原料加以利用，可节省自然资源，避免环境污染。尽快完善城市垃圾的管理法规，加快城市生活垃圾处理设施的建设，加大宣传力度，提高全民环境意识。尽快实现城市生活垃圾减量化、资源化、无害化，走可持续发展的道路。

四、住宅环境管理

（一）住宅施工卫生学要求及室内环境居室污染的处理

1. 建筑主体材料 建筑主体材料主要有水泥制品、砖、瓦、混凝土与混凝土预制构件、黏土、钢筋等用于建筑主体结构的承重材料和非承重材料。来自主体材料的有害物质主要有以下几种。放射性物质：主体材料中的放射性物质主要是指氡及其气体。氨：来自混凝土的防冻剂。主体材料的质量必须严格把关，必须按照有关质量标准来控制，保证主体材料无害。

2. 建筑装修材料 装饰装修材料的种类很多，释放出来的有害因素种类也很多。重点有以下几种。人造板：主要有胶合板、纤维板、刨花板等。涂料、胶黏剂：这些化工产品能释放多种挥发性有机物。壁纸、聚氯乙烯卷材地板（即聚氯乙烯地板革）：这些装饰材料都有一定硬度，也含有许多色素。石材：用于室内装饰材料的石材主要是天然大理石、天然花岗岩及人造大理石等，应控制这些石材的放射性物质。

3. 安装室内空气净化装置 室内空气净化装置可将室内空气净化。目前，市场上出售的室内空气净化装置有如下类型。

（1）以活性炭为吸附材料将室内环境中的污染物吸附在吸附材料上，以达到去除污染物的目的，但是这种净化装置只是对污染物起到转移的作用，不能彻底分解污染物，同时吸附材料到一定的时间就会饱和，需重新更换。

（2）采用光催化原理，在吸附材料上涂催化剂，利用催化剂的表面活性和降低反应的活化能的原理，将一些在常温下无法分解的污染物分解以达到净化的目的。

（3）负离子发生器，通过气体放电产生大量的负离子，这些负离子一方面对人体健康有直接的有益作用；另一方面负离子可以对室内环境中的污染物产生作用，使污染物浓度降低。

（4）以消毒灭菌为主的臭氧发生器，广泛应用于卫生间除臭、餐具消毒、衣柜防霉、防蛀、家庭蔬菜储存、水果的保鲜等。

（二）居家植物的选择及对人体健康的影响

植物具有吸收CO_2放出O_2的功能，同时，植物还具有吸收空气中毒物的作用，有助于抵御毒物的伤害。研究表明，室内适宜种植以下植物。①月季、玫瑰，吸收二氧化硫；②桂花，有吸尘作用；③薄荷，有杀菌作用；④常青藤和苏铁，吸收苯；⑤万年青和雏菊，可以清除三氯乙烯；⑥银苞芋吊兰、芦荟、虎尾兰，吸收甲醛。

不宜在室内养的花草植物有丁香、月见草、夹竹桃、洋绣球、郁金香、松柏类花木等。

（三）宠物对孕妇、儿童健康的影响

1. 宠物对健康的影响　随着社会的发展，人们对宠物如犬的认识发生改变，有些人愿意把犬当成家庭成员。宠物可以帮助人们减少孤独感，饲养宠物可以给儿童带来责任感、对动物的理解和同情。但宠物身上可能会带有寄生虫，弓形虫感染是一种人畜共患的疾病，弓形虫寄生在动物的细胞内，普通人感染了弓形虫会有发热的症状，孕妇感染了弓形虫可能导致流产或胎儿畸形，而感染过弓形虫的人在短期内会有反应，但过后体内就会产生抗体。孕妇在妊娠后建议远离宠物，加强预防措施。

2. 预防弓形虫感染的方法

（1）避免接触动物粪便，万一接触了马上洗手。

（2）不吃未熟透的肉，生肉和熟食要分开存放。

（3）生熟食品分别加工，如用两块砧板，两把菜刀。

（4）饭前便后要勤洗手。

3. 孕妇养犬的注意事项

（1）科学养犬，定期给犬打疫苗，定期洗澡，避免和外面的流浪犬接触。

（2）不接触犬的粪便。

（3）自己和犬不吃未熟透的肉。

（4）避免和犬过分亲热，抚摸犬后一定要洗手。

（5）小心地上的犬玩具，孕妇不要被绊倒。

（6）不能让孕妇牵着大型犬出去。

（四）室内环境的清洁及清洁工具的选择

1. 抹布的选择　需要准备两种抹布，干抹布和湿抹布，干抹布可选用全棉抹布，蓬松、柔软、吸水性强，颜色要选淡蓝、淡绿或白色。湿抹布要求微湿，不拧出水，污染后立即更换。

2. 百洁布　保养的对象是卫生陶瓷、玻璃和其他建筑装饰材料的表面，可配合稀释后的保养液使用，使用完及时漂洗晾干。

3. 钢丝球　主要作用于清除建筑物装饰材料表面的水泥渍，表面较厚、硬，难以清除的污垢。

4. 板刷　用来清除建筑物装饰材料硬表面和软表面的污垢。

（五）护肤品的选择及对人体健康的影响

化妆品中对健康的影响因素主要有化妆品中正常组分的化学特性、浓度、所用的溶剂；化妆品中含有毒化学物、杂质和微生物；外部环境因素如温度、湿度；个体体质因素；是否正确使用，如使用频率等。

市面上的护肤品种类越来越多，虽然我们的选择会随之增多，但是选择什么样的护肤品成了一大难题。

1. 学会分析自己的皮肤　选择什么样的护肤品取决于自己的肤质，干性皮肤、中性皮肤、油性皮肤、混合性皮肤和敏感性皮肤在产品的使用上是不同的。

干性皮肤看上去细腻，在换季时会有干燥脱皮现象，容易有皱纹和斑，很少长粉刺和暗疮，在触摸时会觉得粗糙。

中性皮肤摸上去细腻有弹性，不干也不腻，只是夏天有时会有些油，天气转冷时有些干，比较耐晒，对外界的刺激也不明显。

油性皮肤面部经常有油光，毛孔粗大且肤质粗糙，皮质比较厚，容易生成暗疮粉刺，不容易产

生皱纹。

混合性皮肤面部中部、额头、鼻梁和下颌会有油光，容易生成粉刺，其余部分则是干燥的。

不同肤质选择不同的护肤品，但是不同肤质都会有皮肤受损的可能，因此日常生活中除了选用基础的护肤品之外，也要选择适合自己的修复型护肤品。

2. 不以包装辨好坏 选择护肤品时千万不要只看包装，好的产品会选择简单的包装，但简单包装的不一定是好产品，所以在买护肤品时不要以包装来辨别产品的好坏。

3. 不要轻易听他人推荐 每个人的肤质是不一样的，“甲之蜜糖，乙之砒霜”这话不无道理，在使用一款新的护肤品时最好先测一下过敏反应，或者先买试用装，切忌盲目听他人推荐。

4. 学会看原料表 很多人在选择时会忽略原料表，其实原料表才是最重要的。因为护肤品所产生的效果是成分所起的作用，而不是品牌或者包装，看原料表可以避免掉入宣传陷阱，很多化妆品品牌喜欢玩文字游戏，需要留心一下。

五、公共场所卫生管理

（一）充分认识卫生管理和监督的重要性

1996 年卫生部、国家技术监督局颁布了《公共场所卫生标准》，与 1987 年发布的《公共场所卫生管理条例》《公共场所卫生管理条例实施细则》，标志着我国对公共场所的卫生管理已从政府的行政管理转变为法制化管理，从根本上保证了公共场所的卫生质量。

（二）公共场所卫生管理的组成成分

公共场所卫生管理由公共场所主管部门的卫生管理工作、公共场所经营单位的卫生管理工作和卫生部门的卫生管理工作共同组成。

（三）公共场所的卫生监督

1. 预防性卫生监督 应对公共场所新建、改建或扩建的选址、设计、竣工验收等每个阶段均进行卫生监督。

2. 经常性卫生监督 监督各单位的卫生组织机构及卫生制度的落实情况，检查其是否已领取“卫生许可证”，对各项卫生要求，包括空气质量、小气候、水质、公共用具等卫生指标，定期进行检查、监测、整改。还应进行从业人员的健康检查情况，协调处理已发生的卫生问题，积累资料，总结经验。

六、物理有害因素防护

（一）噪声防护

1. 声源控制 改进运输工具与机械设备的结构和性能，提高有关部件装置的质量，采用吸声、消声、隔声的技术，以及发展减振、隔振技术等。

2. 控制噪声的传播

（1）吸声：声波在传播的过程中进入吸声材料，会在材料的细孔或缝隙内引起空气振动，促使声能转化成热能，从而降低噪声。

（2）消声：消声主要用于降低空气动力噪声。按消声原理可区分为阻性消声器、抗性消声器、阻抗复合消声器、小孔和多孔消声器等。

（3）阻尼与隔振：机械振动可引起噪声，采用阻尼与隔振措施能有效地降低机械噪声。阻尼是利用强黏滞性的高分子材料，涂于金属板材之上，使板材弯曲振动，使声能转换成热能而耗损。

（4）听力保护器：听力保护器适用于个人的噪声防护，常适用的听力保护器有耳塞和耳罩。

（二）振动防护

根据卫生学和流行病学的观点，预防和控制振动对人体健康的危害，主要从致病原因、致病条件和人体本身几个方面着手，即减少、限制以致消除振动源，限制接触振动的时间和强度，控制环境中的寒冷、噪声等危害因素，加强健康管理和个人防护等，由于涉及的问题比较复杂，所以应采取综合治理措施。

（三）电磁辐射防护

为了缩小电磁辐射污染范围，对不同类型的辐射源应根据不同的具体情况分别采取有效防治措施，使泄露量最大限度地减少以达到消除污染的目的。日常生活中电磁辐射的防护有以下几点。

1. 手机电磁辐射的防护 最简易的防护办法是配外接耳机和麦克，使用手机时应与人体保持适当距离，不宜挂在胸前，手机接通瞬间释放的电磁辐射最大，最好在铃声响过一两秒或两次铃声之间接听。

2. 微波炉电磁辐射的防护 屏蔽不良的微波炉对人体的伤害主要是在脑、眼等部位。安放微波炉时，位置应低些，不宜放置在冰箱上。微波炉运转时，不要站在旁边或用眼盯看。另外，要购买质量好、信誉高的名牌产品，以防止微波泄露。

3. 其他电器电磁辐射的防护 注意室内办公和家用电器的摆设，不要把家中电器摆放得过于集中，使自己暴露在超剂量辐射的危险中。特别是一些容易产生电磁波的家用电器。

七、家用化学品健康危害的防治原则

家用化学品的健康危害与产品的设计、生产、经营、使用息息相关。单纯依靠生产前严格的审批及随后经常性的监管，在一些地区效果并不理想。企业自律的原则在我国仍处于探索阶段，需结合我国国情借鉴国外先进经验。

（一）产品设计

家用化学品的设计至关重要，既要满足产品自身功能的需要又要求确保产品安全。例如，配方中含有致敏物质、为降低成本而选用了劣质原料或为长期保存添加过量的防腐剂等均可对家用化学品的使用者产生危害。

（二）产品包装与说明

家用化学品的包装和说明对于绝大部分没有专业知识的使用者来说是很重要的。必须对化学品的使用有正确认识或获得专业的指引。大多数情况下，消费者应可通过详尽的产品说明或警示获得这类指引。

（三）产品销售经营

家用化学品的销售和经营许可关系到这些产品的安全性，如化妆品的经营是无须许可的，而一些不法商家在这一环节上加入假冒伪劣商品、无证产品、过期变质产品等均可对消费者造成危害。销售家用化学品的人员有责任在经营活动中就产品向消费者给出正确的适用范围、使用方法、注意事项等必要的警示。

（四）法规与传媒的作用

美国和欧洲共同体在化学品监管方面的经验是可借鉴的事例之一，企业自律的含义包含了在一个法制健全制度下，不安全产品需承担的风险。一旦因产品质量引发诉讼，面临的将是巨额的赔偿、声誉乃至市场的丧失。

（五）产品不良反应的诊断和报告

建立病例报告制度是保证家用化学品不良反应发生后对个案的确认、病例追查和危害产品的追踪，防止不良效应扩散的重要措施之一。家用化学品健康危害的防治是涉及政府、企业、个人的系统工程，科学技术是不断发展的，新的产品层出不穷，新的问题还会不断出现，因此不断完善家用化学品的生产、经营、使用各个环节的有效防治措施和制度，完善家用化学品与健康相关产品的监管，研究、规范和制订家用化学品的安全标准、危害判定和责任的区分是环境卫生和环境健康研究领域的新课题。

课后练习题

填空题及其答案

1. 环境健康科学是研究自然环境、（生活居住环境）与人类健康的关系，研究如何利用和控制环境因素，从而预防疾病，保障人类健康的科学。

2. 生态系统是一个开放的综合体，在其内部各组分之间，依次进行着（能量流动）、物质循环和信息传递。

3. 大气污染是指大气中污染物质的浓度达到了（有害程度），以致对自然生态系统的平衡造成破坏，对人类的生存和健康产生危害的现象。

4. 水污染是污染物进入河流、海洋、湖泊或地下水等水体后，使水体和沉积物的物理、化学性质或生物群落组成发生变化，从而降低了水体的使用价值，并影响了（人类正常生产生活）以及生态平衡的现象。

5. 土壤污染是指由于人类活动产生的污染物质通过各种途径进入（土壤），其数量超过土壤本身的自净能力，导致土壤质量下降，从而影响土壤动物、植物、微生物的生长发育及农副产品的产量和质量的现象。

6. 室内环境是由屋顶、地面、墙壁、门、窗等建筑围护结构从自然环境中分割而成的小环境，也就是（建筑物内的环境）。

7. 公共场所是为（公众从事各项社会活动）而提供的公用场所，是住宅以外的一种临时性生活环境，是人类生活环境中不可缺少的组成部分之一。

8. 环境噪声污染是指所产生的环境噪声超过国家规定的（环境噪声排放标准），并干扰他人正常生活、工作和学习的现象。噪声污染不同于水污染、大气污染和垃圾污染，它是一种能量污染，一般并不致命，且与声源同时产生和消失。

9. 化妆品是指以涂抹、喷洒或其他类似方法，施于人体（表面）任何部位（皮肤、毛发、指甲、口唇、口腔黏膜等），以达到清洁、消除不良气味、护肤、美容和修饰目的的产品。

10. 健康危险度评价就是收集和利用科学可靠、设计合理的毒理学、流行病学及其他实验研究的最新成果，遵循严格的评价准则和毒性鉴定、暴露评价、剂量-反应关系评价、危险度分析等一定的技术路线，定量地推算出被研究毒物在人类环境中的可接受水平（浓度），作为制订大气环境质量标准的科学基础。

（牟红安）

第九章　健康教育与健康促进

学习目标

1. 掌握健康教育与健康促进的基本概念及干预方法。
2. 熟悉健康教育与健康促进的评估技术。
3. 了解健康教育与健康促进的基本原理。

面对我国老龄化日益严峻的新形势，健康教育和健康促进迎来了巨大的发展机遇。健康是人类永恒的话题。保持健康是每个人的义务和权利，也是最基本的人权。健康教育与健康促进仍是促进人类健康最有效、最经济的手段。

第一节　健康教育与健康促进相关概述

据调查，我国死亡率居前10位的疾病中，接近一半的患病人群是由不良生活方式和行为所致。加强健康教育是预防和控制这些疾病最经济、最有效的措施。健康教育与健康促进是提高公众健康意识的重要手段。WHO已把健康教育与健康促进列为当前预防和控制疾病的主要措施之一。

一、健康教育、健康促进相关概述

（一）健康教育的概念

健康教育（health education）是指通过有计划、有组织、系统的社会教育活动，促使人们自觉地改变不良的行为和影响健康行为的相关因素，消除或减轻影响健康的危险因素，采纳有益于健康的行为和生活方式，预防疾病，促进健康，提高生活质量，并对教育效果做出评价。

1. 历史沿革　健康教育的历史悠久。我国的《黄帝内经》中就论述到健康教育的重要性，如“知之则强。知，谓之七益八损、全性保命之道也。不知则老”；而春秋时期的政治家管仲认为“善为国者”必须注重“除厉（瘟疫）”“以寿民”，而“明于化（教化）”是重要措施。据有关文献报道，“health education”一词最早于1919年在美国儿童健康协会的会议上被采用。

2. 健康教育与卫生宣传　目前，仍有不少人把健康教育与卫生宣传等同起来。无疑，通过信息和教育提供基本知识与技能用以武装个体、家庭和社会，使其做出更健康的选择是十分必要的，但当个体和群体做出健康选择时，更需要得到物质、社会和经济环境的支持，积极的政策、可获得的卫生服务以满足群众的需求。因此卫生宣传是健康教育的重要手段而不是健康教育。仅仅告诉群众什么是健康行为，这不是健康教育，健康教育应提供改变行为必需的条件以促使个体、群体和社会的行为改变。

3. 核心问题及主要内容

（1）健康教育的核心问题：教育人们树立健康意识，促使个体或群体改变不健康的行为和生活方式，尤其是组织行为的改变，养成良好的行为生活方式，以减少或消除影响健康的危险因素。健康教育不仅限于传播卫生知识，而应更积极地教育人们提高自我保健意识和能力。通过健康教育让人们了解哪些因素是对健康有利的，哪些因素是对健康有害的，提供消除有害健康的因素或降低其影响的必要知识、方法、技能及服务，并能促使人们合理有效地利用这些服务，自觉选择有益于健康的行为生活方式。

（2）健康教育的特性：①健康教育是一种以教育为中心的活动。如同其他教育活动一样，健康教育是一种自愿的学习，而不是强制性的。它强调运用各种有效的教育原则和手段，促使人们自觉自愿地学习和掌握有利于健康的知识。②健康教育所关注的对象是人，促进每个人获得能力和责任感以便对自我的健康做出抉择。③健康教育的焦点在于促进健康知识与个人实际行为的联系，弥补两者之间的差距，最终使其达到和谐与统一。④健康教育重视个人行为的改变，从其根本的层次而言，健康教育以激发并促进个人健康行为的改变为目的。因此，它关注影响个人行为形成和改变的各种因素，可以说健康教育是行为科学的一种转型。

（二）健康促进的概念

1. 健康促进定义　健康促进（health promotion）一词早在20世纪20年代已见于公共卫生文献，近20年来才引起广泛的重视。健康促进的概念要比健康教育更为广泛。健康促进的定义较多，但目前国际上比较公认的有两个。

（1）《渥太华宪章》中指出，健康促进是促使人们提高、维护和改善他们自身健康的过程。1986年11月21日WHO在加拿大的渥太华召开的第一届国际健康促进大会上首先提出了健康促进这一词语，是指运用行政的或组织的手段，广泛协调社会各相关部门及社区、家庭和个人，使其履行各自对健康的责任，共同维护和促进健康的一种社会行为和社会战略。这一定义表达了健康促进的目的和哲理，也强调了范围和方法。

（2）劳伦斯·格林（Lawrence Green）教授等提出，健康促进是指一切行为和生活条件向有益于健康改变的教育与生态学支持的综合体。这里所指的教育是指健康教育，生态学是指健康与环境的整合，健康与环境的整合需要通过跨部门的合作来完成。在健康促进规划中特别强调创造支持性环境。在这一定义中，健康教育在健康促进中起主导作用，这不仅是因为健康教育在促进行为改变中起重要作用，还是因为健康教育在对激发领导者拓展健康教育的政治意愿，促进群众的积极参与及寻求社会的全面支持，促成健康促进氛围的形成中起到极其重要的作用，没有健康教育也就没有健康促进。

2. 健康促进策略　关于健康促进的策略，WHO召开了多次国际会议并发表了许多政策性文件，对健康促进的策略进行了认真的探讨。《渥太华宪章》明确提出了健康促进的策略（行动领域）。

（1）制定健康的公共政策：健康公共政策以保证健康作为先决条件，它把健康问题提到了各个部门、各级领导的议事日程上，使他们了解他们的决策对健康后果的影响并承担健康的责任。健康促进的政策由多样而互补的各方面综合而成，包括政策、法规、财政、税收和组织改变等。

（2）创造支持性环境：这是健康促进采取社会-生态学方法的基础，即需要促进我们的社区和自然环境的相互维护。任何健康促进策略必须提到：保护自然，创造良好的环境及保护自然环境。

（3）强化社区行动：健康促进工作是通过具体和有效的社会行动，以达到更健康的目标。这是WHO倡导的给社区和个人赋权，发扬社区与个人自主、自立的精神。健康促进也就是赋权的过程。

（4）发展个人技能：通过提供信息、健康教育和提高生活技能以支持个人与社会的发展。现代医学发展表明，普及保健知识这种手段的潜力比其他任何可以想象的科学进展都大得多。建再多的医院，培养再多的医生，或在医疗技术上增加再多的费用所带来的益处都无法与发展个人技能相比拟。

（5）调整卫生服务方向：使医疗机构通过组织改革和功能产生改变以适应新的需求。卫生系统的发展必须由初级卫生保健原则和有关政策推动，以朝着改善人群健康的目标前进。卫生部门的作用不仅是提供临床及治疗服务，还是必须坚持健康促进的方向。

3. 健康促进的组成　健康促进由三个部分组成。

（1）疾病预防：疾病预防在健康促进中起着重要作用，分为第一级预防、第二级预防和第三级预防。第一级预防强调在疾病、损伤或健康状况恶化发生前进行预防性干预，通常采用医学、社会学和教育学与健康促进相结合的策略。例如，个人可通过不吸烟、吃含低饱和脂肪酸的营养食物、有规律地运动等措施降低患心血管系统疾病的危险。健康教育与健康促进在第一级预防中发挥了重要作用。第二级预防是指早诊断、早治疗以控制疾病的后果、严重性及流行。二级预防实施早发现、早治疗，是治疗性的。健康教育在第二级预防中具有至关重要的作用。第三级预防指进行特定的干预以帮助残疾或患病的个体减轻残疾或疾病对他们的影响，也包括防止疾病复发的活动，以及教育公众和企业使康复者尽可能发挥是最大的作用。健康教育在第三级预防中起着重要作用。

尽管我们主要依赖于第一级预防和第二级预防，但治疗的高花费已导致卫生服务系统的主要资源被直接应用于第三级预防。应通过重新设定优先项目和发展更有效的健康促进项目，使资源向第一级和第二级预防转移，以降低治疗和康复的需求。

（2）健康教育：是健康促进的核心组成部分。健康教育是一个过程而不是一个结果。它是一系列根据目的设计出的连续的行为，包括设计、部署一些体验来影响人们的思想、感情和行为以有利于他们自身的健康并有益于社区健康。

（3）健康保护：包括司法和财政控制、其他法规和政策、自愿学习，目的在于增进健康和疾病预防。它的使命是减少人们受到环境危害、不安全或不健康行为的可能危害，如法律要求驾车时使用安全带、儿童接受预防接种、公共场所禁烟等属于政策和法规方面的健康保护。

（三）健康教育与健康促进的关系

健康教育与健康促进都是以帮助人们改变健康相关行为和生活方式，并以达到理性的健康状态为目的。健康教育是以健康为中心的全民教育，它需要社会人群自觉参与，通过自身认知态度及价值观念的改变而自觉采取有益于健康的行为和生活方式，它适合于那些有改变自身行为愿望的人群。而健康促进是更广泛、更强有力的促进人们改变健康相关行为的策略，它对行为改变的作用比较持久并且带有约束性，除教育外，还有政治、经济、组织、法律等环境支持。健康促进涉及整个人群和人们社会生活的各个方面，而不仅限于某一部分人群或仅针对某一疾病的危险因素，形成健康的生活条件是其目标之一。

1. 健康教育是健康促进的基础 健康教育可以提高个人和社会（包括领导者、决策者、立法者）对所建议的理性行为和健康的生活方式的可接受性，使其取得共识，促进立法，促进政策改革和社会行动，激发领导者、社区和个人参与的意愿，营造健康促进的氛围。

2. 健康促进是健康教育的发展 与健康教育相比，健康促进融客观的支持与主观参与于一体，前者包括政策和环境的支持，后者则着重于个人与社会的参与意识和参与水平。健康促进不仅包括了健康教育的行为干预内容，同时还强调行为改变所需要的组织支持、政策支持、经济支持等环境改变的各项策略。只有教育与环境支持相结合才能更快地发挥健康教育在促进人们健康行为和生活方式中的潜在作用。

二、健康教育、健康促进与公共卫生的关系

健康教育和健康促进与公共卫生既有联系也有区别。

从学科角度来讲，三者同属于大卫生大医疗领域的一级或二级子学科。从目前通常的分类来说，公共卫生与预防医学一般算是一级学科，而健康教育、健康促进是其二级学科。从实践来看，健康教育是健康促进的重要策略之一。健康教育和健康促进又是推动公共卫生发展的先导性因素。

健康教育和健康促进与公共卫生的区别在于，公共卫生的主要策略和措施是政策保障、服务提供和危险因素干预，其核心是建立一套覆盖全民、兼顾公平的社会健康保障体系，公共卫生更强调政府履行其对全民健康所应负有的责任。而健康教育和健康促进的主要策略和措施是协调、倡导和赋权，其核心是调动个人、组织机构和社会各层面的自身积极性、能动性及现有资源，解决他们自身面临的健康问题和挑战，并最终形成一种健康文化，健康教育与健康促进则更强调促进个人和机

构履行其对健康所应负有的责任。

公共卫生的成果主要表现在发病率、患病率、死亡率的降低，而健康促进的成果则主要表现在人们健康素养（自我保健能力）的提高上。

三、健康教育、健康促进与卫生宣教的关系

健康教育、健康促进、卫生宣传是相互联系或者有相互交叉的三项不同的工作领域和工作内容。健康教育是针对行为问题采取的一系列科学的干预步骤，包括设计和评价技术的运用。它要解决的是帮助人们改变不健康的行为和建立健康的行为与生活方式，提高保健技能等问题。

健康促进是一项社会策略和社会行为。它要解决的是为改善人们健康而采取社会行动的策略问题，即针对群体的健康问题形成社会共识，并采取协调行动，促进“四大领域”（建立促进健康的公共政策、创造健康支持环境、增强社区的能力、发展个人技能）的改善和进步。健康促进重点应该是解决社会动员、社会倡导和相关部门单位及社区的协调问题，通过这种动员和倡导，实现协调和协作的目标，然后才能在政策的制定、环境的建设和保护、健康支持环境的提供等方面产生作用。

卫生宣教通常是指卫生知识的单向传播，而健康教育具有对象明确、以双向传播为主、注重反馈和行为改变效果等特点，是卫生宣教在内容上的深化、范围上的拓展和功能上的扩充。卫生宣教是健康教育的重要手段而不是健康教育的全部，健康教育需提供改变行为所必需的知识、技能、服务以促使个体、群体和社会的行为改变。健康促进作为一种社会战略，它不能替代健康教育的功能。而卫生宣教要解决的是有关信息的扩散，其信息涵盖的范围比健康教育传播的信息更加广泛，但没有健康教育传播的信息复杂和具体。

四、健康教育在健康管理中的地位和作用

在我国公共卫生服务体系中，健康教育是重要组成内容。公共卫生服务体系主要涉及三部分，一是居民健康综合管理技术体系；二是重点人群健康管理技术体系；三是贯穿患者全生命周期的健康管理体系，在这三个体系中，健康教育均发挥着重要作用。

1. 健康教育在居民健康综合管理技术体系中具有重要作用　首先在健康教育服务规范中，应用健康教育可以使公众健康素养提高。首先，人的健康主要由生活方式和行为方式决定，而要想使人们的生活方式和行为方式发生改变，则需要积极开展健康教育。其次，在突发公共卫生事件、传染病处理及报告服务规范中，应用健康教育可以使公众防护意识提高。甲型肝炎、艾滋病等多种传染病均与公众生活方式不健康相关，利用健康教育可以使公众防护意识提高，避免传染病出现；另外，也让公众知道报告传染病疫情是每个人的责任和义务，这样可以及时有效地处理疫情，使人们健康和安全得到保障。在卫生监督协管服务规范中，应用健康教育可以使公共卫生事件信息报告得到提高。最后，在卫生监督协管服务中，利用健康教育可以使公众对卫生知识的知晓率得到提升，也可以使公众的健康意识得到提高，及时发现疑似或已经发生的食源性疾病、食物中毒及食品污染等事件，使人们健康受到的危害减轻，及时向卫生监督机构进行报告，并协助调查，使公众的卫生监督效能提高，最大限度地避免突发公共卫生事件的出现，使广大人民群众的卫生健康得到保障。

2. 健康教育在重点人群健康管理技术体系中具有重要作用　在人群健康管理技术体系中，主要包括四项内容：一是预防接种服务规范；二是 0～6 岁儿童健康管理服务规范；三是孕产妇健康管理服务规范；四是老年人健康管理服务规范。针对 65 岁以上老年人、0～6 岁儿童及其家长和孕产妇等重点人群，在基本公共卫生服务开展过程中，需要进行个体化健康教育，不仅要对免费服务项目进行宣传，还需要对健康指导与管理内容进行宣传，以及需要对健康问题处理方式进行宣传，让其主动接受卫生服务，重点筛查并预防重点人群疾病，做到早发现、早预防的目的。另外，预防接种作为一项疾病防控措施，投资少，效益高，特别是对重点人群进行预防接种，可以形成免疫屏障，

对一些特定传染病的出现进行防控，使重点人群得到有效保护。

3. 健康教育在贯穿患者全生命周期的健康管理体系中具有重要作用 ①健康教育在高血压健康管理中的应用。在高血压健康管理中，利用健康教育，可使居民主动接受高血压筛查，同时对服务内容进行宣传，可以提高高血压患者接受健康管理的积极性，并严格执行医务人员对其生活方式和行为的指导。对于高血压患者来说，不仅需要坚持用药，还需要改变以往不健康的行为习惯及生活方式，控制饮食，控制钠盐摄入，坚持运动，戒烟限酒等，以有效控制血压水平，避免病情进一步发展。②健康教育在 2 型糖尿病健康管理中的应用。针对社区 2 型糖尿病高危人群，利用健康教育，督促其每年定期测血糖，同时接受医务人员的教育和指导。针对已经确诊的患者，则需要开展个体化健康教育，向其提供免费血糖检测、全面健康体检、随访服务，另外，医务人员帮助患者建立健康生活方式，消除健康危险因素，使患者向健康方向发展，以有效控制疾病，避免并发症发生，使患者生命质量提升。

第二节 健康相关行为改变理论

有研究表明，有科学理论指导的行为干预成功率更高，主要有个体水平、人际水平、社区水平的行为改变理论。

一、个体水平的行为改变理论

（一）知信行理论

知信行理论模式是用来解释个人知识和信念如何影响健康行为改变的最常用的模式，由英国人柯斯特于 20 世纪 60 年代提出。该理论将人类行为的改变分为获取知识（knowledge）、产生信念（attitude）和形成行为（practice）三个连续过程。

其中，“知”是对相关知识的认识和理解，“信”是正确的信念和积极的态度，“行”是行动。这个理论中的三个要素之间是存在辩证关系的，知识是行为改变的基础，信念和态度是行为改变的动力。只有当人们获得了有关知识，并对知识进行积极的思考，具有强烈的责任感，才能逐步形成信念；知识只有上升为信念，才有可能采取积极的态度去改变行为。

该理论模式可以应用于健康教育与健康促进的工作中。健康教育的效果可以根据该模式来衡量：对患者健康信息知晓率、对健康信念认同状况、采纳健康行为三级目标的理论模式转变的调查即可用于衡量教育的实际效果。该理论模型已应用于对特殊人群健康行为改变的影响因素研究，探索影响某一特定人群健康行为的因素，并根据这些因素进行知识上的有效传播，在形成健康认知模型之后，考量其健康行为的改变，如对于老年患者的疾病康复过程，残障人员获取健康信息后的行为改变等。通过该理论可以指导健康照护者和医患人员进行有针对性的健康教育和传播。某项研究通过对糖尿病患者生活质量与主要照顾者知信行的相关性研究发现，照顾者的健康知识知信行总体水平与患者的生活质量呈正相关，说明提高照顾者健康知识知信行水平，可以保障患者的生活质量，护理人员应充分了解健康教育的对象，做到有的放矢。而在日常工作中，多数患者主观上愿意接受健康知识，获取知识后就会转化为信念，继而实施正确的健康行为，故而前后对比可以获得有意义的结果。

（二）健康信念理论

健康信念模式建立在需要和动机理论、认知理论和价值期望理论基础上，关注人对健康的态度和信念，重视影响信念的内外因素。HBM 是第一个解释和预测健康行为的理论，由三位社会心理学家 Hochbaum、Rosenstock 和 Kegels 在 1952 年提出。HBM 认为个体感知、积极采取实际行动、相信自己能采取推荐的行动是行为转变的重要因素。它被用于探索各种长期和短期健康行为问题，包括性危险行为与 HIV/AIDS 的传播。

（三）行为改变的阶段理论

行为转变理论模式也称为行为阶段转变理论模型，是美国心理学教授普罗察斯卡（Prochaska）在 1984 年提出的。该理论着眼于行为变化过程及对象需求，理论基础是社会心理学，认为人的行为转变是一个复杂、渐进、连续的过程，可分为 5 个不同的阶段，即没有准备阶段、犹豫不决阶段、准备阶段、行动阶段和维持阶段。以戒烟为例，没有准备阶段：没有考虑要戒烟或是在接下来的 6 个月不会考虑的时期。犹豫不决阶段：考虑在未来 6 个月内倾向于戒烟的时期。准备阶段：即将改变的时期，1 个月内。确立目标，确定停止的时期，并且患者准备进行计划。行动阶段：戒烟开始直到 6 个月。维持阶段：持续戒烟至少 6 个月。

该理论的依据是人的行为变化是一个连续的、动态的、逐步推进的过程，在不同的行为阶段，每个改变行为的人都有不同的需要和动机，对目标行为会有不同的处理方式。它适用于戒烟、酒精及物质的滥用、慢性非传染性疾病的人群干预工作（饮食失调及肥胖、高脂肪饮食）、艾滋病的预防。

（四）自我效能理论

社会学习理论的创始人阿尔伯特 • 班杜拉（Albert Bandura）从社会学习的观点出发，在 1977 年提出了自我效能理论，用以解释在特殊情景下动机产生的原因。

自我效能感是个人对自己完成某方面工作能力的主观评估。评估的结果如何，将直接影响到一个人的行为动机。自我效能理论一经提出，就引起了动机心理学家们的极大兴趣。

二、人际水平的行为改变理论

（一）社会认知理论

社会认知理论是社会心理学的重要理论之一，它是一种用来解释社会学习过程的理论，主要关注人的信念、记忆、期望、动机及自我强化等认知因素。它源于 20 世纪 20～30 年代德国心理学家 K. 考夫卡、W. 克勒和 M. 魏特海默等创立的格式塔心理学。

社会认知理论的主要内容：认为人们并不被动地面对世界中的种种事物，相反，他们把自己的知觉、思想和信念组织成简单的、有意义的形式。不管情境显得多么随意和杂乱，人们都会把某种概念应用于它，把某种意义赋予它。这种组织、知觉和解释，影响着我们在所有情境尤其是社会情境中行为方式。它的具体理论主要如下：①场论；②心理生活空间理论；③印象形成理论；④社会规范理论；⑤社会比较理论；⑥隐含人格理论；⑦归因理论；⑧社会公平理论；⑨认知不协调理论；⑩认知均衡理论。它又包括参考群体理论、自发知觉理论、知觉定势理论、社会期望理论、认知一致性理论、认知-情感一致性理论等。社会认知理论内容十分丰富，应用十分广泛，在社会心理学的许多领域，人们都可以用它去思考和解释问题。

（二）社会支持网络理论

20 世纪 70 年代，拉舍克（Raschke）提出社会支持是指人们感受到的来自他人的关心和支持。此外，还有一些心理学家也对社会支持的定义提出自己的看法。社会支持网络指的是一组个人之间的接触，通过这些接触个人得以维持社会身份并且获得情绪支持、物质援助和服务、信息与新的社会接触。

依据社会支持网络理论的观点，一个人所拥有的社会支持网络越强大，就能够越好地应对各种来自环境的挑战。个人所拥有的资源又可以分为个人资源和社会资源。个人资源包括个人的自我功能和应对能力，后者是指个人社会网络中的广度和网络中的人所能提供的社会支持功能的程度。以社会支持网络理论取向的社会工作，强调通过干预个人的社会网络来改变其在个人生活中的作用。特别对那些社会网络资源不足或者利用社会网络的能力不足的个体，社会工作者致力于给他们以必要的帮助，帮助他们扩大社会网络资源，提高其利用社会网络的能力。

三、社区水平的行为改变理论

（一）创新扩散理论

创新扩散理论是传播效果研究的经典理论之一，是由美国学者埃弗雷特·罗杰斯（E. M. Rogers）于20世纪60年代提出的一个关于通过媒介劝服人们接受新观念、新事物、新产品的理论，侧重大众传播对社会和文化的影响。罗杰斯认为，创新是一种被个人或其他采用单位视为新颖的观念、实践或事物；创新扩散是指一种基本社会过程，在这个过程中，主观感受到的关于某个新观念的信息被传播。通过一个社会构建过程，其创新的意义逐渐显现。

（二）社区组织理论

社区组织理论来源于生态学、社会系统论、社会网络和社会支持等理论，强调社区组织对识别、评估和解决人群健康问题的作用，动员区域内资源共同实现目标。该理论由若干理论模型构成，按罗夫曼（Rothnan）分类，可分为区域发展、社会计划和社会行动三部分，且在实际应用中交叉结合。区域发展是过程导向性模型，要求社区居民积极参与、识别并解决自己所面临的问题，强调发展舆论、能力建设和任务取向。在此基础上，外部力量的协调和帮助也是促进其成功的重要环节。社会计划是问题导向性模型，除提供技术帮助外，主要提出任务目标和实质性问题的解决方案。社会行动模型既包括问题导向又包括过程导向，主要针对解决问题能力的提高和对于社会弱势群体的救助。社区组织理论的核心概念在于授权，通过授权激发个人及群体的管理意识及能力，体现授权的关键则是忧患意识的树立。人们采取良好行为或放弃有害行为的可能性往往取决于三种认知，即对危险处境的预期、对行为改变减少威胁的预期及对采取积极行动或抑制危险习惯的预期。风险知觉、情境及结果预期间的关系可表述：*R*（risk perception，风险知觉）=*S*（situation expectancies，形势预期）–*O*（outcome expectancies，结果预期）。社区组织理论以此为出发点，利用忧患意识、参与意识、集体意识及有效的社会网络，鼓励个人和组织在复杂的社会背景下，围绕需要和问题，通过个体努力及有效联合，从而培养共同兴趣，提升各方能力，改善现有条件，合理利用资源，最终实现共同目标。

四、中医健康管理与促进理论

（一）“天人合一”的整体观

“天人合一”即人与自然环境、社会环境相适应。人生活在天地之间、宇宙之中，一切活动与大自然息息相关。这就是“天人合一”的思想。《黄帝内经》把人与自然作为一个不可分割的整体，体现了中医学既重视人体自身的统一性、整体性，更重视人体与外界环境间的相互关系。人与外界环境保持和谐的关系在维持健康状况中起积极作用，人与自然环境、社会环境相适应是健康的外在体现。这就是人与自然环境、社会环境相适应的“天人合一”健康观。人的生理病理变化与自然界紧密相连，根据自然界的变化规律来理解人生理病理机制，是中医学“天人合一”整体观的根本法则。科学的系统论认为，整体大于其孤立部分的总和，探讨部分，必须从整体出发。只有把部分放在整体之中去分析，才能更深刻地把握部分的规律和特点。因此，在中医“天人合一”整体观、系统论思想指导下，分析外界环境对健康的影响，探讨健康状态辨识与诊断治疗的关系，才能准确判断健康状态，准确进行健康干预。

（二）三因制宜的辨证观

因时、因地、因人制宜，即中医所说的三因制宜。三因制宜是指治疗疾病，要根据季节、气候、地区、人的体质、年龄等不同而制订适宜的治疗方法。这是由于疾病的发生、发展是受多方面的因素影响的，如时令气候、地理环境等，尤其是患者个体的体质因素对疾病影响更大。因此，在治疗疾病时，必须把各方面的因素都考虑进去，区别对待，制订适宜的治则、治法与方药，这是治疗疾病必须遵循的一个基本原则。如《儒门事亲·立诸时气解利禁忌式》所言："夫地有南北，时有寒暑，人有衰旺，脉有浮沉，剂有温凉，服有多少，不可差玄。"

（三）形神一体的和谐观

形神合一中的形，即形体，包括人体的脏腑、经络、精、气、血、津液、五官九窍及四肢百骸等。神，即精神、意识、思维等心理活动现象，以及生命活动的外在表现。形是物质基础，神是功能作用，神不能脱离形而独立存在。没有神的形，便没有生命。形体强壮，必然精神饱满，生理活动正常；精神旺盛，亦能促进形体健康。

（四）以平为期的平衡观

《素问·至真要大论篇》言："谨察阴阳所在而调之，以平为期，正者正治，反者反治。"提出以平为期的总体治疗原则。《黄帝内经》中以平为期的治疗观是以阴阳学说为基础、在阴阳失和的病理状态下提出的治疗，人体正常的生理活动是阴阳相对平和的状态，即所谓"阴平阳秘，精神乃治"，但对个体体质而言并非阴阳均衡，而是依据阴阳的比例不同，分成"二十五行人"，如《灵枢·阴阳二十五人篇》言："六合之内，不离于五，人亦应之。故五五二十五人之政，而阴阳之人不与焉。"《素问·阴阳应象大论篇》言："善诊者，察色按脉，先别阴阳。"说明疾病产生和发展是由外感六淫、内伤七情或其他致病因素导致人体气机紊乱、阴阳平和失调引起。"以平为期"治疗理念，原则性地指出治病的重点在于调节人体阴阳，恢复人体正常生理功能，在于"治人"而不是"治病"，在于一种阴阳和合的状态，而不在于阴阳的绝对平衡。

（五）防病结合的未病观

《素问·四气调神大论篇》言："圣人不治已病治未病，不治已乱治未乱，此之谓也。夫病已成而后药之，乱已成而后治之，譬犹渴而穿井，斗而铸锥，不亦晚乎。"提出了上工治未病的养生观；后世经孙思邈发展为"上工治未病，中工治欲病，下工治已病"的思想，成为后世衡量医术的重要标志。治未病可以概括为"未病先防，已病防变，愈后防复"三个方面，其核心与现代预防医学的"三级预防"理论十分相似，两者都是对健康状态的管理，以达到远离疾病的目的。

（六）以人为本的治疗观

《黄帝内经》认为，医学的目的不仅是疗病救伤，更重要的是对人的关爱："使百姓无病，上下和亲，德泽下流，子孙无忧，传于后世，无有终时""人之情，莫不恶死而喜生。告之以其败，语之以其善，导之以其所便，开之以其所苦。虽有无道之人，恶有不听者乎？"强调医者应关爱患者的生命，对患者满怀同情和仁爱之心，以尊重和珍爱患者的生命为出发点考虑问题。

第三节　健康教育与健康促进的评价技术

对健康教育和健康促进进行科学有效的评价，有助于更加精准地制订合适的干预计划。

一、评价的目的及意义

（一）评价的目的

1. 确定健康教育计划的先进性与合理性。

2. 明确健康教育活动的数量与质量，以确定健康教育活动是否适合目标人群，各项活动是否按计划进行及资源的利用情况。

3. 确定健康教育计划达到预期目标的程度及其影响因素。对个体的行为干预是否实现了预期目标，达到了干预目的，需要进行效果评价。通过效果评价，了解目标个体在干预行为及相关影响因素上的变化，回答行为干预方案中设定的目标问题，评价焦点是干预活动对目标个体知识、态度、行为、健康状况的直接影响。

4. 总结健康教育项目的成功与不足之处，提出进一步的研究假设。

5. 向公众介绍项目结果，扩大健康教育项目的影响，改善公共关系，以取得目标人群、社区更多的支持与合作。

6. 向项目资金提供者说明项目结果，完成合同的要求。

（二）评价的意义

1. 健康教育计划的评价是健康教育计划取得成功的必要保障。在制订健康教育计划的过程中，进行形成评价以确定社区的目标人群的健康教育需要，采取适宜的干预方法，是保障健康教育计划取得成功的基本条件之一。在计划执行阶段，运用过程评价和形成评价方法，可以保证计划执行的质量，并为解释项目效果提供依据。

2. 健康教育计划的评价可以科学地说明计划的价值。健康教育旨在通过有针对性的干预措施改变人们的健康相关行为，进而改善人群健康状况。然而人类行为是复杂的，除干预措施之外，还会受到多种因素的影响；健康状况同样也存在非行为因素的影响。只有通过评价，才能科学地说明健康教育计划对改变健康相关行为及健康状况的贡献，明确计划的价值。

3. 健康教育计划的评价是一种改善计划，是对决策者施加影响的管理工具。健康教育计划在执行过程中是行动的纲领，但不能成为僵死的教条。这就需要通过评价来改善计划，使之更适合目标人群的特点，评价可以为决策者提供科学管理的依据，从而保障计划可以达到预期目标。

4. 通过评价，可以使公众了解健康教育项目的效果，扩大项目对社区的影响。

5. 健康教育计划的评价可以提高健康教育专业人员的理论与实践水平。在评价的过程中，可总结成功经验，发现不足之处，完善现有的健康教育项目，改进日后的工作。评价人群的实际情况，使计划更科学、更完善，在计划实施开始之前使其具有最大的成功机会；在计划实施中及时纠正偏差，进一步保障计划的成功。因此，形成评价主要发生在项目计划执行之前的阶段，其部分职能将延续至项目实施早期阶段。

二、评价的指标

（一）教育目标

教育目标为在干预实施前后，个体的卫生保健知识、健康价值观、对健康相关行为的态度、对疾病易感性和严重性的信念、采纳促进健康行为的动机、行为意向及自我效能等发生了什么变化。

（二）行为目标

行为目标为干预实施前后，个体的健康相关行为发生了什么样的改变，如烟草使用、食物选择、运动锻炼等。

（三）健康目标

健康目标为干预实施所导致的个体健康状况乃至生活质量的变化。

1. 反映健康状况的指标

（1）生理指标：如身高、体重、血压、血红蛋白、血清胆固醇等。

（2）心理指标：如人格测量指标、抑郁焦虑等。

2. 反映生活质量的指标 如生活质量指数（physical quality of life index，PQLI）、ASHA 指数（American social health association）、功能状态量表、生活满意度指数量表（life satisfaction index，LSI）等。

三、评价的种类、内容和方法

（一）评价的种类与内容

根据评价内容、指标和研究方法的特点，可分为以下几种类型的评价。

1. 形成评价 形成评价是一个为健康教育计划设计和发展提供信息的过程，包括为制订干预计划所做的需要评估及为计划设计和执行提供所需的基础资料。其目的在于使健康教育计划符合目标人群的实际情况，使计划更科学、更完善。在计划实施开始之前使其具有最大的成功机会；在计划实施中及时纠正偏差，进一步保障计划的成功。因此，形成评价主要发生在项目计划执行之前的阶段，其部分职能将延续至项目实施早期阶段。

形成评价的具体内容如下所示。

1）了解目标人群的各种基本特征。

2）了解目标人群对各种干预措施的看法。

3）了解教育材料发放系统，包括生产、储存、批发、零售及发放渠道。

4）对问卷进行预调查及修改。

5）了解哪些健康教育干预策略适用于目标人群，健康教育材料的预试验，以确定其适合人群。

6）针对计划执行的早期阶段可能出现的问题，根据新的情况对计划做适度调整（在实际操作中，通常将这一内容归并于过程评价之中）。

2. 过程评价 过程评价起始于健康教育计划实施开始之时，贯穿计划执行的全过程。完善的过程评价资料可以为解释健康教育计划的结果提供丰富信息。而在计划执行阶段，过程评价也可以有效地保障和促进计划的成功。因此，它是健康教育计划评价中非常重要的组成部分。

（1）过程评价的作用：过程评价的作用可以概括为评估项目运作情况和修正项目计划两大方面。

1）评估项目运作情况：健康教育计划的执行是一个复杂的过程，不仅涉及健康教育计划的设计者、管理者、目标人群，还涉及每项活动的具体执行者。在很多项目中，一些活动的执行者由社区志愿者、新闻工作者或其他非健康教育（卫生）工作者承担，使得项目运作在一个立体交叉的网络中进行。因此，在过程评价中要对以下问题进行评估：①教育干预是否适合教育对象，并为他们所接受？②教育干预是否按既定的活动类型、时间、频率加以实施？干预的质量如何？③教育材料是否全部发放给目标人群？教育的覆盖率如何？④目标人群参与是否积极？不愿参与的原因是什么？⑤教育服务利用情况（如展览、咨询等服务项目），利用率低的原因是什么？⑥是否建立完整的信息反馈体系？各项记录的完整性、质量如何？⑦在项目实施期间有无重大的环境变化（如各种重大事件）？对项目执行的影响如何？对工作人员的工作情况评估也十分重要，要评估工作人员的职业技能、工作态度、责任心，以及其与教育对象、其他工作人员的配合工作情况。

2）修正项目计划：根据上述过程评估资料，确定哪些干预活动是成功的，哪些效果不好需进行调整；是否需要对工作人员进行进一步的培训；社区环境变化后，是否要求项目计划作相应的变更。总之，尽管在项目实施开始之前已进行了形成评价，但这并不能保证计划可以永远适应变化着的目标人群及环境，为此，及时收集来自各方面的反馈信息，对计划进行必要的修正，使之更符合实际情况是非常必要的，也只有这样，才能不偏离项目目标。修正项目计划这一职能，其性质与评估方法和形成评价一致，故可以将其看作形成评价在计划实施过程中的延续。

（2）过程评价的实施方法

1）直接观察各项干预活动。

2）社区及目标人群调查。可根据随机原则，在少量目标人群中进行抽样调查、中心地区调查、网络调查、专题小组讨论等。

3）举行项目工作者会议。定期举行计划设计者、管理者及执行者的联席会议，讨论来自各方面的反馈信息，对项目进展进行阶段性评估。

4）追踪了解情况。以记录档案的形式对各项活动开展的日期、内容、目的、地点、持续时间、活动组织者、目标人群及参与情况进行追踪了解。为了有效地评价项目的运作，及时收集各方面的反馈信息，建立过程追踪系统是十分必要的。过程追踪系统可由以下各方面人员组成：①健康教育计划的设计者；②健康教育专业人员；③项目合作者（即参与项目的其他部门、团体、志愿者等）；④目标人群代表；⑤社区卫生机构、新闻机构代表等。该系统可随时对项目进行监测评估，并定期以会议、内部文件等形式向项目主管部门及其他协作者反馈和交流信息，以使健康教育与健康促进项目作为一个有机整体协调发展。

3. 效应评价 健康教育的最终目的是改善人群健康状况、提高生活质量。与其他策略不同的是，健康教育通过改变人们的健康相关行为来实现其目的。效应评价要评估健康教育计划导致的目标人群健康相关行为及其影响因素的变化，故又把健康教育计划的效应评价称为近期和中期效果评价。

（1）效应评价内容

倾向因素：如目标人群的卫生保健知识、健康价值观、对某一健康相关行为或疾病的态度，对自身易感性、疾病潜在威胁的信念等。

促成因素：卫生服务或实行健康行为的资源的可及性。从健康促进角度，包括有关政策、法规制定情况，行政对健康教育的干预程度，效果也可说是更强有力的一种促成因素。

强化因素：与目标人群关系密切的人对健康相关行为或疾病的看法，目标人群采纳某健康相关行为时获得的社会支持，及其采纳该行为后自身的感受。

健康相关行为：干预前后目标人群的健康相关行为是否发生改变，改变量多少，各种变化在人群中的分布如何。

（2）评价指标

1）$卫生知识均分=\frac{受调查知识得分之和}{受调查总人数}$

2）$卫生知识合格率=\frac{卫生知识达到合格标准人数}{受调查总人数}\times 100\%$

3）$卫生知识知晓率=\frac{知晓(能正确回答)某卫生知识的人数}{被调查者总人数}\times 100\%$

4）$信念流行率=\frac{有特定行为的人数}{被调查者总人数}\times 100\%$

5）$行为流行率=\frac{在一定时期内某行为发生变化的人数}{观察期开始时有该行为的人数}\times 100\%$

4. 结局评价 结局评价着眼于评价健康教育项目导致的人群健康状况乃至生活质量的变化。对于不同的健康问题，从行为改变到出现健康状况的变化所需的时间长短不一，但均在行为改变之后，才可能观察到健康状况的改变，故结局评价也常被称为远期效果评价。评价内容如下。

（1）生理指标如身高、体重、体质指数、血压、血红蛋白、胆固醇等；心理指标如人格、智力等。常用于一级预防项目。

（2）疾病与死亡指标如发病率、患病率、死亡率、婴儿死亡率、5 岁以下儿童死亡率、平均期望寿命、潜在减寿年数等。

5. 总结评价 总结评价是形成评价、过程评价、效应评价、结局评价的综合，以及对各方面资料作出总结性的概括。它全面反映计划的成败。通过总结评价对各项计划完成情况、对成本-效益等作出总的判断，以总结经验教训，为今后计划的决策提供准确的科学依据。5 种评价的内容及指标详见表 9-1。

表 9-1 健康教育计划评价的种类与内容

	计划设计阶段	计划实施阶段	评价阶段			
			中间目的	行为改变	健康状况	生活质量
评价内容	计划设计的合理性	计划实施情况	健康相关情况因素（倾向因素、促成因素、强化因素）	健康相关行为	健康状况	生活质量
评价指标	科学性	干预活动次数	知识知晓率	行为流行率	生理指标	物质生活质量指数（PQLI）
	适宜性	参与人数	信念流行率	行为转变率	疾病指标	生活满意度
	可接受性	干预活动暴露率	资源分配		死亡指标	
		有效指数	社会支持			
评价种类	形成评价	过程评价	效应评价		结局评价	
			总结评价			

（二）评价的方法

健康教育常用评价方案有 5 种：①不设对照组的前后测试；②简单时间序列设计；③非等同比较组设计；④复合时间序列设计；⑤实验研究。选择哪个方案主要取决于评价的目的及干预的具体情况，如干预周期、资源技术等。由于③④⑤设立对照组，因此可信度较高。为便于对各种方案的理解与记忆，常采用以下字母（符号）来表示各方案中的因子。R（random）：随机化，指采用随机抽样的方法确定干预组与对照组。E（experiment）：指接受干预的个体，称为干预组或试验组。C（control）：指不对其进行干预，用作参照的人群，称为对照组。O（observation）：指观察、调查、测量等收集资料的过程。X：代表干预措施。

1. 不设对照组的前后测试 这是评价方案中最简单的一种，通过比较个体在干预实施前后有关指标的情况反映干预效应与结局，以 EOXO 来表示。该评价方案的优点在于方案设计和实施操作相对简单，能节省人力、物力资源；缺点是对干预之外因素的干扰控制较为困难。比较适用于周期比较短或资源有限的个体干预。

2. 简单时间序列设计 简单时间序列设计以 EOOO…XOOO…来表示，即不设对照组，在对个体进行多次观察后实施干预，干预过程结束后再进行多次观察。其特点是可以了解个体在没有实施干预时健康相关行为等的自然变化规律，并了解干预后个体各项指标的变化规律，有可能揭示干预与行为改变之间的剂量-效应关系。其优点是能较好地控制成熟效应的影响；缺点是由于观察点多、观察周期长，耗费人力、物力、财力较大。

3. 非等同比较组设计 非等同比较组设计是类实验设计的一种，其设计思想是设立与接受干预的个体（干预组）相匹配的对照组，通过对干预组、对照组在干预实施前后变化的比较，来评价健康教育项目的效应和结局。通常以 $\frac{\text{EOXO}}{\text{COO}}$ 表示。

其优点是通过与对照组的比较可以消除时间因素、测量因素和观察因素等对评价结果正确性的影响；缺点是两组之间齐同性差，不能消除选择因素的影响。在使用该方法时应注意两组的可比性、观察时间和方法的一致性。

4. 复合时间序列设计 复合时间序列设计融合了简单时间序列设计和非等同比较组设计，既设立了对照组，又进行多点观察，可以用 $\frac{\text{EOOOXOOO}}{\text{OOOOOOO}}$ 表示。

复合时间序列设计兼具简单时间序列设计和非等同比较组设计的优势。但由于观察点多，特别是需要在没有干预的情况下对对照组进行多点观察，不仅增加了资源的消耗，也增加了对照组研究对象失访的可能性。

5. 实验研究 该方案的特点是进行随机化分组，充分保证了干预组与对照组的齐同性，不存在选择因素的影响，也克服了历史原因、测量和观察的影响，实验研究用 $\frac{\text{REOXO}}{\text{RCOO}}$ 表示。

从理论上讲，实验研究是一种比较理想的方案，但在实际行为干预中不易操作，主要是因为随机化难以实现，但仍有一些评价研究可以根据具体情况选择此方案。

第四节　健康教育与健康促进的基本策略

健康教育与健康促进的基本策略主要包括沟通与咨询、个体行为矫正、健康教育活动策划等。

一、沟通与咨询技巧

健康教育既然是给特定的人群做相应的教育，就应该从所教育的对象最担心、最关心、最需要解决的问题着手，这样被教育的对象可以清晰明确地获取自己最想要的信息，最终达到教育的目的和意义。其中有效沟通及咨询就是健康教育与健康促进的重要策略，包括共情、倾听和语言几个要素。

1. 共情 共情就是一种能深入他人主观世界，了解其感受的能力。人本主义心理学的代言人卡尔·罗杰斯（Carl Rogers）认为共情就是咨询员能够正确地了解当事人内在的主观世界，并且能将有意义的讯息传达给当事人。简单地说就是要放掉自己的体会，暂时站在对方的角度体会事件给予他的感受。生活中应用共情的例子非常多，尤其是当一个人处于强烈的情绪当中，其效果更容易显现。

2. 倾听 倾听需多使用目光接触、展现赞许性的点头和恰当的面部表情。如果在倾听过程中没有听清楚，没有理解，或是想得到更多的信息，想澄清一些问题，想要对方重复或者使用其他的表述方法以便于倾听者的理解，或者想告诉对方倾听者已经理解了他所讲的问题，希望他继续其他问题的时候，应当在适当的情况下，通知对方。这样做，一方面会使对方感到倾听者的确在听他的谈话；另一方面有利于有效地进行倾听。积极地回应应当采用“同情”和“关切”两种形式。

3. 语言 语言修养是医学工作者具有良好道德素质的标志，同时也直接影响着患者的情绪及其对医务人员的信任程度。在医患沟通过程中良好的语言是有效沟通的关键。说话前斟酌思考内容，想好再说；语言有条理性；词语准确；医生所使用的语言应是亲切、温暖、善意、礼貌的语言；减少直、快、粗的语言；采取积极的态度，用好说话的方式、语音、语调，创造和谐融洽的气氛，使患者充分接受沟通信息。使用患者熟悉的语言，在患者理解的情况下才使用专业术语。例如，对普通的患者尽量避免用医学术语，应选用患者易懂的语言；对知识层次较高者可以使用规范的语言并适度使用部分术语，以求恰如其分而又不失真地与患者进行交流。医患沟通时注意使用保护性语言，在交流过程中医务人员的礼仪也很重要，礼貌而不呆板，热情而不矫情，让自己的语言既有严谨的逻辑性，又有灵活性；既讲究内涵的充实，又恰当地把握分寸。非语言是沟通良好的助推剂，与语言配合使用常可以取得意想不到的沟通效果。非语言表达有时比语言表达的信息更接近事实，常可收到良好效果；在与患者交流过程中注意倾听，身体前倾，善用眼神、点头、微笑等积极性肢体语言，加深医患之间的相互理解。

二、个体行为矫正

人的大多数行为不是天生的，而是后天学习的结果，通过后天的学习，获得了各种知识技能，形成了良好的品行，建立了良好的行为模式。但是也有人在不利条件下进行了不正当学习，形成了不良的行为方式。行为矫正技术的功能就是帮助这些人建立良好的行为模式，改变不良的行为方式。行为矫正主要是依据条件反射学说和社会学习理论处理行为问题，从而引起行为改变的一种客观有效的方法。行为矫正的功能是帮助这些人建立良好的行为模式，改变不良的行为方式。

三、健康教育活动策划

健康教育宣传活动是卫生政策与卫生知识普及的主要手段。有效的组织实施能够达到理想的宣传效果。健康教育的目标是通过健康教育的过程以改善、达到、维持和促进个体与社会的健康状况，具体来说是帮助人们确定哪些行为有害或有益于健康。因此，健康教育活动宣传策划必须根据目标人群的实际需求，迅速、及时地把卫生工作的方针、政策、法规、健康保健知识和技能普及到群众中去，主要包括活动目标、策划方案和方案评价几个部分。

活动目标包括目标确定和目标人群的确定。目标确定是健康教育宣传活动的策划与发动必须明确活动的主题及预期应达到的效果，即要回答 5 个“W”和 1 个“H”6 项指标。who（对谁），what（宣传主题），when（时间），where（地点），which channel（渠道），how（效果）。

目标人群是指健康教育的对象。健康教育宣传活动往往针对某项疾病的防治或提倡某种健康行为，有较强的针对性。但目标人群仅仅局限于宣传目标所指向的人群而忽视目标人群的普遍性是不可取的。好的宣传方案是实现目标的有效途径和方法。策划者应将活动实施过程涉及的各个环节具体化，归纳、提炼出一个可行方案。方案的内容一般包括组织协调、宣传媒介的选择、合理的经济投入等。

对已确定方案进行科学分析、综合评价，有助于减少漏洞，评价项目可设定为：①活动对总体发展目标的作用，是否必要；②宣传主题是否与国家政策相适应；③方案实施计划是否合适；④方案执行者是否理解方案要求；⑤有关部门负责人是否合作，协调难度大小；⑥为增加宣传效果，采取了哪些措施；⑦目标人群确定是否合理；⑧媒介支持力度大小；⑨不可预见情况的防范；⑩计划支出是否在预算内，超支原因何在；⑪活动开展的时间、地点安排是否合理。

四、健康教育讲座技能

健康教育是利用卫生和健康资源针对不同人群开展的健康教育活动与过程。在居民中开展健康教育讲座是预防疾病最简单、最易接受、最有效的途径。讲座效果的好坏主要取决于授课者的口才、个人魅力、讲座内容的吸引力、授课过程中恰当的举例及能否有效地应用非语言技巧。

第一，做充分的准备。明确目的：传播一种知识或信息；劝说听众接受你的思想；激发听众采取行动；改变自己原有的观念。了解你的听众：他们需要听什么？他们最想听什么？听众了解多少？听众抱什么样的心态和态度在听？组织好讲座素材：广泛收集资料形成独特的知识体系，进行科普化、口诀化加工，安排好素材的层次结构和逻辑关系，然后把它背下来。熟悉讲座内容：自己试讲很多次，一直试讲到非常熟练的程度。试讲的过程中要安排好语音、语速、语调、音质，该快的要快，该慢的要慢，该停的要停，节奏要合适，层次要清楚。其他准备：在讲课前，要熟悉场地、环境、布景和背景，选择站或坐的位置，检查音响效果、投影设备，体会听众席的座位是否舒适、温度是否适宜、能否看清投影，还要检查外界环境是否有噪声干扰等。

第二，讲究授课技巧。首先，克服恐惧和紧张：做充分的准备是克服紧张的主要手段。在开始的 1min 内，用最熟练的表现赢得全场的注意，可以缓解紧张。把注意力集中到听众身上，而不是自己身上。用手势排解自己的紧张，经常有力地挥一挥手，增强自己的信心。告诉自己，虽然自己的心搏加快了，那不是紧张，而是兴奋，是一种激情，你将用自己的激情感染所有的听众，要全力以赴，超越自己的自卑、恐惧和紧张。用心去体会听众的需求和愿望，使自己尽快进入最佳状态。其次，要一直抓住听众的注意力：要阻止听众走神，要避免听觉疲劳。听众的听觉耐受时间是 45min 左右，不能让听众长时间集中注意力、精神高度紧张地听，要有紧有松，及时休息或调整，要么把讲座控制在 45min 之内，要么把讲座分成几段，中途安排休息，要么讲座分几个高潮进行。控制说话的声音，根据需要有高有低，高的时候是强调、是提醒，低的时候是婉转、神秘，声音要有磁性，有穿透力。语速也很重要，该快的时候要快而清楚、富有节奏感、与听众的情绪合拍，慢的时候能带动听众一起思考。再次，要保持与听众的沟通：让所有的听众都能很清楚地看见你，最好站着讲课，这样不仅使你充满激情，还有利于与听众沟通，使你能及时判断听众的状态，以便及时调整讲座的内容和节奏。最后，要注意非语言技巧的应用：要注意自己站的位置和姿势，必要时可以适当变换你所站的位置。注意自己的眼神、表情和手势，适当地使用幅度很小的身体动作，避免手舞足蹈、张牙舞爪。

第三，要一个独特的结尾：用一个故事结尾；留下一个问题结尾；重复一句重要的话，与开头形成呼应作为结尾；用几句精辟的总结结尾；布置一个"家庭作业"，要求听众付诸行动作为结尾；用一个美好的祝愿结尾；带动听众做一件事情结尾；以散发听众渴望得到的资料或礼品结尾；用大家唱一首紧扣主题的歌结尾。

五、团队行为训练

（一）什么是团队

团队是由一群心理上相互认知，行为上相互支持，目标上有共同向往的人们的集合体。它是企业基业长青、永续发展的组织基础。实施团队行为训练，旨在培养团队成员的目标意识、角色意识、沟通意识、执行意识、协作意识，打造一支步调一致、行动统一，配合默契、相互协调，团结友爱、互帮互助的职业化团队。增强战斗力，提升企业竞争力。

（二）团队训练的基本范式

每次团队训练中训练活动都有一个基本的模式，即热身活动、主题活动、分享、总结部分活动后设立拓展活动来进行深化。

尽管活动的主题不同，训练活动的模式是相当规范的。一般的训练活动通常可概括为如下方面。

1. 导入——破冰和热身活动　一个团队在活动开始阶段的破冰和热身活动中越是放松，就越能全身心地投入解决问题的活动中去。这里参与者讨论个人和团队的学习目的，了解体验式学习。

2. 体验　要求团队成员在平等的基础上参加活动。当参与者在没有等级划分的情况下同他人相处时，旧的模式被改变了，每个成员都有机会获取一些领导经验。

3. 解决问题和建立信任　课程内容是在最初的需求评估的基础上经过认真选择的结果，包括指导者组织和总结的时间，每个活动需要持续 30～80min。在团队已经获得了较多的经验和信任之后，可以逐渐加大活动的难度和复杂性。

4. 反省 在每个游戏结束后，指导者将帮助团队对刚刚在活动中发生的事情进行讨论、反思，让他们知道哪些是有利的、哪些是不利的行为和态度。在没有偏见的前提下，引导团队讨论什么对进一步提高团队解决问题的能力和团队的凝聚力是有用的（或没用的）。这样的团队讨论会给团队学员带来有价值的信息、感悟和反省，从而有助于掌握团队合作和领导艺术，以及建立相互信任和自信。

5. 总结 在最后的一个环节，团队讨论从学习中获得的知识和感悟，并讨论如何将这些收获应用到实际工作中。在团队训练之后，我们需要了解团队的效果，并需要把握团队建设的状况。在对团队进行评估的过程中，需要考虑以下方面：①以合作的方式解决问题；②团队计划和时间控制；③有效的沟通和反馈；④个人和集体承担的义务；⑤处理和解决冲突；⑥参与决策；⑦互相信任与自信；⑧理解并重视分歧；⑨资源共享；⑩团队精神和互相支持。

（三）团队训练中的几个技术问题

1. 团体规范 之所以需要在第一次团队训练的时候制订规范，一方面是保护每一个参加团队的成员；另一方面是为了团队运作的流畅性。团队要有效地运作，成员能否遵守团队规范是相当重要的因素。指导者在引导制订团队规范时，应强调团队规范对团队运作的重要性，尊重每一位成员不同的需要，公平地看待每一位成员的意见，团队的规范一定是在每一位团队成员都同意的情形之下，才确立为团队的规范。

2. 发言 在团队训练中，多采用绕圈发言的方式。绕圈发言是使每一位成员对指导者所提出来的问题做出反应的活动，可以用来收集信息，促进成员的参与。使用绕圈发言的好处有八种：①使成员集中注意力；②加深经验的强度；③转移注意，使所有的成员参与；④收集资料与找出能量；⑤建立团队的慰藉、信任与凝聚力；⑥活动后成员认知、情绪上的整理分享；⑦引导沉默的成员发言；⑧摘要。

3. 分组 分组讨论活动是将成员分成若干个小组，用于讨论某个主题或完成某项任务的活动，一般来说，分组可以使成员间有更多的个人接触，给成员激发想法的机会，并能变化团队的形式，而且可运用在许多的情境当中，所以深具价值。

分组的好处：①发展成员在团队中的自在感；②暖化成员并激发活力；③促进信息的分享及团队活动后回应的处理；④使某些成员聚在一起；⑤提供指导者和成员互动的机会；⑥改变团队的形式。

4. 活动 活动是指导者使用某一特定的行动以引导成员的行为、讨论或注意。团队活动是非常有价值的，并且它在协助团队成为一个有意义、有趣的团队上扮演非常重要的角色。只要在周密的考虑与适当的使用之下，活动的运用几乎对所有团队的运作都是很有益处的。团队中使用活动至少有下列理由：①引发讨论与参与；②提供经验性学习的机会；③提供指导者有用的信息；④增加舒适感；⑤增加趣味性，使身心松弛。

（四）团队的扩展训练

1. 什么是拓展训练 拓展训练是一种颇具现代学习方式和训练方式的素质训练，以激发、调整、升华、强化每个单独的人参与团队的进取精神与合作意识为宗旨，通过各种特殊情境下的活动，在较短的时间里，使受训者在自信心、责任感、自立能力、团队合作精神、对他人的热诚及对自然和社会的关怀等方面有显著的进步和增强。

实际上，拓展训练的项目对人的体能的要求并不大，更多的是对心理的挑战。拓展是一种感悟，是一种体验。作为一种全新的培训方法，拓展训练主要是利用崇山峻岭、瀚海大川等自然环境，通过特意设计的活动，锻炼人的勇气、意志及团队精神，在解决问题、接受指点的过程中，使学员达到“磨炼意志、陶冶情操、完善人格”的培训目的。

2. 拓展训练的意义

（1）增强应对困境的毅力：在拓展训练中，实际上更多的是对自己心理的挑战，让人直面人生，勇敢地迈出那艰难的一步。人在职业生涯中往往要面临许多抉择，还可能会面对很多机遇，抉择需要勇气，把握机遇需要决心。不止一个人，在培训场面对“断桥”的一端，泪流满面，复杂的心情难以言表。在拓展运动中，人的潜能会得到最大限度的开发。

（2）建立合作共赢的意识：参加拓展运动的学员们在做项目之前，要先分队，每队都选出自己的队歌、队徽和队长，然后这队成员便在以后的项目中“同生死，共患难”，共同完成培训任务。

现代社会的竞争并非“两虎相争”——不是两败俱伤就是你死我活，而是合作共赢，共同发展。拓展运动告诉我们，在现代社会中，“天马行空，独往独来”是不现实的，要成功必须合作。

（3）提高成员的综合素质：具体来说，拓展训练可以使团队成员们大大提高自己的素质，起到以下的作用：①全面明确和认同组织目标；②增强团队的凝聚力；③培养相互配合、相互支持的团队精神和整体意识；④改善人际关系，形成积极向上的组织氛围；⑤促进组织内部的沟通与交流；⑥挖掘员工在工作上的更多潜能；⑦形成从容有序的团队协作风格。

3. 拓展训练的项目 拓展训练的培训形式可根据组织需要选择和设计。按培训的地点划分，其项目大致可以分为场地项目、水上项目、野外项目和室内课程。拓展训练的每一种训练形式都可以是独立的，也可以交叉组合使用。拓展训练的具体内容如下。

（1）场地项目：凌空跨越、断桥、信任背摔、电网、穿越封锁线、云梯、求生、空中单杠、下降、沼泽等。

（2）水上项目：扎筏、游泳、龙舟、潜水等。

（3）野外项目：野外定向、远足露营、登山攀岩、徒步长征、野外生存。

（4）室内课程：在室内也能进行多种拓展训练，可以通过高科技声、光、电技术设备模拟管理游戏实景，利用卷面测试、案例分析、角色互换等现代化培训方法，将领导艺术、管理技能、团队合作等内容贯穿其中。

六、健康教育与健康促进方案的设计过程

（一）计划设计的概述

1. 计划设计的概念 组织机构根据实际情况，通过科学的预测和决策，提出在未来的一定时期内所要达到的目标及实现这一目标的方法、途径等所有活动的过程。

计划有利于选择优先项目，提高资源的利用效率，明确目标，指导和协调各有关部门和人员共同行动。计划是质量控制和效果评价的依据。

2. 计划设计的原则

（1）目标原则：计划要有明确的总目标和可行的具体目标，使计划设计有明确的方向，计划活动紧紧围绕目标开展，以保障计划目标的实现。

（2）整体性原则：健康教育与健康促进计划是整个卫生发展系统中的一个部分，在制订健康教育与健康促进计划时不仅应全面理解和考虑健康教育/健康促进项目自身，而且需要考虑项目与整个卫生发展规划的协调一致。

（3）前瞻性原则：制订计划时要预计未来，有一定的先进性，考虑人群需要、资源、环境条件的长远变化。

（4）弹性原则：在制订计划时使计划留有余地，能在实施过程中根据实际情况进行调整，以确保计划的顺利实施。

（5）从实际出发原则：在计划制订中要借鉴其他项目的经验与教训，开展调查研究，了解实际情况。只有根据实际情况制订计划，才能真正符合目标人群的需要。

（6）参与性原则：计划涉及的各人群、机构都应参与计划制订，如目标人群、合作伙伴、投资者、健康教育人员等。

3. 计划设计的一般程序　在实践中，人们可能依据不同的思维逻辑和系统工作方法进行计划设计，不同机构或组织的健康教育项目招标也可能对健康教育计划提出特定的要求。但一般而言，进行健康教育计划设计，基本上包括以下几个步骤。

（1）计划前研究

1）对健康问题进行分析，确定优先项目。

2）对健康相关行为及其影响因素进行分析，为制订健康教育目标奠定基础。

3）进行政策、环境与资源分析，为确定健康教育干预策略提供依据。

4）目标人群分析，以便确定适宜于目标人群的健康教育干预内容和方法。

（2）计划设计

1）制订健康教育目标。

2）制订健康教育干预策略和活动。

3）确定健康教育评价方案。

4）制订活动进度表。

5）制订经费预算。

（二）健康教育诊断

1. 概念　健康教育诊断又称健康教育需求评估，是一个为科学制订健康教育计划提供依据的过程，指在人们面对健康问题时，综合运用社会学、流行病学、行为学、统计学有关方法和技术，通过系统的调查、测量来收集各种有关事实与资料，并对这些资料进行归纳、分析、推理、判断，从而为确定健康教育干预目标、策略和措施提供基本依据。健康教育诊断是计划设计的基础。

健康教育诊断的目的是了解社区的特点，确定社区人群的生活质量、主要健康问题，社区内组织机构、政策、资源现状等的过程。

当代健康教育领域最有代表性、也被最广泛应用的健康教育诊断模式是由美国著名健康教育学家劳伦斯·格林（Lawrence Green）在 20 世纪 70 年代提出的 PRECEDE-PROCEED 模式，又称为格林模式。在 PRECEDE-PROCEED 模式中：PRECEDE 指在教育/环境诊断和评价中的倾向因素、促成因素及强化因素，着重应用于健康教育诊断；PROCEED 指实施教育和环境干预中运用政策、法规和组织手段，侧重在健康教育计划的执行与评价。

PRECEDE-PROCEED 模式不仅是一个健康教育诊断的模式，也是开展健康教育评价的模式，对于健康教育的全过程都具有指导意义。

依据 PRECEDE-PROCEED 模式，健康教育诊断包括五个方面的内容：社会诊断、流行病学诊断、行为与环境诊断、教育诊断和管理与政策诊断。

2. 社会诊断

（1）社会诊断内容：目标人群的健康、生活质量、所处社会环境。生活质量如人均收入、住房条件、交通状况、环境质量、食物供应、卫生服务、教育；社会环境是指分析影响健康的社会政治、经济、文化、卫生服务等因素，如社会经济发展水平、人群的受教育水平、人群崇尚的信念和信仰、风俗习惯、卫生资源的分布情况、人们对卫生服务的利用情况等。

（2）社会诊断方法：对社会人群生活质量的评估，通常通过问卷调查等定量方法直接从人群中获得，可以参考已有的生活质量量表设计问卷，也可以依据当地的实际情况或研究的特定问题进行专门的设计。社会诊断也必须十分重视反映群众主观感受和社会需要的定性研究。常用的方法：①知情人座谈会，邀请社区卫生行政领导、有关卫生专家、社区工作者、各有关组织和群众代表等知情者提供社区需求的信息；②个别访谈，与熟悉社区情况的人交谈了解群众关心的问题；③利用常规资料，如卫生部门提供的发病率、患病率、死亡率、入院率、出院率等资料，以及从既往文献中获取数据；④现场观察；⑤当用上述方法仍有不足时，可用专门调查表进行抽样调查，甚至普查，但提倡采用快速社会学评估方法。

3. 流行病学诊断 它是指确定影响目标人群生活质量的主要健康问题，包括躯体健康问题、心理健康问题、社会健康问题，并确定需要优先解决的健康问题；重点评估这些问题的发生率、分布、强度、危害等，可能涉及躯体健康问题、心理健康问题、社会健康问题。最终的诊断资料能够回答：①威胁人群的主要疾病/健康问题是什么？②该疾病/健康问题的严重程度如何？③哪些人群受这些疾病/健康问题的影响？有什么特征（如性别、年龄、文化程度等）？④疾病或健康问题的发生有什么特点（季节性、地区分布、持续时间等）？⑤需要优先解决的是什么疾病或健康问题？对哪个（些）疾病或问题进行教育干预最敏感，效益可能最高？

4. 行为与环境诊断 即区分影响健康问题的行为因素与非行为因素，以高血压为例，酗酒、高盐饮食是行为因素，而遗传倾向、糖尿病等是非行为因素。通过分析行为因素的重要性和可变性，确定优先干预行为；通过分析环境因素的重要性和可变性，选择环境改变对象。其中行为的重要性如下。①行为与健康问题关系的密切程度：即关系越密切，行为的重要性越高。②行为发生的频度：发生频度高，行为的重要性相对而言更大。行为诊断通常采用个别访谈、小组讨论、现场观察等定性调查方法进行，也可以通过复习文献资料、问卷定量调查等方法进行。

5. 教育诊断 是指分析影响行为的因素：倾向因素、促成因素和强化因素。倾向因素是产生某种行为的动机、愿望，或是诱发某行为的因素，包括知识、信念、态度、价值观等。促成因素又称实现因素，促使某行为动机或愿望得以实现的因素包括实现行为改变所必需的技术和资源，发生在目标行为之前。强化因素是激励行为维持与发展/减弱的，包括社会是否支持、同伴影响、周围人评价、个人采纳行为后的感受等，发生在行为产生之后。

6. 管理与政策诊断 是指分析组织机构内可能促进或干扰健康教育与健康促进项目发展的政策、资源（包括拟干预项目所需的、可利用的资源），影响项目实施的组织阻碍因素或促成因素，可利用的政策或必须改变的政策。获取资料的方法有收集现有资料（卫生部门及其他相关部门的各种统计资料、相关文献等）、定性（专家座谈、目标人群访谈、利用现场观察等）和抽样调查或普查等定量方法。

（三）确定优先项目

确定的原则分为重要性原则、可变性原则、可行性原则。重要性原则根据致残致死率高、受累人群数量大、分布广、行为因素与疾病结局的关系密切优先确定。可变性原则根据具有较高可变性，通过干预能改变优先确定。可行性原则根据可控、可测量、易被接受、成本低、效益高优先确定。

（四）制订计划目标

1. 总体目标 是指对计划的理想最终结果的描述，是宏观的，确定计划在总体上的努力方向。

2. 具体目标 是指为实现总体目标而设计的具体、可以测量的目标。它具备以下特征：具体、可测量、可实现、有时间性的特点。包括4W1H：Who——谁？即目标人群是谁？What——实现什么变化？即目标中具体要改变的是什么？When——时间范围？即计划在多长时间内实现上述变化？Where——在哪里？即计划实施的场？How Much——变化程度？即发生多大幅度的变化？它可分为如下三类。

（1）教育目标：改变内容为影响健康相关行为的因素，如卫生保健知识、信念、态度、价值观、行为技能等。例如，执行计划一年后：①在知识方面，80%青少年能说出三项以上吸烟对健康的危害；②态度方面，75%青少年更喜欢与不吸烟的人交朋友；③技能方面，60%青少年学会如何拒绝第一支烟的技巧。

（2）行为目标：健康教育与健康促进计划预期改变的内容为健康相关行为，以某行为的发生率、改变率表示。例如，执行计划一年后：①60%青少年吸烟者戒烟；②70%青少年劝阻家人不吸烟。

（3）健康目标：表达人群健康状况的改变如疾病有效控制率、发病率、死亡率等。

从执行健康教育与健康促进计划到目标人群健康状况的变化，往往是一个长期的过程。因此，健康目标的选择取决于该计划的性质、持续时间和可能在执行期间产生的健康效应。一个社区慢性病健康促进干预项目的中、长期目标（5 年、10 年）采用高血压患病率、脑卒中发病率等指标是适宜的，如执行计划 5 年后，社区 35 岁以上人口的高血压患病率下降 10%。但对于一个短期计划来说，并非必须制订健康目标。

（五）确定干预策略

1. 确定目标人群 具体分为一级目标人群、二级目标人群和三级目标人群。一级目标人群是计划希望改变其行为，改善并促进其健康的人群，是健康问题直接影响的人群；二级目标人群指对一级目标人群采纳健康行为有直接影响的人群，与一级目标人群关系密切（如父母）；三级目标人群指对计划的成功实施和计划目标的成功实现有重要影响的人群（如医生、投资方）。

2. 确定干预策略 具体又包括教育策略、社会策略、环境策略和资源策略。教育策略以增加目标人群卫生保健知识和技能为主要目的，常用的方法包括三个类型：信息交流、技能培训、组织方法。社会策略包括发展和运用政策、法律规章制度，来鼓励人们形成并巩固促进健康行为，规范和约束人们的危害健康行为。环境策略通过改善和创造支持性环境，促进有益于健康行为的形成和巩固。资源策略通过动员、筹集、分配、利用社区中有形和无形的资源、途径和方法。

3. 确定干预场所 主要干预场所有教育机构、卫生机构、工作场所、公共场所、居民家庭等。其中教育机构如学校、幼儿园等，可以组织系统、正规的教育，在其行为形成阶段进行干预；卫生机构如医院、诊所等，利用居民在发生健康问题时对健康教育需求增加的有利时机，发挥专业人员优势；工作场所指员工面临的工作环境和人际环境一致，健康问题相似，有针对性、有组织、利于实施；公共场所包括商场、车站等，具有流动性大、密度高特点；居民家庭有利于深入教育，效果较好的特点。

4. 制订实施及评价方案 主要分成调查研究、实施准备、实施和评估与总结几个阶段。其中调查研究阶段是指收集资料，进行基线调查，形成健康教育与健康促进计划，确定监测和评价方案的阶段；实施准备阶段包括材料设计与预试验、材料生产、人员培训、物质资源准备等；实施阶段是指全面开展教育、干预，落实每一项干预活动的阶段；评估与总结阶段是指进行中期评估和终期效果评价阶段。

课后练习题

填空题及其答案

1. 健康教育是指通过有计划、有组织、有系统的社会教育活动，促使人们自觉地（改变不良的行为）和影响健康行为的相关因素，消除或减轻影响健康的危险因素，采纳有益于健康的行为和生活方式，预防疾病，促进健康，提高生活质量，并对教育效果做出评价。

2.《渥太华宪章》中指出，健康促进是促使人们提高、维护和改善他们（自身健康的过程）。

3. 健康促进策略涵盖制定健康的公共政策、创造支持性环境、强化社区行动、发展个人技能、（调整卫生服务方向）。

4. 健康促进由三个部分组成：疾病预防、健康教育、（健康保护）。

5. 知信行理论模式是用来解释个人知识和信念如何影响健康行为改变的最常用的模式，由英国人柯斯特于 20 世纪 60 年代提出。该理论将人类行为的改变分为获取知识、产生信念和（形成行为）三个连续过程。

6. 行为转变理论模式认为人的行为转变是一个复杂、渐进、连续的过程，可分为 5 个不同的阶段，即没有准备阶段、犹豫不决阶段、准备阶段、行动阶段和（维持阶段）。

7. 自我效能感是个人对自己完成某方面工作能力的（主观评估）。评估的结果如何，将直接影响到一个人的行为动机。自我效能理论一经提出，就引起了动机心理学家们的极大兴趣。

8. 中医健康管理与促进理论有“天人合一”的（整体观）；三因制宜的辩证观；形神一体的和谐观；以平为期的平衡观；防病结合的未病观；以人为本的治疗观。

9. 健康教育与健康促进的评价可分为形成评价、过程评价、效应评价、结局评价、（总结评价）。

10. 健康教育与健康促进的基本策略主要包括（沟通与咨询）、个体行为矫正、健康教育活动策划等。

（胡玉红）

第十章 健康传播

学习目标

1. 掌握健康传播的基本概念及干预方法。
2. 熟悉健康传播的评价方法。
3. 了解健康传播的相关理论。

健康传播的历史源远流长，这一术语产生于20世纪70年代，21世纪健康传播已经发展成为有组织、有目的的社会活动。健康传播是健康教育与健康促进的基本策略和重要手段，是健康教育方法学研究的重要内容。

第一节 健康传播概述

健康传播是一种以传播和分享健康信息为特征的社会传播行为，它是人类健康的维护和繁衍生存不可缺少的一项重要活动。

一、健康传播的发展史

从人类历史发展的角度看，健康传播作为健康信息的传播活动，是人类赖以生存和延续的一种极其重要的活动。纵观医学史，卫生保健知识的传播活动可谓源远流长。随着原始的自发的医疗保健行为发展成为医术，进而发展成为一门科学，人们相互交流，传播着医疗保健、养生延年的经验和知识，给后人留下了丰富的文字史料，构成中华民族文化宝库的重要组成部分。近百年来，健康传播已经发展成为有组织、有目的的社会活动。

从学科发展的角度看，健康传播是个崭新的公共卫生概念。这一术语产生于20世纪70年代，最早出现在美国公共卫生专业刊物。随后，国内外专业文献中，对以传播媒介为工具，以信息传播为主要手段的健康促进与健康教育运动，越来越趋向于称之为健康传播。对健康传播这一概念的界定，国内学者提出的定义大同小异。健康传播是指通过各种渠道，运用各种传播媒介和传播方法，为维护和促进人类健康而制作、传递、分享健康信息的过程。

二、健康传播的相关概念

（一）健康传播

健康传播是自古以来就有的社会现象。它是人类健康的维护和繁衍生存不可缺少的一项重要活动，如父母教子女穿衣保暖，进食充饥，劳动耕作时注意安全等。在人类历史发展的长河中，随着社会经济的发展，科学技术的进步，人类健康传播的内容与方式方法都在不断地变化。其实质是健康传播的内容——健康信息随着人们的健康观的变化而变化，其传播的方式方法则随着传播技术的发展而发展。因此，今天的健康传播，其内容之丰富、范围之广泛，传播技术之高明，已非昔日可比。在内容上，它不但包括疾病的防治知识，还要满足人们日益增长的健康需求，如居住条件和环境的改善、延年益寿、心身愉快及增强社会适应能力的需求等。在传播方式方法和技巧上，借助传播媒介作为人体的延伸，已由口头言语体态的传播发展到印刷书报杂志、电视、广播、录音、录像以至卫星转播等，打破了时间和空间的限制，为维护人类的健康和生存起到了不可估量的作用。

（二）健康传播学

健康传播学是传播学与健康学交叉的一门新兴学科，是在健康传播的实践中诞生的。其研究自20世纪60年代始，现一般认为以传播为主线，在自我传播、人际传播、组织传播和大众传播四个层面上构建健康传播的优质高效传播系统。首创健康传播学研究生课程的美国爱默森学院对健康传播学的定义："健康传播学是为个体、组织和公众提供健康信息，在重要的健康问题上影响和推动他们的一门艺术和技术，包括疾病预防、健康促进、健康政策制定及提升社区中个体健康和生活质量。"但至今，健康传播学还没有一个各方面专家与公众普遍接受和认可的学科定义。自我传播层面的研究仅限于个人生理、心理健康状况的定性研究，没有实质性具体理论与内容；人际传播层面还只是在医患关系、医生与患者家属关系层面进行某些研究与调查，没有建立指导性的科学方法与原则；组织传播的研究也只是在医院形象、服务水平与患者关系，医护人员的培训等层面；最重要的是健康传播的关键领域大众传播层面也仅限于在媒介议程设置、媒介与公众的关系方面出现了一些论文和文献综述，健康传播理论体系与指导健康传播的原理与原则尚未系统建立。因此，健康传播学尽管在国外发展很快，但还是一门成长中的新兴学科。

三、健康传播对象

健康传播对象特指健康传播过程中的受传者或者受众。从总体上讲，健康传播是面向社会，面向全民的信息传播活动。因此，健康传播对象具有普遍性和差异性两个基本特点。

（一）健康传播对象特性

1. 健康传播对象具有极大的普遍性 古往今来，只要有人群的地方就有对健康信息的需要，就有健康传播对象的存在。现代社会中，随着经济建设的发展，社会文明的进步，人民生活水平的不断提高，医疗与保健问题越来越引起人们的普遍关注。人民群众不仅需要吃好，穿好，享受文化艺术等物质文明与精神文明的成果，而且需要享受医疗卫生保健；人们不仅需要有医有药，而且希望预防疾病，减少伤残，健康长寿；不仅需要在机体上得到保健，而且希望心理平衡，需要不断获取有关健康信息来调整自己的行为，提高生活质量。随着进一步改革开放，诸多公共卫生问题，如食品卫生、环境卫生、性卫生已成为影响社会稳定的重要因素。在大卫生观引导下，全社会越来越重视健康与社会发展的双向作用。这一切都意味着任何社会群体和个人，上至国家领导，下至工农群众；大到行政机构、厂矿企业，小到每一个家庭，无一不需要健康信息来指导个人、集体的健康相关行为，来维护个人、集体、社区乃至全民族的健康。即使是健康传播者自身也需要不断有目的地收集与积累健康信息，不断更新知识，从而使自己成为健康信息的主动寻求与接受者。就此普遍意义讲，健康信息是一种普遍的社会需要，人人都是健康传播的受益者。

2. 健康传播对象具有明显的差异性 受传者中存在着个体差异，这是人类传播行为的一种普遍规律。20世纪40年代，美国传播学者曾提出"个体差异论""社会分类论"等有关受传者理论，以探讨受传者的差异性。"个体差异论"从心理学角度研究受传者，认为由于个人所处社会环境和经历不同，各自的爱好、兴趣、需要、态度等心理状态千差万别。当心态各异的受传者面对媒介信息，他们所做出的反应也必然因人而异。"社会分类论"以社会学为基础，从群体角度分析受传者，认为按照人们某些共有的倾向和特征，可将受传者划分为一些大的群体，从属于各种群体的受传者将选择大致相同的传播内容，并以大致相同的方式做出反应。各个群体在年龄、民族、性别、教育、信仰、经济及政治地位诸方面有所不同，这种群体差异决定了每个群体选择媒介和信息的特性。仅以年龄为例，儿童爱看图画故事，青年妇女喜欢时装广告，老年人则注意关于老年疾病与保健方面的信息。与其他学科领域的信息交流对象相比较，健康传播对象有其明显的人群差异性，这种差异性是由健康传播对象的普遍性所决定的。从人口统计学特征看，不同年龄、性别、民族、职业、文化程度、宗教信仰的个人和群体，有着不同的健康信息需求；从健康状况看，健康人、疾病患者或者自认为自己患病的人，对同一健康信息的反应必然不同；从心理状态看，尽管所从属的人群特征可能相同，但不同的行为动机、不同的态度、健康信念、价值观等也会导致个人对健康信息的不同反应。

（二）健康传播对象的分类

区分受传者的类型，有助于辨别、分析他们之间的差异，了解和掌握各个群体和个体受传者接受信息的规律，为有的放矢地开展健康传播活动提供依据。由于健康传播对象的复杂性，可根据不同的特征从不同的角度进行多种分类。

1. 依健康信息的针对性，可将健康传播对象分为专门受传者和一般受传者。专门受传者，又称特别受传者，是指有目标有计划有步骤的健康传播活动中的目标人群。例如，某地区母乳喂养健康教育项目中的孕产妇及其家属是这一项目的目标人群；学校教育的目标人群是学生。一般来讲，这类受传者的基本情况已十分明确，信息传播是整个健康促进与健康教育活动的一部分，并由一定的组织机构实施完成。常采用强化性面对面教育或以人际传播为主、大众传播为辅的方式进行健康传播；受传者相对集中，信息内容有较强的针对性。因此，传播效果相对较好，并易于取得信息反馈和进行效果评价。一般受传者，是指一般性社会宣传教育和大众健康传播的受传者。例如，《健康天地》杂志的读者，农村有线广播的听众，电视观众等。这类受传者数量众多，居住分散，互无联系，兴趣和个性各不相同，他们关注的信息内容广泛，他们广泛接触一切传播媒介。由于信息传播缺乏人群针对性，因而较难取得信息反馈和进行传播效果评价。

2. 依受传者与传播媒介的关系分类，可将健康传播对象大致分为人际传播的参与者和大众传播的受众两大类。人际传播的参与者指在面对面直接的传播活动中的健康传播对象，如健康咨询中的咨询对象、戒烟小组的成员、传播技巧培训班的学员等。其特点是范围小、人数相对少、信息针对性强。在面对面的传播过程中，传受双方可以不断地交流信息，各自向对方传递自己的看法和问题，在传播活动中，健康传播对象始终是信息传播的积极参与者。大众传播的受众泛指以大众传播媒介为渠道的健康传播的受传者。大众传播媒介的信息覆盖面广，受传者的数量成千上万，而且是分散、流动的。大众传播者与受传者之间是间接的传播关系。人际传播与大众传播各有其不同的传播方法和手段。前者依赖于传播者与传播对象之间的沟通和互动，后者则以技术性媒介手段起关键作用。两种传播形式各有其优缺点，在健康传播实践中，如果将二者有机地结合起来，将会产生更佳的传播效果。

四、健康传播特点

健康传播是一种以传递、分享健康信息为特征的社会传播行为，是一般传播行为在卫生保健领域的具体与深化。它除具有任何传播行为共有的五种普遍特点外，由其特殊性所决定，健康传播还有着其独自的特点和规律。

（一）普遍特点

1. 社会性和阶级性 人类的传播活动从来就是社会性的，而不是在真空中进行的，也不是一种本能反应和自然现象。因为，传播活动是在人与人之间进行的一种社会活动。没有传播与接受的主体——人，传播活动就不能成立。人是社会的人，社会也是人的社会。作为社会成员，不论是传播者，还是中介者、受传者，他们都是有思想、有感情、有立场、有信仰和生活在一定的社会文化环境之中、隶属于一定的群体、集团、阶级的人。因此，他们的传播活动就必然具有一定的社会性和阶级性。特别是进入大众传播时代，在传播媒介由谁控制和录用谁为专业传播者，以及传播的目标、方向、流量、形式应如何确定等一系列问题上，无不反映了传播的社会性和阶级性的特质。

2. 目的性和计划性 人类的传播活动从来不会是无目的和无计划的。就是说，人类的传播活动不是受本能所驱使，而是在一定意识的支配下，表现为一种有目的的、有动机的和有对象的活动。传播活动的发生、运行、终止的全部过程，无不带有明显的或隐蔽的目的性和计划性。传播者在进行传播活动之前就制订出活动的计划、步骤和蓝图。这是任何其他动物所不能比拟的。有人说动物的行为不是盲目的。萤火虫用打闪来传递爱的信息；蜜蜂用舞姿来指示蜜源的方位；孔雀以开屏来显示自身的性感。问题在于，一般动物的行为无论多么复杂，都不是有计划、有目的的行为，充其量只是在本能支配下的一连串地针对特定对象的机械反射活动而已。可以说，人类是世界上唯一能按照自己的计划去追求目的的高等动物。

3. 主动性和创造性 传播活动是人与人之间进行的一种自觉自愿、自择自控、自知自发的信息传播活动，是主动的而不是被动的。就是说，传播活动的参加者，不论其行为是对还是错、是善还是恶，他们对自己的传播目的和过程有清楚的认识，所采取的传播计划和传播方式也是出于其主观选择，没人会去强迫于他。作为人类主动进行的传播活动，它不仅反映事物的现象，而且反映事物的本质；不但反映现实，而且能追溯过去、展望未来；不但能“复写”现实，而且能创造“现实”。在传播活动中，从信息的采集、鉴别、选择到加工、传递，无不闪耀着人类的创造性火花，无不渗透着人类的创造性睿智。

4. 协同性和互动性 信息传播的过程，是传播者与受传者之间符号汇聚的过程和信息共享的过程，也是他们之间相互影响、相互作用、相互尊重、协同操作，共同完成沟通、传播的过程。没有传播活动参加者之间的协同与互动，传播过程便不复存在。所以，如果认为传播是完全单向的或单方面的，由某人独自完成的，是难以成立的。传而求通，传播首先是双向性的，即表现为传播者与受传者两大传播要素的双足鼎立，以及传播者、受传者两者之间的信息双向沟通与交流；其次是互动性的，即传播者、受传者两者不仅共享信息，而且互传信息和一起创造信息，并且相互作用、相互影响；再次是共同性的，即传播者与受传者之间要真正传知晓，必须有共同的经验系统和符号系统；最后是协作性，即传播是传播组织内部协同操作（如报刊出版、节目制播）完成的，也是传播者、受传者两者在相互协调中一起完成的。

5. 永恒性和历史性 传播不是暂时的社会现象，而是长久、永恒的人类活动。从远古到现在，从现在到未来，传播与人类朝夕相伴、如影相随，共同绘制成人类历史的壮丽画卷。传播既是空间的连接体，使信息不受高山大川的阻隔而传之万里；也是时间的连接体，使信息不受沧桑岁月的磨损而传之千年；同时也是人类的连接体，使不同民族、不同文化、不同国度、不同时代的人能够相互沟通、相互理解，使人类的文化遗产得以继承和发展。信息是人类的基本需要，而传播则是满足人类基本需要的基本手段。信息需要的永恒性导致了信息传播的永恒性，而信息传播的永恒性又沉淀为信息传播的历史性。这些描述只是人类传播的一般特性和基本特点，而不同领域、不同类型的传播活动还应具有不同的特性。例如，人际传播就具有个人性、亲近性、直接性和互知性的特点，而大众传播又具有传真性、快捷性、扩散性、公开性的特征，并且它们又都是随着人类社会的发展而发展的。

（二）自身特点

1. 健康传播对传播者有特殊的素质要求 就传播的普遍意义而言，男女老少都具有传播的本能，都可以是传播者。但是，并非人人都能充当健康传播者。健康传播者是专门的技术人才，有其基本的素质要求。简言之，就是德与才。德为有整体健康观，以“人人健康”为传播的出发点；才为有医学科学知识，掌握必要的传播与教育技能。因此，健康教育工作者与所有负有医疗保健与健康教育职责的人是健康传播活动的主体。

2. 健康传播要求信息具有科学性 健康传播对信息的基本要求是真实可靠，具有科学性，即必须是健康信息。健康信息是一种宝贵的卫生资源，泛指一切有关人的健康的知识、技术、技能、观念和行为模式。由于所传的信息关系到人的健康与生命，因此，科学性是健康传播的第一要旨。假若所传信息不确切，相互矛盾或是伪科学，其结果导致受传者误解或误用，不仅不利于健康，还可能对健康有损害，甚至威胁生命安全。

3. 健康传播对象具有多样性与广泛性 与其他学科的交流对象相比较，健康传播对象要广泛得多，复杂得多。健康传播的受众是广泛的社会人群，不同人群和个人有着不同的健康问题和信息需求。因此，健康传播有很强的个体和群体差异，为提高传播效果，所需考虑的因素也要复杂得多。

4. 健康传播具有明确的目的性 从为人民健康服务的宗旨出发，健康传播力图达到改变个人及群体的知识、态度和行为，使之向有利于健康的方向转化的目的。依据健康传播对人的心理行为作用，可将健康传播效果分为四个层次：知晓健康信息；健康信念认同；形成健康态度；采纳健康行为。

5. 健康传播强调互动性 健康传播不仅要把健康信息传递出去，还要考虑如何改变人们不利于健康的态度与行为习惯。因此，健康传播注重传播过程的前馈与反馈。在开展健康传播活动之前，注重受众需求研究与成形研究；健康传播活动中，注重传播双方的双向交流；健康传播活动之后还应收集反馈信息，以修正传播计划，改进传播工作。

6. 健康传播实践活动具有复合性 在活动过程中，健康传播既具备一次传播过程的所有特点，又表现出复合性传播的特殊性。从信息来源到最终目标人群，健康信息的传播往往经历了数次乃至数十次的中间环节。例如，1989～1993 年，我国政府与联合国儿童基金会的健康教育合作项目中，为将保护母婴健康的十条健康信息（《生命知识》）广泛传递给广大母亲，采取了层层培训的传播手段。由国家级到省级，从省级到市县，最后由受过培训的乡村医生将《生命知识》源源不断传向农村广大育龄妇女。复合性传播是我们根据传播工作特点，总结提出的一个新的观点。复合性传播具有如下特点。

（1）多级传播，传播对象表现为从上到下，多层次性。

（2）多条途径，为达到传播目的，同时采用多种传播媒介或传播手段。

（3）多次反馈，在传播计划设计、实施、评价过程中，传播双方多次进行信息交流。

（4）多项目标，一次传播计划常涉及多种人群，要有近期、中期、远期三级目标，从而产生多项评价指标。

（5）使用任何一种现有的传播过程模式，都不能全面概括或解释复合性传播现象。认识传播过程的复杂性，对开展健康传播工作有实际的指导意义。

第二节 健康传播原理

健康传播学研究的对象是健康信息的传播过程及其规律。它既有一般信息传播的普适性，也具有健康信息传播的特殊性；它既要遵循一般信息传播的规律和准则，也必须遵循它自身传播的特殊规律和准则。

一、健康信息沟通原理

这一原理的核心是如何及时获取和传输正确、可靠的健康信息。在当今信息时代，信息的重要性是不言而喻的。作为健康传播要素之一的健康信息，是健康传播研究的一个重要问题。如何运用信息沟通原理研究人与人、人与群体、群体与群体之间的信息交流，对提高健康传播效果有重要的作用。这里值得注意的是，作为相同的健康信息，有人能接受，有人不能接受，有人能获取，有人不能获取，而且所获取信息的量与种类等也大有区别。

因此，研究健康信息沟通，尤其如何及时获取高质量的信息并加以处理、加工、分析、分流和储存，加速内外双向交流，对开展健康传播活动是极为重要的。例如，一些医学院校或医学科学研究部门有较完善的医学情报检索系统及较丰富的图书、杂志，信息来源充足、可靠。而且这些机构的教学、科研人员通过自己的教学、科研实践，对有关健康信息的科学性、实用性有较高的判断能力和编译处理能力，因此，由他们发出的健康讯息既快且及时，通过信息沟通办法向个人、群体或社会进行传播，一般都能使受传者获得满意的效果，特别是医生、护士对患者及其家属都有较高的威信，若能在医院门诊和病房及时给患者及其家属进行健康传播如控制吸烟，往往能收到事半功倍之效。

二、个体行为激发原理

个性是决定个体特有行为和特有思想的个人心理生理系统范围内的功能结构。形成个性的基本因素包括遗传、环境的影响及自我的认识。一个人健康意识的强弱及良好的卫生习惯的养成与环境的影响有密切关系。客观存在决定意识，行为习惯靠后天习得。因此，健康教育强调从小抓起，强调从幼儿和小学进行健康教育。针对不同年龄儿童的特点通过系统的、循序渐进的、面对面的人际传播和其他教育方式，促使他们能够逐步辨别什么是有利健康的行为，什么是不利健康的行为，激发他们自觉养成爱清洁、讲卫生的良好习惯，以维护个人健康和公共卫生。

三、受传者需求原理

经验告诉我们，人们一旦失去健康，才知道健康的宝贵。医生、护士对患者进行健康教育之所以能够获得事半功倍之效，是因为医生、护士能够针对患者的病情，有的放矢地进行健康信息的传播，这种健康信息恰恰是患者所需求的，也是他们的亲属所渴望获得的。需求是受传者或受众接受健康信息的内因或内部动力，外因必须通过内因起作用。人们选择健康信息的需求存在着一定的规律性，在他没有意识到自己或自己的亲人在某些健康方面状况不好时，尽管他身处某种健康信息的包围之中也会漠然处之。

例如，吸烟的人或其家属，尽管他们并不是对吸烟有害健康一无所知，但往往对吸烟习以为常，把日常所闻所见吸烟有害健康的信息当作耳边风，或者有意视而不见。直到某吸烟者患了肺心病住进医院，这时，若医生或护士对他进行有关吸烟加剧肺心病发作的信息传播时，他就会从内心接受，即使吸了几十年的烟也会毅然戒掉。因此，研究健康传播必须认真研究受传者对健康的需求、动机和行为规律，充分调动人们寻求健康信息的积极性和主观能动性，并针对受众的需求有的放矢，才能获得事半功倍之效。

四、“二级传播”或“多级传播”原理

上述一般传播学的“舆论先导”与“二级传播”理论在健康传播的实践中是被广泛应用的。例如，计划生育是我国控制人口数量，提高人口素质的基本国策。如何宣传贯彻这一基本国策，除通过大众传播媒介如报纸、电视、广播等广泛传播外，还须组织各级有关部门领导逐级传播贯彻，经过多级传播，直到基层，才能使之家喻户晓。

特别是在农村推行计划免疫，作为健康传播者或健康教育者，若能拜见所在乡镇中的“舆论先导”者，了解他们对计划免疫方面的观点和意见，征求他们建议，并把自己的意见告诉他们，请他们参与和协助工作，他们就可能在鼓励其他人推行计划免疫中起到重要作用。由于“舆论先导”者通常都是年长者，或其他重要人物，作为健康传播者应当用尊敬的方式去接近他们，要让他们知道你是重视他们在乡镇中“舆论先导”地位。假如这些“舆论先导”者看到你尊重他们，他们就会更认真地听取你的意见。

五、动态相关性原理

事物都是发展的，静止是相对的而运动是绝对的。随着社会的进步，科技的发展及国内外形势的变化，人们对健康信息的需求也会发生变化。众所周知，死亡率是评价人民健康状况常用的指标。2020 年全国人口死亡率为 7.07‰，2020 年我国居民人均预期寿命达到 77.93 岁，女性达到 80.88 岁，突破 80 岁大关，男性 73.64 岁。2020 年孕产妇死亡率下降到 2.01/万。孕产妇死亡率如此显著下降，女性期望寿命如此迅速提高，这一方面是随着我国社会经济的发展，我国医疗卫生工作日益加强的结果；另一方面是我国历来重视妇女卫生保健，积极开展健康教育，加强妇女保健工作的结果。例如，中华人民共和国成立初期，针对当时妇女死于产褥热，新生儿破伤风夺去成千上万婴儿生命的严重性，《健康报》曾连篇累牍地普及宣传和推行新法接生、改造旧产婆，以及为保护城乡劳动妇女健康大力宣传“月经期调干不调湿，孕期调轻不调重，哺乳期调近不调远”和推广交流各地防治子宫脱垂与尿瘘及宫颈癌等的经验，使 80%的患者从多年的病痛中解脱出来。

由此，中华人民共和国成立初期在城市医院住院患者前 10 位疾病构成中占第 6 位的女性生殖器病，到 1965 年已退居第 10 位，1982 年已在前 10 位疾病构成中消失。而今对妇女卫生保健进行健康传播的重点不应重复中华人民共和国成立初期的那些内容，而应根据当前妇女的主要健康问题变化其传播内容和传播的方式方法，转移到如何避孕节育、加强围生期保护、优生优育及如何预防艾滋病等。

六、健美创新原理

健康传播是一门科学，但健康信息传达的功能又主要通过艺术形式表现出来，健康传播本身也是一种艺术。健康传播有语言文字和非语言文字两种表现手段，非语言文字包括图像、色彩、美术设计和表演形象（视觉形象），以及声音、音乐（听觉形象）等，这些形象化的表现手段对健康传播材料的制作和传播起着非常重要的作用。对美的追求是文明进步的表现。健康传播作品作为审美对象，必须使语言文字具有完美而独到的文学、语法的修养，不使语句冗长烦琐而又有新鲜活泼之处；健康传播的图像、形象、音乐的使用也要和所传达的健康信息和谐一致，主题突出。健康传播作品的创作设计者的审美情感的倾注可使健康信息传播容易引起受传者的注意、兴趣，使人产生某种意向，以提高健康传播效果，启发和诱导人们自觉参与促进健康的活动，以维护个人健康和社会健康。因此，健康传播者应在社会主义道德情操和审美观念规范性范围之内，以健康、朴实、美观、实用的风格进行健康传播的材料制作和传输。

七、超前控制性原理

信息是控制的基础，而超前控制则是健康传播活动获取良好结果的保证。超前控制即防患于未然。近几十年来，随着通信技术的发展，通过大众媒介传播的言语和概念，人们正在形成影响健康的生活习惯和方式。艾滋病的流行足以使人们注意到对公众进行健康传播时人际传播和媒介传播的作用。截至 2020 年底我国艾滋病患者有 105.3 万人，必须及时积极地开展有关问题的健康传播，防患于未然，决不能掉以轻心。

第三节　健康传播评价

评价，即对事物估定价值。这里所介绍的评价，是对健康传播计划的结果进行总结。评价不同于监测。评价是在一件工作结束之后进行的，多采用与目标对照、跟踪评价、观察等方法进行。评价的目的是了解活动或项目的结果。它是计划好或现有的项目中所存在问题的答案。

一、评 价 概 念

评价工作越来越受到人们的重视。但什么叫评价？评价是普遍接受的标准与目标之间的比较。也有人将目标与现实的对比称为评价。根据这个定义，评价可分为三类：即过程评价、影响评价和结果评价（图 10-1）。

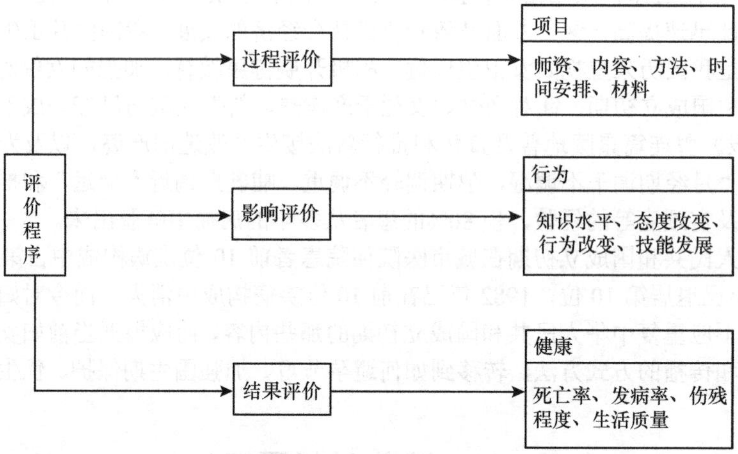

图 10-1　评价的分类

在任何活动或项目实施过程中，所获得的评价结果，都有助于控制、保证和提高活动或项目执行的质量。为了便于操作，在实际评价工作中，可以将评价分为前期评价和后期评价。前期评价是对项目准备的测量和对项目实施过程的测量，内容如下。

1. 项目准备　包括需求分析、目标、材料制作、过程等内容。

2. 项目实施　包括设计过程、方法、条件、设备、环境、内容的特征等。

3. 现场环境和反应　包括条件分析、支持、障碍等内容。

4. 对象的选择及反应　包括管理机构、基本情况、对象反应等内容。

5. 项目实施者的能力和反应　包括项目实施者的能力、工作人员能力和反应等内容。

在进行前期评价时所需要的资料主要从下面 7 个方面得到：记录、间接来源、对象、对项目有兴趣的人、培训者、观察者、材料。

假若要想从上述 7 个方面得到评价资料，又可以采用下述 10 个方法进行搜集：采访、问卷、观察、评分、测验、记录、统计、模拟、日记、材料。

二、评 价 内 容

健康传播的评价内容与健康传播计划的目标一致。一般讲，健康传播评价的基本内容应该是预期传播对象的知识、态度和行为改变及其程度三个内容，简称为知、信、行。

所谓知，就是健康传播者通过种种渠道向传播对象传递的卫生保健知识。对受传者而言，也就是他接受信息量的多少及程度，这是健康信息传播效果的第一个评价内容。

所谓信，就是受传者的态度，指健康信息传递到受众后，他们对信息的态度如何，他们的健康相关态度有何改变，这是健康信息传播效果的第二个评价内容。

所谓行，就是受传者的行为，他们接收到健康信息后产生了什么行动，这是健康信息传播效果的第三个评价内容。这三个内容，既是健康信息传播效果的最终评价，也是健康传播的目的。

知、信、行三者的关系，知是基础、信是动力、行是目标。为了达到改变不良卫生行为、采纳健康行为的目标，就要通过健康信息的传播，使受众首先实现知和信的改变。另外，从知到信到行，三者之间只存在因果关系，不存在必然性。对于知而不信，或信而不行的人，在深入进行有针对性的传播外，还要依靠和借助其他方面的力量，如法令、组织、规章制度、群体规范、社会舆论及精神物质奖励等，促进行为转变。

从知到行要经过许多不同的层次，是一个既复杂又困难的过程。特别是转变一种比较复杂的行为，其过程就更为复杂和困难。就知识、态度、个人行为、组织与群体行为四者相比，转变所需的时间及其难度是不同的（图 10-2）。

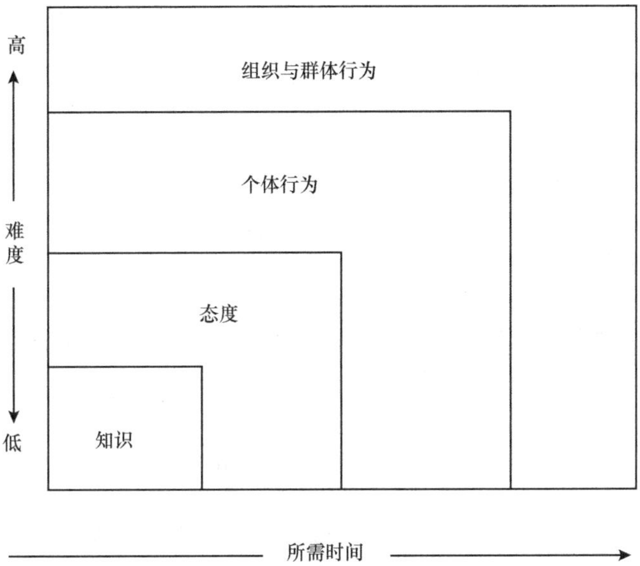

图 10-2　不同改变所需时间及难度

1. 知识上的转变，比较容易达到。

2. 态度上的转变，因受感情的影响，比知识改变更困难些，历时也长。

3. 个人行为的转变则比前二者更困难，更费时。

4. 组织与群体行为改变最难达成，并且费时最久。

对知、信、行内容进行详尽介绍的目的在于：在进行健康信息传播效果评价时，应考虑各方面因素，对行为改变内容进行定量评价时，其指标不应定得太高。

上面介绍过，健康信息传播的评价工作，主要表现在受传者知、信、行三方面。这三个方面的评价工作做好了，可以代表健康信息传播效果的显著。这里必须指出的是，健康信息传播效果与其他传播效果比较，有它的特殊性，即所传播的信息是健康信息。传播效果需要进行最终评价，最终评价的内容就是人群健康状况。

人群状况的好坏，是由许多因素构成的，不仅仅是健康信息传播这一个方面。假如健康信息传播的确有效的话，最终的结果应该在人群健康状况上反映出来。当然，这不是一个近期效果，而是长远效果。健康教育的目的和健康信息传播的最终目的就是为了提高人群健康水平。所以，人群健康状况是评价健康信息传播的最终指标。人群健康状况评价方法如下。

三、评 价 方 法

上述表明，健康信息传播效果的显著与否，主要表现在受众的知、信、行三方面的改变程度。

1. 知识改变情况　对知识水平的评价，通常采取前后对照测试法进行。例如，评价培训效果，采取考试答卷方式进行。培训前作摸底测试，培训后以同一试卷再次测试，比较前后结果，分析学员经培训后知识水平的提高程度。用这种方式评价，测试结果不仅可以反映受众知识水平状况，还可以通过评价结果来寻求最佳传播媒介及传播方式。例如，用几种传播媒介或不同方式，在同一类人群中传递同一健康信息，通过知识水平测试，就可以从中发现哪种传播媒介或方式对提高人群卫生知识水平的效果最佳。我国各地在许多项目中都开展了这方面的评价工作，而且已取得令人满意的成果。

2. 行为改变情况 有益的健康行为有无增加？有损健康的行为是否得到了控制？例如，人群的吸烟率下降了多少？接受疾病筛检的人数是否增加？暴露于危险环境的机会是否减少？母乳喂养率是否提高？行为评价，一般来说是比较困难的，虽然行为是可以直接观察到的，但其困难在于难以定量分析。例如，一个人的戒烟行为，是以三个月不吸烟为戒烟，还是以半年或一年不吸烟为戒烟，这种时间量就应在评价设计时做出明确规定；还有一天吸多少支为大量吸烟，多少支为中量，多少支为少量，也应确定。

行为改变因素很复杂，目前对行为的评价，大多停留在行为性质上做文章，例如，饭前便后洗手行为，洗与不洗较容易判断，也容易观察。但洗与不洗是从性质上判断的，从量上判断就比较困难，如洗多长时间？用肥皂洗还是只用清水洗？是否用流动水洗？等等，具体规定“洗手指标”很难。所以，行为改变评价有待在实践中进一步研究。

3. 态度改变情况 相对而言，对态度的评价就容易些。因为态度属于心理学内容，研究起步早，又比较广泛，已形成一整套评价方法。运用具有较高信度和效度量表进行态度的评价其结果能够准确地反映出要测定的态度。

第四节 健康传播方法

作为传播工作者，必须懂得传播并不是单纯传递信息，应该考虑到通过一次、两次的健康传播，人们不一定就能理解它、照着它做；也可以说，只用一种，甚至两三种方法很难达到健康信息的有效传播。健康传播的成功，有赖于结合多种方法，包括人对人的直接的和间接的方法才能达到传播的目的。

一、健康传播方法的分类

健康传播的方法多种多样，每一种方法都有其自身的特点。总的来说，可归纳为下列 3 种类型。

1. 信息传播类 信息传播类包括专题讲座、讲演、讨论、个人咨询或个别指导、大众传播媒介、视听手段、教学电视和系统学习等，以下简要介绍其中 4 种。

（1）讲演：通过语言传递信息，影响人们的观念。这种方法简单易行，便于组织，但难于掌握，并且听众处于被动地位，一般可在讲演后安排提问回答时间，并允许学习者阐述自己的见解，这样就会提高讲演效果。

（2）个别指导：个别指导通常指对患者的咨询，普遍用于社区健康教育的家访中，它是一种“一对一”的指导方法，是所有教学方法中最有针对性的，它可以根据个体的差异而采取灵活的方法。例如，利用电话进行咨询，通过电话，患者可以得到关于癌症或其他健康问题的相关信息。

（3）大众传播媒介：包括电视、电影、广播、录像、幻灯、报纸、期刊、宣传栏、标语等。它的特点是目标人群相对较大，信息相对简单且较完整。

（4）系统学习：系统学习指借助教学设备在一段时间内对特定内容进行系统的学习，它的内容和形式都经过精心安排组织，编制成教材或程序，这种方法多用于中小学生的健康教育。

2. 培训类 培训类包括技能发展、模拟方法、模仿学习、询问式学习、小组讨论和行为矫正，重点介绍前 3 种。

（1）技能发展：它是一种与操作有关的教学方法，强调发展特定心理活动的能力，如指导孩子如何正确刷牙、合理烹饪技术培训、乳房自我检查方法等。最理想的技能发展，应有示范和实习，以便对操作步骤进行解释，使学习者能进行操作。

（2）模拟方法：模拟方法比较适用于能力全面的学员，并能有效地增强其学习动力，可采用游戏、戏剧创作、文艺节目、角色扮演、案例研究和计算机模型等方式。

（3）模仿学习：模仿学习是指人们模仿他人的行为，是社会化的必经途径。榜样的力量可随其所获得的权力、吸引力、热情和成就的增长而增加，特别适用于成长期的婴幼儿，因为他们的可塑性和依从程度较高。

3. 组织方法类 组织方法类包括社区发展、社会规划、社会行动和组织发展，重点介绍前2类。

（1）社区发展：社区发展（又称地区发展）是一项有步骤的社区组织方法，目的在于社会改善，如集资改水、改变不良的风俗习惯等。社区发展注重整个社区统一行动，提高全民的认识和技能水平。

使用这种方法对自然村庄的村民和少数民族群体进行教育，效果较好。

（2）社会规划：社会规划是指由专家们通过合理方法协调和采取有效措施来分析解决社会问题的过程。社会规划中最基本的要素就是收集整理资料的方法，寻求合理解决问题的技巧及在特定的机构中达到一定目的的手段。

二、健康传播方法的选择

健康传播方法，是为完成教育任务和达到教育目的服务的。选择什么样的教育方法，关系到健康教育能否获得成功。因此，选择和确定教育方法是健康教育计划设计的重要内容和组成部分，选择教育方法首先要明确教育实施的目的，从而确定所用的方法。一般来说，最好是多种方法综合运用，合理组合以提高学习者的兴趣，帮助学习者真正掌握健康教育知识。选择教育方法，应注意以下几个原则。

（一）适合性原则

健康传播方法与目标人群相适合，教育方法与目标人群的性别、年龄、职业、文化程度、兴趣爱好、宗教信仰、风俗习惯等相适合，教育方法与教育内容相适合，因人施教，因时施教，因地施教，有的放矢。

（二）实效性原则

教育方法能有效地帮助受教育者掌握健康知识，树立健康观念，养成健康的行为习惯，实现健康教育目标，因此，进行健康教育时必须考虑教育方法能否有效地传播教育内容，能否容易为受教育者接受，能否保证教育目标的实现。

（三）综合运用原则

综合运用原则即综合运用多种教育方法实施教育。由于教育对象、内容、形式的复杂性、多样性，单一的教育方法往往达不到应有的教育效果，或不能达到最佳教育效果。故必须综合运用多种教育手段，视听兼顾、图文并茂、互相补充、相辅相成，以提高教育效果。

（四）最佳效益原则

鉴于健康教育要付出成本、消耗资源，因此在制订健康教育计划的时候，应进行成本-效益分析，即在保证达到教育目标的前提下，选择投入最少、效益最大的教育方法或方案，即符合最佳效益原则。欲达此目的，应从以下几方面予以考虑。

1. 界定目标人群和教育范围 如开展某区孕妇健康教育，可将目标人群界定为全市所有育龄妇女。盲目扩大目标人群或教育范围，势必加大成本，降低效益。

2. 选择最佳形式 如前例，由于孕妇占总人口比例很小，且又常年存在，不断地在大众媒体开展孕期健康教育与孕妇定期检查时通过孕产妇学校进行健康教育相比，显然前者花费巨大且针对性不强，难以获得反馈，而后者教育对象明确，针对性强，容易产生互动效果，便于获得反馈，更符合最佳效益原则。

3. 教育形式优化组合 从教育形式的多样性、复杂性，教育方法的适用性、实效性等几方面考虑，减少教育形式的重复，选择最有效、最有针对性、最容易为受教育者接受的形式组合，以取得最佳教育效果。实施健康教育的目的，是为了改变人们的行为，增强人们的自我保健能力。因此，健康教育工作者必须避免形式主义，熟悉和掌握各种教育手段的性能和特点。只有这样，才能根据目的和原则，做出最佳的选择。

三、新媒体健康传播

健康传播是指为维护和促进人类健康而收集、制作、传递、分享健康信息的过程，是研究如何通过运用传播学的策略与方法有效传播健康信息的学问，是传播学的一个分支及在健康领域的应用。

新媒体健康传播指借助新媒体开展的健康传播。新媒体健康传播有别于传统媒体健康传播，主要变化如下。①新媒体健康传播与受众关系既不是俯视也不是仰视，而是更为平等的平视。②新媒体健康传播的内涵与定位也从内容生成、渠道传播逐步向社群交互、分众传播与互动、线上线下场景互动等扩展。③新媒体不仅为内容传播也为信息服务提供了可能，新媒体健康传播的内容传递与信息服务双重属性更突出。④新媒体健康传播更易于提供针对性、个性化的信息。新媒体健康传播不断向场景化、便捷化转变，信息依据场景的需要，随处可得、触手可及。

（一）特点

1. 传播主体多元化 新媒体环境下，传播主体呈现多元化的特点，从以专家、主流媒体为核心的传播主体转变为多元传播主体，从“一对多”的传播模式转变为“多对多”。健康信息的传播话语权进一步下放，普通民众也可成为传播主体中的一员。例如，在互联网平台上，普通公众与专业健康教育机构、媒体一样，注册健康传播相关账号并发布健康信息。另外，微信健康社群为用户营造了一个平等参与、自由交谈的公共空间，使用户可以发表各种意见。

2. 传播渠道互动化 以传统媒体为主要渠道的健康传播，如通过电视、广播、报纸等宣传，虽然也有反馈和互动环节，但通常与受众的关联较弱或时间上存在滞后性。新媒体环境下，传播主体和传播受众之间的互动性大大增强。一方面，公众主动通过互联网搜寻健康相关知识与信息，关注新媒体平台账号订阅健康信息。另一方面，随着社交媒体的出现，健康传播告别单向发布，正走在向“多方互动”迈进的道路上。例如，新媒体不仅对难点热点及时发声、留言评论及时回复，选题也可以来自受众反馈。

3. 传播内容多元化 随着新媒体的迅速发展，许多健康传播新媒体平台涌现，除各健康教育机构、卫生健康行政部门的新媒体平台外，各大综合性门户网站均设健康频道，诸多机构或个人开通了健康相关账号并生产了大量的健康相关信息，从视频、音频到图文不一而足，而内容有的经过严格审核，有的则没有经过审核。要在信息海洋中赢得用户注意，传播主体权威、传播内容优质方能胜出。

4. 传播受众精准化 新媒体环境下，尤其是大数据、云计算等人工智能（artificial intelligence，AI）技术的出现，新媒体平台可通过受众的网页浏览习惯和爱好确定用户画像，从而实现点对点的精准传播。受众从传统媒体环境下的相对同质、孤立的大众变为具有独特个性的受众，健康传播受众更为分化，呈分众传播模式。而且，新媒体社交工具为形成不同的新媒体细分社群提供了条件，如一些医生患友群实现新媒体社群内部传播，可实现信息共享互助，用户信任度高、彼此提供心理支持，实现良好的社群效应。

5. 传播效果高效化 新媒体凭借数字化的互联网使得信息可以瞬间被传播出去。新媒体比传统媒体更具时效性，机构的新媒体平台提供了低成本、高效率的传播渠道，特别是为突发卫生事件的健康传播创造了便利条件。但同时，传播高效也是一柄双刃剑。因传播主体及内容的多样性、经济利益驱使导致谣言及错误信息也被快速传播，这就给健康信息的管理及危机应对带来了新挑战。

（二）现状

新媒体为健康传播提供了更好的平台，有力促进了健康传播。同时，也不可避免地带来了一定的挑战，给健康传播带来了一定的负面影响。一方面是虚假信息增加。在新媒体时代下，任何用户都可以通过智能终端将自己的言论发布出去，如此一来，就在很大程度上降低了言论的精准性、可信度，使得大量的虚假信息涌现出来。另一方面是健康信息包装过度。

健康传播的本质目的就是向人们传授一定的健康信息和知识进而增强人们的健康意识。但是在新媒体环境下，一些营利机构、个人等利用这一传播途径在健康传播的同时，进行网络营销最终谋求一定的经济利益。在这种情况下，新媒体下的健康传播并未达到预期的目的，而成为某些商家、个人获得经济利益的渠道。

（三）策略

1. 重视舆情收集，预防与控制并重

（1）完善网络政务平台体系：进一步加强网络政务平台的多样性和系统性，将政府网站、政务微博微信、公众号、移动客户端等多种渠道整合完善，形成高效联动的长效机制。不仅需要专人负责，而且需要细分平台，重视数据信息收集、管理和分析，并且及时上报、及时反馈。互联网时代，群众关切的问题、工作中的重点难点问题，都可能成为潜在的舆论热点，在可能发酵成为热点话题之前，需要形成预案措施，或者纳入预警机制。

（2）重视舆情处理：一旦出现互联网舆情，需要及时反应、反馈；采取强有力措施阻止舆情发酵。但不是通过删帖、禁言等“堵”的方式，而是通过及时披露关键信息、反馈解决措施、与网民沟通交流等“疏”的方式。在处理互联网舆情时，堵不如疏。同时，要收集和分析舆情信息，研究原创发布、转发量、转发权重等关键数据，把握好信息的来源、流量、流向等，以便采取应对措施。此外，通过数据识别、数据挖掘、信息过滤等信息网络技术，定位、监测、跟踪舆情发酵源头，及时处理不实信息，满足群众需求，也是一种解决方法。对不适宜大范围传播的信息（如过度血腥暴力、容易引发模仿犯罪及影响社会安定团结的图片、文字或音视频资料），需要通过技术手段延时审查，及时屏蔽。

（3）建立健全网络舆情预警机制：网络舆情需要进行多层次、全方位、全屏全网、全时段全天候的监控、采集和报告。在建立健全网络舆情机制时，要从实际需求出发，关注在全国范围内引起网民热议的真实话题。群众真正关心的热点问题，才是舆情的中心所在。要建立专门的舆情收集分析部门，在健康传播的相关领域内收集分析数据。不同部门之间加强工作沟通，优势资源共享，提高反应速度。针对潜在舆论热点需要建立舆情预案；一旦出现舆情危机，及时高效回应，引导方向。

2. 提高新媒体舆论引导能力

（1）培养专业型人才，打造影响力高的新媒体信息平台：培养具有一定传播学、医学知识的专业传播人才，对提高新媒体舆论领导力有着至关重要的影响。通过传播正面的、科学的医学健康知识，提高网民健康素养，帮助网民客观地判断网络信息，以期达到引导舆论方向的目的。要尽量贴近受众生活，使科普知识融入生活，“听得懂”才能“用得上”，从而改变生活。健康信息不仅要有知识，更需要有观点，权威观点需配合鲜活的社交人格，才能提高影响力。建立有目标、周期性的新闻发布会制度，针对每个时期内的有争议的健康信息进行权威发布；选拔一批业务熟练且具有一定舆论领导能力的新闻发言人队伍；团结有影响力和粉丝数量达到一定规模的团体组织或个人运营的新媒体传播平台。

（2）针对不同传播平台，制订不同传播策略：通过对新媒体健康类信息传播效果的研究分析，信息质量与来源可信度显著影响受众的健康传播效应。但信息质量对传播效应的影响远低于信息来源；受众倾向于依靠外部线索对健康信息进行加工和处理。因此，针对不同传播平台，要制订不同传播策略。微博作为开放型传播平台，更适合权威信息发布，通过开放性的传播模式，快速高效地形成信息覆盖；有利于跟进社会热点事件、信息发布、辟谣等。微信平台用户黏性较高，“圈子”传播可以对用户施加较强的影响力，适合作为健康科普的平台。微信与用户心理距离较近，能够有效提高用户的媒介接触，提高传播效果。新闻客户端作为大量推送信息的舆情媒体，大数据算法不仅能够有效推送信息，同时也能收到用户反馈，可以及时收集到用户对热点事件的态度，以及关注热点事件的用户大数据。这在舆情监测与管控方面也有着积极意义。

（3）建立健全相关法律体系：新媒体的快速发展，必然会导致现行的法律法规对它适应不良。层出不穷的舆情事件，也反映出现有的相关法律法规条文需要进一步具体、细化。要做到在维护互联网信息安全、保护用户隐私的前提下，及时快速处理互联网传播中的违法事件。现行的关于互联网安全和互联网信息建设的法律法规，也应当随着技术发展、舆情发展及时更新法律条款，在互联网治理工作中做到有法可依、有法必依。

课后练习题

填空题及其答案

1. 健康传播是一种以（传播和分享）健康信息为特征的社会传播行为，它是人类健康的维护和繁衍生存不可缺少的一项重要活动。

2. 健康传播学是（传播学与健康学）交叉的一门新兴学科，是在健康传播的实践中诞生的。

3. 健康传播是指为维护和促进人类健康而收集、制作、传递、分享健康信息的过程，是研究如何通过运用传播学的策略与方法有效传播健康信息的学问，是传播学的一个分支及在（健康领域）的应用。

4.（健康传播学）是为个体、组织和公众提供健康信息，在重要的健康问题上影响和推动他们的一门艺术和技术，包括疾病预防、健康促进、健康政策制定及提升社区中个体健康和生活质量。

5. 健康传播对象特指健康传播过程中的（受传者或者受众）。

6. 健康信息沟通原理的（核心）是如何及时获取和传输正确、可靠的健康信息。

7. 评价是普遍接受的标准与目标之间的比较。评价可分为三类：即过程评价、影响评价和（结果评价）。

8. 健康传播的方法多种多样，每一种方法都有其自身的特点。总的来说，可归纳为下列 3 种类型，即信息传播类、培训类、（组织方法类）。

9. 新媒体健康传播指借助新媒体开展的健康传播。新媒体健康传播有别于传统媒体健康传播，主要变化有新媒体健康传播与受众关系既不是俯视也不是仰视，而是更为平等的（平视）。

10. 新媒体健康传播特点是传播主体多元化、传播渠道互动化、传播内容多元化、传播受众（精准化）、传播效果高效化。

（董恩宏）

第十一章　健康经济

学习目标

1. 掌握健康经济的基本概述及干预策略。
2. 熟悉健康经济的评价方法。
3. 了解健康经济的基本原理。

我国随着社会主义市场经济的不断发展，社会化进程不断加快，卫生资源总量有所增长。但其增长速度赶不上经济增长速度，且卫生投入结构未能体现绝对公平性，这会影响经济的发展。因此，系统地考察健康、健康保障和经济增长的关系是关乎国民经济可持续增长及社会稳定当务之急。

第一节　健康经济概述

一、健康经济学的概念、起源和发展

（一）健康经济学的概念

健康经济学，也称为卫生经济学，主要应用经济学的基本原理和计量方法研究医药卫生领域的一系列相关问题。健康经济学涉及的领域非常广泛，除经济学外，还包括医学、心理学、流行病学、管理学及社会学等学科。

（二）健康经济学的起源和发展

20 世纪 50～60 年代，由于当时医疗费用急剧增长及医务人员短缺等问题，健康经济学的研究在欧美国家逐步开展起来。美国健康经济学家 Arrow 在 1963 年发表的《不确定性和医疗保健的福利经济学》论文中明确提出了健康和医疗服务的不确定及信息不对称等问题，并深入探讨了医药卫生服务产业中相关经济学研究的特殊性，为健康经济学的确立奠定了基础。进入 21 世纪以来，追求更高的生活质量和更长的寿命及医疗科学技术的发展等诸多因素都在推动着人类对医疗卫生和健康需求的增长，进而推动了资源向这个领域的流动。目前世界各国的医疗体制都面临着如何分配社会资源、最大限度地满足人民多种需要的挑战。有关健康经济学方面的研究越来越多，并引起世界各国政府的高度关注和重视。

二、中国的健康经济

（一）中国健康经济的发展

中国对健康经济领域的研究起源于 20 世纪的 70～80 年代，兴起时间相对较晚，研究深度与广度也弱于欧美国家。尽管如此，中国和欧美国家健康经济学兴起的原因却有共通之处。在中国，健康经济学同样围绕医疗费用的支出、公平与效率、医疗制度改革、医疗保险与保障，以及健康产业等方面，致力于解决国家与社会关心的健康问题，并日益成为一个独立而重要的研究领域。欧美健康经济学研究大致分为医疗政策、不平等、微观个体的经济行为分析和医疗服务供给等几个角度，中国健康经济学是在借鉴欧美等发达国家研究经验的基础上，结合不同经济发展阶段的特点，以解

决实际问题为导向开展的科学研究。

从 20 世纪 80 年代健康经济学开始发展到 21 世纪初期，随着我国医药卫生体制改革的深化和健康中国建设的逐步推进，我国健康经济研究重点也从过去的医疗卫生财务管理这一狭窄领域逐步向医疗体制改革和健康事业发展的重大理论实践问题转变。

（二）中国健康经济学研究的基本问题

经济学是健康经济学的基础，但经济学是个复杂学科，理论和方法非常丰富。为了理解健康经济学研究的基本问题，我们需要明确健康经济学与哪些经济学内容有关。

与经济学研究的基本问题一致，健康经济学主要研究四个方面的基本问题：①从宏观经济角度，研究在资源一定的条件下，应当生产多少医疗产品和服务、生产多少非医疗产品和服务；②在资源确定的条件下，研究各类医疗卫生产品和服务的生产和提供的数量；③研究如何生产和提供上述医疗产品和服务；④研究谁应当接受这些产品和服务。如何回答这些问题，对于健康体系的运行和绩效将产生深远的影响。这四个基本问题中，前两个问题属于配置效率，第三个问题属于生产效率，第四个问题属于分配公平。

假设资源只能用来生产两类产品和服务，即医疗产品和服务与非医疗产品和服务。因为资源是有限的，需要做出选择的是，资源在两类产品和服务生产与提供上如何分配。如果更多的资源用来建设医院和疾病预防控制中心，就必须减少资源在其他建设上的投入，如交通设施；如果更多的资源用来培养卫生技术人员，就必须减少对其他人员培养的投入。反之亦然，增加对非医疗产品和服务的投入，就必须减少对医疗卫生的投入。在总体经济中，如果社会资源生产的各类产品和服务是最佳组合，如社会生产了最佳比例的医疗产品和服务与非医疗产品和服务，则资源分配实现了配置效率。

在资源确定的条件下，也需要选择不同类型医疗产品和服务的数量组合。如果更多的资源用于医疗产品和服务，就必须减少疾病预防或者其他类型的服务；如果更多的医疗资源用于三级医院建设，就必须减少其他类型医疗机构的建设投入。如果在一定的资源水平上，各类医疗产品和服务提供是最佳比例，则卫生资源实现了配置效率。相反，如果在一定的资源条件下，所提供的医疗产品和服务没有达到最佳组合，如提供了过多的三级医院的服务和过少的基层医疗服务，则认为医疗资源分配没有实现配置效率。

生产或提供一定数量的医疗产品和服务可以有多种方式，可以是资本密集型的，也可以是劳动密集型的。如果医疗服务提供主要依靠高技术，需要较高的资本投入，患者人均资本投入值比较高，则是资本密集型的服务提供方式。如果医疗服务主要依靠医生和护士的技术劳动，医生和护士与患者的比例比较高，则是劳动密集型的服务提供方式。如果有限的卫生资源通过生产要素最佳组合实现了产品和服务的最大产出，则社会实现了资源配置的生产效率。关于产品和服务分配机制，有两个完全不同的理论体系，即市场机制和平等主义。市场机制理论认为，产品和服务分配应当完全基于人们的支付意愿和支付能力。支付意愿和支付能力高的人应当消费更多的产品和服务。人们为了得到更多的产品和服务，就会更加努力工作，赚取更多的收入，也会合理地储蓄。在这种激励机制下，生产性资源的分配将更加有效率。

市场分配机制认为，社会中之所以出现支付能力的差异，是因为有些人比其他人工作更加努力、储蓄比别人多。但是，在现实社会中，支付能力的差异可能来自其他原因，如患有精神和躯体方面疾病的人，因劳动能力下降或丧失，即使工作再努力，也无法实现正常收入和具有正常的支付能力。在完全市场分配机制下，这些人由于支付能力不足，将无法获得所需要的商品和服务。因此，市场分配机制对于重要产品和服务如医疗服务的分配，具有先天的不公正性。平等主义则强调，每一个人，无论其收入和支付意愿如何，对重要产品和服务都有平等的可及性。因为产品和服务的分配与个人收入脱钩，平等主义可能激励人们少工作和储蓄，社会所生产的产品和服务会减少，资源配置会出现低效率。

资源的有限性促使人们考虑如何合理分配和使用资源，用最小投入实现社会最大产出。增加某种产品和服务的生产，就意味着必须减少其他产品和服务的生产，这是一种交换，是人们在资源配置中不得不做出的选择。是增加医疗服务的提供还是增加疾病预防服务的提供，是增加城市医疗服务提供还是增加农村医疗服务提供，是常见的健康资源配置决策问题。此外，在产品和服务分配问题上，市场机制将导致分配不公，平等主义则会引起效率低下，如何进行政策平衡，也是一种选择。每个国家的卫生体系及其所做的改革，反映了对效率和公平的取舍和平衡。

第二节　健康经济理论

一、健康和经济之间的关系

（一）健康对经济增长的作用

拥有良好的健康状况和对健康进行投资，是人们进行其他经济活动和社会活动的基础，健康水平的提升对一国的经济增长有积极促进作用，且对发展中国家的影响比对发达国家的影响更为明显。

1. 对社会经济生活的促进作用　健康投资可以用于基础设施的建设和改造，也可用于引进、采用新技术、新方法、新药品；可以争取用最少的卫生资源消耗，降低医疗成本，提供更多、有效、优质、人民需要的卫生保健服务，保证服务质量的不断完善，以达到对社会经济生活的积极影响。

2. 健康投资提高人群劳动生产能力从而促进经济发展　投资于健康不仅可以促进与健康相关产业的发展，还将改善人群的健康状况，提高人群的劳动生产能力。良好的健康状况以提高人们的生产能力、劳动生产率，促进教育投资的实现，促进对物质资本、自然资源的利用与开发，提高技术的发明与应用等来促进经济发展。

3. 健康投资有利于促进经济发展与社会发展的协调　投资于健康是从“健康促进经济发展”的角度出发，提出正确处理卫生发展与经济发展的关系，通过防病治病、消除对健康的危险因素，改善人民的健康素质，提高整个经济的稳定协调发展；为人群购买健康则从“经济发展促进健康”的角度出发，强调经济发展的目标是为人民的健康服务，利用经济发展的成果改善人民健康。

4. 健康投资影响教育资本的状况从而影响经济发展　通过教育改变人们的价值观、人生观，提高人们的文化素质，增强纪律性与责任感，有效地驾驭直接生产力，间接地促进经济社会发展。

（二）健康缺失对经济的影响

人类社会进步与文明发展的历史证明“健康就是财富”。一些可预防疾病对人类健康所造成的经济损失累积起来是相当巨大的，疾病减少了社会创造的财富，也降低了人们对收入、生活与经济增长的希望。疾病通过对人们健康状况与生命周期的影响、疾病的外部效应与对社会的影响，制约着社会经济的发展。我们评估一种疾病对社会造成的经济损失时，不仅要清楚这种疾病对人均国内生产总值水平与增长率的影响（如劳动率的降低），而且要清楚这种疾病对整个社会期望寿命与生平收入所造成的经济损失。疾病通过 3 个主要的途径阻碍着社会经济的稳定与发展。

1. 疾病减少预期的健康寿命年数，而这种疾病是可以预防与避免发生的，健康寿命年限的缩短（取决于早死和慢性伤残的共同作用）给社会带来的经济损失是巨大的，全球每年因疾病造成上万亿美元的损失，这主要是因为居民（劳动者）的期望寿命降低，缩短了黄金工作年限所致。

2. 疾病影响父母对孩子的投资。婴儿死亡率和 5 岁以下儿童死亡率高的国家与地区，为了弥补儿童死亡而拥有较高的人口出生率。而家庭孩子数量的增加反过来又降低了贫困家庭对健康的投入与对孩子教育水平的投入。

3. 疾病反过来对社会消费（商业）与社会基础建设投资产生抑制作用，这一作用往往大于对劳动者生产力的影响。

二、健康经济学研究具体内容

（一）健康经济分析工具研究

健康经济分析工具主要有两个方面，经济学分析工具和统计学分析工具。除经济学基本分析方法（包括需求分析、供给分析等）外，经济学评价方法和计量经济学方法被广泛应用于健康经济领域。结合健康和卫生领域的特点，将经济学分析工具和统计学分析工具开发为健康经济应用工具，是健康经济学研究的重要内容之一，为健康经济学实证和评价研究创造了技术条件。在健康项目经济学评价中，成本-效果分析、成本-效益分析和成本-效用分析是比较常用的方法；在卫生机构效率评价研究中，生产函数分析和数据包络分析技术等得到开发和广泛应用；在研究健康决定因素中，主要工具有时间序列分析、多元回归分析等。

（二）卫生总费用研究

健康经济学首先从资源分析开始，因此，卫生总费用研究既是健康经济学研究的重要内容，也为其他健康经济学问题的研究提供了基础信息。卫生总费用是一个国家或者地区用于医疗卫生服务所消耗的资金总额，主要分析和评价卫生资金的筹集、分配和使用。卫生总费用可以体现一个国家总体卫生投入的水平，反映卫生在社会发展中的地位。卫生总费用来源结构分析，可以用来评价卫生筹资的公平性及政府在卫生发展中所承担的经济责任。卫生总费用分配及其流向的信息，可用于从宏观层面评估卫生资源配置的效率和公平性。卫生总费用研究包括测算方法研究、来源结构分析、分配结构分析、趋势分析和国家间比较等。

（三）健康和医疗服务需求研究

健康生产理论以健康需求和人力资本的关系为重点进行分析研究，提出健康是人力资本的重要组成部分，对健康的投资是对人力资本的投资。健康测量、健康影响因素和健康效用是研究的主要内容。医疗服务需求研究是以消费者为基础，研究价格和质量等因素对医疗服务需求的影响。价格弹性分析和消费者选择是研究的主要内容。随着医疗保险覆盖面的扩大，对医疗服务需求行为影响研究也越来越重要。此类研究可以帮助人们理解卫生服务选择行为，包括行为习惯的形成、各种针对医疗服务消费者激励机制的效果评价、社会力量包括媒体对医疗服务消费者行为的影响等。

（四）医疗卫生服务提供者行为研究

生产者理论是研究医疗卫生服务提供者行为的基础。由此延伸的诱导需求理论和非营利性医疗机构行为理论对分析医疗机构及人员行为也很重要。供给分析和生产函数分析研究价格与供给的关系及医疗卫生服务生产中技术效率和配置效率等问题，是医疗卫生服务机构投入产出分析的重要内容。供给分析，研究内容包括生产要素的替代可能性、医疗技术变革和成本变化、医疗卫生新技术的推广。非营利性医院行为模型和不同所有制类型医院效率比较也是这一部分的重要内容。

（五）卫生筹资与医疗保险研究

健康经济学基本问题之一是卫生筹资研究。在宏观层面需要研究的问题是，一个国家或地区，在一定的社会经济发展水平下，如果满足基本医疗卫生服务需求，应当筹集到多少卫生费用才是合理和可持续的。在卫生经济层面，需要研究卫生资源配置效率和公平问题。世界上有几种不同的卫生筹资方式，包括税收筹资、社会医疗保险筹资、社区医疗保险筹资和直接付费，不同筹资方式各有优缺点。作为许多发展中国家实现全民健康覆盖的筹资策略，社会医疗保险已经成为健康经济学最重要的研究领域之一。社会医疗保险研究集中在筹资机制、保险资金统筹和管理、保险经费支付、保险对卫生服务和医疗费用影响等方面，为保险制度设计和实施提供依据。

（六）医疗服务市场规制研究

许多经济学家对医疗服务市场的特性进行了研究，医疗服务市场理论逐步丰富和完善，医疗服务市场中存在的信息不对称问题、疾病的不确定性问题、市场准入和退出问题、公共卫生服务的外部效益等问题，得到了比较明确的阐述和分析，为医疗服务市场规制提供了理论依据。非市场机制手段，特别是政府干预在资源配置中的作用和方式及干预的效果，成为健康经济学研究的重要内容。具体研究内容包括医疗服务市场规制的目标和手段、支付制度的作用、医疗市场反垄断等。

（七）卫生技术经济学评价

利用经济学方法分析卫生技术的经济特性，即卫生技术投入产出，为合理应用卫生技术提供了重要参考依据。卫生技术包括药品及诊断、治疗和康复技术等。投入产出分析的主要内容包括成本-效益分析、成本-效果分析和成本-效用分析。成本-效益分析将产出货币化，可以直接表达投入的经济收益情况。成本-效果分析以实现健康产出所耗费的成本为指标，可以说明单位成本健康改善的程度，用于比较不同卫生项目所产生的健康效益。成本-效用分析则将产出更加合理的测量，引进了医疗卫生服务消费者生存质量和满意度等维度，用于综合反映卫生项目所产生的收益。在中国，卫生经济评价技术还没有在资源分配中得到广泛使用，需要研究的内容很多。

（八）卫生改革经济学研究

卫生改革也为健康经济学提供了很多可以研究的问题。例如，中国2009年开始的新一轮改革，从改革设计到改革评价，都有大量需要研究的健康经济学问题。从宏观角度，可以研究的问题包括如何公平有效地分配和使用政府健康新增经费，如何设计合理的医疗保障制度及筹资水平，如何确定基本公共卫生服务筹资水平，如支付卫生服务提供者，如何进行卫生适宜技术的筛选和评价等。从微观的角度，评价医疗保障对居民卫生服务利用和经济负担的影响，评价绩效考核对卫生机构和卫生人员行为的影响，评价卫生机构效率变化等，都是健康经济学研究的内容。

（九）其他研究

健康经济学研究还包括其他内容，如药物经济学研究，从药品定价、研发与创新、费用控制等方面，分析药品生产和使用的经济现象和规律。再如对危害健康行为的经济学分析，以成瘾模型为基础，分析控烟、限酒等公共政策的选择。

第三节 健康经济评估方法

一、评估方法

应用技术经济分析与评价方法，对卫生规划的制定、实施过程或产生的结果，从投入（卫生服务成本）和产出两个方面，进行科学的分析评估，为决策提供依据。进行健康经济学评价的核心原则就是比较：比较每个方案的投入与产出，并且在不同方案之间作出比较，从而得出结论。主要方法：成本-效益分析、成本-效果分析、成本-效用分析、最小成本分析。

（一）成本-效果分析

成本-效果分析是一种评价各种健康干预项目结果与成本的方法，以成本效果比的形式为各类决策者提供健康干预项目的重要决策依据。它不仅使用货币作为效果指标，而且使用那些能够反映人民健康状况变化的指标。一般来说，成本-效果分析的结果表现为防止某一疾病的花费、挽救一条生命的花费或者是获得每一个生命年所需的成本。因此，成本-效果分析是对各个方案实施结果直接进行比较分析和评价的一种方法。它被广泛应用于健康工作各个领域的评价和决策中。成本-效果分析的基本思想是以最低的成本去实现确定的计划目标。任何达到目标的计划方案，成本越低的方案效果越好；或者一定的卫生资源在使用中获得最大的效果，即成本相同，效果好的方案为最佳。成本-效果分析一般用于单一健康结果的比较，相同目标、同类指标的比较，评价时主要考虑问题是以最小成本达到预期目的。

（二）成本-效益分析

成本-效益分析通过比较全部备选方案的全部预期成本和全部预期效益来评价备选方案，此时预期成本和预期效益都需用货币值表示。研究者通过比较各种备选方案的全部预期效益和全部预期成本的现值来比较这些备选方案，为决策者选择计划方案提供经济学的依据。成本-效益分析由于成本和产出都用货币单位衡量，因而不仅不同项目之间可以通过货币换算来比较优劣，项目本身也能比较投入与产出效益的大小。因此，成本-效益分析比只能对单个干预项目进行评价的成本-效果分析，具有更大的优势。从理论上讲成本-效益分析是将投入与产出用可以直接比较的统一的货币单位来估算，是健康经济学评价的最高境界，但同时也是最难操作的一种方法，因为把卫生保健效益赋予货币价值相当困难。近年来，成本-效益分析中测量卫生保健效益的几种方法得到了较为广泛的认可，如下所示。

1. 人力资本法 将人的个体当作有价值的商品资本来衡量的方法称为人力资本法，人的生产价值可以用未来的收入潜力来衡量。因此健康改善的价值是，健康改善之后个体能够返回工作岗位从而在将来对社会的生产价值。由于人力资本法比较容易获得必要的数据，如个体的年平均收入、个体的期望寿命，故该技术是目前用得比较多的一种方法。

2. 支付意愿法 支付意愿法是一种兼顾生命延长、疾病治愈、身体和精神痛苦减轻等有形或无形价值的方法，是建立在健康效用理论基础上的。健康效用理论认为人的健康效用由两部分组成，一是人的健康状况；二是人的收入。人的健康状况决定了人的生命效益，所以有时可用人的生命效益来表示健康状况，人的生命效益包括未来的劳动力收入、非劳动力收入（包括资本收入、房产收入等）、非市场活动（如享受、感情）等。因此，多数学者认为支付意愿法比人力资本法在理论上更正确，在实践中更全面、更有价值。

3. 摩擦成本法 摩擦成本主要指患者离开工作岗位到其他人接替其工作期间造成的生产损失或培训新人的上岗成本。

上述 3 种方法中，人力资本法和摩擦成本法都忽略了疾病造成的社会心理等方面的无形损害，因而可能低估某些干预措施的效果；而支付意愿法能更全面反映干预对疾病的影响和干预效果。

成本-效益分析通常有 2 种计算方法：①成本效益比值法，通过比较各个方案的效益成本比来确定最有方案；②净现值法，根据货币时间价值的原理，消除货币时间因素的影响，将过去或者未来的货币价值进行贴现，然后比较效益与成本的差值。成本-效益分析应用于多种健康结果的比较，评价时主要考虑的问题是最有效地利用有限资源。

（三）成本-效用分析

通过比较几个备选方案的投入和产生的效用来衡量各项目优劣的方法。它是成本-效果分析的一种发展，而且是健康经济学评价的金标准。一般采用特殊的测量单位进行评价，即 QALY。例如，当利用某一种新诊疗技术而缩短了疾病确诊时间并提高了诊断准确率，为治疗疾病提供了充裕的时间，因此也就延长了患者的生命并改善了患者的生存质量时，就要计算每延长一个 QALY 所用的成本来评价这一新方法。这种评价方法也可认为是成本-效果分析的一种类型。QALY 是用生活质量效用值为权重调整的生命年数。对于个体来讲，效用由两部分组成：生活年数和生活质量。生活年数是人从出生到死亡的时间数量，生活质量是人在生与死之间每一时点上的质量，用生活质量效用值表示，成本-效用分析中常用的确定健康状况效用值（或失能权重）的方法有 3 种。①专家评价法：挑选相关专家根据经验进行评价，估计健康效用值或其可能的范围，然后进行敏感性分析以探究评价的可靠性，是最简单方便的方法。②查阅文献法：直接利用现有文献中使用的效用值指标，但要注意其是否与自己的研究相匹配。③抽样调查法：自己设计方案进行调查研究获得需要的效用值，这是最精确的方法，通常采用等级衡量法、标准博弈法和时间权衡法衡量健康状态的基数效用。成本-效果分析和成本-效用分析不同点是结果指标和应用范围不同，相同点是研究设计与分析没有差别。成本-效用分析应用于多种健康结果的比较。评价时主要考虑的问题是生命质量。

（四）最小成本分析

最小成本分析用于比较具有同样结果的2个或多个方案。如果已知要比较的方案最终结果相同，这时就只需要比较各方案哪个成本最小，成本最小者为最佳。在有些情况下，要比较的几个项目对个人的效益可能是相同的，但对社会来说意味着医疗成本的节省，这些节省下来的成本可视为额外收益并转化为货币形式从而达到成本最小化，提高效率。例如，青霉素和第三代头孢菌素都能控制的感染，使用前者才能合理地利用有限的医疗资源，实现成本最小化。

二、投入的测量

投入是指为实施某项方案所投入的全部人力资源和物质资源。

1. 直接成本　用于卫生服务消耗的资源或所花的代价。

2. 间接成本　因伤病或死亡所引起的社会成本或代价。

3. 增量成本　在各种方案的成本比较决策时，当选定某一方案为基本方案，然后将其他方案与之相比较时所增加的成本。

4. 机会成本　进行方案选择时，被放弃方案中最好的一个方案的效益被看作是被选方案的机会成本。只有被选择方案的效益不低于机会成本的方案，才是可取的方案。

5. 无形成本　无形成本一般指因疾病引起的疼痛，精神上的痛苦、焦虑，生活与行为中产生的不便等。这些是疾病过程中伴随产生的，但是很难加以定量分析。

三、产出的测量

产出的测量主要使用效果、效益和效用三个概念来表示。

（一）效果

广义的效果指卫生服务产出的一切结果（好的结果和坏的结果），狭义的效果即有用的效果，是满足人们各种需要的属性。在成本-效果分析中，效果更多地指因为疾病防治所带来的卫生方面的直接结果指标的变化，如发病率、死亡率的降低，治愈率、好转率的提高，期望寿命延长等。

（二）效益

效益是有用效果的货币表现，即用货币表示卫生服务的有用效果。

（三）效用

在卫生服务领域中，效用指人们对不同健康水平和生活能力的满足程度。

第四节　健康经济干预措施

医疗卫生机构健康经济管理工作中存在的问题包含了以下三点：服务意识不强，缺乏完善的管理机制，信息系统管理不完善。针对医院健康经济发展中存在问题的干预措施如下。

一、加强医院健康经济管理意识，优化分配形式

每个科室的规模大小、资金投入及技术水平、劳动强度等多方面内容都是不同的，这些在健康经济管理的时候必须要综合分析，并对当前财务数据信息进行有效掌握，对其进行分析，促进差异化分析，从实际情况入手，建立统一的评价标准，并针对实际发展中存在的问题，对人员行为进行规范，设置专门的管理部门，指导各项经济管理工作的有效开展和实施，并且构建医疗费用管理体系和门诊收费管理系统，对医院资金使用进行严格管理，为患者提供优质的医疗服务水平和经费保障。

（一）加强医院健康经济管理意识

1. 优化和更新医院经济管理理念 新形势下，医疗行业的竞争激烈，这就需要医院更新和优化自身的经济管理理念，能够适应社会的发展，满足医院的经济目标的要求。在引进和优化经济管理理念过程中，要不断结合医院的实际情况，这样才能真正实现“理论指导实践”。医院经济管理的理念要服务于医院的整体目标，秉承着为人民服务的精神，不断推动医院的经济管理工作的顺利开展。

2. 完善经济监督机制 健全和完善的经济监督机制能够掌握资产的运转，有利于资产透明性的提高。而医院管理层内审意识的高低直接影响着监督管理机制的完善性，这就需要医院能够建立起独立的内审机构，以便于为患者提供更多、更加优质的服务。近年来，民营医院的比例在不断上升，致使医疗行业的竞争空前激烈，一定要严加检查内部问题，提升资金的使用效率，进而为公众提供更优质的医疗服务，提升医院的社会效益。

3. 提高经济管理人员的素质 医院经济管理人员的素质决定经济管理工作水平的高低，因此要对招聘进来的每一位经济管理人员进行岗前培训，使其在开展工作前对经济管理有一定的了解，掌握一定的方法；然后定期进行在职培训，不断更新和拓展工作人员的知识体系和范围，优化其管理观念，提高其业务能力；最后，经济管理的工作人员要懂得管理知识，还要了解和具备一定的医学知识，主动吸收和汲取国外先进的管理方式与方法，不断提高医院的经济管理水平，为医院的可持续发展提供建设性的意见。

（二）优化分配

1. 医疗机构角度 以医院要购置一台大型医疗设备为例，在这一过程中，医院内部管理人员首先要明确以下问题：为什么要购置这一设备？这一设备的使用能在临床上起到什么样的作用？省、市中相似的设备已经有多少台？这一设备能为多少病源提供服务？设备运行需要多少费用支持？设备的应用能为医院能带来多少社会效益？带来多少经济收益？在明确这些问题的基础上，医院才能进一步完成医疗设备的购置工作。其次，在设备的应用过程中，医院管理人员应针对这一设备所带来的效益进行分析。其中，管理人员应重点关注投资回收期、投资利润率、年平均报酬率、保本业务量等指标，对这些数据进行综合分析，将能更好地对医疗设备的应用状况及这些设备所带来的具体效益进行研究。

2. 社会角度 对于医疗设备的经济评价也可以从社会角度来展开。以CT普查工作的展开为例，首先对这一工作展开的成本进行计算。CT 普查涉及的固定成本主要由摄影系统成本组成，变动成本则主要包括了胶片、电费、人工费等内容。其次，在对CT普查工作进行成本分析的过程中，相关人员应结合普查人数来进行计算。通过这样的计算和分析，相关人员将能更直观地对医疗设备在社会效益上所体现出的作用进行分析，进而确定这一类的普查能否进一步在社会上推广。

二、培养健康经济管理人才，建立卫生经济的量化考核指标

对各个医疗部门的岗位职责与学科知识体系有清楚的了解与掌握，在医院各项工作的开展过程中明确健康经济管理内容，使其得以全面性应用。在医院全成本核算工作中，还需要从医院不同部门的实际发展情况出发，分析其技术含量，有效控制其存在的危险因素，医院还需要制订年度预算，并明确量化考核指标，从而有效监督医院费用的合理使用。

（一）培养经济管理人才

1. 扩大选拔范围，培养人才 《卫生健康行业经济管理领军人才培养计划实施方案》规定：“卫生健康行业经济管理领军人才培养范围主要包括：省级（含兵团和计划单列市，下同）卫生计生行政部门财务管理机构负责人及业务骨干；委预算单位经济管理部门负责人及业务骨干；省级卫生计生行政部门直属单位经济管理部门负责人及业务骨干；全国各级各类三级医院经济管理部门负责人及业务骨干。”根据方案的规定，市县两级只有三级医院的财会人员才有条件参加选拔，其余人员不在选拔范围内，但在一个级别较低的单位工作，并不表示其业务能力就低，其受到的限制是业务规模较小、比较简单。越是基层的人员，由于受到人员规模小、人才相对匮乏的影响，他们从事的业务往往越全面。基层不乏一些优秀的人才。把市县两级的财务人员纳入选拔范围，一方面可以更多地发现人才、培养人才，为推动卫生健康事业改革发展提供充足人才储备和强大的支持；另一方面也可以给基层财务人员一个提升自身的机会。

2. 积极和相关部门协调，争取领军人才应有的权利和待遇 全国卫生健康行业经济管理领军人才虽然不能和财政部全国会计领军（后备）人才相提并论，也不可能与其享受同等待遇，但至少应当明确是否和省级会计领军（后备）人才享受同等待遇，或者明确是否属于全国百千万人才。因为学员大部分来自事业单位，在职称晋升上需要一个明确的规定，这样可以客观上把领军人才的含金量提高一些，让越来越多的人才积极主动地参与到领军人才的队伍中来。

3. 因材施用，全面发挥学员的领军作用 领军人才的培养学员，同其他各行各业的人一样，未必都适合向管理者、领导者、决策者转变，有擅长从事管理的人，也有擅长钻研业务的人。各人的特长和爱好的不同决定了自身的发展需求。虽然领军人才的培养使用方向之一是优先被推荐作为大型卫生健康机构总会计师、总审计师和后备干部培养使用，但现实情况要复杂得多，因为是否成为总会计师、总审计师，是受到较多因素影响和制约的；是否是领军人才，并不是总会计师、总审计师的必备条件，仅仅是同等条件下的优先权而已。能否成为总会计师、总审计师其实并不重要，重要的是能否充分发挥领军人才的才能，如果能把领军人才的潜能激发出来，领军人才培养项目的作用将会成倍放大。

4. 用好、用活人才 需指导学员参与培训、考核、督导、检查等，在实践中学习，在实践中碰撞交流，才能真正实现领军人才素质的提升。让其在培养的初期阶段学习和参与具体工作，中后期阶段选择优秀的学员参与方案的拟定和结果的分析。这样解决了卫生健康行政部门安排具体工作时没有相应的称职人员的问题，避免了临时抽调人员的素质参差不齐，也解决了相应人才的培养，更锻炼提升了学员的素质。这样把“以用促学、学用结合”作为手段，达到学员“理论提升、实践锤炼”的目的，通过实践不仅能发现某一方面的优秀学员，而且让这些学员展示才华，得到认可，既扩大了学员的社会影响，也扩大了经济管理领军人才培养项目的社会影响，切实发挥了“高端引领、以点带面”的作用。

（二）建立卫生经济的量化考核指标

考核指标需设计合理、标准客观，便于横向比较，提高管理水平。

1.“总量控制”指标完成率 医院医药收入实行“总量控制、结构调整”改革，旨在合理配置和利用医疗资源、调控医院收入规模和结构，促进医疗卫生事业健康发展。

2. 医疗成本率　医疗成本有广义和狭义 2 种概念。广义的医疗成本，是指医疗机构为患者提供医疗、预防、康复等业务服务而发生的全部成本。狭义的医疗成本，专指为患者医疗所消耗的医药卫生材料成本。设立医疗成本率，可以揭示医院在组织业务收入、控制医疗成本方面所反映的管理水平。限于现行医院会计制度，医院不计提固定资产折旧。在实际工作中，一般以“业务支出”来体现医疗成本。为了能够便于医院之间作横向比较，在计算医疗成本率时，因各医院离退休人员费用的总额存在较大差异性，故可剔除。

3. 万元固定资产业务收入及其增长率　近年来，随着医学技术的迅速发展，医院添置了不少医疗仪器设备，其中不乏高、精、尖项目。与此同时，医院为满足业务发展，新建和改建了许多医疗用房，致使固定资产规模扩大。设立万元固定资产业务收入及其增长率指标的意义，在于综合考察医院固定资产的使用效益和效益的提高程度。

4. 每职工平均业务收入及其增长率　即在职职工人均业务收入数，是衡量医疗服务工作效益和效率的一项重要指标。与此相关的考核指标还有“每职工平均收支结余及其增长率”“每职工平均业务工作量及其增长率”等，在进行分析评价时宜统筹考虑。

5. 每职工平均收支结余及其增长率　我们在医院经济管理实践中，一般将业务收支结余，但不含财政拨款，视作净收益。业务收支结余，是医院事业发展资金的主要来源。结余率的高低，将直接影响医院投入资金，支持事业发展的自主性，它与“医疗成本率”呈反比例关系。

6. 每职工平均业务工作量及其增长率　我们讲医院业务工作量，一般指门急诊和住院两个方面。医院业务工作量的多少，直接关系到医疗发展和经济收入，是管理者制订工作计划和策略的重要指标。在实际工作中，每个医院之间门急诊和住院业务工作量的比重不同，这是由其业务性质和当年工作量所决定的。我们按照统一计算口径，设立“每职工平均业务工作量及其增长率”指标，可以为医院管理者提供纵向和横向比较条件。

7. 每职工平均工资性收入及其增长率　医院职工工资性收入，指发给在职人员的基本工资、各种津贴补助、奖金和劳务费等。建立“每职工平均工资性收入及其增长率”指标的意义，在于指导医院领导注意职工收入和医院效益要协调一致，克服在职工消费基金分配上的片面性，避免或高或低，以保证职工基本收入稳定增长。

8. 单位平均收费水平增长率　单位平均收费水平，包含每门诊人次收费和每住院日收费 2 项，是检验医院收费合理化程度的指标。从社会效益上讲，单位平均收费水平越低越好。当然，单位平均收费水平增长率也是越低越好。从医院收费的实际看，造成单位平均收费水平上升的因素很多，其中药品价格高便是一例。因此，作此项指标评价时宜综合考虑。

9. 医疗应收款占业务收入比例增长率　医院实行“先服务、后收费”制度，一般的结算期在 1 个月以上，由此就形成了数目可观的医疗应收款。我们在经济管理考核中，设立“医疗应收款占业务收入比例增长率”指标，意在指导医院降低医疗应收款占业务收入比例，控制其增长，保证资金正常周转。

10. 财务制度执行情况　考核医院执行财务制度，其内容：①医疗收费管理，含有无乱收费、收费许可证、明码标价、使用专用收据等；②财务会计管理，含有无触犯财经法规、会计核算和监督管理等；③医院内部审计和财务稽核制度、定期内部审计及其整改效果。

三、运用新型科学技术

目前，很多卫生医疗机构都建立起了信息系统，也积累了很多数据资源。如何利用信息化的技术进行健康医疗行业的经济管理，值得健康领域的管理人员深思。必须认识到信息化科技所产生的巨大作用，并切实应用到健康经济的管理之中，才能够切实促进卫生行业的发展。

医疗卫生机构可以利用通信网络与计算机等技术实现图像、语音、数据、图表等诸多信息采集、存储、阅读、复制、处理、检索及传输，也就是信息化与医疗设施、医院的信息系统、办公系统的集成。它的特征是无胶片化、无纸化及无线的网络化。医疗卫生机构应用通讯、网络、计算机、多媒体等技术突破了传统的医学模式控制，使疾病的保健、预防、护理、诊疗等业务及行政的管理工作走向了自动化、信息化，实现了管理的全面信息化。

（一）信息系统

卫生经济行业发展至今，数据来源渠道也越来越多，已经从最初的 LISPACS、HIS 发展到现在的移动护士及医生站等。如果想要充分利用这些来自复杂系统的数据，应当尽早进行整体规划，切实从数据标准化、正规化着手，早日实现数据的管理和管控，建立起统一的系统数据平台。

第一步，应当开发出内容详尽、数据丰富的多种报表系统。这样就可以为管理层做决策提供相应数据支持，有据可循，这对于管理层而言极为重要。

第二步，是在完成第一步基础之上，开发出相应的系统进行数据分析和研究，提供出更加为人信服的依据。

第三步，企业要建立起自己的网络数据系统，并进行数据的挖掘工作。利用纵向与横向的数据比较，最终建立统一、系统化的数据平台，保证数据管理实现信息化。未来，在健康经济管理行业，信息化的技术应用必将更加成熟。通过网络系统查询数据、利用数据、整理数据，是整个健康经济管理行业的发展趋势。这样，不仅仅可以减少一些不必要的人力、物力损失，还可以促进社会的和谐、快速发展。信息技术发展是无止境的，所以管理行业信息化的建设也始终没有终极的目标。健康经济管理行业将会走向信息化，相关人员一定要根据自身企业的情况采取相应措施推进信息化的进程，提高网络信息技术利用率。

（二）大数据

医疗行业较早遇到海量数据和非结构化数据的挑战，传统的信息技术不足以承担医院海量的信息处理，大数据和云计算有效解决了此类问题，针对医院中产生的大量数据进行有效的统计和分析，有效减少医院管理工作中出现的错误率，加强了人力资源和物力资源的应用。

1. 提升医护水平，建立高效管理模式　在医院管理工作中应用大数据技术能够有效推动医疗模式的创新变革，医护人员在临床决策上，可以通过分析就诊人员在进入医疗机构进行治疗时产生的疗效数据及体征数据，选择最佳的医疗手段和程序，可以降低医护人员工作中产生的安全风险，减少医患矛盾出现的概率。医护工作人员可以通过实时分析患者在就诊时产生的诊疗数据，针对一部分慢性病患者及药物过敏重点保护人群进行警示和提醒，避免潜在事故的发生。利用大数据信息能够科学地从事医疗管理工作，形成高效的管理模式，提升了医院的医护水平。

2. 简化就医程序　医疗资源分配不均匀，造成优质资源向大城市、大医院集中，导致出现了专家门诊一号难求的现象，影响了医疗卫生服务的便利性。随着信息技术的不断发展，医疗服务模式也在不断变革，网络医院的出现简化了患者的就医程序，通过网络预约挂号，并且在网络中了解诊断情况、注意事项等，增加了受众范围。大数据可以通过采集人们的睡眠质量数据及日常活动数据，达到对健康的管理和疾病的预防，可以针对性地转化成为科学合理的个人健康建议及健康指导，能够帮助提升社会人群的生活健康水平。

3. 改善管理效率　目前我国一部分三甲医院已经逐渐开始信息化、数字化发展，信息技术的不断发展也带动医院中数据平台建设水平不断提升，我国医疗机构逐渐进入信息化和数字化的发展时代。随着大数据信息技术的出现，医院也需要提升针对这些海量数据的数理分析能力及挖掘能力，为医院的发展提供可考核的有效的医疗数据，能够帮助管理人员针对数据提供的信息有效地调整医院的发展方案，提升医院的管理工作水平和管理效率，为社会群众提供更加优质的服务。大数据技术工作的核心就是数据的应用和数据的分析，能够综合多个数据管理平台为医院提供强有力的辅助支持，避免出现决策失误的现象，减少了医疗资源的浪费情况。信息分析也可显著增加财务处对于成本核算、支出、资源支配的效率，实现了低成本运行，避免资源浪费等问题的发生。

智慧医疗可以提供比过去更为快捷、更为便宜、更为全面的医疗服务；对医疗机构而言，智慧医疗可以更为合理地分配医疗资源，对求医者进行分级引导，也可以帮助医疗机构提高服务质量，提高管理效率，提供医疗的安全保障。

课后练习题

填空题及其答案

1. 健康经济学，也称为（卫生经济学），主要应用经济学的基本原理和计量方法研究医药卫生领域的一系列相关问题。

2.（经济学）是健康经济学的基础，但经济学是个复杂学科，理论和方法非常丰富。为了理解健康经济学研究的基本问题，我们需要明确健康经济学与哪些经济学内容有关。

3. 健康投资提高人群（劳动生产能力）从而促进经济发展；健康投资有利于促进经济发展与社会发展的协调；健康投资影响教育资本的状况从而影响经济发展。

4. 健康经济学研究具体内容包括健康经济分析工具研究；卫生总费用研究；健康和医疗服务需求研究；医疗卫生服务提供者行为研究；卫生筹资与医疗保险研究；医疗服务市场规制研究；（卫生技术经济学评价）；卫生改革经济学研究；其他研究。

5. 健康经济评估方法主要有成本-效益分析、成本-效果分析、成本-效用分析、（最小成本分析）。

6. 成本-效果分析是一种评价各种健康干预项目（结果与成本）的方法，以成本效果比的形式为各类决策者提供健康干预项目的重要决策依据。

7. 成本-效益分析通过比较全部备选方案的（全部预期成本）和全部预期效益来评价备选方案。

8. 投入是指为实施某项方案所投入的（全部人力资源）和物质资源。包括直接成本、间接成本、增量成本、机会成本、无形成本。

9. 产出的测量主要使用效果、（效益）和效用三个概念来表示。

10. 健康经济干预措施包括加强医院健康经济管理意识，优化分配形式；培养健康经济管理人才，建立卫生经济的（量化考核指标）；运用新型科学技术。

（孟　勇　钱芝网）

第十二章 健康政策和健康伦理

学习目标

1. 掌握健康政策和健康伦理的基本概述。
2. 熟悉我国基本的健康政策。
3. 了解健康政策和健康伦理的基本内容。

健康政策是政府为了解决健康需求或社会矛盾而做出的选择，健康伦理是关于健康的伦理学的研究。健康政策有促进公众身体健康、预防疾病、减少风险和伤害的使命，而健康伦理为健康政策制定提供伦理支持。

第一节 健康政策概述

一个国家出台的相关健康政策是这个国家国民健康利益的体现，随着我国经济水平的高速发展，人民生活水平逐步提高，我国的健康政策也越来越完善。

一、健康政策相关概念

WHO 将健康政策定义为各种机构（尤其是政府）针对健康需求、可用的资源及其他政治压力而发表的正式声明或制订的程序，用以规定行动的轻重缓急和行动参数。WHO 的定义强调了健康政策的制定是由合法权威的政府或机构来完成的，是为了解决健康需求问题或社会矛盾而做出的选择。一些学者则将健康政策定义为公共政策或社会政策的一个类型，它对人们的健康产生直接或间接的影响。

本教材从狭义和广义的角度对健康政策的概念进行界定。健康政策，狭义上是指政府或其他机构制定的，影响医疗卫生服务和公民健康的医疗卫生服务政策；广义上来说，健康政策是指政府的任何影响卫生和公民健康的活动，不只是卫生部门、国家卫生服务体系、医疗专业人员或其他医疗服务活动。即广义的健康政策还包括其他许多密切相关的政策，如住房政策、烟草销售政策、空气和水污染管理政策、食品安全和工作环境安全政策等会对民众健康产生影响的政策。

一个国家出台的相关健康政策是这个国家国民健康利益的体现，各国政府为了改善国民的健康状况，都会将健康政策作为公共政策或社会政策的一部分，并根据自身的实际情况制定相应的健康政策。总体而言，健康政策的制定，是国家和社会共同努力，为预防疾病、延长寿命、促进健康而进行的有组织活动，包括改善环境、培育良好生活方式、提供医疗服务、建立疾病监测与预防体系等。

二、中国健康政策的发展历程

中华人民共和国成立以来，中国健康政策的发展经历了四个阶段的发展，每一阶段，国家健康事业发展都受到该阶段整体性健康政策影响。

第一阶段，卫生事业福利时期（1949～1978 年）。中华人民共和国成立后国家建设基础薄弱，但社会主义中国将“公平”作为发展理念置于优先地位，致力消除社会群体间的差别，展示新政府形象，营造“公平优先”的社会环境，进一步获得新生政权的优越性。在战后恢复重建时期，“生老病死”最能够触及普罗大众的情感和利益，与之密切相关的“卫生”领域尤其要展现公平性和福利性。为推进卫生事业建设，中华人民共和国进行了本土化工作方式创新，提出了“面向工农兵、团结中西医、预防为主、卫生工作与群众运动相结合”的卫生工作方针，充分利用特有的劳动力资源及组织资源来弥补物质资源的不足。这一阶段尽管国家范围内健康建设基础薄弱，但在改善整体国民健康状态、实现医疗资源配置的公平性及体现社会主义优越性等方面，做出了积极贡献。

第二阶段，改革开放时期（1978～2003 年）。20 世纪 80 年代起，中国整体政治经济体制发生巨大变化，社会建设及发展重点也相应改变。国民社会经济政策的走向也影响了同时期卫生健康政策的特点，经济体制改革的指导思想某种程度就是卫生健康政策的指导思想。与此同时，随着国有企业、集体企业及人民公社或改革或解体，原有计划经济体制下医疗卫生制度赖以生存的经济基础及组织基础不复存在，卫生健康政策方针随之调整，卫生健康事业在国家整体性建设中的定位发生了改变，财政卫生投入占卫生总费用的比重呈现下降趋势。在这一调整过程中，党和国家也敏锐地意识到存在卫生健康事业发展与社会进步要求不相适应，地区间卫生发展不平衡，农村卫生、预防保健工作薄弱，医疗保障制度不健全，卫生投入不足，资源配置不够合理，医药费用过快上涨的现象，明确要求发展卫生健康事业要坚持为人民服务的宗旨，正确处理社会效益和经济收益的关系，把社会效益放在首位，防止片面追求经济收益而忽视社会效益的倾向。

第三阶段，卫生健康事业回归公益性时期（2003～2015 年）。2003 年，严重急性呼吸综合征（severe acute respiratory syndrome，SARS）的暴发及“看病难、看病贵”问题促使政府和社会对市场化改革后的医疗卫生政策理念进行反思，促进了卫生健康服务公益性的回归，党的十七大后，以改善民生为重点的社会建设成为国家重点发展领域，公共卫生服务成为社会建设的有机部分。针对 SARS 暴露的公共卫生体系的问题，政府在公共健康服务领域注入大量财政投入，尝试实现城乡间、区域间公共卫生服务资源配置的均等化，公共卫生体系的独立性和主体性通过立法得以保障，《关于突发公共卫生事件医疗救治体系建设规划的通知》《国家突发公共事件医疗卫生救援应急预案》连续颁布。2009 年《中共中央国务院关于深化医药卫生体制改革的意见》颁布，新一轮医改启动，明确提出要建立覆盖城乡居民的基本医疗卫生制度，促进城乡居民逐步享有均等化基本公共生服务。同年 7 月，国家卫生部、财政部与人口计划和生育委员会联合公布《关于促进基本医疗服务均等化的意见》及《国家基本公共卫生服务项目》。2003 年后，卫生制度框架建设取得显著成就：各级政府建立健全卫生服务机构与组织体系，为开展健康卫生服务奠定组织基础；加大财政投入力度，改变卫生服务机构传统筹资模式和补偿机制，落实疾病控制和医疗救治工作经费，保障疾病预防控制系统、院前急救系统、传染病医疗机构的运作经费；公卫生服务范围显著扩大，领域拓宽，内容增多；基础设施建设与信息系统建设改进，公共卫生服务机构办公场所、设施设备、实验室建设、人员培训、信息管理和预防监测提高到崭新的水平。

第四阶段，“健康中国”战略建设时期（2015 年至今）。2015 年，十八届五中全会提出“推进健康中国建设”，2016 年全国卫生与健康大会正式将“健康中国”建设作为国家战略，《“健康中国 2030”规划纲要》同年出台，全面部署公共卫生服务体系建设，对公共卫生政策的制定及执行提出新要求。2017 年，十九大报告明确提出“倡导健康文明生活方式，预防控制重大疾病”，2019 年 6 月发布《国务院办公厅关于印发健康中国行动组织实施和考核方案的通知》，2019 年 7 月，《国务院关于实施健康中国行动的意见》发布，国家层面成立健康中国行动推进委员会并发布《健康中国行动（2019—2030 年）》，这一系列国家层面文件从全方位干预健康影响因素、维护全生命周期健康、防控重大疾病三方面提出任务要求，在个人和家庭、社会和政府等层面做出具体规定，并明确 2022 年基本建立覆盖经济社会各相关领域的健康促进政策体系，2030 年基本实现健康公平的总体目标。

三、健康政策制定特征与原则

（一）特定的部门性和广泛的社会性

各级卫生部门与卫生工作有关的人群都是健康政策的主要承担者，我国大量的健康政策都是党和政府或政府其他政治性组织授权或委托卫生部门研究制定并组织贯彻实施的，所以，健康政策具有特定的部门性。同时，随着医学模式的转变，过去局限于卫生部门、卫生单位的卫生健康观念已被大健康观所代替，健康政策面向的都是大小不同的“社会”。所以，健康政策又具有广泛的社会性，很多地方都依靠政府的力量，利用健康政策手段来解决老百姓的健康问题。

（二）相应的强制性和相对的教育性

健康政策具有强制性的特点，它的客体对象必须执行和服从，有些类型的健康政策，特别是法治化的健康政策，是健康政策定型化、条文化了的一种形式，具有严格的强制性。但是，健康政策需要人们理解和自觉接受才有可能产生预期的效果，因而很多健康政策，特别是涉及面较宽的健康政策多是一种引导式健康政策，它需要宣传、教育才能得以实施，而这一特性又使得健康教育成为一项非常重要的工作。

（三）较强的时效性和持续的稳定性

任何一项健康政策，都受严格的时间性和空间性制约，一旦客观形势发生变化，不符合新的现实条件，它就成为过时的健康政策。健康政策的时效性要求健康政策制定者持开放的态度和观点，应不断根据形势的新变化，不断研究新的健康政策内容，使健康政策适应现实的需要。但是，很多的健康保健任务，不是短时期内所能完成的，有的健康保健任务需要多年的努力甚至几代人的努力才可能完成，所以，只要健康政策所服务的任务没有完成，它就需要继续发挥作用，也就是说应该保持它持续的稳定性。

（四）长期动态性

卫生健康事业的发展环境是由政治、经济、社会等诸多因素构成的，处于不断运动和变化之中。健康政策的显著特征之一，便是动态的发展过程，即随着社会大环境的改变、医学模式的转变及人们健康需求的趋势而不断变化，呈现一个不断调整、修改和完善的渐进性过程。

第二节　我国现有健康政策

为了更好地保障人民健康，我国有关部门出台了一系列健康政策，如《“健康中国 2030”规划纲要》《健康中国行动（2019—2030 年）》《中国防治慢性病中长期规划（2017—2025 年）》。

一、中国健康行动计划

（一）《“健康中国 2030”规划纲要》

2016 年 8 月，全国卫生与健康大会强调要把人民健康放在优先发展的战略地位。会议指出，当前医药卫生体制改革已进入深水区，到了啃硬骨头的攻坚期，各级党委和政府要把推进健康中国建设这项重大民心工程摆上重要日程，强化责任担当，狠抓推动落实。同年 8 月 26 日，为落实“健康中国”的战略部署，中共中央政治局召开会议，审议并通过了《“健康中国 2030”规划纲要》。10 月 25 日，中共中央、国务院发布了《“健康中国 2030”规划纲要》，提出将健康融入所有政策的战略举措，要求坚持政府主导，完善健康中国建设推进协调机制，统筹协调推进健康中国建设全局性工作。因此，"健康中国"战略的实施作为一项系统工程，不仅需要全社会多元主体的共同参与，更需要在强化政府责任的基础上，加强政府不同部门之间的统筹与协调。《"健康中国 2030"规划纲要》将成为今后 15 年推进健康中国建设的行动纲领。党中央、国务院高度重视人民健康工作，《"健康中国 2030"规划纲要》是中华人民共和国成立以来首次在国家层面提出的健康领域中长期战略规划。编制和实施《"健康中国 2030"规划纲要》是贯彻落实党的十八届五中全会精神、保障人民健康的重大举措，对全面建成小康社会、加快推进社会主义现代化具有重大意义。同时，这也是我国积极参与全球健康治理、履行我国对联合国"2030 可持续发展议程"承诺的重要举措。

1. 强调预防为主，防患未然 健康中国的建设首先强调预防关口前移，推行健康文明的生活方式，营造绿色安全的健康环境，减少疾病发生。要调整优化健康服务体系，强化早诊断、早治疗、早康复，坚持保基本、强基层、建机制，更好满足人民群众健康需求，实现经济社会可负担、可持续的发展。

2. 坚持共建共享，全民参与 《"健康中国 2030"规划纲要》明确将"共建共享"作为"建设健康中国的基本路径"，是贯彻落实"共享是中国特色社会主义的本质要求"和"发展为了人民、发展依靠人民、发展成果由人民共享"的要求。要从供给侧和需求侧两端发力，统筹社会行业和个人三个层面，实现政府牵头负责、社会积极参与、个人体现健康责任，不断完善制度安排，形成维护和促进健康的强大合力，推动人人参与、人人尽力、人人享有，在"共建共享"中实现"全民健康"，提升人民获得感。

3. 全民健康是建设健康中国的根本目的 《"健康中国 2030"规划纲要》明确将"全民健康"作为"建设健康中国的根本目的"。强调"立足全人群和全生命周期两个着力点"，分别解决提供"公平可及"和"系统连续"健康服务的问题，做好妇女儿童、老年人、残疾人、低收入人群等重点人群的健康工作，强化对生命不同阶段主要健康问题及主要影响因素的有效干预，惠及全人群、覆盖全生命周期，实现更高水平的全民健康。

（二）《健康中国行动（2019—2030 年）》

2019 年 7 月 9 日，国家卫生健康委员会发布《健康中国行动（2019—2030 年）》，明确指出未来十余年中国健康发展的规划，《健康中国行动（2019—2030 年）》将组织实施 15 项重大行动，具体包括：①全方位干预健康影响因素，针对影响健康的行为与生活方式、环境等因素，实施健康知识普及、合理膳食、全民健身、控烟、心理健康促进、环境健康促进 6 项行动；②维护全生命周期健康，针对妇幼、中小学生、劳动者、老年人等重点人群特点，实施 4 项健康促进行动；③防控重大疾病，针对心脑血管疾病、癌症、慢性呼吸系统疾病、糖尿病和传染病及地方病实施 5 项防治（防控）行动。

《健康中国行动（2019—2030 年）》的基本路径：①普及健康知识。把提升健康素养作为增进全民健康的前提，根据不同人群特点有针对性地加强健康教育与促进，让健康知识、行为和技能成为全民普遍具备的素质和能力，实现健康素养人人有。②参与健康行动。倡导每个人是自己健康第一责任人的理念，激发居民热爱健康、追求健康的热情，养成符合自身和家庭特点的健康生活方式，合理膳食、科学运动、戒烟限酒、心理平衡，实现健康生活少生病。③提供健康服务。推动健康服务供给侧结构性改革，完善防治策略、制度安排和保障政策，加强医疗保障政策与公共卫生政策衔接，提供系统连续的预防、治疗、康复、健康促进一体化服务，提升健康服务的公平性、可及性、有效性，实现早诊早治早康复。④延长健康寿命。强化跨部门协作，鼓励和引导单位、社区、家庭、居民个人行动起来，对主要健康问题及影响因素采取有效干预，形成政府积极主导、社会广泛参与、个人自主自律的良好局面，持续提高健康预期寿命。

二、相关健康政策

国家相关部门在《“健康中国 2030”规划纲要》《健康中国行动（2019—2030 年）》的基础上出台了一系列健康政策。

（一）《中国防治慢性病中长期规划（2017—2025 年）》

2017 年，国务院办公厅发布了《中国防治慢性病中长期规划（2017—2025 年）》。首次以国务院名义印发慢性病防治规划，是今后 5～10 年做好慢性病防治工作提高居民健康期望寿命、推进“健康中国”建设的纲领性文件，是贯彻落实全国卫生与健康大会精神，努力全方位、全周期保障人民健康的重大举措，对于全面建成小康社会、推进健康中国建设具有重大意义。

1. 核心内容　本规划首先阐述了慢性病防治工作的重要性和必要性，总结了“十二五”期间我国慢性病防治工作取得的成绩，分析了面临的主要问题和挑战，强调了防治任务的长期性和艰巨性。本规划明确了今后 5～10 年实施慢性病综合防控战略的总体思路，提出要坚持正确的卫生与健康工作方针，以提高人民健康水平为核心，以深化医药卫生体制改革为动力，以控制慢性病危险因素、建设健康支持性环境为重点，以健康促进和健康管理为手段，坚持统筹协调、共建共享、预防为主、分类指导，推动由疾病治疗向健康管理转变。

本规划明确提出，到 2020 年和 2025 年，力争 30～70 岁人群因心脑血管疾病、癌症、慢性呼吸系统疾病和糖尿病导致的过早死亡率分别较 2015 年降低 10%和 20%的核心目标，并提出了 16 项具体工作指标。本规划以慢性病的三级预防为主线，强调防治结合、全程管理，针对一般人群、高危人群、患者三类目标人群提出了针对性的策略措施，同时按照从主体到支持性环境的顺序，针对政策支持、社会支持和技术支持等方面提出了相应的措施要求。

2. 主要特点　本规划坚持目标导向和问题导向，突出了系统性、指导性、操作性。

（1）突出慢性病防治工作的综合性和社会性。慢性病防治是一项社会系统工程，需要各级政府、有关部门及全社会的共同参与，本规划提出要健全政府主导、部门协作、动员社会、全民参与的慢性病综合防治机制，就是强调要统筹资源，调动各方的积极性、主动性、创造性，共同发力，将健康融入所有政策，融入百姓生活。

（2）强调个人健康责任。倡导“每个人是自己健康第一责任人”的理念，提出构建自我为主、人际互助、社会支持、政府指导的健康管理模式，促进群众自觉形成健康的行为和生活方式，在科学指导下开展自我健康管理，人人参与、人人尽力、人人享有，形成卫生与健康治理新格局。

（3）目标明确可操作。本规划提出了降低因重大慢性病导致的过早死亡率的核心目标，这与世界卫生组织《2013—2020 年预防和控制非传染性疾病全球行动计划》和联合国 2030 年可持续发展议程的发展目标一致。围绕核心目标，本规划从防治效果、早期发现和管理、危险因素控制、健康支持性环境建设等方面设置了 16 项主要量化指标，使目标任务具体化，工作过程可操作、可衡量、可考核。

（二）老年人相关健康政策

2015 年，国务院办公厅转发《关于推进医疗卫生与养老服务相结合的指导意见》，全面部署进一步推进医疗卫生与养老服务相结合，该意见提出，到 2020 年符合国情的医养结合体制与政策法律基本建立，医养结合服务网络基本形成。

同年，民政部、发改委、教育部等联合发布《关于鼓励民间资本参与养老服务业发展的实施意见》，明确提出鼓励民间资本参与居家和社区养老服务，鼓励社会力量举办规模化、连锁的养老机构，扶持发展龙头企业，加大对养老服务业发展的财政资金投入，落实税费优惠政策等。

2016 年，全国老龄办、发改委等部门联合印发《关于推进老年宜居环境建设的指导意见》，指导意见提出发展目标为，到 2025 年，安全、便利、舒适的老年宜居环境体系基本建成，“住、行、医、养”等环境更加优化。提升新建住房的适老化水平，推动老旧住房的适老化改造，改善社区环境的适老化状况，多措并举为广大老年人提供支持性环境，最大限度地保障老年人的生活独立、功能维持和社会融入。

2016 年，国务院发布《关于全面放开养老服务市场提升养老服务质量的若干意见》，围绕老年群体多层次、多样化的服务需求，降低准入门槛，引导社会资本进入养老服务业，推动公办养老机构改革，推进居家社区养老服务全覆盖，提升农村养老服务能力和水平，繁荣养老市场，提升服务质量，让广大老年人享受优质养老服务。

同年，民政部、财政部《关于中央财政支持开展居家和社区养老服务改革试点工作的通知》指出，通过搭建平台、购买服务、公办民营、民办公助、股权合作等方式，支持和鼓励社会力量进入，形成一批服务内容全面覆盖、社会力量竞争参与、人民群众普遍认可的居家和社区养老服务成功经验。

（三）妇女儿童相关健康政策

1.《中国妇女发展纲要（2011—2020 年）》和《中国儿童发展纲要（2011—2020 年）》 2011 年，国务院颁布了《中国妇女发展纲要（2011—2020 年）》和《中国儿童发展纲要（2011—2020 年）》，分别在第一条就进行了妇女儿童与健康方面的阐述与规定，体现了对妇女儿童健康的重视。

《中国妇女发展纲要（2011—2020 年）》提出，我国妇女健康的主要目标如下。①妇女在整个生命周期享有良好的基本医疗卫生服务，妇女的人均预期寿命延长。②孕产妇死亡率控制在 20/10 万以下。逐步缩小城乡区域差距，降低流动人口孕产妇死亡率。③妇女常见病定期筛查率达到 80%以上。提高宫颈癌和乳腺癌的早诊早治率，降低死亡率。④妇女艾滋病感染率和性病感染率得到控制。⑤降低孕产妇中重度贫血患病率。⑥提高妇女心理健康知识和精神疾病预防知识知晓率。⑦保障妇女享有避孕节育知情选择权，减少非意愿妊娠，降低人工流产率。⑧提高妇女经常参加体育锻炼的人数比例。

《中国儿童发展纲要（2011—2020 年）》提出，我国儿童健康的主要目标：①严重多发致残的出生缺陷发生率逐步下降，减少出生缺陷所致残疾；②婴儿和 5 岁以下儿童死亡率分别控制在 10‰ 和 13‰以下。降低流动人口中婴儿和 5 岁以下儿童死亡率；③减少儿童伤害所致死亡和残疾，18 岁以下儿童伤害死亡率以 2010 年为基数下降 1/6；④控制儿童常见疾病和艾滋病、梅毒、结核病、乙肝等重大传染性疾病；⑤纳入国家免疫规划的疫苗接种率以乡（镇）为单位达到 95%以上；⑥新生儿破伤风发病率以县为单位降低到 1‰以下；⑦低出生体重发生率控制在 4%以下；⑧0～6 个月婴儿纯母乳喂养率达到 50%以上；⑨5 岁以下儿童贫血患病率控制在 12%以下，中小学生贫血患病率以 2010 年为基数下降 1/3；⑩5 岁以下儿童生长迟缓率控制在 7%以下，低体重率降低到 5%以下；⑪提高中小学生《国家学生体质健康标准》达标率；⑫控制中小学生视力不良、龋齿、超重/肥胖、营养不良发生率；⑬降低儿童心理行为问题发生率和儿童精神疾病患病率；⑭提高适龄儿童性与生殖健康知识普及率；⑮减少环境污染对儿童的伤害。

2.《健康中国行动——儿童青少年心理健康行动方案（2019—2022 年）》 2019 年，国家卫生健康委、中宣部、中央文明办、中央网信办、教育部、民政部等 12 部门印发了《健康中国行动——儿童青少年心理健康行动方案（2019—2022 年）》。该方案明确提出，到 2022 年底，实现《健康中国行动（2019—2030 年）》提出的儿童青少年心理健康相关指标的阶段目标，基本建成有利于儿童青少年心理健康的社会环境，形成学校、社区、家庭、媒体、医疗卫生机构等联动的心理健康服务模式，落实儿童青少年心理行为问题和精神障碍的预防干预措施，加强重点人群心理疏导，为增进儿童青少年健康福祉、共建共享健康中国奠定重要基础。

《健康中国行动——儿童青少年心理健康行动方案（2019—2022 年）》提出了 6 个方面具体行动：一是心理健康宣教行动。媒体、学校、医疗卫生机构对儿童青少年及家长、教师等开展健康教育和科普宣传。二是心理健康环境营造行动。倡导实施“心理滋养 1000 天”行动，营造心理健康从娃娃抓起的社会环境。学校、村（居）委会、妇联、新闻出版、网信等部门营造促进心理健康的校园环境、社区环境、网络环境，倡导家长营造良好的家庭环境。三是心理健康促进行动。各级各类学校要实施倾听一刻钟、运动一小时“两个一”行动，建立学生心理健康档案，每年评估学生心理健康状况。四是心理健康关爱行动。学校对面临升学压力的初三、高三学生及家长开展心理辅导，对贫困、留守等学生给予重点关爱。五是心理健康服务能力提升行动。教育、卫生健康等部门对教师、家长、精神科医师、心理热线工作人员等开展培训，提升服务能力。六是心理健康服务体系完善行动。教育、卫生健康等部门搭建心理健康服务网络，拓展服务内容，完善服务体系。

（四）健康产业相关健康政策

2016 年，国家卫生计生委发布《医疗机构设置规划指导原则（2016—2020 年）》，该规划以区域内居民实际医疗服务需求为依据，以合理配置、利用医疗卫生资源，公平、可及地向全体居民提供安全、有效的基本医疗服务为目的，将各级各类、不同隶属关系、不同所有制形式的医疗机构统一规划、设置和布局。

国家发改委发布《促进民间投资健康发展若干政策措施》，从促进投资增长、改善金融服务、落实完善相关财税政策、降低企业成本、改进综合管理服务措施、制定修改相关法律法规等六个方面提出了 26 条具体措施。

《国务院办公厅关于促进和规范健康医疗大数据应用发展的指导意见》将健康医疗大数据定义为重要的国家重要的基础战略资源，把应用发展健康医疗大数据纳入国家大数据的战略布局，为打造健康中国提供有力支撑。

国务院《中医药发展战略规划纲要（2016—2030 年）》提出，到 2020 年，实现人人基本享有中医药服务，中医药产业成为国民经济重要支柱之一；到 2030 年，中医药服务领域实现全覆盖，中医药健康服务能力显著增强。

三、我国健康政策存在的问题和发展建议

尽管当前公共卫生制度建设仍然存在诸多问题，如群众健康需求与其健康素养不匹配、健康影响因素交织复杂及卫生治理参与配合社会治理能力不足，配合“大健康”理念的新时代公共卫生建设还存在诸多短板，将健康融入所有政策的“大卫生”“大健康”工作格局尚未形成，但毋庸置疑的是，卫生制度与个体日常生活的关联呈现出日趋紧密的趋势，人人享有基本的公共卫生服务成为国家层面进行卫生建设的根本目标。

卫生政策不只限于宏观性、战略性思考，同时还是社会系统性思考，其本质不只是国家、市场、社区部门间的战略关系，更是国家与公民的伙伴关系，这意味国家宏观战略规划与具体而微的，甚至是微不足道、琐碎世俗的社会生活实践密切相关，意味国家的宏观政策框架与社会服务体系体现在百姓衣食住行日常生活和求医问药行为中，意味宏观战略性思考与具体操作化实践并非矛盾，而是完美结合，充分体现在社会生活之中。“共建共享、全民健康”是“健康中国”的战略主题，也是当下公共卫生制度建设的理念。

第一，优化公共卫生政策的制定及执行，打破制度壁垒，引导个体承担健康责任，培育个体健康及公共健康意识，使制度目标真正内化为个体生活理念，实现个体日常生活参与公共卫生体系的运转。

《“健康中国 2030”规划纲要》提出：“要强化个人健康责任，提高全民健康素养，引导形成自主自律、符合自身特点的健康生活方式，有效控制影响健康的生活行为因素，形成热爱健康、追求健康、促进健康的社会氛围。”对健康的管理不止于政府，个体同样是健康责任共同体中的主体，

其对健康有效的自我控制和管理是社会控制和管理的基础。个体健康权的确立是近年来人类健康水平与健康价值持续上升的结果，也是社会文明进步的体现，能否保障公民健康权的实现，事关国家政权的合法性及政府绩效的实现，行使公共卫生职能亦成为政府应当承担的基本职能。但健康权的确立不意味着个体对健康责任的回避，个体行为与健康之间具有显著相关性，个体选择健康行为贯彻健康生活方式对个体健康和集体健康都至关重要。

就目前我国整体的公共卫生制度建设及公共卫生政策实践状况而言，随着制度建设的纵深演进和个体健康需求的不断提升，个体的健康意识日益觉醒，具备了将健康意识落实于日常生活的自觉性，但仍然有部分群众的健康素养不足，健康意识薄弱，与健康生活方式尚有距离。因此，应选择合适的传播方式推进卫生理念宣传及全民健康教育，深化个体卫生意识，使得“健康既是权利也是责任”成为个体自觉认知，主动承担健康责任，增加个体健康管理的主体性，使健康真正成为生活方式。

第二，公共卫生政策的制定及执行应当有效回应个体健康生活需求，保障公众参与公共卫生制度建设的权利。

就公共卫生目标群体而言，经过多年市场经济洗礼及教育覆盖面的扩大，公民个体化意识包括权利意识和责任意识不断觉醒，依靠政府的权力与构建卫生制度不再适应制度目标群体的状态。就公共卫生服务需求而言，个体后现代式的碎片化状态使得“共同意义”难以实现，公共需求的“公共性”越来越“弱”，一致性公共服务供给的可能性也越来越小，公民个体对公共服务的提供方式及渠道具有强烈个体偏好，公共服务“一刀切”的供给方式不具有适用性，政府单向度的一般化大众公共服务产品供给无法满足公民的个性化需求，公民以自我为中心向政府提出公共服务需求并评判其质量。

公众公民意识日益强烈，不断提升的政治参与意识及参与能力使其能够知晓、接受甚至共情国家政策方针及宏观战略，能够承担公民责任及社会责任。由此，在国家社会治理理念转向，营造共治、共建共享社会治理格局成为时代主题的历史情境下，公共卫生制度的设计和实践也应当实现有效的公众参与，引导公民发挥个体能动性，保持对国家政策的公民性思考，实现在日常政治生活中的参与权利，实现个体卫生生活方式进行实现个体整体生活方式的现代性转变。

第三，加快建立健全覆盖全人群、全生命周期的卫生健康服务体系。

推动卫生健康服务体系建设从以治病为中心向以健康为中心转变，落实大健康、大卫生理念，主动适应疾病谱和医学模式的转变，重视社会、心理等因素对健康的作用与影响，从注重疾病诊疗向预防为主、防治结合转变，实现关口前移、工作重心下沉；推动卫生健康服务从规模扩张的粗放型发展转变到质量效益提升的绿色集约式发展。

立足全人群和全生命周期，构建体系完整、协同整合、运行高效的新型卫生健康服务体系，为人民群众提供包括健康促进、疾病预防、治疗、康复护理、临终关怀等连续可及、综合协调的覆盖全生命周期、全方位的卫生健康服务。以农村和基层为重点，加强基层卫生服务体系和全科医生队伍建设，发挥好基层医疗卫生机构和全科医生的健康守门人作用。改革完善疾病预防控制体系，健全完善涵盖疾病预防控制、健康教育、妇幼保健、心理健康等专业公共卫生服务网络，强化覆盖全民的公共卫生服务，将预防为主的工作方针落到实处，实现防治结合。加快建设高质量发展的健康服务业体系，积极培育健康养老、健康旅游、互联网+医疗健康等新业态、新模式，满足日益多元化、多层次、个性化的健康需求。

第三节　生命伦理学

在生命科学、卫生保健领域中会出现诸多关乎道德价值和原则的内容，需要我们了解必要的伦理学原则。

一、生命伦理学和医学伦理学

生命伦理学是指根据道德价值和原则对生命科学和卫生保健领域中人的类行为进行系统研究的一门学科。医学伦理学是指应用普通规范伦理学的理论和原则解决医学中的道德问题，是专门研究医学职业道德的学科。

由两者的定义，我们可以看出，生命伦理学的研究范围比医学伦理学大，由医疗职业扩大到整个卫生保健领域。生命伦理学的研究领域包括了临床医疗实践中维护患者的生命，使患者康复的责任；维护人们健康的责任；承担着面对现代生物医学技术临床应用引起的道德困境和挑战，帮助人们做出道德判断的责任；讨论生物医学科学研究的正当性等问题。

对临床医疗、维护健康及生物技术临床应用、涉及人类受试者的有关医学与健康研究等方面所采取的行动进行伦理评价，无论该行动是临床医生的治疗、医学与健康研究，还是决策者制定政策，必须建立在合适的伦理框架之内，即基本的伦理原则基础之上。这些基本的伦理原则既为我们解决伦理问题提供指导方向，也为我们找到的解决办法提供伦理学的辩护。

二、伦理学原则

伦理学原则是评价我们行动是非对错的框架。

（一）尊重人

尊重人是指尊重并且保护一个人对在自己身上所发生事情的自主控制权。人是世界上唯一有理性、有情感、有建立和维持人际会关系能力、有目的、有价值、有信念的实体。

1. 自主性　尊重人原则基于以下伦理标准。

（1）个人应该是自主的。尊重自主就是尊重自主的人的观点和选择。尊重人包括尊重他的自主性、自我决定权、贯彻知情同意、保护患者的隐私、保守患者的保密等。尊重人也包括尊重人或尊重人类生命的尊严。尊严基于人或人类生命的内在价值或对其的认同。人具有主体性，不能仅仅被当作工具、手段对待。

（2）自主性差的人可能需要额外的保护。个体自主性受内在和外在的限制。例如，未成年人、精神病患者、患痴呆的老人、智力低下的人受内在限制；监狱里的犯人则受外在限制。在理解严重受限或者认为受试者不能做出知情选择时（如儿童或严重发育障碍的人或痴呆者），需要特殊规定，给予可能范围内选择是否参加研究活动的机会这样的尊重。

2. 知情同意　医疗机构有义务告知患者，并且患者有权利知道“理性人”该知道的事。患者没有询问有关自己的医疗风险的义务。通过“知情同意”过程，患者获得将要被实施医疗干预的充分信息，并决定是否同意医疗干预的实施。

医疗机构提供的信息基于专业服务标准，即从医生出发的标准，要求医生提供在“理智患者”标准下，是否需要承受有风险的疗法做决定时所需要的全部信息。“理智患者”标准下的知情同意要求告诉患者的内容包括患者情况性质；建议疗法的描述；建议疗法的益处；建议疗法的风险；替代方法（如其他药物、饮食控制与锻炼，或不干预）；建议疗法的花费等。

在临床医疗的知情同意过程中，医生有义务为患者提供下列信息：患者的诊断；对进行这种医疗干预期好处的描述；对某种可预见的“实质性”风险或者不适进行恰当描述。征得患者同意的最好方式是根据医患之间的约定进行有效的私人交谈，不能仅仅采取草率地签署“合法的”同意书的办法。

知情同意包含 4 个要素。①信息的告知：医务人员/研究人员提供给患者/受试者有关的信息。②信息的理解：患者/受试者对信息的适当理解。③自由的同意：个人做出决定时不受其他人不正当的影响或强迫。④同意的能力：实行知情同意的前提。

3. 保密和隐私　尊重患者的隐私和为患者保守秘密是医疗工作中的一个重要的伦理学原则，也是医生的传统义务。隐私包括属于个人的与公共利益无关的信息、私人活动、私有领域，内容十分广泛。隐私是个人不容许他人随意侵入的领域。隐私是现代社会的根本价值，是公民权利不言而喻的一个标志，是个人自主性的保证。泄露私人的敏感信息可能招致严重的后果，可能使人们在申请医疗保险和就业时受到歧视、使人们招致法律诉讼、给人们造成经济损失、威胁和影响私人关系、限制个人自由和选择，以及造成人们巨大的身心伤害。

公民作为患者到医疗机构就诊求医，出于诊治疾病和自己健康的需要，以及对医生的信任，患者经常将本来不与他人分享的私人信息告诉医务人员，知情的医务人员应该为患者保守秘密，未经患者同意，不得向他人透露。尊重患者隐私权和保密权，既是医务人员职业道德的要求，也是法律规范的要求。

（二）不伤害/有益

不伤害原则要求医务人员：①培养为患者的健康和福利服务的动机和意向；②提供病情需要的医疗护理；③做出风险或伤害/受益评价。

有益伦理学原则不仅要求不伤害人，还要求促进患者的健康和福利。“有益”是指一种义务，即帮助他人促进他们重要的和合法的利益。有益原则比不伤害原则更广泛，它要求所采取的行动能够预防伤害、消除伤害和确有助益。对医生而言，就是要促进患者与生命健康有关的利益。

（三）公正

1. 公正的形式原则　即形式平等原则。它是形式上的工作，即不管在什么方面，在有关方面相同的人，应该同样地对待他们，在有关方面不同的人，应该不同样地对待他们。

2. 公正的实质原则　即分配负担和收益的原则，包括如下几个方面：①根据个人需要；②根据个人能力；③根据对社会的贡献；④根据已取得的成就；⑤根据购买力；⑥根据职位高低。

第四节　健康管理伦理

不同国家对健康管理伦理的认知程度不一致，健康管理提供者要在健康管理服务实践中不断探索，形成并不断完善适合中国国情的健康管理的伦理关系。

一、健康管理伦理关系及规范

（一）健康管理伦理关系

1. 健康管理伦理关系概念　健康管理伦理关系指在健康管理过程中健康管理提供者与服务对象所建立的各种关系。

2. 健康管理伦理关系内容　健康管理伦理关系包括：①健康管理机构及健康管理提供者与社会人群的关系；②健康管理提供者与服务对象的关系，健康管理提供者之间的关系；③健康管理提供者、服务对象与社会环境的关系等。

3. 健康管理伦理关系的性质和作用　健康管理伦理关系是一种双向的、特定的、动态的关系。健康管理伦理关系是医学伦理关系的重要组成部分。培育并维护良好的伦理关系是健康管理实践中的重要一环，是健康管理取得实效的必要前提。

4. 健康管理伦理关系特点　健康管理实践中的服务者与服务对象的关系不能照搬医院的医患关系，也不等同于一般人际交往。健康管理提供者要在健康管理服务实践中不断探索，形成并不断完善适合中国国情的健康管理伦理关系。

（二）健康管理伦理规范

1. 健康管理伦理规范的基本概念　健康管理伦理规范是指在健康管理实践中健康管理提供者与服务对象双方应共同遵守的行为准则。健康管理伦理规范是伦理学研究的重要方面，是伦理学的丰富和发展。

健康管理伦理规范旨在规范健康管理提供者与服务对象双方的行为，协调健康管理提供者与服务对象间的关系，实质是为了提高健康管理质量。在健康管理提供者与服务对象关系中，健康管理提供者往往处于主导地位，是主要道德责任方，服务对象处于接受服务地位，是次要道德责任方。因此，健康管理提供者的道德水平决定着社会对健康管理行业的评价，直接影响健康管理的发展。

2. 健康管理伦理规范的基本内容

（1）健康管理提供者应遵守的规范：以人为本、文明管理；增进责任、积极主动；尊重个性、保护隐私；健全机制、规范制度；有效评价、完善监督；加强修养、提高水平；服务社会、保障健康。

（2）服务对象应遵守的规范：重视权利、履行义务；与时俱进、科学理念；配合管理、体现主体；彰显责任、实践健康。

（3）健康管理提供者与服务对象应共同遵守的规范：良好合作、平等互重；遵守法律、实践规范；相互信任、相互依托；健康和谐。

二、健康管理中的相关权利和义务

（一）健康管理中的权利

与法律意义上的权利有所不同，健康管理中的权利是指在健康管理过程中服务对象和健康管理提供者应有的权利和必须保障的利益。在健康管理中重视服务对象与健康管理提供者双方的权利和义务，其目的在于使服务对象和健康管理提供者及广大社会人群更好地恢复健康、维护健康、促进健康。

健康管理中的主要权利：在健康管理的服务过程中，健康管理服务对象与健康管理提供者之间由于掌握的医学知识、所处地位、职责的不同，在健康管理关系中承担不同的责任并享有相应的权利。

服务对象在健康管理过程中的权利：①合理的、平等的健康保健权；②知晓健康管理相关措施及进程的权利；③保护自身正当利益的权利；④要求保护秘密和隐私的权利；⑤要求赔偿健康损害的权利。

健康管理提供者在健康管理中的权利：维护服务对象健康的权利，为服务对象提供健康服务的权利，恰当地使用干涉权、拒绝权等。

（二）健康管理中的义务

健康管理提供者与服务对象的权利是与其需承担的义务相对应的。健康管理提供者和服务对象在享有一定权利的同时，也必须承担相应的义务才能保证健康管理的正常进行。

1. 健康管理提供者在健康管理中的义务　健康管理提供者在健康管理中的义务由对服务对象的义务和对社会的义务构成。

健康管理提供者在健康管理中对服务对象的义务：①为服务对象提供健康保健服务的义务；②为服务对象解除痛苦的义务；③对服务对象进行宣传、教育的义务；④为服务对象保守秘密、保护隐私的义务；⑤满足服务对象正当需求的义务等。健康管理提供者在健康管理中对服务对象的有关健康的正当要求和建议应该尽量满足。

健康管理提供者在健康管理中对社会的义务：①面向全社会、全人类的预防保健义务；②提高社会人群生命质量的义务；③推进健康事业发展的义务。

2. 服务对象在健康管理中的义务 在健康管理中，服务对象的各项权利必须得到保障。但服务对象的权利是与相应的义务对应的，服务对象在关注自身权利实现的同时也要明确自身在健康管理中的义务。

在健康管理中服务对象的义务：①保持和恢复健康的义务；②承担相关费用的义务；③支持、配合健康管理提供者的健康管理工作的义务。

课后练习题

填空题及其答案

1. WHO 将健康政策定义为各种机构，尤其是（政府），针对健康需求、可用的资源及其他政治压力而发表的正式声明或制订的程序，用以规定行动的轻重缓急和行动参数。

2. 狭义的健康政策，是指政府或其他机构制定的，影响医疗卫生服务和公民健康而采取的（医疗卫生服务政策）。

3. 广义的健康政策是指政府的（任何影响卫生）和公民健康的活动，不只是卫生部门、国家卫生服务体系、医疗专业人员或其他医疗服务活动，即广义的健康政策还包括其他许多密切相关的政策，如住房政策、烟草销售政策、空气和水污染管理政策、食品安全和工作环境安全政策等会对民众健康产生影响的政策。

4. 生命伦理学是指根据（道德价值和原则）对生命科学和卫生保健领域中人类行为进行系统研究的学科。

5. 医学伦理学是指应用普通规范伦理学的理论和原则解决医学中的道德问题，是专门研究（医学职业道德）的学科。

6. 健康管理的伦理关系指在健康管理过程中（健康管理提供者）与服务对象所建立的各种关系。

7. 健康管理的伦理关系包括健康管理机构及健康管理提供者与社会人群的关系；健康管理提供者与服务对象的关系，健康管理提供者之间的关系；健康管理提供者、服务对象与（社会环境）的关系等。

8. 健康管理的伦理规范是指在健康管理实践中健康管理提供者与服务对象双方应共同遵守的（行为准则）。健康管理的伦理规范是伦理学研究的重要方面，是伦理学的丰富和发展。

9. 与法律意义上的权利有所不同，健康管理中的权利是指在健康管理过程中服务对象和健康管理提供者应有的权利和（必须保障）的利益。

10. 健康管理中的义务健康管理提供者与服务对象的权利是与其需承担的义务相对应的。健康管理提供者和服务对象在享有一定权利的同时，也必须承担相应的义务才能保证健康管理的（正常进行）。

（徐 婷）

第十三章　健康法律法规

学习目标

1. 掌握健康相关的法律制度、公共卫生相关的法律制度。
2. 熟悉疾病预防相关的法律制度、医疗服务管理相关法律制度。
3. 了解健康产品相关法律制度。

健康对每个公民的重要性，在世界很多国家的宪法中，通过健康权的形式得以确认和保障。《中华人民共和国宪法》（以下简称《宪法》）中虽未明确提出公民“健康权”的概念，但《宪法》许多条文从国家责任角度对健康保护做了规定。

第一节　健康法律法规概述

以《宪法》作为基础，我国现行的各部门法对保护公民的合法健康权初步形成了一个较为完善的法律保障体系，主要包括：①《中华人民共和国民法通则》明确了公民享有生命健康权；②《公共场所卫生管理条例》《突发公共卫生事件应急条例》等行政法规明确了公共卫生活动中相关主体的权利义务；③《中华人民共和国职业病防治法》《中华人民共和国传染病防治法》《中华人民共和国药品管理法》（以下简称《药品管理法》）等卫生法律对公民的健康权也进行了较为具体的规定；④《中华人民共和国食品安全法》（以下简称《食品安全法》）等法律中有大量保障消费者健康权的条款。这些法律明确了政府机构、卫生机构、健康服务产品提供机构等主体均在从事健康相关活动时，依法拥有的权利，履行义务和所承担责任。

一、健康管理的人格权

人格权是指民事主体依法对其全部人格利益享有的总括性权利，具体包括身体权、生命权、健康权、自由权、隐私权、姓名权、肖像权、名誉权和荣誉权。与公民健康相关人格权主要包括身体权、生命权、健康权、隐私权等。人格权是法律赋予的法定权利。《宪法》第三十八条规定：“中华人民共和国公民的人格尊严不受侵犯。”《中华人民共和国民法通则》根据《宪法》对于自然人的主要人格权进行了规定。

1. 身体权　身体权指自然人保持其身体组织完整并支配其肢体、器官和其他身体组织的权利。身体是生命的载体，是生命得以产生和延续的最基本条件。在卫生健康领域中，侵害身体权的行为方式主要包括如下几类。

（1）自然人死亡后，民事权利丧失，遗体依法得到保护。不允许在遗体解剖的过程中，擅自留取死者的组织或器官（如毛发、牙齿、髌骨、耻骨、胸骨等）。

（2）任何人或组织在未得到允许的条件下，破坏自然人身体完整性的行为都构成身体权的侵害。最重要的就是保持自然人身体的完整性、完全性。

（3）对身体组织进行非疼痛侵害，构成身体权侵害。不造成严重痛楚的身体组织的破坏，不属于健康权的侵害，而归属于身体权侵害。身体权与健康权既紧密联系，又有所不同。身体权所保护的是肢体、器官和其他身体组织的完整状态；健康权所保护的是身体各器官和身体功能健全。

2. 生命权　生命权是指自然人的生命安全有不受侵犯的权利，即自然人有维持生命和维护生命安全利益的权利，它是一项独立的人格权。自然人的生命权非经司法程序，任何人不得随意剥夺。公民有无权利决定自己生命的相关法律讨论，即如何对待“尊严死亡”的问题，已经成为世界法学与医学界讨论的热点。“尊严死亡”是指罹患现有医学水平难以医治疾病的患者，在疾病所致的极端精神痛苦与躯体折磨情况下，自主做出终结医疗结束自己生命的决定；同时，希望医务人员及其亲属尊重、维护其能尊严走向死亡的临终真实心愿。“尊严死亡”引起了安乐死合法性的探讨。1976年9月30日，美国的俄勒冈州通过了世界上第一个正式的安乐死法令——《自然死亡法》。该法令明文规定当有两个以上的医生证明患者已处于不可逆转的临终状态时，根据患者的愿望而终止维持生命的措施是合法的。之后，荷兰、比利时、瑞士等国也进行了安乐死合法性的立法。在中国，主动或被动实施安乐死均缺乏法律依据，属于非法行为，卫生健康机构人员禁止建议、参与或实施。

3. 健康权 健康权是指自然人以其器官乃至整体功能利益为内容的人格权，它的客体是人体各器官、身体系统、身心整体的安全运行和功能的正常发挥。健康权包含躯体和心理健康两个方面。健康权主要表现为健康权利保持权，即自然人享有生理功能正常和健康状态不受侵犯的权利。

身体权是自然人或死者对其肢体、器官和其他组织的支配权。身体权与健康权既相互联系，又有严格的区别。首先，身体权以身体为客体，健康权以健康为客体；其次，身体权主要强调身体组织的完整性，健康权则主要强调身体功能的完整性；最后，身体权是公民对自己身体组成部分的支配权，健康权则没有明显的支配性质。

4. 隐私权 隐私权是指自然人对自己的个人私生活秘密和个人生活自由为内容，禁止他人干涉的一种人格权。《中华人民共和国执业医师法》（以下简称《执业医师法》）中明确规定，医师在执业活动中，泄露患者的隐私，造成严重后果，由县级以上人民政府卫生行政部门给予警告或者责令暂停6个月以上1年以下执业活动；情节严重的，吊销其执业证书；构成犯罪的，依法追究刑事责任。

5. 知情同意权 卫生健康机构服务对象拥有知情同意权，是指自然人有权知晓自己的健康情况，并可以对医疗卫生机构所采取的措施进行选择。知情同意权由知情、理解、同意三要素构成，理解是知情同意权实施的最重要和前提要素。从完整意义上来说，知情同意权包括了解权、被告知权、选择权、拒绝权和同意权等权利，是健康服务对象充分行使自主权的前提和基础。

二、健康管理的身份权

身份权是指民事主体以特定的身份为客体而享有的维护一定社会关系的权利。身份是指民事主体在特定的家庭和亲属团体中所享有的地位或资格。民事主体的身份权包括亲属权、配偶权、监护权。

1. 亲属权 亲属权是指除配偶以外的其他近亲属之间的以特定的身份利益为内容的基本身份权利。亲属权是以亲属关系中特定的身份利益为客体的身份权，是专属于具有一定亲属关系的自然人的身份权利。亲属权的基本内容主要包括：①亲属间相互抚养、赡养和扶养的权利和义务；②亲属间的监护、互助和互谅的义务；③亲属间表明相互的身份关系，并因此享有一定相互权益的权利，如财产的代管权、继承权等权利。

2. 配偶权 配偶权是指合法有效婚姻的夫妻互为配偶，并以夫妻间的特定身份利益为内容的基本身份权。配偶权是以配偶关系中特定的身份利益为客体的身份权，其权利主体是合法有效婚姻的夫妻双方。配偶权具有绝对权和支配权的属性。配偶权的基本内容主要包括：①配偶间相互扶助、扶养的权利和义务；②配偶间的忠诚权利和义务；③配偶间的姓氏权和住所决定权；④配偶间的社会活动自由权和日常事务代理权。

3. 监护权 监护人是指对未成年人、无民事行为能力或者限制民事行为能力的精神病患者的人身、财产及其他一切合法权益依法进行监督和保护的人。无民事行为能力人、限制民事行为能力人的监护人是其的法定代理人。未成年人的父母是未成年人的监护人。未成年人的父母已经死亡或者没有监护能力的，由下列人员中有监护能力的人担任监护人：①祖父母、外祖父母；②兄、姐；③关系密切的其他亲属、朋友愿意承担监护责任，经未成年人的父母所在单位或者未成年人住所地的居民委员会、村民委员会同意的。无民事行为能力或者限制民事行为能力的精神病患者，由下列人员担任监护人：①配偶；②父母；③成年子女；④其他近亲属；⑤关系密切的其他亲属、朋友愿意承担监护责任，经精神病人的所在单位或者住所居民委员会、村民委员会同意的。

第二节 公共卫生法律制度

公共卫生是关系到一国或一个地区人民大众健康的公共事业。因此制定公共卫生法律法规是维护公共健康的必要手段。

一、《中华人民共和国基本医疗卫生与健康促进法》

2019 年 12 月 28 日，第十三届全国人民代表大会常务委员会第十五次会议通过《中华人民共和国基本医疗卫生与健康促进法》，于 2020 年 6 月 1 日正式实施。《中华人民共和国基本医疗卫生与健康促进法》是为了发展医疗卫生与健康事业，保障公民享有基本医疗卫生服务，提高公民健康水平，推进健康中国建设，根据宪法而制定的法律。

《中华人民共和国基本医疗卫生与健康促进法》是我国卫生健康领域内的第一部基础性综合性法律，共十章一百一十条，内容涵盖基本医疗卫生服务、医疗卫生机构和人员、药品供应保障、健康促进、资金保障等方面内容，凸显我国卫生健康事业上“保基本、强基层、促健康”理念。为今后中国卫生健康领域相关法律的进一步发展和完善提供了框架，未来的健康法律在此框架和基础上，将制定一系列新的法律法规进行完善，并填补一些现有健康法律制度的法律空白。这部法律在今后全面推进依法治国，尤其是在医疗卫生与健康领域推动全面依法治理提供了一个非常好的基础。

《中华人民共和国基本医疗卫生与健康促进法》主要亮点如下。①“健康权”首次入法，首次在法律层面上直接提出健康是人的基本权益，以法律的形式激活了宪法里公民基本权利中的健康权。《中华人民共和国基本医疗卫生与健康促进法》第四条规定：“国家和社会尊重、保护公民的健康权。”②明确提出健康中国战略，国家实施健康中国战略，普及健康生活，优化健康服务，完善健康保障，建设健康环境，发展健康产业，提升公民全生命周期健康水平。国家建立健康教育制度，保障公民获得健康教育的权利，提高公民的健康素养。③明确规定公益性原则。《中华人民共和国基本医疗卫生与健康促进法》第三条明确了医疗卫生事业应当坚持公益性原则。第四十条规定：“政府举办的医疗卫生机构应当坚持公益性质，所有收支均纳入预算管理，按照医疗卫生服务体系规划合理设置并控制规模。国家鼓励政府举办的医疗卫生机构与社会力量合作举办非营利性医疗卫生机构。政府举办的医疗卫生机构不得与其他组织投资设立非独立法人资格的医疗卫生机构，不得与社会资本合作举办营利性医疗卫生机构。”

二、健康管理相关的公共卫生法律制度

公共卫生是指综合应用法律、行政、预防医学技术、宣传教育等手段，调动社会共同参与，消除和控制威胁人类生存环境质量和生命质量的危害因素，改善卫生状况，提高全民健康水平的社会卫生活动。

公共卫生法律体系是经国家制定或认可的，由国家强制力保证实施的，调整人们在公共卫生活动中形成的各种社会关系的行为规范的法律规范的总称。公共卫生法律制度体系中，健康管理相关的公共卫生法律主要包括突发性公共卫生事件处理法律制度、公共卫生监督法律制度和环境保护法律制度。

2003 年，我国在抗击 SARS 中付出了沉重代价，暴露出我国公共卫生立法、公共卫生法律体系建设上的不足。SARS 危机前，突发公共卫生事件的概念及危害没有引起政府和相关部门的高度重视和警觉，其对国家经济及政治的深远影响还未被充分认识到。SARS 危机之后，国家相继制定和颁布了《中华人民共和国红十字会法》《中华人民共和国突发事件应对法》等多部公共卫生法律；国务院制定并颁布了《公共场所卫生管理条例》《国内交通卫生检疫条例》《突发公共卫生事件应急条例》等行政法规；原卫生部、原国家卫生计生委、国家卫生健康委相继颁布了有关食品、灾难应急医疗救援、食物中毒、母婴保健、职业危害事故预防等数百个部门规章。目前，我国公共卫生领域基本做到了有法可依，初步奠定了中国公共卫生法律体系的基础。

（一）突发性公共卫生事件处理法律制度

突发公共卫生事件，是指突然发生、造成或者可能造成社会公众健康严重损害的重大传染病疫情、群体性不明原因疾病、重大食物和职业中毒以及其他严重影响公众健康的事件。

2003 年，在同 SARS 斗争的关键时刻，我国制定并颁布了《突发公共卫生事件应急条例》《传染性非典型肺炎防治管理办法》和《突发公共卫生事件与传染病疫情监测信息报告管理办法》等，这些条例和办法在应对 SARS 危机的艰难时期发挥了至关重要的作用。《突发公共卫生事件应急条例》是依照《中华人民共和国传染病防治法》的规定，特别是针对 2003 年防治 SARS 工作中暴露出的突出问题制定的，为抗击 SARS 提供了有力的法律武器。《突发公共卫生事件应急条例》着重解决突发公共卫生事件应急处理工作中存在的信息渠道不畅、信息统计不准、应急反应不快、应急储备不足等问题，旨在建立统一、高效、权威的突发公共卫生事件应急处理机制。

《突发公共卫生事件应急条例》的颁布实施是中国公共卫生事业发展史上的重要里程碑，标志着中国将突发公共卫生事件应急处理纳入公共卫生事业管理轨道，主要产生的改变如下。①突发公共卫生事件应急机构：突发事件发生后，国务院设立全国突发事件应急处理指挥部，负责对全国突发事件应急处理的统一领导、统一指挥；省、自治区、直辖市人民政府成立地方突发事件应急处理指挥部，负责领导、指挥本行政区域内突发事应急处理工作。②突发公共卫生事件应急报告制度：任何单位和个人都有权利和责任，向国务院卫生行政部门和地方各级人民政府及其有关部门报告突发公共卫生事件及其隐患。突发公共卫生事件责任报告单位要按照有关规定及时、准确地报告突发公共卫生事件及其处置情况。③突发公共卫生事件的医疗救治：医疗卫生机构应当对因突发事件致病的人员提供医疗救护和现场救援。医疗卫生机构内应当采取卫生防护措施，防止交叉感染和污染。医疗卫生机构应当对传染病患者密切接触者采取医学观察措施，传染病患者密切接触者应当予以配合。

（二）公共卫生监督法律制度

1987 年，为创造良好的公共场所卫生条件、预防疾病、保障人体健康，国务院发布《公共场所卫生管理条例》。之后，卫生部相继制定《公共场所卫生监督监测要点》《公共场所从业人员培训大纲》《旅店的卫生标准》等 11 项公共场所国家卫生标准。2011 年，卫生部发布《公共场所卫生管理条例实施细则》，这些卫生法规、标准和文件是目前实施公共场所卫生监督的主要法律依据。

（三）环境保护法律制度

近年来，受全国性雾霾气候的影响，环境与健康成为社会普遍关注的焦点，中国经济高速发展带来的环境污染与民众健康形成了突出矛盾。2015 年《中华人民共和国环境保护法》颁布实施，被称为“史上最严环保法”。它进一步明确了政府对环境保护的监督管理职责，完善了生态保护红线、污染物总量控制等制度，建立了按日连续计罚、限产停产等罚则。其宗旨是为保护和改善环境，防治污染和其他公害，保障公众健康，推进生态文明建设，促进经济社会可持续发展。

与环境保护相关的法律法规还包括《中华人民共和国水污染防治法》《中华人民共和国大气污

染防治法》《中华人民共和国环境噪声污染防治法》《中华人民共和国放射性污染防治法》《中华人民共和国环境影响评价法》《医疗废物管理条例》《危险废物经营许可证管理办法》《环境保护行政处罚办法》等，中国政府在环境与健康管理的问题上，显现出了巨大的信心与决心，随着进一步环境保护法律体系的完善，中国环境保护将会取得更多成果。

第三节　疾病预防法律制度

传染病和职业病是与健康管理相关的两大类疾病，我国为了更好地预防、控制、减少这两类疾病，不断修订、完善相关法律法规。

一、传染病防治法律制度

现行《中华人民共和国传染病防治法》（以下简称《传染病防治法》）于2013年6月29日修订后发布，针对传染病的预防和防治工作进行了相关规定。

（一）法定传染病病种

《传染病防治法》规定的传染病分为甲类、乙类和丙类，甲类是暴发、流行情况和危害程度最严重的，预防控制措施也是要求最严格的。甲类传染病为霍乱与鼠疫，将传染性非典型肺炎、人感染高致病性禽流感列为乙类传染病。同时，《传染病防治法》明确规定传染性非典型肺炎、肺炭疽和人感染高致病性禽流感，采取本法所称甲类传染病的预防、控制措施。其他乙类传染病和突发原因不明的传染病需要采取本法所称甲类传染病的预防、控制措施，由国务院卫生行政部门及时报经国务院批准后予以公布、实施。省（自治区、直辖市）人民政府对本辖区内常见、多发的其他地方性传染病，可以根据情况决定按照乙类或者丙类传染病管理并予以公布，报国务院卫生行政部门备案。

2020年1月20日，国家卫生健康委报经国务院批准同意后，将新冠肺炎纳入法定传染病乙类，采取甲类传染病的预防、控制措施。

（二）传染病的预防

为有效预防传染病，《传染病防治法》对政府、政府有关部门、卫生专业机构、公民和法人的权利和义务都做出了详细规定。

1. 预防传染病的有关国家制度和卫生行政部门的职责　为预防传染病国家实行以下有关制度：①预防接种制度；②对儿童实行预防接种证制度；③传染病预警制度；④传染病报告制度；⑤传染病疫情信息公布制度；⑥传染病疫情通报制度。

2. 各级疾病预防控制的职责　各级疾病预防控制机构应对传染病的发生、流行及其影响因素进行监测，对国外发生、国内尚未发生或者国内新发生的传染病进行监测，并对国家级、省级、设区市级及县级疾病预防控制的职责做出原则分工。

3. 医疗机构的职责　医疗机构必须严格执行国务院卫生行政部门规定的管理制度、操作规范，防止传染病的医源性感染和医院感染。医疗机构应当确定专门的部门或者人员，承担传染病疫情报告、本单位的传染病预防控制及责任区域内的传染病预防工作；承担医疗活动中与医院感染有关的危险因素监测、安全防护、消毒、隔离和医疗废物处置工作。

4. 公民和法人的义务　①对被传染病病原体污染的污水、污物、场所和物品，有关单位和个人必须在疾病预防控制机构的指导下或者按照其提出的卫生要求，进行严格消毒处理；拒绝消毒处理的，由当地卫生行政部门或者疾病预防控制机构进行强制消毒处理。②国家确认的自然疫源地计划兴建水利、交通、旅游、能源等大型建设项目的，应当事先由省级以上疾病预防控制机构对施工环境进行卫生调查。建设单位应当根据卫生部门的要求采取必要的传染病预防、控制措施。施工期间，建设单位应当设专人负责工地上的卫生防疫工作。工程竣工后，疾病预防控制机构应当对可能发生的传染病进行监测。③用于传染病防治的消毒产品、饮用水供水单位供应的饮用水和涉及饮用水卫生安全的产品，应当符合国家卫生标准和卫生规范。生产用于传染病防治的消毒产品单位和生产用于传染病防治的消毒产品，应当经省级以上人民政府卫生行政部门审批。④传染病患者、病原携带者和疑似传染病患者，在治愈前或者在排除传染病嫌疑前，不得从事法律、行政法规和国务院卫生行政部门规定禁止从事的易使该传染病扩散的工作。

（三）疫情报告、通报和公布

1. 疫情报告

（1）任何单位和个人发现传染病患者或者疑似传染病患者时，应当及时向附近的疾病预防控制机构或者医疗机构报告。

（2）有关卫生专业机构及其执行职务的人员发现疫情按属地管理原则和规定的内容、程序、方式、时限及时报告，不得隐瞒、谎报或缓报。

（3）疾病预防控制机构应当及时收集、分析、调查、核实传染病疫情。接到甲类、乙类传染病疫情报告或者发现传染病暴发流行时，应当立即报告当地卫生行政部门和国务院卫生行政主管部门。

2. 疫情通报 卫生行政部门应当及时向辖区内的疾病预防控制机构和医疗机构通报传染病疫情及监测、预警的相关信息。

3. 疫情公布 国务院卫生行政部门定期公布全国传染病疫情信息。省、自治区、直辖市人民政府卫生行政部门定期公布本行政区域的传染病疫情信息。传染病暴发流行时，国务院卫生行政部门负责向社会公布传染病疫情信息，并可以授权省、自治区、直辖市人民政府卫生行政部门向社会公布本行政区域的传染病疫情信息。

二、职业病防治法律制度

《中华人民共和国职业病防治法》（以下简称《职业病防治法》）是为了预防、控制和消除职业病危害，防治职业病，保护劳动者健康及其相关权益，促进经济社会发展依据《宪法》制定的。我国现行《职业病防治法》2001 年颁布，2018 年进行第三次修订。2002 年卫生部、劳动和社会保障部联合发布《职业病目录》，将法定职业病归类为 10 大类、115 种；2013 年，国家卫生计生委、安全监管总局、人力资源和社会保障部及全国总工会将原有《职业病目录》调整为 132 种职业病。

职业病是用人单位的劳动者在职业活动中，因接触粉尘、放射性物质和其他有毒、有害因素而引起的疾病。职业病防治法律制度则是调整预防、控制和消除职业危害，防治职业病，保护劳动者健康，促进经济发展活动中所产生的各种社会关系的法律规范的总称。职业病防治法律制度主要包括如下内容。

1. 前期预防的制度 《职业病防治法》规定工作场所的职业卫生要求，对从事职业病目录中所列的有职业危害的生产活动实行申报制度；对从事放射性、高毒性、高危型特殊职业危害实行特殊专门管理制度。

2. 劳动过程中职业防护与管理的制度 《职业病防治法》规定有职业危害的用人单位，除了必须有健全的管理制度，并对特殊职业危害工作场所实行有别于一般工作场所的管理外，还要求符合为劳动者提供职业病防护用品，鼓励采用有利于本地区劳动者健康的新技术、新工艺、新材料等职业卫生管理规范。

3. 随时监管制度 《职业病防治法》规定的职业健康监护制度可以使职业病被早期发现、早期预防、早期诊断，及时治疗并妥善安置患者，减少劳动者的健康损害和经济损失。

第四节　健康产品相关法律制度

健康管理相关的健康产品主要包括食品和药品两种，我国也对这两方面的产品制定了相关的法律的制度，进行了规范。

一、食品安全法律制度

《中华人民共和国食品安全法》是为保证食品安全，保障公众身体健康和生命安全制定的法律文件，1995年发布，2021年第二次修订。

与食源性疾病密切相关的不安全食品对人类健康造成重大威胁。《食品安全法》的出台，标志着我国食品安全法律监管体系进入了新纪元。《食品安全法》在全程监管、风险评估监测、食品安全标准的制定及食品召回制度等方面借鉴了发达国家的立法经验，结合我国国情制定了如下相关内容。

1. 食品安全监管制度　国务院卫生行政部门承担食品安全综合协调职责，国家食品安全监督管理部门依照《食品安全法》对食品生产、食品流通、餐饮服务活动实施监督管理。《食品安全法》还着重加强了对食品添加剂的监管。食品添加剂只有经过风险评估证明安全可靠，且技术上是确有必要的，方可列入允许使用的范围。

2. 食品召回制度　食品生产者发现其生产的食品不符合食品安全标准，应当立即停止生产，召回已经上市销售的食品，通知相关生产经营者和消费者，并记录召回和通知情况。

3. 生产经营许可制度　从事食品生产、食品流通、餐饮服务，应当依法取得食品生产许可、食品流通许可、餐饮服务许可。

4. 企业食品安全管理制度　为建立食品安全责任的追溯制度，《食品安全法》规定了索票索证制度，主要包括食品原料、食品添加剂、食品相关产品进货查验记录制度；食品出厂检验记录制度、食品进货查验记录制度、食品进口和销售记录制度。通过行业准入及日常操作流程中的制度规范，保障食品安全。

5. 风险监测制度与风险评估制度　食品的风险监测制度是一项对食品问题事前保障的重要制度，《食品安全法》规定了国家建立食品安全风险监测和评估制度，要求对食源性疾病、食品污染及食品中的有害因素进行监测；对食品和食品添加剂中的生物性、物理性和化学性危害进行风险评估。

二、药品管理法律制度

《药品管理法》是以药品监督管理为中心内容，深入论述了药品评审与质量检验、医疗器械监督管理、药品生产经营管理、药品使用与安全监督管理、医院药学标准化管理、药品稽查管理、药品集中招投标采购管理，对医药卫生事业和发展具有科学的指导意义。2019年新修订的《药品管理法》正式发布施行。对药品研制和注册、药品上市许可持有人、药品生产、药品经营、医疗机构药事管理、药品上市后管理、药品价格和广告、药品储备和供应、药品的监督管理等方面进行了规定。

药品与一般商品不同，具有特殊性：①药品可以防病治病、康复保健，又有不同程度的不良反应；②药品质量对生命产生直接快速的影响；③药品鉴定需要专业人员和专业机构。为了保证药品质量、安全和有效，必须对药品采取比其他商品更为严格的监督管理措施。《药品管理法》是调整药品监督管理，确保药品质量，增进药品疗效，保障用药安全，维持人体健康活动中产生的各种社会关系的法律规范的总和，是国家管理药品事业的依据和行为准则。

药品管理法律制度相关内容如下：药品生产与经营管理法律制度；医疗单位制剂管理的法律制度：药品包装、商标和广告管理的法律制度：药品价格管理的法律制度；药品标准法律规定；新药管理的法律规定；药品审评、不良反应监测的法律制度；进出口药品管理法律制度；麻醉药品、精神药品、毒性药品、放射性药品等特殊药品管理的法律制度；处方药与非处方药管理的法律制度；国家基本药物管理制度；中央、地方医药储备的法律制度；中药管理的法律制度；药品监督管理法律制度；药品广告管理制度、非处方药品管理制度等。

新修订的《药品管理法》是《药品管理法》自 1984 年颁布以来的第二次系统性、结构性的重大修改，体现在以下几个方面。

（1）严惩重处违法，落实处罚到人。新修订的《药品管理法》对药品相关违法行为处罚方面进行了较之前严厉升级的规定。①提高了财产罚幅度。对无证生产经营、生产销售假药等违法行为，罚款数额由货值金额的二倍到五倍提高到十五倍到三十倍，货值金额不足十万元的以十万元计，即最低罚款一百五十万元。生产销售劣药违法行为的罚款，也从货值金额的一倍到三倍提高到十倍到二十倍。②加大了资格罚力度。对假劣药违法行为责任人的资格罚由十年禁业提高到终身禁业，对生产销售假药被吊销许可证的企业，十年内不受理其相应申请。③增加了自由罚手段。对生产销售假药和生产销售劣药情节严重的，以及伪造编造许可证件，骗取许可证件等情节恶劣的违法行为，可以由公安机关对相关责任人员处五日至十五日的拘留。④落实“处罚到人”。对严重违法的企业，在对企业依法处罚的同时，对企业法定代表人、主要负责人、直接负责的主管人员和其他责任人员也予以处罚。⑤完善民事责任制度，包括明确药品上市许可持有人和药品生产经营企业赔偿责任；规定境外药品上市许可持有人在中国境内的代理人与持有人承担连带责任；实行民事赔偿首负责任制；对生产假劣药或者明知假劣药仍销售使用的，受害人可以要求惩罚性赔偿等。⑥严格贯彻“过罚相当”原则。区分一般违法行为和情节严重、造成严重后果的违法行为，重点加大对主观故意或者严重违法行为的惩处力度。

（2）坚持全程管控落实各方责任。新修订《药品管理法》以实施药品上市许可持有人制度为主线，明确药品全生命周期质量安全责任。药品上市许可证持有人依法对药品研制、生产、经营、使用全过程中的药品安全性、有效性和质量可靠性负责。对药品研制、生产、流通环节，予以严格管理，药品研制环节遵循《药物非临床研究质量管理规范》和《药物临床试验质量管理规范》；药品生产环节建立健全药品生产质量管理体系，保证药品生产全过程持续符合法定要求；药品流通环节应当建立并实施追溯制度，保证药品可追溯。建立年度报告制度加强药品上市后管理，从药物警戒、监督检查、信用管理、应急处置等方面强化了药品全生命周期理念的落实。

（3）鼓励研制创新，保障供应可及。新修订的《药品管理法》支持以临床价值为导向、对人体疾病具有明确或者特殊疗效的药物创新。建立健全药品审评审批制度，对临床急需的短缺药品、防治重大传染病和罕见病等疾病的新药、儿童用药品优先审评审批；对治疗严重危及生命且尚无有效治疗手段的疾病及公共卫生方面急需的药品，可以附带条件批准上市。对“药品储备和供应”做出专章规定，明确国家实行药品储备制度，国家建立药品供求监测体系，国家实行短缺药品清单管理制度，国家实行短缺药品优先审评制度。

第五节　医疗服务管理相关法律制度和规范

健康管理相关的医疗服务管理主要涉及医疗机构、医师、健康体检中心、社区卫生健康管理工作。

一、医疗机构管理法律制度

医疗机构管理法律体系的基本原则：①依法设置原则，医疗机构必须依法设置，依法审批、登记，非依法设立的医疗机构不受国家法律保护；②依法执业原则，医疗机构必须按照核准登记的诊疗科目开展诊疗业务、管理药品、施行手术等；③监管部门依法监督原则，医疗机构监督管理卫生行政部门，对医疗机构进行检查指导、评估、综合评价。

《医疗机构管理条例实施细则》是根据《医疗机构管理条例》制定的细则。根据《医疗机构管理条例实施细则》规定，医疗机构是指依据《医疗机构管理条例》和《医疗机构管理条例实施细则》的规定，取得医疗机构执业许可证的机构，包括医院、卫生院、疗养院、门诊部、诊所、卫生所（室）及急救站等。

医疗机构可以分为以下几类：综合医院、中医医院、中西医结合医院、民族医医院、专科医院、康复医院；妇幼保健院、妇幼保健计划生育服务中心；社区卫生服务中心、社区卫生服务站；中心卫生院、乡（镇）卫生院、街道卫生院；疗养院；综合门诊部、专科门诊部、中医门诊部、中西医结合门诊部、民族医门诊部；诊所、中医诊所、民族医诊所、卫生所、医务室、卫生保健所、卫生站；村卫生室（所）；急救中心、急救站；临床检验中心；专科疾病防治院、专科疾病防治所、专科疾病防治站；护理院、护理站；医学检验实验室、病理诊断中心、医学影像诊断中心、血液透析中心、安宁疗护中心等。

我国自 2000 年开始实施医疗机构分类管理，以促进医疗机构之间公平有序的竞争。根据医疗机构的经营目的、服务任务，以及执行不同的财政、税收、价格政策和财务会计制度，将医疗机构分为非营利性医疗机构和营利性医疗机构。

营利性医疗机构，是指医疗服务所得收益可用于投资者经济回报的医疗机构。政府不举办营利性医疗机构。《城镇医疗机构分类登记暂行规定》第一条规定，营利性医疗机构服务所得的收益，可用于投资者经济回报的医疗机构。它根据市场需求自主确定医疗服务项目并报医疗卫生行政部门批准，参照执行企业财务、会计制度和有关政策，它依法自主经营，医疗服务价格放开，实行市场调节价，根据实际服务成本和市场需求情况，自主制订价格。

非营利性医疗机构指为公共利益服务而设立和运营的医疗机构，不以营利为目的，收入用于弥补医疗服务成本，实际经营中的结余只能用于自身的发展，改善医疗条件，引进先进技术，开展新的医疗服务项目。

二、执业医师管理法律制度

我国执业医师法律制度的主要法律包括《执业医师法》《医师资格考试暂行办法》《医师执业注册管理办法》等。执业医师法律制度体系是保障人体健康活动过程中产生的各种社会关系的法律规范的总和。《执业医师法》的立法宗旨是，加强医师队伍建设，提高医师职业道德和业务素质，保障医师合法权益，保护人民健康。

医师指依法取得执业医师资格或者助理医师资格，经注册在医疗、预防或保健机构中执业的专业技术人员。

医师资格考试制度是评价申请者是否具备执业所必需的专业知识与技能的考试，是医师执业的准入考试，分为执业医师资格考试和执业助理医师资格考试。国家实行医师执业注册制度，医师执业注册是指对具备医师资格者进行执业活动的管理。医师经注册后，可以在医疗、预防、保健机构中从事相应的医疗、预防、保健业务。

医师在执业过程中享有的权利：①在注册的执业范围内，进行医学诊断、疾病调查、医学处置、出具相应的医学证明文件，选择合理的医疗，预防，保健方案；②按照国务院卫生行政部门规定的标准，获得与本人执业活动相当的医疗设备基本条件；③从事医学研究、学术交流，参加专业学术团体；④参加专业培训，接受继续医学教育；⑤在执业活动中，人格尊严、人身安全不受侵犯；⑥领取工资报酬和津贴，享受国家规定的福利待遇；⑦对所在机构的医疗、预防、保健工作与卫生行政部门的工作提出意见和建议，依法参与所在机构的民主管理。

医师在执业过程中履行的义务：①遵守法律、法规，遵守技术操作规范；②树立敬业精神，遵守职业道德，履行医师职责，尽职尽责为患者服务；③关心、爱护、尊重患者，保护患者的隐私；④努力钻研业务，更新知识，提高专业术水平；⑤宣传卫生保健知识，对患者进行健康教育。

三、《健康体检中心管理规范（试行）》

健康体检是指通过医学手段和方法对受检者进行身体检查，了解受检者健康状况、早期发病线索和健康隐患的诊疗行为。2018年，国家卫健委颁布实施《健康体检中心管理规范（试行）》，是为了规范健康体检中心的管理工作，提高健康体检水平，保障医疗质量和医疗安全。该规范是根据《执业医师法》《医疗机构管理条例》《护士条例》《健康体检管理暂行规定》等法律法规制定的。

（一）机构管理

1. 健康体检中心应当制订并落实管理规章制度，执行国家颁布或者认可的技术规范和操作规程，明确工作人员岗位职责，严格落实消防、安全保卫、应急疏散和医院感染防控等措施，保障健康体检服务安全、有效地开展。

2. 应当按照登记机关核准的诊疗科目开展健康体检服务，原则上不开展临床治疗工作（急救抢救除外）。

3. 健康体检中心负责人是本机构医疗质量安全管理第一责任人。应当设置医疗质量安全管理部门，负责质量安全管理与控制工作，医疗质量安全管理人员应当由具有副高级及以上专业技术职务任职资格的执业医师担任，具备相关专业知识和管理工作经验。

4. 应当参与各级健康体检质控中心的各项活动，并接受卫生健康行政部门或者质控中心开展的质量管理与控制。

5. 按照相关规定做好内部质量、安全、服务、技术、财务、治安和后勤保障等方面的管理。

（二）质量管理

健康体检中心应当按照以下要求开展质量管理工作。

1. 卫生专业技术人员配置符合《健康体检中心基本标准（试行）》的规定。

2. 应当建立机构内部质量管理体系，保证质量管理体系运行有效。制订质量目标，并根据目标要求定期检查。对重点环节和影响医疗质量安全的高危因素进行监测、分析和反馈，提出控制措施。

3. 应当严格落实各项规章制度，做好培训、执行、分析及改进记录。

4. 健康体检各项检查应当严格遵守相关技术规范、标准和操作规程。

5. 健康体检至少应当包括健康问卷、临床科室检查、实验室检查、辅助仪器检查内容。健康体检项目宜分为基础体检项目和备选体检项目，受检者可结合自身健康状况，在医生专业指导下选择适宜的体检项目。

6. 健康体检报告应当符合以下要求：①健康体检报告应当客观、准确、完整，规范使用医学术语，表述准确，语句通顺；②健康体检报告应当包括受检者在本机构体检的唯一标识、受检者基本信息、疾病史、家族史等；③质控管理部门应当定期对体检报告质量进行抽检，抽检量不低于3%。

7. 应当制订并落实工作人员培训计划，并进行考核，使工作人员具备与本职工作相关的专业知识和技能。建立技术人员专业知识更新、专业技能维持与培养的医学继续教育制度和记录。

8. 应当按照规定使用和管理医疗设备、医疗耗材、放射防护用品、消毒药械和医疗用品等。

（三）安全管理

1. 健康体检中心应当具有应急处理能力，建立各类应急处置预案（如晕针、针刺伤、低血糖、跌倒、心搏骤停、停水、停电、信息系统故障等），并定期开展应急处理能力培训和演练。

2. 应当按照国家有关法规加强信息安全管理，做好受检者信息资料备份保存及隐私保护。

3. 应当按照国家有关法规做好消防安全管理。

4. 应当配备必要的安全设备和个人防护用品，保证工作人员能够正确使用。

5. 健康体检中心应当加强医院感染预防与控制工作，建立并落实相关规章制度和工作规范，科学设置工作流程，降低医院感染的风险。

6. 建筑布局应当遵循环境卫生学和感染控制的原则，做到布局合理、分区明确、标识清楚，符合功能流程的基本要求。

7. 应当严格执行医疗器械、器具的消毒技术规范，并达到以下要求：①进入受检者组织、无菌器官的医疗器械、器具和物品应当达到灭菌水平；接触受检者皮肤、黏膜的医疗器械、器具和物品应当达到消毒水平。②各种用于注射、穿刺等有创操作的医疗器具应当采用一次性耗材。③消毒药械、一次性医疗器械和器具应当符合国家有关规定。一次性使用的医疗器械、器具不得重复使用。④医务人员的手卫生应当遵循《医务人员手卫生规范》。

8. 应当按照《医疗废物管理条例》及有关规定对医疗废物进行分类和处理。

9. 与就近具有救治能力的医院签订急危重症受检者处理与转诊协议。

（四）监督与管理

1. 各级卫生健康行政部门应当加强对辖区内健康体检中心的监督管理，卫生健康监督机构每年现场监督检查不少于一次，发现存在质量问题或者安全隐患时，应当责令其立即整改。

2. 各级卫生健康行政部门履行监督检查职责时，有权采取下列措施：①对健康体检中心进行现场检查，了解情况，调查取证；②查阅或者复制质量和安全管理的有关资料，采集、封存样品；③依法责令停止违法违规行为。

3. 对于违反有关法律法规和本规范规定的，卫生健康行政部门应当视情节依法依规进行处罚；构成犯罪的，应当依法追究刑事责任。

四、社区卫生健康档案工作规范

社区卫生健康档案（以下简称健康档案）是卫生档案的一种，是在社区卫生服务机构中普遍应用、反映覆盖社区居民生命周期各阶段的健康状况和相关信息、具有保存价值的各种形式和载体的原始记录。

（一）健康档案的管理

健康档案管理工作按照分级负责、区县为主的原则进行管理。

1. 市级社区卫生服务管理部门负责健康档案管理工作，各项政策的制定，市级调研指导、考核评估等工作。

2. 区县社区卫生服务管理部门是健康档案管理工作的主体，负责贯彻执行相关法规、政策制度及开展区县级调研指导、监督考核等工作。要把健康档案管理工作纳入本区县卫生工作计划，做好人员、经费和配套设施等保障工作。

3. 各社区卫生服务机构是健康档案日常运行、维护和管理的具体实施单位，主要职责包括认真执行健康档案工作的有关法律、法规和相关管理制度、业务规范和技术标准；指定专（兼）职人员负责健康档案管理工作；做好辖区内居民健康档案的建立使用、分析、整理、存放等各项工作；遵守档案安全保密制度，不得造成健康档案的损毁、丢失。保护居民隐私，不得私自泄露居民信息。

（二）健康档案的建立

1. 各区县应分别以家庭和个人为单位，以居民自愿为原则，为辖区常住居民建立居民家庭健康档案和个人健康档案，一户一档、一人一档。

2. 健康档案由《居民家庭健康档案》《居民个人健康档案》《母子保健健康档案》《妇女病健康检查档案》《精神障碍患者健康档案》《肢体残疾康复训练档案》及市级卫生行政管理部门确定的其他健康档案和医疗卫生服务记录组成。

3. 各社区卫生服务机构根据辖区人口情况，随时通过门诊、健康体检等方式为辖区居民建立和收集健康档案，并针对慢性病患者/精神病患者、老年人、妇女、儿童、残疾人等重点人群，建立个性化的健康档案。

课后练习题

填空题及其答案

1. 以《宪法》作为基础，我国现行的各部门法对保护公民的合法（健康权）初步形成了一个较为完善的法律保障体系。

2. 人格权是指民事主体依法对其全部人格利益享有的总括性权利，具体包括身体权、生命权、（健康权）、自由权、隐私权、姓名权、肖像权、名誉权和荣誉权。

3. 人格权是法律赋予的法定权利。《宪法》第三十八条规定："中华人民共和国公民的（人格尊严不受侵犯）。"《中华人民共和国民法通则》根据《宪法》对于自然人的主要人格权进行了规定。

4. 身体权指自然人保持其（身体组织完整）并支配其肢体、器官和其他身体组织的权利。身体是生命的载体，是生命得以产生和延续的最基本条件。

5. 生命权是指自然人的（生命安全）有不受侵犯的权利，即自然人有维持生命和维护生命安全利益的权利，它是一项独立的人格权。

6. 健康权是指自然人以其器官乃至整体功能利益为内容的（人格权），它的客体是人体各器官、身体系统、身心整体的安全运行和功能的正常发挥。

7. 健康权包含躯体和心理健康两个方面。健康权主要表现为健康权利保持权，即自然人享有生理功能正常和（健康状态）不受侵犯的权利。

8. 卫生健康机构服务对象拥有知情同意权，是指自然人有权（知晓）自己的健康情况，并可以对医疗卫生机构所采取的措施进行选择。

9.《中华人民共和国基本医疗卫生与健康促进法》主要亮点是（健康权）首次入法，明确提出健康中国战略，明确规定公益性原则。

10.《健康体检中心管理规范（试行）》是为规范（健康体检中心）的管理工作，提高健康体检水平，保障医疗质量和医疗安全。

（徐　婷）

第十四章　健康保险与健康保障

学习目标

1. 掌握健康保险与健康保障的相关概念及健康保险道德风险的识别和控制。
2. 熟悉健康保险纯粹风险的识别与评估。
3. 了解健康保险逆向选择的识别与评估。

没有疾病风险就没有医疗保险，没有医疗保险也就没有健康保险和健康保障。健康保障是医疗保障的延续和继续，是医疗保障发展到一定程度后的更高层次、更广泛的保障体系。健康保障是社会保障体系的主要组成部分。

风险是一种损失的发生具有不确定性的状态。健康保险是人身保险三大业务系统之一，《中华人民共和国保险法》第九十五条明确规定人身保险业务，包括人寿保险、健康保险、意外伤害保险等保险业务。

第一节　健康保险与健康保障概述

一、健康保险的概念及其特性

（一）健康保险的概念

健康保险通常称为广义的医疗保险。它不仅包括医疗费用的补偿，还包括为参保人生育、伤残、死亡等所造成的损失提供的一种保障。在某些发达国家中，健康保险还包括补偿支持疾病预防、健康促进等费用。我国《健康保险管理办法》明确规定："本办法所称健康保险，是指保险公司对被保险人因被健康原因或者医疗行为的发生给付保险金的保险，主要包括医疗保险、疾病保险、失能收入损失保险、护理保险以及医疗意外保险等。"

（二）健康保险的特性

1. 不确定性　与普通人寿保险相比较，健康保险具有不确定的风险特点。

2. 多发性　与意外伤害保险比较，健康保险具有多发性的特点。

3. 长期性　对于人寿保险和意外险来说，一次保险事故也许就意味着保险责任的结束。

二、健康保障的概念及其特性

（一）健康保障的概念

健康保障是社会保障体系的主要组成部分，是健康保险的进一步拓展和延伸。它包括两部分内容：一方面主要承担健康保险的功能；另一方面，针对贫困、特困人群和残疾人群或者其他救助对象开展健康救助。

（二）健康保障特性

健康保障作为当代社会不可缺少的一部分，具有福利性、公平性、普惠性、强制性、社会性及补偿性与基础性的特点。

（三）健康保障制度的概念

健康保障制度是现代社会解决社会成员健康问题的一种制度安排。健康保障制度是在政府的管理下，以国家为主体，以保障居民健康基本权益为目标，依据一定法律和规定，通过个人、集体和政府多聚道筹资，建立健康保障基金，公平、合理、有效地分配和利用健康保障基金，对居民在特殊情况下给予物质或资金的帮助，用以保障居民健康层面基本权益，增进全体人群的健康。

（四）健康保障系统的概念

健康保障系统是社会保障系统的主要内容之一。社会保障系统还包括社会保险（养老、医疗、工伤、生育、失业）、社会救助等内容。健康保障系统与社会保险、社会救助一起构成我国社会保障系统的主体；同时还可以引入商业的健康保险服务，满足多层次更广泛健康需求，详见图 14-1。

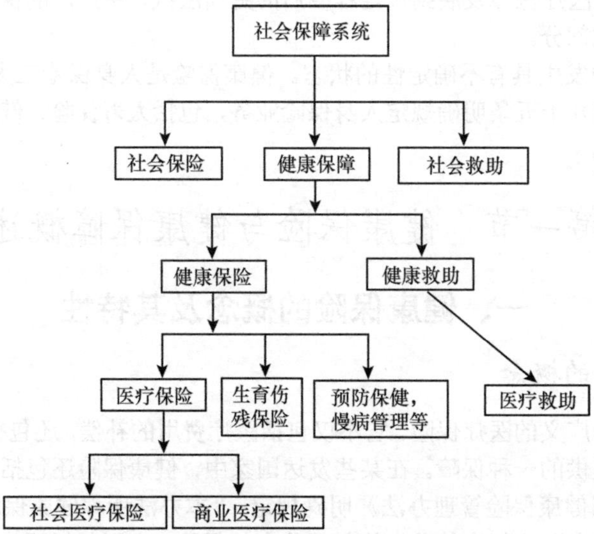

图 14-1　健康保障与社会保障系统的关系图

三、疾病保险的风险来源

疾病保险是以约定疾病的发生为给付保险金条件的人身保险，具有如下特点：保险金给付条件只依据疾病诊断结果，不与治疗行为的发生或医疗费用相关；疾病保险的主要产品类型是重大疾病保险；为防止被保险人带病投保，降低逆选择风险，疾病保险合同通常设有等待期。疾病保险的风险主要来源如下所示。

（一）筹资风险

资金的充足性与稳定性是疾病保险实现可持续健康发展的根本与保障。但是，目前重大疾病保险在资金的筹集方面还存在诸多不确定因素，导致资金的充足性与稳定性缺乏保障。

筹资风险主要体现在如下三方面。①统筹层次不高。目前大多数地区以市、县级统筹为主，实现省统筹的凤毛麟角。过低的统筹层次不利于异地就医结算机制的构建，制约了重大疾病保险的运行效率、服务水平和服务质量。②筹资渠道单一。目前重大疾病保险的资金来源，主要从城镇居民医保基金和新农合基金中划拨。进行划拨的前提条件是城乡居民医保基金有结余。从目前状况分析，重大疾病保险的资金来源，主要还是依附于城乡居民医保基金。③统筹水平总体偏低。从全国来看总体水平都不高。相关研究表明，我国重大疾病保险总支出占基本医保基金收入的比例距离测算标准还具有较大的差距。筹资水平是决定疾病保险能否实现可持续健康发展的一个关键性指标，其高低直接影响到起付线、赔付额和政策的实施效果，过低的筹资水平必然会制约疾病保险发展。

（二）控费风险

医疗控费是影响疾病保险实现可持续健康发展的重要因素。近几年重大疾病保险业务之所以出现总体亏损局面，与医疗费用的不可控密切相关。医疗费用的不可控主要表现为医疗费用非合理性上涨较快。而医疗费用之所以出现非合理性上涨，总体而言原因有三：①经济社会的发展推动着医疗价格上涨，从而导致了医疗费用的逐年增长；②各种医疗保障的实施及其保障水平的提高释放了过去一些应治而未治的就医需求，从而导致医疗费用快速上涨；③各种医疗保障的实施诱发了不合理就医和过度医疗。值得肯定的是，保险公司在参与疾病保险经办管理过程中，通过改进管理方式，积极探索对各种不合规医疗行为的严格管控，较大程度上抑制了不合理医疗费的支出，减轻了参保群众的医疗费用负担，并在一定程度上缓解了部分地区医药费用逐年上升的压力。但总体而言，医疗费用快速上涨的趋势并没有彻底改变。众所周知，参与重大疾病保险的主体，既包括投保人——政府、保险人——保险公司，也包括被保险人——城乡居民及医疗行为的执行人——医疗机构。但重大疾病保险合同的签订，只是投保人与保险人的事情，与城乡居民及医疗机构无关。将城乡居民及医疗机构排斥在重大疾病保险合同之外，尤其是将医疗机构排斥在重大疾病保险合同之外，是导致医疗费用不可控的根本原因。在现有重大疾病保险合同下，处于弱势地位的保险公司很难介入医疗服务过程中，无法对医疗服务内容的合理与否做出科学合理的判断；而医疗机构从经济利益角度出发，未采取控费措施来抑制医疗费用的上涨，这势必导致医疗费支出风险不可控。

（三）定价风险

重大疾病保险的定价主要体现在三方面：一是入口定价，即确定保费价格，厘定保费费率；二是中间定价，即明确起付线，也就是明确医疗费用支出超出多少才给予赔付；三是出口定价，即确定重大疾病风险发生后的赔付额及支付比例。首先，就入口定价而言，由于受制度的约束，保险公司没有定价权且不可能像经营其他商业保险产品那样在确定保费价格时充分考虑费用率与利润率。这一方面是因为保费定价掌握在政府手中；另一方面更因为费用率与利润率的确定受到制度的严格控制。目前大多数地方都把保险公司的费用率与利润率之和控制较低，导致全国各地普遍存在筹资水平偏低的情况，保险公司盈利空间微乎其微。再加上不少地区对保险公司经办重大疾病保险可能出现的亏损没有建立合理的风险分担机制，还有的地方甚至要求保险公司将保费减除赔款的结余全额返还，对于保险公司合理的人力成本、管理费用、运营费用和盈利空间等不予认可。其次，就中间定价，即起付线而言，部分地区并未对起付线的多寡做出明确测算，结果导致不同地区起付线水平千差万别。最后，就出口定价而言，由于重大疾病保险实施时间较短，试点难以为出口定价提供足够的经验数据。正因为出口定价所需的既往基本医疗数据薄弱，使得保险公司在计算赔付额及支付比例时困难重重，从而不得不面临因收益的旱涝不均及定价的不合理而导致的各种损失，低定价可能错失市场、高定价则面临亏损风险。

（四）恶性竞争风险

恶性竞争风险的出现大体由两方面的原因导致，一方面是因为我国城乡居民重大疾病保险业务开展时间较短，相关经验不足，市场秩序还不规范，全国没有制定统一的保险业参与重大疾病保险经办服务业务的市场准入标准和退出机制；另一方面是因为在重大疾病保险招投标过程中，参与投标的主体过多，且多数参标公司并不十分了解甚至忽视了重大疾病风险的特殊性，其竞争往往以价格为筹码。此外，某些保险公司总公司缺少对参与该业务的分支机构在财务、技术、法律等方面的政策支持，受规模效益和逐利目的的影响，不同公司之间为了争夺重大疾病保险经办业务，各种违规行为或恶性费用竞争、价格竞争行为时有发生，结果导致“一哄而上”和“大起大落”现象层出不穷。为了承接重大疾病保险业务，不少公司主动或被动地开展杀价竞争，在没有经过充分精算的情况下就向政府确定承保价格或做出承保承诺，这必然给公司未来可能面临高赔付埋下隐患。例如，有的公司为了获得该笔业务，不惜拿其他业务收入来弥补该业务的亏损，实行亏本经营。因此，很多保险公司表面上看增加了业务量，但却牺牲了经济效益，结果得不偿失。

（五）全保风险

全保风险，是指保险公司因为必须为全体城乡居民提供重大疾病保险可能带来的风险。重大疾病保险虽然由商业保险公司经营，但就其性质而言，它属于准公共产品，隶属于社保范畴。这就意味着商业保险公司在经营重大疾病保险时，不能对参保对象进行核保，不能挑选保障对象，而必须对参与了城镇居民医疗保险和新农合的全体城乡居民提供重大疾病风险保障。众所周知，商业健康保险的核保可在很大程度上有效规避各种潜在的经营风险，但重大疾病保险无法进行核保。换句话说，不管投保人是健康体、亚健康体还是非健康体，都必须纳入保障范围。这势必导致经营重大疾病保险的风险系数远高于经营普通商业健康险的风险系数。此外，退出风险（指参与重大疾病保险经办管理服务的商业保险公司因种种原因不得不退出该业务而引发的各种风险，其中包括保险公司可能会面临初期各种投入无法收回的局面，同时也包括保险公司可能因此陷入给社会带来不良社会影响漩涡，这不仅有损公司形象，更有可能影响公司其他业务的正常开展）及政策风险等也可能危及制度的可持续健康发展。

四、医疗保险的风险来源

医疗保险是以人的身体和心理健康为标准，保证投保人生病时对所支付医疗费用获得部分或全部补偿的一种保险。

众所周知医疗保险是一个高风险的险种，其风险体现在医疗费用发生频率和数量的不确定。首先疾病发生是一个随机变量，诸如人的年龄、居住环境和工作环境的变化、健康水平、意外伤害、流行病、传染病，以及社会压力等很多因素的影响都会引起疾病的发生。生命本身随着年龄的增长要走向终点，在这个过程中人们不可避免地要生病就医。仅就一个人来说一生中疾病发生的次数不止一次，因此医疗保险的赔付不同于人寿保险的一次性赔付而具有多次赔付的特点。而社会医疗保险面对几十万、几百万数量众多的参保人群，保险赔付的频率极高。另外，医疗费用因疾病的严重程度不一，治疗方案不同，以及医疗技术的进步、医疗服务市场信息不对称、生活环境变化等各种因素的影响也具有极大的不确定性。从当前全国各地医疗保险改革实践来看，基金支出增长速度大于收缴增长速度，可能导致的基金出险仍是最大的风险。

（一）医疗消费的特殊性是医疗保险存在高风险性的客观基础

医疗消费同其他一般商品消费相比，具有很强的特殊性。一是消费者在一般商品交换中可以自由选购商品，而患者到医院就诊时却必须服从医生的治疗，具有被动性的特点。二是消费者在市场购物，价格是事先商定的，可以讨价还价，而患者在医院就诊，往往采取事后结账方式，其医疗费用很难事先商定，具有不确定性的特点。三是买卖双方在一般商品交换中，彼此都要接受市场规律的约束，而医疗消费在第三方付费的条件下，患者希望能多用一点好药，多做一点高水平的检查和治疗，而这样做的结果必然会增加医院的收入，与医方的利益是完全一致的，具有医患双方利益一致性的特点。

医患双方利益关系的这种特殊性，导致不当的医疗消费行为，如个别医院存在乱开药、乱检查、乱收费的现象，甚至出现异型包装、搭配商品等恶劣现象使医疗费用向其他消费领域转移。

（二）医疗保险总供给与总需求的矛盾，是高风险性的根本原因

医疗保险的总供给是由一定时期的社会经济发展水平和承受能力所决定的，是有限的；而医疗保险的总需求是由参保者的医疗保健需要和卫生服务的可及性及发展水平等因素决定的，是无限的。随着医学技术的不断进步，检查设备日新月异，新药、新疗法不断涌现，需求大于供给是一对永恒的矛盾。

（三）医疗保险的福利刚性特点，是高风险之所以难以规避的重要原因

医疗保险同其他社会福利一样，具有易上不易下的刚性特点。例如，西方发达国家在经济危机和政治危机时建立社会保险以稳定社会，并在经济发展时期得到充分发展，我国也有类似情况。

五、护理保险的风险来源

美国健康保险学会对长期护理保险的定义：长期护理保险是为消费者设计的，为其在必要长期护理时发生的潜在巨额护理费用支出提供保障的一种保险。我国的长期护理保险还处于萌芽状态，目前市场上推出的该种产品大多附加在主险上，而且其保险责任只限于在被保险人达到规定的年龄后定期给付一定数额的保险金作为护理费。此种产品给付保险金的标准简单，不是真正意义上的长期护理保险，与国际上通用的产品仍有较大的差距。护理风险的来源主要有以下几种。

（一）护理人员

护理人员相关风险因素是护理风险源的关键方面。目前，医院大多数的护理人员以专科毕业的年轻人为主，存在着操作不熟练、缺少技术经验、病情观察不细微、护理技巧不到位等方面问题。此外，由于个别护理人员工作责任心不强、服务质量差、规章制度执行不严、产生倦怠情绪等，易出现各种错误。

（二）医院制度

大多数的医疗伤害事故来自医院运作系统错误或规章制度的欠缺。医院在安全管理方面意识不强，制度不够健全，如专业培训不够严格，人力资源调配不足、仪器设备不够健全、安全意识不足等。

（三）患者

患者病情严重、特殊、复杂或目前人类对该疾病无能为力，同时，由于治疗费用较高，当患者或家属的相关知识有限，又对医护人员有过高的期望，在需求得不到满足时，往往会误认为是医疗护理行为不当或医疗措施不得力而引起纠纷。

（四）社会环境

随着社会生活与医疗水平的提高，广大民众的法律意识和维权意识不断增强。对医疗服务行业的要求也越来越高。有调查显示，护士工作场所暴力年发生率较高，以心理暴力为主；身体暴力较少，发生率较低。

（五）其他因素

1. 高危时段　护理风险发生的高危时段包括夜间、中午、工作繁忙或闲暇时、护士考试前、节

假日、节假日前后、双休日、ICU 集体交接班时间。这些时间段，由于值班人员减少、工作量相对增加，缺少管理人员的检查督导，护士警惕性下降，容易发生护理差错与投诉事件。

2. 护理人力资源不足　护理人员超负荷工作，在有限的工作时间内竭尽全力也无法完成全部工作，不能满足患者要求，势必导致工作质量下降，且在疲劳的工作状态下，致使注意力松散、判断失误而出现护理缺陷甚至护理事故。

3. 工作压力大　随着医疗保险制度的不断改革及医疗法规的相继颁布，医护人员的工作受到社会环境的强制性约束，再加上人们的社会压力、经济负担、心理问题、个人生活习惯和行为、对疾病康复的期望值等改变，使护理人员在为患者实施护理操作时存在一定心理压力，造成安全隐患。

4. 法律意识不强　从我国现阶段的医学教育上看，法律教育课程设置较少，护理人员所学法律知识很少，普遍存在法律意识不强的问题，故其在工作中对有关法律、法规、医学伦理知识认识不足，以致忽视了医患关系其实是一种法律关系。

六、个人健康保险的风险来源

（一）人身风险

人身风险包括生命风险和健康风险。

生命风险：个体的死亡不仅会导致所在家庭发生额外的费用，其带来的更大的财物损失是家庭未来收入的丧失。这种风险就是生命风险。

健康风险：由受伤、生病所引起的非预期的额外费用主要包括住院费、手术费、药费、护理费等。

（二）财产损失风险

财产可以分为两种基本类型：不动产和动产。

不动产：是指依自然性质或者法律规定不可移动的土地、土地定着物、与土地尚未脱离的土地生成物、因自然或者人力添附于土地并且不能分离的其他物。家庭中最常见的不动产是住宅，其他类型的不动产也会面临财产损失的风险。不动产主要会面临火灾、爆炸、自然灾害、空中运行物体坠落的风险。

动产：是指能够移动而不损害其经济用途和经济价值的物，一般指金钱、器物等。动产除了会面临火灾、爆炸、自然灾害等风险外，还会面临盗窃、抢劫、保管不善等风险。贵重物品和特殊财产还会面临市场价格波动的风险，而机动车辆、游艇等则会面临碰撞、第三者责任等风险。

（三）责任风险

责任风险：是指因个人或团体的疏忽或过失行为，造成他人的财产损失或人身伤亡，按照法律、契约应负法律责任或契约责任的风险。

侵权责任风险：①过失：这是最普遍的责任损失原因。②故意侵权：由故意行为导致的责任，而不管损害本身是不是侵权方的意图。③绝对责任：不需要证明侵权方有过失责任即有权要求对方负民事赔偿责任。例如，如果一个人喂养的犬咬伤了邻居，那么无论是否已经证明犬的主人有过失的存在，该犬的主人都必须承担相应的民事损害赔偿责任。

违约责任风险：如果当事人不履行合同中约定的义务，或者法律直接规定的义务，就可能导致违约并承担违约责任。

其他责任风险：凡是不属于违约责任和侵权责任的其他民事责任都可以归入这一类，如返还不当得利的责任等。

（四）投资风险

利率风险：是指由于利率的波动使资产价值或利息收入减少，或者使负债利息支出增加的可能性。而对于普通家庭来说，经常面临的利率风险是借款利息成本增加和由于利率变动引起的证券价格的波动。

通货膨胀风险：当通货膨胀发生时，货币的实际购买能力下降，会出现投资收益在量上虽然增加，但在市场上能够买得起的东西却相对减少的情况。

价格变动风险：即证券市场价格变化带来损失的可能性。

信用风险：即发行债券的企业未如约定期支付本息的风险。

流动性风险：当个人急于将手中的证券转让出去时，有时不得不在价格上折价销售，或者是支付一定的佣金。

同时还有可能遇到再投资风险、回收性风险等。

七、团体健康保险的风险来源

团体保险是指以一张保险单为众多被保险人提供保障的保险。团体保险是以集体单位作为承保对象，以保险公司和集体单位作为双方当事人，采用一张保险单形式订立合同。通常是以团体单位为投保人，单位内工作人员为被保险人。团体健康保险风险的来源主要有以下几种。

（一）公司治理结构风险

我国保险业进行公司治理结构研究的时间不长，保险公司治理结构不尽完善。首先是公司内部管理机制。董事会普遍存在一定程度的职能和结构问题，主要职能没有完全落实到位；独立董事也没有发挥应有的作用等，对公司经营活动发表的独立意见可能缺乏客观性；同时，监事会制度不健全，制度执行不严格等。其次是外部治理机制的作用发挥有限。从保险公司治理的外部环境来看，目前我国职业经理人市场不健全，公司高级管理人员的选聘机制失效；保险公司治理法律法规建设滞后，与我国保险公司的实践相比，现行法律法规存在着不匹配、相对滞后的问题。再次是保险公司所有制性质对治理结构产生的影响。传统国有保险公司一股独大，限制了公司治理机制的作用；而政府作为国有股权的代表对公司通过层层委托，授权经营者管理，则难以有效保证董事会和高管人员的忠实、勤勉义务；行政色彩较为浓厚，弱化市场意识，外部干预过多，影响自主经营。股份制保险公司中，由于各种不同的原因，难以形成有效的治理结构，经营管理层受到牵制过多，影响决策效率，影响公司业务的发展等。

（二）公众信心及市场竞争

公众信心风险的根源是诚信问题。为此，保险监管机构、保险公司、保险理论界都高度重视保险诚信问题研究，强化中国保险业诚信体系建设。但是，诚信问题并不是保险业特有的问题，而是市场经济体制初级阶段存在的通病，各国在建立市场经济体制初期都经历过类似问题。我国的诚信问题实质上是一个社会问题，目前国内诸多领域均存在失信行为，在这样的大环境下，仅治理保险诚信收效甚微。随着市场经济体制的发展及完善，资源配置效益提高，各项规章制度建立健全，信息公开透明，法律法规落实，政府职能到位，失信问题能够得到最大限度治理，公众信心风险会得到最大限度制约。发达市场经济体制国家经验证明，公众信心风险仍然存在，但它不是市场主要风险。关于竞争的问题，竞争激烈不等同于过度竞争，成熟的保险市场的竞争是理性竞争，是充分竞争。我国保险市场存在的问题是竞争手段单一，过度依赖价格竞争，形成激烈的价格战，而忽略了其他竞争手段，造成竞争层次低，竞争不充分。根据经济学理论，市场竞争策略有价格竞争和非价格竞争，而非价格竞争的主要方法是产品差异化。保险产品的差异体现为保单条款的差异和服务的差异。所以，团险行业首先应当加强在产品和服务方面的研发和投入，通过提高产品和服务的品质来提升市场竞争力，避免单一的价格过度竞争，并最终赢得市场的认可。

（三）监管风险的成因

1. 当事人关系复杂 团体保险业与其他金融业的主要区别在于，保险的投保人、被保险人和受益人可以是不同的人，彼此间可以不必存在婚姻、血缘关系。在保单存续期间，这三种关系人还可以变更。加之保险法并未对团体保险的可保利益做出明确的限定，因此存在一定的监管漏洞，而容易被客户或保险公司所利用。

2. 产品性质独特 保险产品的标的是被保险人的生命或身体，由于生命、身体是无价的，各国对寿险保额的限制通常较少。理论上，只要投保人具备相应的能力和意愿，保费和保额便可以无穷大，加之团体保险的保障责任、产品定价和投保、保全等操作灵活，手续也较为简便，这就为有违规运作保险资金目的的法人团体提供了便利。

3. 操作的人为性大 由于团险操作的灵活性，导致后台运营管理的电子化程度不高，手工操作的模式仍占有一定比重，因此操作的人为性较大，出现监管风险的可能性也更高。

第二节 健康保险纯粹风险的识别与评估

健康保险具有不确定的风险特点，因此做好风险识别和评估，是各大保险公司规避风险的重要手段。

一、健康保险纯粹风险识别与评估

纯粹风险是指那些只有损失机会而无获利可能的风险。纯粹风险的发生，对当事人而言必有损失形成。例如，火灾、沉船等事故发生，则只有受害者的财产损失和人身伤亡，而无任何利益可言。

风险识别是整个风险管理的基础，需要在风险发生之前，运用各种方法系统地、全面地、连续地认识所面临的各种风险，分析风险事件的影响因素，通过对掌握的大量信息、资料和数据进行统计分析，才能度量面临的风险和性质，把握其变化趋势。

风险评估是指在风险事件发生之前或之后（但还没有结束），该事件给人们的生活、生命、财产等各个方面造成的影响和损失的可能性进行量化评估的工作。即风险评估就是量化测评某一事件或事物带来的影响或损失的可能程度。

（一）纯粹风险识别

1. 环境风险 环境风险指由于外部环境意外变化打乱了企业预定的生产经营计划，而产生的经济风险。引起环境风险的因素如下：①国家宏观经济政策变化，使企业受到意外的风险损失；②企业的生产经营活动与外部环境的要求相违背而受到的制裁风险；③社会文化、道德风俗习惯的改变使企业的生产经营活动受阻而导致企业经营困难。

2. 市场风险 市场风险指市场结构发生意外变化，使企业无法按既定策略完成经营目标而带来的经济风险。导致市场风险的因素主要如下：①企业对市场需求预测失误，不能准确地把握消费者偏好的变化；②竞争格局出现新的变化，如新竞争者进入，所引发的企业风险；③市场供求关系发生变化。

3. 技术风险 这是指企业在技术创新的过程中，由于遇到技术、商业或者市场等因素的意外变化而导致的创新失败风险。其原因主要如下：①技术工艺发生根本性的改进；②出现了新的替代技术或产品；③技术无法有效地商业化。

4. 生产风险　生产风险指企业生产无法按预定成本完成生产计划而产生的风险，引起这类风险的主要因素如下：①生产过程发生意外中断；②生产计划失误，造成生产过程紊乱。

5. 财产损失风险　财产的含义要比实物资产或有形资产的范围大得多，它是指一组源自某项有形的实物资产的权利或者是关于该有形的实物资产的某一部分的一组权利，只要这项实物资产具有独立的经济价值。财产所指的实物资产包括不动产和动产两类。

6. 人事风险　人事风险是指涉及企业人事管理方面的风险。

（二）纯粹风险评估

1. 定性评估法　主要是根据经验和判断能力对生产系统的工艺、设备、环境、人员、管理等方面的状况进行定性的评价。属于这类评估方法的有安全检查表、预先危险性分析、故障类型和影响分析及危险可操作性研究等方法。这类方法的特点是简单、便于操作，评估过程及结果直观。

2. 指数评估法　如美国道（DOW）化学公司的火灾、爆炸指数法，英国帝国化学公司蒙德工厂的蒙德评估法，日本的六阶段危险评估法和我国化工厂危险程度分级方法、电力安全评价标准等，均为指数评估法。

其优点是避免了事故概率及其后果难以确定的困难，评价指数值同时含有事故频率和事故后果两个方面的因素。

其缺点是危险物质和安全保障体系间的相互作用关系未予考虑，忽视了各因素之间重要性的差别。指数值的确定只和指标的设置与否有关，而与指标因素的客观状态无关。这使实际安全水平相差较远的系统，其评估结果相近。

3. 概率风险评估法　是根据零部件或子系统的事故发生概率，求取整个系统的事故发生概率。本方法以 1974 年美国拉姆逊教授评价民用核电站的安全性开始，继而 1977 年的英国坎威岛石油化工联合企业的危险评估，1979 年德国对 19 座大型核电站的危险评估，1979 年荷兰六项大型石油化工装置的危险评估等都是使用概率法。

其优点：系统结构简单、清晰，相同元件的基础数据相互借鉴性强，要求数据准确、充分，分析过程完整，判断和假设合理。

其缺点：耗费大量的人力、物力，且要求该行业的零部件或子系统的事故发生概率的数据要有一个长久的精细的积累过程。

4. 危险评估软件　英国、荷兰、美国等工业发达国家从 20 世纪 70 年代就开始研究，目前已有几十种危险评估软件包得到应用。软件包可以帮助人们找出导致事故发生的主要原因，认识潜在事故的严重程度，并确定减缓危险的方法。目前，主要有四种类型：①危险识别软件；②事故后果模型软件；③事故频率分析软件；④综合危险定量分析软件。

二、大数据技术在纯粹风险识别与评估中的应用

全面的数据资源是大数据技术应用的基础，数据的处理是大数据技术应用的关键，数据的分析是大数据技术应用的核心，归根结底，大数据技术都是为应用服务的。

（一）数据的收集

传统的保险数据存在数据量小、数据来源单一、数据收集慢等问题。现有包含的数据主要来源于客户的保单信息及发生理赔时的理赔信息。因此，健康险公司首先要与外部医疗机构合作获取客户部分医疗信息；其次，需要借助物联网中可穿戴设备等技术，实时并且全面获取客户的血压、心率等健康信息；最后，借助互联网工具（小程序、微信公众号）获取客户的用户社交信息、喜好信息等。通过这些信息能够建立全方位的客户视图，为数据分析做好基础。

（二）数据的处理

数据的处理主要包括对收集的数据如何组织及如何存储。现有的数据资源不仅包含传统的结构化数据，还包含实时产生的大量半结构化和非结构化的数据，因此需要借助现有的工具及方法（OCR技术等）把非结构化数据转化为有价值的结构化数据。在数据的存储上，传统的集中式存储已经不能满足要求，需要借助 HBase 等适用于海量数据实时存储的数据存储技术。

（三）数据的分析

首先，数据的分析需要对各种健康险数据、医疗数据建立分析模型。用深度学习等机器学习方法进行数据的挖掘。例如，利用无标定的医疗数据进行无监督训练，分层训练模型各层参数。先用无标定数据训练第一层，训练时先学习第一层的参数，在学习得到第 n–1 层参数后，将 n–1 层的输出作为第 n 层的输入，训练第 n 层，由此分别得到各层的参数；基于上一步得到的各层参数进行自顶向下的监督学习（就是通过带标签的数据去训练，误差自顶向下传输，对网络进行微调），对学习到的各层参数进一步优化。其次，数据分析需要借助强大的计算平台实现分布式并发计算和实时计算。传统的单服务器模式已经不能满足处理海量数据的要求。在处理海量数据的时候借 Hadoop 等计算平台实现对大量数据的分布式并发计算。Hadoop 通过数据分块及自恢复机制，能支持 PB 级的分布式的数据存储，以及基于 MapReduce 分布式处理模式对这些数据进行分析和处理。MapReduce 编程模型可以很容易地将多个通用批数据处理任务和操作在大规模集群上并行化，而且有自动化的故障转移功能。Hadoop 以一种可靠、高效、可伸缩的方式进行处理，依靠横向扩展，通过不断增加廉价的商用服务器来提高计算和存储能力，也可以借助 Spark 等实时数据分析系统实现海量数据的实时计算。Spark 不仅启用内存分布数据集，提供交互式查询，同时还可以优化迭代工作负载。利用 Spark 可以支持分布式数据集上的迭代作业，构建大型的、低延迟的数据分析应用程序。

（四）数据的应用

基于数据分析可以从以下方面的应用促进健康险的发展：第一，通过建立慢病管理等疾病模型实现对用户的健康状况进行干预，减少用户的发病概率，做用户的健康管家。第二，通过建立医疗付费模型对用户的医疗行为进行干预，一方面降低用户过度医疗的可能性；另一方面减少用户不必要的医疗费用支出。第三，通过建立医疗风险及经营风险模型，健康保险公司能够有效防止保险欺诈及控制经营风险。

第三节 健康保险逆向选择的识别与评估

健康保险逆向选择的人群往往出险的概率更高，保险公司应该不断运用新技术提高自己逆向选择风险识别与评估的能力，进而不断优化保险价值链条的各个环节。

一、传统的逆向选择识别与评估

逆向选择是指那些风险比一般人更大的投保人，发现保险报价具有吸引力，因而更倾向于购买保险，即投保人以低于精算费率的价格购买保险。简单讲，由于逆向选择，愿意购买保险的人往往是最容易出险的人。因此，逆向选择使投保人组合的风险比一般人群大。

逆向选择在保险行业的后果最早由著名经济学家阿罗（Arrow）于 1953 年提出，他认为在商业医疗保险市场上，会出现非健康人群驱赶健康人群的现象，严重的甚至导致医疗保险市场失败。在完全信息的情况下，保险公司可以就每个水平的风险收取不同的保险费，这样就不存在逆向选择的问题。但在现实生活中，信息不完全才是一般的状态，保险公司无法辨认每个被保险人的风险，因此假设所有的消费者都面临着相同概率的疾病风险，根据平均预期损失和平均风险来计算保险费。而实际上，不同消费者所面临的疾病风险和预期损失是不同的。在这种情况下，高风险人群将愿意购买保险，而低风险人群将不愿意购买保险。于是，保险公司就会发生亏损，需要根据高风险人群参加人数所占比例情况调高医疗保险费。但当保险费上升之后，更多低风险的消费者将会退出保险，这就导致了恶性循环。

（一）逆向选择识别

1. 风险识别的主体　大公司：专职风险经理或风险管理部门；也可能借用外部机构，如保险经纪公司、保险公司、风险管理咨询公司。小公司：借用外部机构。

2. 常用的风险识别方法　主要的识别方法有以下几种：①基于历史数据的风险识别；②保险调查表、风险检查表；③现场检查、访谈；④流程图分析；⑤德尔菲法（专家调查法）等。

（二）逆向选择评估

1. 纯粹风险的特点　在一定的时间段内，纯粹风险的风险事故并非一定发生，它可能发生，也可能不发生，可能发生 1 次，也可能发生多次。风险事故一旦发生，一般都会造成损失。但价格风险不同：价格往往处于不断变化中，如石油价格、汇率等。价格变动并不存在发生或不发生的情况，并非一定造成损失。

2. 纯粹风险的评估内容　①损失频率：表示在给定的时间段内，损失发生的次数。②损失程度：风险事故所造成的损失规模。③得到损失的概率分布（理想情况）。要计算得到损失的期望值、标准差、最大可能损失。

3. 缺乏损失数据下的风险评估（初步评估）　评估方法：建立损失频率-损失程度矩阵，将识别出的风险按所掌握的资料进行主观估计，置于损失频率-损失程度矩阵，就可得到该风险的大小。矩阵中：损失频率分为频繁的、一般的、偶尔的、较少的、不可能的、绝对不可能六个等级，表示的损失频率递减；损失程度分为灾难性的、严重的、一般的、轻微的四个等级，表示的损失程度递减。

4. 损失数据充分下的风险评估（进一步的风险评估）　①损失频率评估：单一风险单位的损失概率约等于损失次数/风险单位数。②损失程度评估：每起工伤造成的损失（员工赔偿额）是不确定的，可用历史赔偿数据得到其概率分布。③损失的概率分布：损失=损失频率×损失程度；损失的概率分布=损失频率的概率分布×损失程度的概率分布。由此可以计算期望损失、标准差、最大可能损失。

二、大数据技术在健康保险逆向选择识别与评估的应用

大数据技术基于对海量数据进行分析，从不同维度深度挖掘保险用户特性，进而优化保险价值链条的各个环节。其中精准定价、精准营销和反欺诈是大数据技术在保险行业中最具潜力的发展方向，同样也是目前主流保险大数据创业公司发展的方向。

（一）精准定价

客户的行为特征数据、健康数据、标签数据等可以帮助保险企业改进保险产品定价方式。传统的保险精算定价原则是大数据法则，基于标的理赔的历史数据来进行风险定价。但这些数据不具备时效性，不能很好地满足预测和实时定价。

基于大数据技术下的产品定价，可以从客户角度出发，根据客户丰富的维度信息，如旅游爱好、教育需求、文化需求、理财需求、行为习惯、思维习惯等特征，通过相对关系，实时将客户按风险大小进行分类，针对不同风险收取不同的保费，实现千人千面定价。

（二）精准营销

用户的消费行为和消费状态极易在短时间内发生变化，大数据技术可不断动态地了解用户需求，协助保险经纪和保险代理人在合适的时间、地点，通过合适的方式，触及最需要保险产品的用户。这不仅能有效地唤醒保险公司的沉睡客户，实现交叉销售和向上销售，还能定位新客户，提高保险销售成功率。

（三）反欺诈

大数据技术下的反欺诈可以在起源发生点进行排查：申请新的保单、缴费、保险退保、理赔等。从黑名单过滤、身份验证、常见欺诈指标等维度建立反欺诈模型，对保险客户进行欺诈等级评分，针对逆向选择风险高的人群进行风险提示。

常见的欺诈情况如下：同时在多个保险公司购买了大额的意外险；保单生效后不久进行索赔；处理索赔时发生严重核保事故；被保人愿意接受小额赔付，而不是全款；与欺诈团伙存在联系的个人；保单持有人和医疗机构、4S店理赔材料相关方存在关系；被保险人有高额的贷款记录等。

（四）区块链技术

区块链技术最大的价值在于解决数字世界信用的传递，通过多方一致认可、遵守的规则，在无须中心机构的情况下实现点对点的价值交换。区块链技术在保险行业里的应用可以从记录存证、事件追溯和保单智能化三个方向展开。下文细述记录存证和保单智能化。

1. 记录存证 区块链技术利用加密认证技术和全网共识机制，通过维护一个完整的、分布式的、不可窜改的账本保证保险合同和交易、变更记录的真实有效。以下是两个应用场景举例。

保单存证：目前，保险客户对电子保单信任度不高，担心由于保险公司单方面丢失或窜改电子保单信息而拒绝理赔。因此对于大额的保单，客户倾向于留存纸质版本作为证据。用区块链技术存储电子保单，保单数据以加密形式存储在区块链各个节点中，在信息保密的情况下，由多个节点共同维护保单数据，有效地防止单一节点窜改数据，解决电子保单的信用问题。

客户信息核验和授权共享：在核保和核赔过程中，经常涉及验证用户的敏感信息，如医疗信息、消费行为和信用分数等。但由于国家对个人数据隐私的规定，信息所有方难以和保险公司共享数据，另外保险公司也需对这些数据再次核验。利用区块链技术，保险公司和信息所有方共同维护一套客户数据，同一套信息经由多方独立核验，不仅能解决客户信息共享问题，还可以节省再次核验的成本。

在区块链上，每一次信息记录的存取、变动都会有一个时间戳记录，表示这个信息是某个具体时间写入的。通过将每一次的行为记录下来，能对保险标的状态的变化、保险事件发生的过程形成可追溯的“链条状”记录，有效还原整个行为的真实过程。在区块链上形成的可追溯记录，可以实时追踪保险标的的流向，增加透明度。

2. 保单智能化 智能合约在保险领域的应用多在核保和核赔上，通过在区块链上预先设定好的电子化合约条款，在投保人不主动报案的前提下，系统基于真实准确的数据判断保险理赔条件是否被触发，一旦触发，将按照合约条款自动计算赔付金额，实现自动赔付，以下为常用场景。

航班延误险：通过从航空公司或机场获取航班实时信息，一旦发生航空延误，智能合约被触发，自动实行理赔支付。

农业参数型保险：通过气象局数据判断被保地区是否发生干旱、地震、洪水等自然灾害，一旦发生险情，投保农民可获得相应的补偿。

健康险：建立医院HIS系统与保险公司系统的互联互通，实现医疗数据的实时上传，通过智能合约，实现医疗费用自动理算和赔付。

（五）人工智能

智能保险顾问及客服和智能理赔是人工智能在保险行业的两大落地应用。

1. 智能保险顾问及客服　智能保险顾问及客服能够提高用户需求的响应程度，生成定制化的解决方案。据福布斯（Forbes）新闻调查显示，74%的消费者愿意获取智能保险顾问提供的建议。例如，智能保险顾问及客服可以在以下场景中应用：回答基本的咨询问题和协助潜在客户检索保险信息。

保险客服人员经常收到客户和潜在客户的问题咨询。这些问题往往是一些简单的问题，具有很高的重复性，但需要耗费大量的时间。通过智能客服可以很好地接管这部分工作，解放人力，让人去处理更复杂的咨询，提高客服效率和客户满意度。同时人工智能可以帮助客户在大量的保险信息中，迅速发现他们所需要的信息，优化用户体验。

2. 智能理赔　目前，理赔流程需要经过多道人工工序才能完成，耗时耗力。人工智能技术能够对查勘定损、欺诈识别及协助理赔等索赔管理程序进行自动化处理，提高理赔处理效率。

第四节　健康保险道德风险的识别与控制

健康保险市场前景广阔，但发展缓慢，保险公司对健康保险道德风险的识别和控制能力决定了其发展健康保险的意愿。

一、道德风险的定义与起因

社会学意义上的道德风险是指与人的品德有关的无形因素，即是指由于个人不诚实、不正直或不轨企图，促使风险事故的发生或扩大，以致引起社会财富损毁和人身伤亡的原因和条件。例如，人们对社会或他人心怀不满，蓄意进行破坏活动（如纵火、抢劫、欺诈等），造成社会财产或他人财产及生命蒙受损失。

从保险意义上来说，道德风险是指在建立保险人与被保险人关系后，被保险人试图利用自己掌握的信息优势，在追求自身效益最大化的同时做出损害保险人利益的行为；在建立代理人和被代理人关系后，代理人利用信息优势给被代理人造成损失的行为。

这包含了两种道德风险：前者是指在投保人投保时，保险公司不能观察到投保人的具体行为和相关的私人信息，特别是难以观察到投保人购买保险后加强风险管理的努力程度，为了获得保险金，不排除投保人隐瞒重要事实，甚至制造保险事故的可能性。而后者主要是发生在人寿保险当中，指的是代理人在为保险公司开展业务的过程中，保险公司不能完全了解代理人的行为，故而不能排除代理人为多拉保单隐瞒客户情况而给保险公司带来的风险。

从经济学观点分析，道德风险是市场主体为了自身的经济利益而采取的，有损其他市场主体利益的行为。按照威廉姆森的定义，机会主义行为指人们借助不正当的手段谋取自身利益的行为。机会主义行为有“事前”的与“事后”的之分。事前的机会主义被称为“逆向选择”，即在达成契约前，一方利用信息优势诱使另一方签订不利的契约。事后的机会主义被称为道德风险。

从总体上来说，产生道德风险的原因在于经济活动的不确定性及交换关系的不完备性。前者为负有经济责任的行为者采取有损他人的行为创造了机会，而后者则为其实现行动提供了条件。保险业因为具有一种以小博大的特点，小额保费可以换来较高保障水平的补偿，给人们提供了获得不正当利益的条件，因此其道德风险较其他行业要高得多。

具体来说，道德风险的起因有以下几个方面。

1. 主观　由于人性欲望的无限性，人们在利益的驱动下，可能做出一些不法行为。经济学的观点认为，人的需求是无限的。在这种无止境的欲望下，加上保险机制的某些特点，使得一些不法分子，抱着侥幸心理，妄图不劳而获，坐享其成，骗取巨额保险金。特别是社会上一些不良风气的影响，给某些人灌输了金钱至上的观点，使其为了自己的利益不顾一切去攫取财富。这一切，是道德风险产生的最主要原因，只有用法律加以约束和控制。

2. 我国的法律制度　我国现阶段的法律仍然不成熟、不完善，特别是在约束方面，对保险欺诈的惩罚力度不够，导致各类保险欺诈事件出现。目前在我国保险业的法律法规中，还存在着一些漏洞，我国三大保险集团争夺市场份额的竞争达到白热化程度。尤其是保险业内部的无序竞争，让不法分子有机可乘。一些基层保险机构为招揽客户，置规章条例不顾，为骗保埋下隐患。

3. 保险从业人员　既有保险公司管理不严的原因，也有从业人员思想业务素质不高的原因。一是承保、定损人员缺乏应有的专业知识和操作技能，难以对标的风险情况做出正确的评估。二是在承保、查勘定损过程中有章不循，操作不严，如承保时对标的不查验或查勘时不到现场等，这些在客观上助长了保险欺诈之风。此外，少数保险从业人员思想素质较差，缺乏职业道德，与社会上的不法之徒串通一气，合谋骗赔，由于他们熟悉保险条款、规章制度和运作过程，因而手段更加狡诈、隐蔽，成功率也较大，不仅使保险人蒙受直接经济损失，也损害了保险人的社会形象。

二、健康保险道德风险表现

医疗保险的介入，使传统的医患双方交易关系演变成了医患与商业医疗保险三方的市场关系，医患双方的矛盾大部分都转移到了保险公司。矛盾指向的结果集中表现为投保人的逆选择风险、被保险人的道德风险及医疗机构的道德风险。

（一）投保人的逆选择风险

一般，不同的人面临着不同概率的风险，有的风险高，有的风险低，如果信息是完全的，那么保险人可以根据公平精算原理分别对高风险的人收取与其损失概率相同的高费率。对低风险的人收取与其损失概率一致的低费率，这样所有的人都会公平合理地买到称心如意的保险。但实际上，健康状况、财务状况、职业风险、个人嗜好等都是投保人（被保险人）的私人信息，保险人无法完全知晓，即使要想获取投保人（被保险人）的这些私人信息，也会付出很高的成本，如大量的体检费用。因此，如果保险人按照平均的风险状况和损失概率来制订保险费。那么，高风险的人群将愿意购买足额的医疗保险。因为对于高风险的人而言，这样的保险费率远远低于其自身风险状况对应的价格。而对于低风险人群，显然这样的保险费率高于其自身风险对应的价格，因此低风险人群将不愿意购买医疗保险。如果投保人（被保险人）故意隐瞒一些私人信息，不履行如实告知义务，将会给保险人造成严重的风险隐患。

（二）被保险人的道德风险

来自被保险人的道德风险主要表现为以下的形式。①被保险人投保后的一些意识和行为增加对医疗服务的需求。众所周知，个人的生活方式和行为习惯对疾病的发生有很大的影响，而良好的生活习惯、合理的饮食结构、自我保健行为可以预防某些疾病的发生，减轻疾病造成的危害。但是由于医疗保险的提供，人们在主观上可能存在一些侥幸心理和依赖心理，以至于不太注意自己的生活习惯、饮食习惯及其他自我保健行为，从而影响某些疾病发生的概率，增加对医疗服务的需求。②医疗服务消费的选择性问题。一般来说，疾病发生之后，使个人恢复健康的治疗方案可以有多种选择，这要取决于医生的偏好和患者个人的意愿，就患者个人而言，当然希望在医疗保险的赔付限额之内尽可能多地享受医疗服务，而且我国有不少投保人有“如果缴了费，用不完赔付额度就很亏”的私利想法。所以被保险人往往放弃“便宜”的治疗方案而选择“昂贵”的治疗方案。事实上，对于治疗方案的选择并非越贵越好。这种形式的道德风险对于医疗费用的影响非常大，必须采取措施加以防范。③被保险人的保险欺诈行为。在商业医疗保险领域，保险欺诈率一直居高不下，被保险人故意制造假门诊、假住院来骗取保险公司的赔付，给保险公司造成了巨大的损失。在我国，商业保险公司在理赔的时候不易得到医疗机构的配合，取证调查困难，难以制止被保险人骗取保险赔付的行为。

（三）医疗机构的道德风险

医疗机构的道德风险表现为医疗机构的“过度供给”行为，也就是“小病大治”和“大处方”等医疗机构加大医疗费用的行为。从经济利益驱动分析，医疗机构和保险人的目标是不一致的。在传统的按实际服务收费制度下，医疗机构的收入与它提供服务的多少成正比，为了追求更多的经济利益，医疗机构自然愿意提供更多、更昂贵的医疗服务。很显然，这和保险人控制被保险人滥用医疗花费的目标是不一致的。来自医疗机构的道德风险在很大程度上与“第三方支付”的制度设计有关，也就是医疗服务的费用不是由被保险人直接支付，而是由保险人来买单。从被保险人的角度来看，在保险赔付额度范围之内，接受医疗服务都是免费的；从医疗机构的角度来看，在被保险人出现过度消费的同时，医生及其所在医疗机构都能够得到更多的经济利益。因此，在这样的机制下，容易出现被保险人的过度消费和医疗机构的过度供给。在“第三方支付”制度下，医生事实上既是被保险人的代理人，也是保险人的代理人，在这复杂的三角的委托-代理关系中，由于信息不对称，保险人无法全面掌握被保险人的健康信息和医疗机构的医疗信息，加上医疗服务的特殊性，保险人很难有足够的证据证明医疗机构的过度供给行为。

三、道德风险的控制

（一）控制被保险人道德风险的对策

1. 构建诚信声誉机制，规范自身投保行为　在健康保险中，可以根据投保人的投保理赔情况以便于确定投保人的保险费率。通过设置“等待期条款”“无赔款优待”等措施给予投保人费率上的优惠，以激励投保人规范自身的诚信行为，减少道德风险发生概率。

2. 加强健康教育意识，降低医疗服务成本　借鉴国外健康保险机构“治未病”的经验，我国健康保险公司通过建立社区健康咨询中心等健康教育系列活动，在完善基本医疗制度基础上逐步开展“治未病”预防保健计划，旨在有效降低医疗服务成本，降低道德风险行为发生率。

（二）控制医疗机构道德风险的对策

1. 探索医保合作模式，实现利益共享机制　为了降低商业健康保险的道德风险发生率，健康保险公司可以根据现阶段的发展情况有效选择竞争性招标，积极引导患者选择合约医生等服务质量的竞争机制，逐步淘汰业绩不佳的定点医疗机构。同时解决被保险人在就医过程中被动处境，以控制道德风险发生。

2. 发展管理式健康保险，控制医疗服务过程　首先，建立预付型偿付机制是发展管理式健康保险的关键环节；其次，采取相应措施激励全科医生下基层；同时，在不断加强基层医疗卫生服务的同时，更好地宣传疾病预防工作，提高人们的健康意识以至降低道德风险。

（三）完善保险公司内部管理的对策

1. 建立专门健康机构，培养高素质化队伍　为了适应商业健康保险的经营特殊化及降低道德风险隐患，我国商业健康保险公司应加强产品设计创新，提高业务能力及水平。同时，行业的特殊性决定了建设专业化且具有相关医学背景知识高素质队伍的必要性。因此保险公司应制订相应健康保险人才培训计划，完善人才激励机制，不断加强人员再教育以适应工作人员流动性大、培养周期短等特点。

2. 建立核保审查小组，应对条款潜在风险 商业健康保险公司应及时建立核保审查小组，以便于不定期开展投保人信息审查工作。同时保险合同也应在工作进程中及时进行改进，不断完善工作流程以争取最大程度解决保险条款中潜在道德风险。

（四）防范医疗监督方道德风险的对策

1. 维护保险市场秩序，发挥政府监督职能 保险市场在运行过程中存在管理等各项问题，还需政府加大对保险市场监管；此外，政府部门还需健全并完善保险及医疗行业的法律法规，以确保及时将解决医疗机构和保险人与投保人道德风险的管理问题上升到政府高度，以充分发挥政府的监督管理职能。

2. 建立社会市场监督，规范经营主体行为 社会监督和市场监督在规范健康保险市场行为中应积极发挥应有力量。同时就医疗机构来说，其经营有关的规章制度，用药明细应及时对外公开，随时接受社会与市场的监督以确保做到公开透明化。最后对经营主体的违规应建立不同程度处罚措施，以绝后患。

课后练习题

填空题及其答案

1. 没有疾病风险就没有医疗保险，没有医疗保险也就没有健康保险和健康保障。健康保障是医疗保障的延续和继续，是医疗保障发展到一定程度后的更高层次、更广泛的保障体系。（健康保障）是社会保障体系的主要组成部分。

2. 健康保险通常称为广义的医疗保险。它不仅包括医疗费用的补偿，还包括为参保人生育、伤残、死亡等所造成的损失提供的一种保障。在某些发达国家中，健康保险还包括补偿支持疾病预防、（健康促进）等费用。

3. 我国《健康保险管理办法》明确规定：“本办法所称健康保险，是指保险公司对被保险人因健康原因或者医疗行为的发生给付保险金的保险，主要包括医疗保险、疾病保险、失能收入损失险、（护理保险以及医疗意外保险）等。”

4. 与普通人寿保险相比较，健康保险具有（不确定）的风险特点。与意外伤害保险比较，健康保险具有多发性的特点。对于人寿保险和意外险来说，一次保险事故也许就意味着保险责任的结束。

5. 健康保障是社会保障体系的主要组成部分，是健康保险的进一步拓展和延伸。它包括两部分内容：一方面主要承担健康保险的功能。另一方面，针对贫困、特困人群和残疾人群或者其他救助对象开展（健康救助）。

6. 健康保障制度是现代社会解决社会成员（健康问题）的一种制度安排。健康保障制度是在政府的管理下，以国家为主体，以保障居民健康基本权益为目标，依据一定法律和规定，通过个人、集体和政府多聚道筹资，建立健康保障基金，公平、合理、有效地分配和利用健康保障基金，对居民在特殊情况下给予物质或资金的帮助，用以保障居民健康层面基本权益，增进全体人群的健康。

7. 健康保障系统是（社会保障系统）的主要内容之一。社会保障系统还包括社会保险（养老、医疗、工伤、生育、失业）、社会救助等内容。健康保障系统与社会保险、社会救助一起构成我国社会保障系统的主体；同时还可以引入商业的健康保险服务，满足多层次更广泛健康需求。

8. 疾病保险是以约定疾病的发生为给付保险金条件的（人身保险），具有如下特点：保险金给付条件只依据疾病诊断结果，不与治疗行为的发生或医疗费用相关；疾病保险的主要产品类型是重大疾病保险；为防止被保险人带病投保，降低逆选择风险，疾病保险合同通常设有等待期。

9. 医疗保险是以人的身体和心理健康为标准，保证投保人生病时对所支付医疗费用获得（部分或全部补偿）的一种保险。

10. 从保险意义上来说，道德风险是指在建立保险人与被保险人关系后，被保险人试图利用自己掌握的信息优势，在追求自身效益最大化的同时做出（损害保险人利益）的行为；在建立代理人和被代理人关系后，代理人利用信息优势给被代理人造成损失的行为。

（王大红）

第十五章　中医治未病

学习目标

1. 掌握中医九种体质辨识相关内容。
2. 熟悉中医九种体质调护养生方法。
3. 了解中医养生理论。

中医治未病的概念首见于《黄帝内经》，《素问·四气调神大论》提出："圣人不治已病治未病，不治已乱治未乱。"历经长久的临床实践，逐渐形成了"未病先防，既病防变，愈后防复"的理论思想。

第一节　体质概述

我国对体质分类的研究历史悠久，自古医家就提出人有个体差异，个体差异的形成与先天禀赋和后天调养密切相关。

一、体质的基本概念

体，指形体，身体，可引申为形体及其生理功能；质，指性质，特质。体质是人群及人群中的个体在生命过程中，在先天禀赋和后天获得的基础上形成的，在形态结构、生理功能和心理状态方面综合的、相对稳定的固有特性，也称个体差异。个体体质的不同，常表现为在生理状态下对自然环境、社会环境的适应能力上的某些差异性，以及发病过程中对某些致病因素的易感性和疾病发展的倾向性。体质现象是人类生命活动的一种重要表现形式，与健康和疾病密切相关。

中医体质学是以中医基础理论作为指导，研究人类不同体质特征、类型的生理病理特点，分析疾病的反应状态，病变性质及发展趋向，演变规律，从而应用于指导疾病的预防、诊治、康复与养生的一门学说。中医体质学强调先天禀赋和后天调养对体质形成的影响，充分体现了中医学"天人合一"的整体观和"形神合一"的生命观。

二、中医体质学理论的发展沿革

（一）中医体质理论的渊源

中医对体质的论述始于《黄帝内经》。《黄帝内经》中蕴含着丰富的体质学思想，"体质"一词在该书中常被称为"质""身""形"等，很多篇都对体质分类展开了详细的讨论，以阴阳五行、脏腑气血形质作为分类依据，包括五行分类法、阴阳分类法、形态特征分类法及心理特征分类法等。

《灵枢·阴阳二十五人》运用五行学说，结合人体的肤色、形态特征、生理功能、心理性格、行为习惯，以及对自然环境的适应情况等，将人体体质分为木、火、土、金、水五种基本类型，又根据五音的变化，结合经脉的归属与特性，将五类中的每一类细分为五种，共二十五种体质类型。

《灵枢·通天》采取阴阳分类法，根据个体中阴阳比例的多少，将体质分为五类：太阴之人（多阴而无阳）、少阴之人（多阴而少阳）、太阳之人（多阳而无阴）、少阳之人（多阳而少阴）、平人（阴阳平和）。

《灵枢·逆顺肥瘦》根据形态特征对体质进行分类，将体质分为肥人、瘦人、常人、壮士四种。

此外，还有根据人格心理特征对体质进行分类的方法。《灵枢·论勇》中的勇怯分类法，将人分为勇士和怯士；《素问·血气形质》分为形乐志乐，形苦志乐，形苦志苦，形乐志苦，形数惊恐五类。

《黄帝内经》采取多角度的整体观察方法，对体质进行分析与归纳，积累了丰富的实践经验，奠定了中医体质学的基础。

（二）中医体质理论的充实和发展

东汉著名医学家张仲景继承了《黄帝内经》有关体质学说的理论，在《伤寒杂病论》中进一步提出体质在辨证论治过程中的意义，认为体质分类可由脉症、治法、方药测知，将体质分为平人、强人、盛人、瘦人、羸人、尊荣人、湿家、喘家、呕家、淋家、疮家、衄家、汗家、酒家等，他对不同体质患者在治疗上均提出相应注意事项，体现了体质与治疗、转归密切关联。

晋代医家王叔和在《脉经》中明确指出不同的体质脉象有别，强调诊脉要注意体质特征，曰："凡诊脉，当视其人大小、长短及性气缓急。"

隋代巢元方在病因病理学专著《诸病源候论》中重视体质与发病、治疗的关系，对小儿体质特点及特禀质提出了自己独到的见解，指出过敏性疾病与先天禀赋不足的特禀体质有关。

唐代药王孙思邈在《备急千金要方》中提出"禀质"一词，指出："凡人秉形，气有中适，有躁静，各各不同。气脉流动亦各随其性情。"这说明分析脉形要参考体质特征，不能惟以脉辨病，另外，脉诊也是辨别体质类型的重要方面。此外，提到了胎儿体质会受孕母孕期生活环境、饮食习惯、情志品行等多种因素的影响。

北宋儿科大家钱乙始论小儿体质，在《小儿药证直诀》中开创了儿科五脏辨证纲领，为后世对小儿体质的认识与干预提供了临床依据。明代儿科学家万全又在钱乙五脏辨证纲领的基础上指出小儿体质常表现为"肝常有余，脾常不足""心常有余，肺常不足"的特点。

元代著名医家朱丹溪在《格致余论》中明确提出"肥人多痰"的痰湿体质。

明代张景岳在《景岳全书》中首次明确提出"体质"一词，书中云："矧体质贵贱尤有不同，凡藜藿壮夫，及新暴之病自宜消伐。"以脏气的强弱和禀赋的阴阳为分类法，将体质分为阴脏、阳脏和平脏三型，提出体质有先天遗传性和后天获得性。论述了阴脏、阳脏体质的寒热喜好、适宜药物等，对临床体质类型的判定和治疗有一定意义。

清代徐灵胎、尤在泾称体质为"气体""形质"，并与体质混用。

清代叶天士、华岫云和吴鞠通在编撰的著作中，又相继直称"体质"。叶天士在《临证指南医案》中，所提及的体质类型大致可总结为木火质、湿热质、阳虚质、阴虚质、肝郁质、脾弱质等，其主要是以脏腑、寒热、气血、虚实为依据进行分类，在临床辨治中特别重视辨治先辨体，将体质与临床紧密结合。

历代医家对体质学说的研究和探讨不断推动着中医体质学理论的丰富、发展和完善。

现代医家从20世纪50年代开始，就有学者对体质学说做了初步研究。到20世纪80年代，随着《中医体质学说》的问世，学术界对体质的研究非常活跃，至今方兴未艾，不断取得新的成果，已成为一门新的交叉学科。对体质的分类有数十种之多，目前学术界以王琦的体质九分法为标准，后文将着重介绍。

三、体质形成的影响因素

体质的形成禀受于先天，得养于后天，贯穿于整个生命活动中，因此，影响体质形成的因素也无外乎先天和后天两方面。

（一）先天因素

《灵枢·决气》载："两神相搏，合而成形，常先身生，是谓精。"指出先天因素，即禀赋，是先于形体和生命的物质。《灵枢·天年》也提到："人之始生……以母为基，以父为楯。"先天禀赋，是指子代出生以前在母体内所禀受的一切，包括父母生殖之精的质量，父母双方所赋予的遗传特性，胎儿在母体内发育过程中的营养状态，母体的精神状态，以及孕期疾病所给予胎儿的一切影响，这些都属于先天因素。《灵枢·寿夭刚柔》认为："人之生也，有刚有柔，有弱有强，有短有长，有阴有阳。"说明人在出生时，已表现出体质的差异。人体精血禀受于父母，因此父母形质精血的强弱盛衰和体质特征，决定着子代禀赋的强弱，影响其体质，父母体内阴阳的偏颇和功能活动的差异，可使子代也有同样的倾向性。如母体妊娠时过食辛辣燥热的食物，易使胎儿形成阳盛体质；父母体弱多病或母体孕期营养不良，易造成胎儿禀赋不足，体质虚弱。如《医宗金鉴·幼科杂病心法要诀》说："小儿五迟之证，多因父母气血虚弱，先天有亏……"明确指出父母体质虚弱易造成子女生长发育迟缓。可见，先天因素在体质形成的过程中起着决定性作用，也是保持体质相对稳定的条件。

（二）后天因素

1. 年龄因素 人体的生命过程有生、长、壮、老、已的变化规律，在这一过程中，人体的形态、结构、代谢和功能都会随着年龄发生相应的变化。正如《灵枢·营卫生会》中所说的"老壮不同气"。《素问·上古天真论》和《灵枢·天年》都从不同角度阐述了在生长、发育、壮盛以致衰老、死亡的过程中，人体脏腑精气所发生的由弱到强，又由盛至衰的规律性变化。小儿的体质特点，前人概括为脏腑娇嫩，形气未充，易虚易实，易寒易热。清代吴鞠通则明确提出小儿为"稚阴稚阳"之体，因其精气、阴阳均未充分成熟。成年人一般精、气、血、津液充盛，脏腑功能强健，是一生中体质最为强健的时期。中年时期体质开始由盛转衰，更年期是中年向老年的过渡期，更是体质变化的重要转折点。而老年人的体质常表现出精、气、神渐衰，阴阳失调，脏腑功能衰退，气血郁滞等特点。

2. 性别因素 由于男女两性在遗传性征、形态结构等方面的差异，在生理功能、心理特征方面也随之有异，因而体质上存在着性别差异。男性多具有强悍的阳刚之质，体魄健壮魁梧，脏腑功能强健，心理上多主动勇敢，争强好胜，喜动恶静，处事果断，心胸开阔，"男子以肾为先天，以精、气为本"；女性多禀阴柔之气，体形小巧苗条，脏腑功能较弱，心理上多被动内向，喜静恶动，处事优柔寡断，情感丰富，多愁善感。此外，女子在生理上会因经期、孕期、产褥期、哺乳期而会出现相应的体质改变，其脏腑经络气血活动与男子有所不同，"女子以肝为先天，以血为本"。

3. 饮食因素 饮食结构和营养状况对体质有显著的影响，科学的饮食结构，全面均衡的营养可增强体质。而饮食失宜，可影响脾胃功能，造成气血阴阳失调，而使体质发生不良变化。例如，饮食不足，影响气血化生，久之可导致营养不良，体质虚弱；饮食偏嗜，可造成体内营养成分不均衡，出现一部分营养物质过剩或缺乏，形成有偏倾趋向的体质。《素问·生气通天论》就有"高粱之变，足生大丁"的记载，说明嗜食肥甘厚味可助热生火，导致疔疮、痈疽之病。而过食生冷寒凉则易损伤脾胃，产生脾虚体质。总之，饮食营养因素对体质的形成有重要的影响。

4. 精神因素 人的精神状态，可影响脏腑气血的变化，从而影响体质。《灵枢·本藏》说："志意和则精神专直，魂魄不散，悔怒不起，五脏不受邪矣。"强调情绪平和，脏腑功能协调，体质强壮。反之，突然、强烈或长期持久的情志刺激，超过了人体的生理调节能力，可致脏腑气血紊乱，会对体质造成不良影响。《素问·阴阳应象大论》有"怒伤肝""喜伤心""思伤脾""忧伤肺""恐伤肾"的记载，提示情志异常可伤及内脏，而导致体质发生异常。气郁体质多由长期情志异常引起。气郁化火，耗伤阴血，又能导致阳热或阴虚体质。气滞不畅还可进一步形成血瘀体质。

5. 环境因素 "天人相应"，人是物质世界的一部分，人与外界环境有着物质同一性。人生活在某一特定的自然环境中，无时不受水土、居处、气候等各种因素的影响。我国幅员辽阔，地形复杂。不同的地域，由于地质水土、气候、饮食、生活习惯的诸多不同，在一定程度上形成了体质上的不同特点。西北地区，气候寒冷干燥，故人体腠理致密，形体多壮实；东南沿海气候温暖湿润，故人体腠理偏疏松，体质多薄弱。《素问·异法方宜论》就曾详细论述了东、南、西、北、中五方人的体质差异及其特征，强调环境对体质形成的重要影响。此外，个体所处的社会环境，包括社会地位、家庭状况、人际关系等都会对个体的体质产生影响。

6. 疾病和药物的影响　疾病对个体体质的改变有着重要影响。"久病多虚"，一些重病、慢性消耗性疾病常会损害机体，损伤正气，日久出现虚弱体质。而疾病损害而形成的体质改变，其体质类型还与疾病本身的特点有关系，如慢性肝炎早期多为气滞型体质，随着病变的发展可转为瘀血型、阴虚型等不同类型的体质。

药物具有不同的性味特点，能够调整脏腑气血阴阳的盛衰，用之得当，可使病理体质恢复正常；滥用或误用，将会加重体质损害。

总之，体质禀受于先天，又受制于后天。在先、后天诸多因素的共同作用下，不同个体逐渐形成千差万别的体质特征。

第二节　中医养生理论

早在几千年前，古代医家就对养生颇有见解，《素问·上古天真论》有云："上古之人，其知道者，法于阴阳，和于术数，食饮有节，起居有常，不妄作劳，故能形与神俱，而尽终其天年。"

一、养生学的基本概念

养生一词，首见于《庄子》内篇，有摄生、道生、保生、卫生等别称。养，有保养、护养、调养、补养等意。生，即人的生命。具体而言，养生是人类为了自身良好的生存和发展，有意识地根据人体生长衰老不可逆的量、质变化规律所进行的一切物质与精神的身心养护活动。

中医养生学，是以中国传统哲学为根基，以中医理论为指导，探索和研究中国传统的调摄身心、养护生命、祛病延年的理论和方法的中医分支学科。

近年来，随着人类疾病谱、医学模式的改变，我国社会经济的不断发展，人们对于健康长寿的渴望、热情也达到了前所未有的程度。国务院在 2019 年 6 月制定印发了《健康中国行动（2019—2030 年）》的战略，围绕疾病预防和健康促进两大核心，促进以治病为中心向以人民健康为中心的转变。而中医在"治未病"方面的许多特色和优势，如在养生方面的一系列理念和措施，对于提高全民身体素质可以发挥十分积极的作用，使得中医养生学具有了新的时代意义。

二、中医养生学的基本原则

中医养生学在漫长的发展过程中，不断吸取各家精华，积累实践经验，养生理论逐步得到了发展和完善，其养生原则可概括为以下几个方面。

（一）天人相应

人生于天地之间，人与自然界息息相关，因此养生应积极主动顺应自然，与其保持和谐一致，这就是"天人相应"的思想。一年四季，自然界有着春温、夏热、秋凉、冬寒，自然万物有着生、长、收、藏的规律，善养生者也应通过主动调摄顺应四时变化，随时随地与其保持和谐一致。"春夏养阳，秋冬养阴"的理论便是顺应自然的最好体现。一日之内，昼夜晨昏的变化，阴阳二气进退消长，人的新陈代谢也会发生相应变化，利用人体的日节律来进行养生保健，妥善安排作息，可提高人体适应自然环境的能力，不受外界邪气的侵害，从而达到祛病延年的目的。

（二）形神合一

形与神是对立又统一的哲学概念，也是对生命的高度概括。形，指一个人的形体，即五脏六腑、气血津液、四肢百骸、五官九窍等形体组织；神，指人的意识、思维、情感等精神活动，以及生命活动全部的外在表现。正如《素问·上古天真论》所言："形与神俱，而尽终其天年。"形与神的关系，是相互依存，密不可分，统一协调的整体。通常而言，形体健壮，有助于精神活动的正常；而精神旺盛也有助于促进形体健康。中医历来认为神是生命活动的主宰，决定着生命的存亡，"得神者昌，失神者亡"，说明精神活动失调是发病的内在依据。因此，中医养生学历来以"养性""调神"为先，在做好养神的前提下，再养好形。张景岳在《类经》中称："形者神之体，神者形之用"，强调形是神的物质基础，神是形的外在表现。因此，在养生中应力求做到身心共养，形神合一，不可偏废。

（三）动静互涵

动与静，是自然界物质运动的两种表现形式。动与静，一阴一阳，相互依存，并以此形成动态平衡。中医学吸收了古代哲学对动静的认识，赋予其在生命科学中的具体内涵。

"动"包括各种劳动和体育运动。《吕氏春秋·尽数》说："流水不腐，户枢不蠹，动也，形气亦然……"形体的运动有助于气血畅达，增强抗病能力；静而乏动则易导致气机闭阻，气血凝滞，久则患病损寿。中医养生学主张"动以炼形"，并创造了许多行之有效的动形养生方法，如五禽戏、八段锦、太极拳、易筋经等。而"静"是相对于"动"而言，指精神上的清静和形体上相对安静的状态。由于"神"日理万机，易动而难静，故中医养生学特别主张"静以养神"。清静养神，并不主张饱食终日，无所用心，而是指排除杂念，少私寡欲，精神专一。

动与静，必须适度，太过或不及都可能导致疾病。从《黄帝内经》的"不妄作劳"，和孙思邈的"养性之道，常欲小劳"都强调动静需要适度有节。日常生活中保持动静适宜，应注意劳逸结合，心体互用，不可偏废。具体可根据个体的年龄、体质、环境、锻炼基础、性格爱好等制订个体化方案。只有动静结合，平衡协调，才可达到形神合一，增强体质的目的。

（四）正气为本

"正气"指人体正常的功能活动和抗病康复能力。《素问遗篇·刺法论》曰："正气存内，邪气可干。"中医发病观认为正气不足是发病的内在原因，邪气是发病的条件。因此，预防疾病当以保养正气为主。通过扶助正气，增强体质，祛病延年而达到保养生命的目的。在衰老的过程中，人体正气逐渐衰弱，脏腑功能减退，自我调节能力不足，抗病祛邪能力明显下降，病后康复缓慢，故保养正气对延年益寿至关重要。

"肾为先天之本""脾胃为后天之本"，两者相互促进，互为补充，在保养正气的过程中，必须重视补肾益精，调养脾胃，固护先后天之本。具体方法有药物调养、饮食调理、精神调摄、针刺按摩、起居劳逸调摄等。

而针对不良体质，可通过有计划地、科学地改变环境，饮食营养、运动锻炼及中医手段干预等措施，纠正体质偏颇，以达到防病延年的目的，也是保养正气的重要措施。

（五）审因施养

审因施养是指养生应具有针对性，根据实际情况，具体问题具体分析，制订适合个体的养生保健方案。影响生命的因素无外乎天、地、人三方面，故审因施养应从三因制宜入手，即因时、因地、因人制宜。

根据天时的改变而采取相应的措施，即因时制宜。具体可根据四时、月廓及昼夜的变化而采取相应的养生方法，前文在叙述"天人相应"法则时已提及。

因地制宜即顺应地域不同的差异，积极主动地采取相应的养生措施。因人制宜，即根据个人的具体情况，如年龄、性别、体质、职业、生活习惯等因素有针对性地选择相应的养生方法。

（六）综合调摄

综合调摄即根据实际情况，综合运用各种养生方法，全面进行养生活动。中医养生方法丰富多彩，各有所长，因此养生应落实在日常生活的方方面面，不拘一功一法，从起居、饮食、精神、药物、针灸、运动等多种途径、多种方式进行养生实践活动，也称为“杂合以养”。个人的养生方法，只要适合自身，应尽量全面顾及生活的每个细节，不嫌繁多。那种希望仅凭一方一法而获得健康长寿的想法，显然违背了养生的基本规律，应当摒弃。而强调综合调摄的同时，也应提倡各种养生方法长期坚持，切忌见异思迁，朝秦暮楚。

三、常用中医养生方法

中医养生方法众多，包括精神养生、起居养生、饮食养生、传统运动养生、药物养生、针灸推拿养生等。具体运用将在第四节体质养生方法中叙述。

（一）精神养生

精神养生是在中医养生基本原则的指导下，通过主动地修德怡神、积精全神、调志摄神等，保护增强人的身心健康；通过移情、暗示、开导、节制、疏泄、情志相胜等措施及时排除不良情绪，达到情志和调的养生方法。

中医认为“神明则形安”，神为形之主，神可驭形，故在倡导形神共养的原则，重视养形的同时，更强调养神。正如《素问·上古天真论》所言：“恬淡虚无，真气从之，精神内守，病安从来。”

（二）起居养生

起居养生是在中医理论指导下，通过调节人的日常生活作息，使之符合自然界和人体生理规律的一种养生方法，具体包括起居环境调摄、作息常规调节、劳逸适度及睡眠调摄等方面。

早在《黄帝内经》中就有“起居有常，不妄作劳”的论述。起卧作息和日常生活的各个方面保持一定的规律，循序而动，使之顺应自然规律和人体的生理常度，才能发挥最佳的功能状态，有利于生物节律的形成和稳定，从而有益于身心健康。

（三）饮食养生

饮食养生，简称“食养”，是在中医理论指导下，根据食物的特性，合理地选择和加工食物，从而滋养精气、调和阴阳、强身防病、益寿延年的方法。另外，中医还有利用食物特性治疗疾病的方法，称“食疗”。一般而言，“食养”适用于所有人群，“食疗”主要针对疾病人群，但两者间并没有绝对的界限。

中医素有“药食同源”之说，食物和药物一样，也具有四气、五味、升降浮沉、归经等属性。在饮食调养中，可根据年龄、性别、气候、地域、体质等诸多因素，结合食物的性味归经、功效等选择相对应的食物进行调养，因时、因地、因人施食，使食养更具有针对性。

（四）传统运动养生

传统运动养生是指在遵循生命自然规律的基础上，通过中国传统运动方式来疏通经络气血、调节脏腑功能、和畅情志、培育元气，从而达到调摄身心健康、提高生命质量、延年益寿的方法。

传统运动养生以中医学的阴阳、脏腑、气血、经络等理论为基础，以养精、练气、调神为运动的基本要点，既锻炼外在的肌肉、骨骼，又调摄内在的气机和意念，在中华传统文化中独具特色，具有动静结合、刚柔相济、内外兼修、形神共养等特点。代表性功法有太极拳、八段锦、五禽戏、易筋经、六字诀、形神桩、放松功等。

（五）药物养生

药物养生是在中医理论指导下，运用药物来强身健体、祛病延寿的方法。千百年来，历代医家积累了许多具有养生作用的药物，而且创造了不少行之有效的方剂，积累了丰富的药物养生经验。

药物养生应注重体质，因人用药，辨证遣药，并应遵循天人相应的法则，因时选药，合理运用，方可达到维护健康、防病延年之效。如果不根据个体差异，盲目滥用，则适得其反。

（六）针灸推拿养生

针灸推拿养生是以中医经络学说为基础，以刺激腧穴、调整经络气血为手段，从而达到调和阴阳、滋养脏腑、增强体质、预防疾病、益寿延年目的的方法。

人体是一个统一的整体，以脏腑为中心，由经络外络肢体、官窍。《灵枢·经别》曰："十二经脉者，人之所以生，病之所以成，人之所以治，病之所以起。"说明经络与人的生长与健康，病的形成与痊愈都有密切关系。实践证明，针刺、艾灸、推拿、刮痧等方法各有所长，各有所宜，综合运用效果更佳。

第三节　九种体质辨识

现代医家从不同角度对体质进行了研究并分类，王琦继承研究古今成果将体质分为九类，即平和质、气虚质、阳虚质、阴虚质、痰湿质、湿热质、气郁质、血瘀质、特禀质。

一、平和质

1. 总体特征　阴阳气血调和，以体态适中、精力充沛、脏腑功能强健为主要特征。

2. 成因　多因先天禀赋良好，后天调养得当。

3. 形体特征　体型适中，体格匀称健壮。

4. 常见表现　面色、肤色润泽，头发稠密有光泽，目光有神，嗅觉灵敏，味觉正常，精力充沛，不易疲劳，耐受寒热，胃纳良好，二便正常，睡眠安和，舌质淡红，苔薄白，脉平和。

5. 心理特征　性格随和开朗。

6. 适应能力　对自然环境、社会环境适应能力较强。

7. 发病倾向　平素不易患病。

二、气虚质

1. 总体特征　元气不足，脏腑功能低下，以疲乏、气短、自汗等气虚表现为主要特征。

2. 成因　多为先天不足，后天失养，年老体弱或病后正气损伤。

3. 形体特征　形体可胖可瘦，肌肉松软不实。

4. 常见表现　目光少神，唇色少华，面色㿠白，毛发不泽，精神不振，气短懒言，语声低怯，容易疲乏，常自汗出，动则加剧，头晕，健忘。大便正常或稀溏不成形，小便正常或偏多。舌质淡红，舌体胖大，边有齿痕，脉虚缓无力。

5. 心理特征　性格内向，胆怯，不喜冒险，情绪不稳定。

6. 适应能力　不耐受风、寒、暑、湿邪。

7. 发病倾向　平素体质虚弱，易患感冒、内脏下垂、虚劳等病证，病后康复缓慢。发病多为虚证，易从寒化，病多虚实夹杂。

三、阳　虚　质

1. 总体特征　阳气不足，失于温煦，以形寒肢冷为主要特征。

2. 成因　元阳不足，可由于先天禀赋不足或后天失调，喂养不当，营养缺乏；或中年以后劳倦所伤，房事不节，伤及肾阳所致。

3. 形体特征　形体多白胖，肌肉松软。

4. 常见表现　目光少神，口唇色淡，面色㿠白，精神萎靡，睡眠偏多，常自汗出，平素畏寒喜暖，手足不温，口淡不渴，喜温热饮食，大便溏薄，小便清长。舌质淡白胖嫩，边有齿痕，苔白润，脉沉迟无力。

5. 心理特征　性格多沉静、内向。

6. 适应能力　耐夏不耐冬，易感风、寒、湿邪。

7. 发病倾向　发病多为寒证，或易从寒化，易患痰饮、泄泻、肥胖、阳痿等病证。

四、阴　虚　质

1. 总体特征　阴液亏虚，无以制阳，以口燥咽干、手足心热等虚热内生表现为主要特征。

2. 成因　真阴不足，可由于先天禀赋不足，或后天情志不遂，气郁化火伤津；热病日久耗伤阴液或房事不节耗伤肾阴所致。

3. 形体特征　形体多消瘦。

4. 常见表现　两颧潮红，两目干涩，唇红而干，皮肤偏干，易生皱纹，夜眠不安，盗汗（睡时汗出，醒来即止），口燥咽干，有烘热感，手足心热、口渴喜冷饮，大便干燥，小便偏黄。舌红少苔少津，脉细而数。

5. 心理特征　性情急躁，外向好动，活泼。

6. 适应能力　耐冬不耐夏；不耐受暑、热、燥邪。

7. 发病倾向　发病多为热证或从热化，易患燥热阴亏的病证，如虚劳、遗精、不寐、消渴等病证。

五、痰　湿　质

1. 总体特征　水液内停，痰湿凝聚，以形体肥胖、腹部肥满、口黏苔腻等痰湿表现为主要特征。

2. 成因　脾虚失运，水谷精微运化障碍，水液未能输布而停聚。成因可为先天遗传，或后天过食肥甘及病后水湿停聚。

3. 形体特征　形体肥胖、腹部肥满松软。

4. 常见表现　面色黄胖，眼泡微浮，面部皮肤油脂较多，多汗且黏，胸闷，痰多，容易困倦，嗜睡，身重不爽，懒动，喜食肥甘，口黏腻或甜，大便正常或不实，小便不多或略浑浊，舌体胖大，舌苔白腻，脉滑。

5. 心理特征　性格偏温和、稳重，多善于忍耐。

6. 适应能力　对梅雨季节及潮湿环境适应能力差。

7. 发病倾向　易患消渴、中风、胸痹等病证。

六、湿　热　质

1. 总体特征　湿热内蕴，以面垢油光、口苦、舌苔黄腻等湿热表现为主要特征。

2. 成因　湿热蕴结不解，多由先天禀赋或久居湿地所致。

3. 形体特征　形体中等或偏瘦。

4. 常见表现　平素面部油脂较多，鼻部油腻，易生痤疮粉刺，皮肤易瘙痒，身重困倦，口苦口干，渴不多饮，脘腹胀闷，大便黏滞不爽或燥结，小便短赤，男性易阴囊潮湿，女性易带下量多。舌质偏红，苔黄腻，脉滑数或濡数。

5. 心理特征 性格多急躁易怒。

6. 适应能力 对夏末秋初湿热气候，潮湿环境或气温偏高环境较难适应。

7. 发病倾向 易患疮疖、黄疸、热淋等病证。

七、气 郁 质

1. 总体特征 气机郁滞，以神情抑郁、忧虑脆弱等气郁表现为主要特征。

2. 成因 多与先天遗传，或后天情志所伤有关，如长期情志不畅，以致气机郁滞。

3. 形体特征 形体偏瘦者为多。

4. 常见表现 平素忧郁面貌，神情多烦闷不乐。胸胁胀满，或走窜疼痛，善太息，或嗳气呃逆，咽部有异物感，或乳房胀痛，食欲不振，睡眠较差，健忘，大便偏干，小便正常，舌淡红，苔薄白，脉弦。

5. 心理特征 性格内向不稳定、忧虑脆弱，敏感多疑，易紧张焦虑，多愁善感。

6. 适应能力 对精神刺激适应能力较差；不适应阴雨天气。

7. 发病倾向 易患郁证、脏躁、梅核气、百合病、不寐、惊恐等病证。

八、血 瘀 质

1. 总体特征 血行不畅，以肤色晦暗、舌质紫黯等血瘀表现为主要特征。

2. 成因 体内有血液运行不畅的潜在倾向或瘀血内阻的病理基础，多因先天遗传、后天损伤、起居失度、久病血瘀所致。

3. 形体特征 胖瘦均见，瘦人居多。

4. 常见表现 平素面色晦暗，皮肤偏黯或色素沉着，易出现瘀斑，眼眶黯黑，发易脱落，肌肤干燥或甲错，易患疼痛，女性可出现痛经、闭经或经血紫黑有块，崩漏，舌质紫黯有瘀点、片状瘀斑，舌下静脉曲张，脉象细涩或结代。

5. 心理特征 性格内郁，心情易烦、急躁健忘。

6. 适应能力 不耐受风邪、寒邪。

7. 发病倾向 易患癥瘕、中风、胸痹、痛证、血证等病证。

九、特 禀 质

1. 总体特征 先天失常，以生理缺陷与疾病、过敏反应等为主要特征。

2. 成因 由于先天禀赋不足和禀赋遗传因素等造成的一种特殊体质。

3. 形体特征 过敏体质者一般无特殊；先天禀赋异常者或有畸形，或有生理缺陷。

4. 常见表现 过敏体质者常见哮喘、风团、咽痒、鼻塞、喷嚏等；患遗传性疾病者有垂直遗传、先天性、家族性特征；患胎传性疾病者具有母体影响胎儿个体生长发育及相关疾病特征。

5. 心理特征 随禀质不同情况各异。

6. 适应能力 适应能力差，如过敏体质者对易致过敏季节适应能力差，易引发宿疾。

7. 发病倾向 过敏体质者易患哮喘、荨麻疹、花粉症及药物过敏等；遗传性疾病如血友病、唐氏综合征等；胎传性疾病如“五迟”“五软”“解颅”“胎惊”等。

第四节 九种体质调护养生方法

人体体质具有一定的稳定性，同时又具有动态可变性。运用中医天人相合的整体观念，通过起居、饮食、精神、运动及药物等对不良体质进行调养，可达到或尽可能接近“五脏元真通畅，人即安和”（《金匮要略·脏腑经络先后病脉证》）的健康状态。

一、平和质调养方法

（一）调养原则

综合调养，因人制宜。

（二）养生要点

1. 精神养生　应保持平和的心态，可培养一定的兴趣爱好，如琴棋书画、旅游观光、艺术欣赏等以陶冶性情，怡养心神，增强体质从而养神健形、益寿延年。

2. 饮食养生　在平衡膳食、食物多样化的基础上，注意因时施食，根据季节气候选择合适的饮食，并注重“谨和五味”，饮食清淡，不宜偏嗜某种口味或偏寒性或热性的食物，以维护机体的阴阳平衡。

3. 起居养生　阴阳和调之人也应注意起居有常，不妄作劳，顺应四时，如春宜“夜卧早起，广步于庭”；夏应“夜卧早起，无厌于日”；秋宜“早卧早起，与鸡俱兴”；冬应“早卧晚起，必待日光”（《素问·四气调神大论》）。

4. 运动养生　可根据年龄、性别、个人兴趣爱好的不同，选择相应的锻炼方法，如打球、散步、慢跑、游泳、太极拳等，各取所需，均衡发展各项身体素质，循序渐进，持之以恒。

5. 药物养生　不提倡使用药物或药补，药物补益反而易破坏阴阳平衡。

二、气虚质调养方法

（一）调养原则

益气健脾补肺，升阳举陷。

（二）养生要点

1. 精神养生　脾为气血生化之源，思虑伤脾；肺主气，悲忧伤肺。故应避免过度思虑或悲忧，避免精神紧张，应振奋精神，培养乐观豁达的生活态度，保持情绪平和稳定。

2. 饮食养生　宜选择性质平和而偏温补的食物，如粳米、糯米、小米、大麦、小麦、山药、黄豆、白扁豆、大枣、胡萝卜、香菇、鸡肉、牛肉、青鱼、鲢鱼等。少食生冷、黏腻、苦寒、辛辣刺激性食物及萝卜、槟榔等耗气之品。

3. 起居养生　应注意防寒保暖，防止外邪侵袭，忌汗出当风。起居宜有规律，保持充足的睡眠。不可过度劳作，以免损伤正气。

4. 运动养生　可选择较为柔缓的锻炼方式，如散步、慢跑、八段锦、太极拳等，经常自行按摩足三里穴，可补气、健脾。气虚者体能、耐力偏低，不宜做大负荷运动，出汗运动，避免运动强度过大、时间过久，以免耗散正气、加重气虚。可增加运动次数，减少每次运动的总负荷量。

5. 药物养生　可选用味甘性温，具有健脾益气作用的药物，如人参、黄芪、茯苓、白术、大枣、山药等。气虚明显者可选用补气方剂，偏脾气虚常见纳呆、腹胀者可选用四君子汤、人参健脾丸或参苓白术散；偏肺气虚经常感冒、自汗者宜选玉屏风散、补肺汤；偏肾气虚夜尿频多者可选肾气丸。

三、阳虚质调养方法

（一）调养原则

温补脾肾、温阳化湿。

（二）养生要点

1. 精神养生 阳气对神有温养作用，故阳虚之人性格多沉静、内向，常易精神萎靡、情绪低落。因此要善于运用多种手段振奋精神，如歌唱、舞蹈可以调动活力，振奋阳气，并多与他人沟通交谈并自我排遣，及时消除情绪中的消极因素。

2. 饮食养生 应多使用味甘、辛，性温热的食物，如羊肉、狗肉、鸡肉、鹿肉、黄鳝、龙眼、板栗、生葱、大姜、大蒜、茴香、韭菜、辣椒等，以温阳化湿。少食生冷、寒凉的食物，如蟹、绿豆、苦瓜、芹菜、柚子、绿茶、冷饮等。即使盛夏，也不宜食用寒凉之品，可多根据“春夏养阳”的原则多食羊肉、生姜等温热食物，在夏日三伏，每伏服食附子粥、羊肉汤，借自然界之阳气以壮人体之阳。

3. 起居养生 秋冬季节特别注意防寒保暖，以养护阳气，尤其要注意下肢和腰部保暖。夏季应避免强力劳作，以防汗出过多损伤阳气，也不可贪凉饮冷。避免在寒冷潮湿的环境中长期工作、生活。晴朗天气多参加户外活动。

4. 运动养生 因动则生阳。故阳虚体质要加强体育锻炼，以振奋、升阳的运动方式为主，具体项目可根据体力强弱而定，如散步、慢跑、五禽戏、八段锦、太极拳、工间操、球类活动、各种舞蹈等，可配合日光浴、空气浴以强壮卫阳，可自行按摩足三里、气海、关元、涌泉等穴位以补肾助阳，应选择在阳光充足、温暖的天气进行户外锻炼，以防风寒之邪侵袭。

5. 药物养生 可选用补阳祛寒，温养肝肾的药物，如鹿茸、蛤蚧、冬虫夏草、巴戟天、补骨脂、肉苁蓉、淫羊藿、仙茅、杜仲、续断、菟丝子等。方药可选金匮肾气丸、右归丸、全鹿丸等。偏心阳虚者可服桂枝加甘草汤，虚者加人参；脾阳虚者可服理中丸，或附子理中丸，肾阳虚者可服金匮肾气丸、右归丸。

四、阴虚质调养方法

（一）调养原则

滋阴降火，镇静安神。

（二）养生要点

1. 精神养生 阴虚者因阴虚火旺，扰动心神，常性情急躁，易怒。精神养生应遵循“恬淡虚无”“精神内守”之法，清净养神，以静制动。学会控制情绪，少与人争，平素加强自我修养，常阅读提高涵养的书籍、聆听舒缓优美的古典音乐，养成沉着、冷静的习惯。适当节制欲念，保持平和的心态。

2. 饮食养生 可选用滋阴潜阳的食物，如芝麻、糯米、绿豆、甘蔗、梨、银耳、百合、枸杞、桑椹、海参、淡菜、龟肉、鳖肉、鸭肉等，并常食水果、蔬菜、豆腐等清淡之品。少食辛辣、温燥、香浓的食物，如葱、姜、蒜、椒等，油炸、烧烤的食物，以及容易伤阴助热的咖啡、酒等饮品。古方“五汁饮”（梨、荸荠、甘蔗、鲜藕、芦根）养阴生津止渴，效果卓著。

3. 起居养生 保持充足的睡眠，适度节制房事，以蓄积阴精。尽量避免工作紧张、熬夜、剧烈运动及高温酷暑的工作生活环境，居室环境宜安静，保持一定的空气湿度。

4. 运动养生 尽量避免剧烈、耗氧量大的运动方式，以防汗出过多，损伤气阴。以八段锦、太极拳、太极剑等动静结合、平和柔缓的锻炼方式较适宜，也可练习固精功、长寿功等静气功以交通心肾，保精养神。

5. 药物养生 可选用滋阴清热、滋养肝肾之品，如麦冬、天冬、枸杞子、女贞子、墨旱莲、玉竹、玄参、龟板等药。常用方剂有六味地黄丸、大补阴丸等。应随阴虚所在脏腑和程度而调补，如肺阴虚，可服百合固金汤；心阴虚，宜服天王补心丹；肝阴虚，宜服一贯煎；肾阴虚，宜服六味地黄丸。慎用辛温燥烈方药。

五、痰湿质调养方法

（一）调养原则

健脾助运，祛湿化痰。

（二）养生要点

1. 精神养生　痰湿质者性格温和，善于忍耐，但气机容易受阻，可见情绪低落，故应适当增加社会活动，多与人沟通，并培养广泛的兴趣爱好，以调畅气机，增强体质。

2. 饮食养生　尽量减少对海鲜、肉类等肥甘厚味的摄入。饮食以清淡为主，常食健脾利湿、化痰降浊的食物，如薏仁、冬瓜、白萝卜、荸荠、赤小豆、绿豆、芹菜、包菜、山楂、扁豆、蚕豆、鲫鱼、鲤鱼等。

3. 起居养生　保持居室干燥，多进行户外活动，常晒太阳或进行日光浴以舒展阳气，通调气机。在阴雨季节，减少户外活动，以防湿邪侵袭。

4. 运动养生　痰湿体质者形体多肥胖，身重易倦，故应长期坚持参加体育锻炼，散步、慢跑、球类运动、五禽戏、八段锦及各种舞蹈均可选择。活动量应逐渐增强，使疏松的皮肉逐渐变为结实、致密的肌肉。

5. 药物养生　痰湿的产生与肺、脾、肾三脏关系最为密切，故重点在于调补肺脾肾三脏。若肺失宣肃，液聚生痰者，方选二陈汤；脾失健运，聚湿生痰者，可选六君子汤或香砂六君子汤；若肾气虚衰，水泛为痰者，方选金匮肾气丸。

六、湿热质调养方法

（一）调养原则

健脾清热利湿。

（二）养生要点

1. 精神养生　湿热体质之人性情多急躁，易怒，好动，不喜静。精神养生应注重清净养神，如平素常阅读古代文学经典、聆听古典音乐以陶冶性情、养心怡神。加强道德修养和意志锻炼，学会用理性控制情绪，保持平和的心态。

2. 饮食养生　饮食以清淡为主，多选用清热利湿之品，如薏仁、莲子、茯苓、绿豆、鸭肉、鲫鱼、丝瓜、冬瓜、苦瓜、黄瓜、芹菜、莲藕、西瓜等。多食富含膳食纤维的果蔬以保证二便通畅。少食油炸、烧烤食物及肥甘滋腻、助湿生热的食物。忌辛辣燥烈食物，如辣椒、葱、姜、蒜等。牛肉、羊肉、狗肉、鹿肉等温阳食物宜少食。烟、酒性辛热上行，故湿热体质应尽量戒烟禁酒。

3. 起居养生　起居有规律，防止过度疲劳、长期熬夜。保持二便通畅，防止湿热积聚。注意个人卫生，预防皮肤病变。

4. 运动养生　积极参加体育活动，可进行大运动量的锻炼，因汗出可使湿热之邪有外泄之机，可根据个人爱好选择游泳、跑步、球类、武术等项目。

5. 药物养生　可选用清热利湿的药物，如黄连、黄芩、茵陈、苦丁茶沸水冲泡代茶饮。心烦易怒、口苦属肝胆湿热者可服龙胆泻肝丸；湿热下注者可选二妙丸；大便黏滞不爽胃肠湿热者可以荷叶、丝瓜络泡水代茶饮。

七、气郁质调养方法

（一）调养原则

疏肝理气，调畅气机。

（二）养生要点

1. 精神养生 气郁质者性格内向，精神常处于抑郁状态，可根据“喜胜忧”（《素问·阴阳应象大论》）的情志相胜原则，应主动寻求快乐，如多参加社会活动，多与人交谈，观看喜剧、相声和有激励作用的影视作品，聆听轻松、欢快的音乐，阅读积极向上、富有乐趣的书籍等，以化郁为畅，调和情志。在名利上不计较得失，知足常乐。

2. 饮食养生 多食具有疏肝理气作用的食物，如佛手、橙子、香橼、金橘、荞麦、韭菜、茴香菜、大蒜、高粱、刀豆等。

3. 起居养生 起居有常，按时就寝，保证充足睡眠，避免熬夜，衣着宽松舒适，适当参加户外活动和社会交往以放松身心，和畅气血。

4. 运动养生 多参加户外体育锻炼和旅游活动，既可强身健体又可促使气血畅达，可选择跑步、游泳、登山、球类、武术等大强度的体育运动，以疏肝理气，增进食欲，改善睡眠。

5. 药物养生 可选用有疏肝理气解郁作用的药物如香附、青皮、郁金、小茴香、乌药、川楝子等组成方剂，如逍遥丸、越鞠丸等，也可常以佛手、玫瑰花等具有疏肝解郁作用的药物泡茶。

八、血瘀质调养方法

（一）调养原则

活血养血，化瘀止痛。

（二）养生要点

1. 精神养生 血瘀质者常烦躁、健忘或忧郁、苦闷。应培养积极乐观的生活态度，合理安排工作、学习。同时注重培养广泛的兴趣爱好，以促使精神愉悦，情志舒畅，精神愉快则气血和畅，有利于血瘀体质的改善。

2. 饮食养生 可常食具有活血祛瘀作用的食物，如山楂、桃仁、油菜、黑大豆、黑木耳、大蒜、洋葱、香菜、玫瑰花等。米酒、黄酒和红酒等低度酒可少量饮用。

3. 起居养生 血瘀质者有血行不畅的潜在倾向。血得温则行，得寒则凝，故应注意保暖，避免寒冷刺激。生活中注意动静相宜，劳逸结合，不可过度安逸，以免加重气血郁滞。

4. 运动养生 “不通则痛”，血瘀体质常有各种身体疼痛，可加强体育锻炼，可实施如各种舞蹈、太极拳、八段锦、站桩功、保健按摩术等，以达到行气活血，通经止痛的效果。但运动时如出现胸闷或绞痛、呼吸困难、恶心、眩晕、头痛等症状时，应立即停止运动，去医院就诊。

5. 药物养生 可选用活血养血之品，如桃仁、红花、丹参、川芎、当归、三七、地黄、续断、茺蔚子等。瘀血显著者可选用四物汤、桃红四物汤等方剂；胸痹者，可选丹参滴丸、血府逐瘀胶囊；肢体关节疼痛者可选活络效灵丹；痛经者可服少腹逐瘀丸、艾附暖宫丸。

九、特禀质调养方法

（一）调养原则

益气固表、养血消风。

（二）养生要点

1. 精神养生　特禀质是由于先天禀赋不足和禀赋遗传因素等造成的一种特殊体质，一般对外界环境适应能力较差，常表现出自卑、多疑、焦虑、敏感等心理反应，应鼓励其多与他人交流，阅读励志读物等，并可根据不同的心理特征采取相应心理保健措施。

2. 饮食养生　根据个体的实际情况制订相应的保健食谱。例如，过敏体质者饮食宜清淡，应忌食生冷、辛辣、肥甘滋腻之品。对鱼、虾、蟹、蚕蛹、蛋、奶、浓茶、咖啡、酒等各种“发物”应慎食。

3. 起居养生　特禀质者可根据个体情况调适起居。过敏体质者在季节更替时应及时增减衣物，增强对环境的适应能力。保持室内清洁，勤换被褥、床单，避免接触各种致敏的物质，如花粉、尘螨、油漆等，以减少发病。

4. 运动养生　根据各种特禀质的宜忌选择有针对性的体育项目，逐渐改善体质。例如，对花粉过敏者，应避免春季长时间户外运动；对冷空气过敏者，应避免在寒冷环境中锻炼。可选择在室内进行六字诀、太极拳、放松功等和缓的运动项目。

5. 药物养生　可服用党参、黄芪、甘草、当归、何首乌等益气养血之品以增强正气。肺气亏虚，易患过敏性鼻炎者可服玉屏风散益气固表；精血不足，易患荨麻疹者可服消风散以养血息风。

课后练习题

填空题及其答案

1. 体质是人群及人群中的个体在生命过程中，在（先天禀赋）和后天获得的基础上形成的，在形态结构、生理功能和心理状态方面综合的、相对稳定的固有特性，也称个体差异。

2. 中医体质学是以（中医基础理论）作为指导，研究人类不同体质特征、类型的生理病理特点，分析疾病的反应状态，病变性质及发展趋向，演变规律、从而应用于指导疾病的预防、诊治、康复与养生的一门学说。

3. 中医养生学是以中国传统哲学为根基，以中医理论为指导，探索和研究中国传统的（调摄身心）、养护生命、祛病延年的理论和方法的中医分支学科。

4. 中医养生学的基本原则可概括为天人相应、形神合一、动静互涵、（正气为本）、审因施养、综合调摄。

5. 中医养生方法众多，包括精神养生、起居养生、饮食养生、传统运动养生、药物养生、（针灸推拿养生）等。

6. 王琦继承研究古今成果将体质分为九类，即（平和质）、气虚质、阳虚质、阴虚质、痰湿质、湿热质、气郁质、血瘀质、特禀质。

7. 平和质调养原则是综合调养，（因人制宜）。气虚质调养原则是益气健脾补肺，升阳举陷。气郁质调养原则是疏肝理气，调畅气机。

8. 阳虚质调养原则是（温补脾肾）、温阳化湿。阴虚质调养原则是滋阴降火，镇静安神。

9. 痰湿质调养原则是（健脾助运）、祛湿化痰。湿热质调养原则是健脾清热利湿。

10. 血瘀质调养原则是（活血养血）、化瘀止痛。特禀质调养原则是益气固表、养血消风。

（张　岚）

第十六章 功能医学

学习目标

1. 掌握功能医学的基本概念及干预方法。
2. 熟悉功能医学的测量及功能评估。
3. 了解功能医学的机制。

功能医学以系统和循证医学为基础，运用多学科知识，研究其病因，并加以干预。功能医学是寻病源、除病根的医学，强调从根源上解决问题，与临床医学相比，它更注重治未病。

第一节 功能医学概述

功能医学将生物医学中的科学依据整合加以应用，通过系统的生理、生化的研究方法来帮助我们更好地了解患者的病情、症状。

一、概述

（一）功能医学的概念

功能医学是从遗传、环境、生理和生活方式的关系着手，研究人体功能下降到病理改变的发病过程，从而在保健、慢性病及抗衰老等方面提供诊断和干预治疗方案。功能医学是以系统、循证医学为基础的个性化医学方法，它专注于针对个性化的病因，而不是简单地治疗症状。

功能医学是寻病源、除病根的医学，它以特有的矩阵问诊法，对患者病史、长期生活方式、基本情况进行全面的问诊咨询，结合系统的检查化验体系，科学地解读健康受损的原因，并有针对性地提供有效的施治方案。功能医学是针对慢性病、亚健康人群进行健康管理的有效工具，也是提高生命活力的医学。

（二）功能医学的起源与发展

人类防治疾病、保障健康的社会实践，在文明古国中已有几千年的历史。人们在长期的医疗实践中积累了丰富的经验，这些经验的系统总结便形成医学。

1935 年，诺贝尔奖获得者亚力克西斯 · 卡里尔博士第一次提出“综合医学”的理念。

1950 年，两届诺贝尔奖得主鲍林博士、生化学家威廉斯博士及精神医学家 Hoffer 博士分别提出有关“分子营养学的概念”，倡导以此作为医疗保健的基础。

1975 年，美国成立“营养问题特别委员会”，以“人类必要营养物质”为主题，集合全美各领域精英进行调查研讨。

1980 年，斯坦福大学 Dr. Fries 在权威的《新英格兰期刊》（*NEM*）上提出慢性病可因生活方式的改变而延缓出现。

1980 年，史蒂芬 · 博睿博士在美国北卡罗来纳州创立首个功能医学检验及诊断中心——Genova，它也是全球最大的功能医学检验诊断中心。

1990 年，师从鲍林博士多年的美国著名生化营养学家杰夫瑞 · 布兰德博士提出并倡导“functional medicine，FM”（功能医学）。

1993年，布兰德博士与著名医学学者在华盛顿成立全美第一所应用“功能医学”模式的医学教育机构——“功能医学研究院”。

1993年，十二位全球医学专家在美芝加哥成立全球第一家“抗衰老医学”协会，成为新一代医学预防先驱。

2007年，美国功能医学顶级专家之一何健博士于《中华健康管理学杂志》发表“功能医学——美国健康管理的重要工具”，这是中国首篇介绍功能医学的文献。

2011年开始，功能医学在我国医学界活动频繁，布兰德博士、史蒂芬博士、何健博士等美国功能医学专家不断活跃在全国各医学论坛、会议上，功能医学逐渐被国内医学界熟知。全国各地开始传播功能医学理念，开展功能医学健康讲座，推动国内医学在亚健康、慢性疾病、抗衰老、保健等各方面的临床应用。

2018年11月，中国健康管理协会功能医学分会成立，该分会作为我国在功能医学学科领域和产业领域第一个专业性、学术性、群众性的全国性二级社会团体，将会推进功能医学在我国大健康领域中的健康、高速、可持续发展，为中国全民健康助力。

（三）功能医学与临床医学的关系

功能医学并不是一门新兴的医学，不要人为地把功能医学和医学及临床医学割裂开来，认为功能医学可以脱离以往的传统医学知识。

医学是生命科学的重要组成部分，是一门研究疾病的发生和发展规律，从而发现其预防和治疗对策的学科。随着人类认识自然、改造自然的能力不断提高而发展，医学所探索的范围也不断扩展。目前，现代医学已逐渐分化成基础医学、临床医学、预防医学、康复医学四大领域。

临床医学是研究人体各系统疾病发生的规律、其临床表现、诊断和治疗的学科。功能医学则是立足于基础医学理论，它有着自身一套完备的知识理论体系，并把基础医学和临床医学联系成一个有机的整体，贯穿于预防医学、临床医学、康复医学。如果把功能医学定性为一门完全的新兴学科，则是割裂了它与基础医学和临床医学的联系，使其成为“无源之水、无本之木”。

机体从健康到亚健康到临床疾病的康复是一个连续的过程，中间是没有节点的，但被我们人为地分成了三个独立的部分。功能医学的显著作用，实际上就是在不断地维护机体的功能平衡（图16-1）。功能医学与临床医学对比，见表16-1。

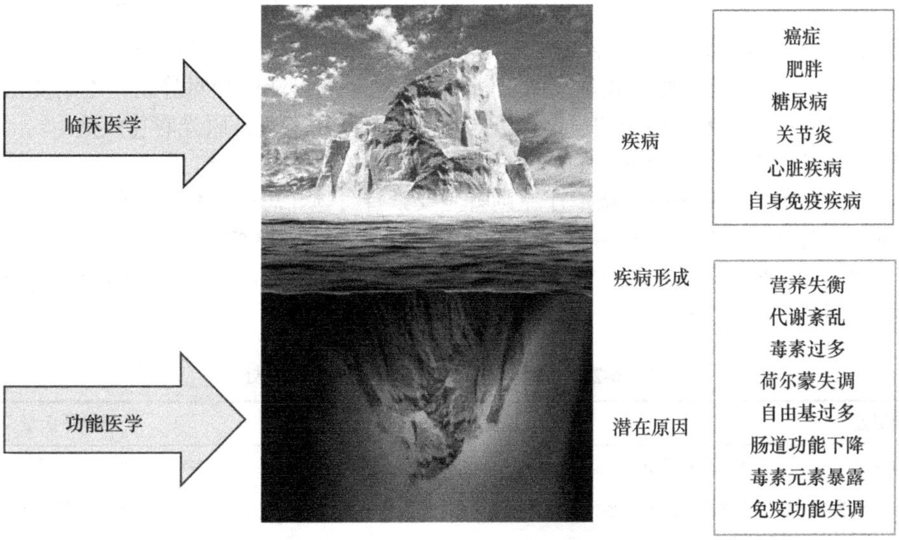

图16-1 功能医学和临床医学理论模型比较

表 16-1 功能医学与临床医学对比

功能医学	临床医学
1. 针对患者机体的功能状态	针对疾病本身的病症
2. 目标是恢复机体功能平衡，预防疾病的发生，组织疾病的发展	目标是管理疾病
3. 全方位的干预方案，强调的是生活方式的改变、饮食管理、处方营养素补充等	药物是最终手段，强调的是诊断和处方药物
4. 患者主动接受治疗，患者自己负很大的责任	患者被动接受治疗，医生负很大的责任
5. 专注生病之前的过程控制	专注生病之后的处理过程
6. 善用前控制的措施调理	用后处理的方法治疗
7. 消除的是生病的根源	消除的是疾病本身
8. 指导人们让身体自己祛病	采取措施为患者治疗疾病
9. 手段是综合养生调理	药物手术
10. 改造人们的观念和习惯	改造患者的身体和器官
11. 主张管理人体健康问题	擅长治病救人
12. 治未病	治已病

（四）功能医学与传统中医学的关系

传统中医学对于生命的认识可以看成是以系统论为基础，强调生命各部分间的关系；功能医学在干预层面是西医病理学向生理、生化及基因层面的延伸，除了具备西医传统还原论的思想外，更加结合了系统论的观点，重视生命系统间的关系和平衡，因此在医学哲学思想上更接近于“中西医结合”。传统中医学指的是以《黄帝内经》为基础的古中医学或经典中医学。

传统中医学对生命和疾病的认识和思维过程并非病理医学的辨证—辨病—治疗的思路，而是辨证—辨病—恢复机体调节能力（抗病能力）的思路。西医的病理医学将症状归纳为疾病，然后针对同一疾病用统一的方法进行治疗。

传统中医学认为机体阴阳失衡就会进入疾病状态，即所谓“偏阴偏阳谓之疾”。同时，“治病必求于本”，所以先判断阴阳状态，然后再辨证。除了判断病理状态及症状外，辨证更多的是思辨阴阳失衡产生的症状背后的原因（六经、八纲、气血、营卫），然后按辨证的结果恢复机体自身的调节能力（自愈力）。中医把疾病看成是人体正气与邪气抗争而形成的相对静止、不断变化和发展的过程，在这个过程中始终要用动态的思维和人与自然相互作用的辩证眼光看待疾病。

而功能医学是以患者为中心的全面的治疗模式，比起治疗疾病本身，更关注控制和逆转引起疾病的病因、诱因和条件。其中的一条治疗原则就是要维持身体、思想、精神变化的内部和外界因素的动态平衡，而这个动态平衡又从两个方面来反映，一是内环境稳态；二是系统间的协调和平衡，而这两个方面的调节要依赖于神经-内分泌-免疫网络的作用。因此，功能医学的分析、评估思路和传统中医学极其相似（表 16-2）。

表 16-2 功能医学与传统中医学的相似处

相似处	功能医学	传统中医学
1. 强调整体观念	身心内外平衡	正态观念是中医方法论
2. 强调人与自然的统一性	慢性病是基因易感和环境作用	天人合一，人与自然和谐
3. 遵循以患者为中心	格局差异化的病因，给予个性化的治疗方案	辨证地看待病和证的关系，注意“人、病、证”三者之间的关系

续表

相似处	功能医学	传统中医学
4. 均有预防医学的理论	压力	情志
5. 均有“医药同源之说”	锻炼	运动
6. 均重视心理因素	心理精神	神
7. 研究层面	宏观学说，从分子角度、从生理、生化机制上更好地论证了中医的科学性	微观学说

二、功能医学核心理论

功能医学认为疾病是由拥有独特遗传学和生物化学的个体（患者），以及患者所处的独特环境和生活方式共同作用引起的。因此，不同的人可能有相同的疾病但却有完全不同的发病原因。为了寻找每个个体的发病原因，减少患者使用合成药物，功能医学需要更彻底地问诊及全面的评估：①全面的病史；②评估患者的生活方式和环境因素；③以功能实验室的检查结果作为评估基础；④全面的身体评估；⑤持续的教育，最终让患者保持健康，减少就医。

为了实现以上全面的评估，美国的杰弗里·布兰德博士在20世纪80年代早期最早创立并发展了功能医学模型，并且提出了功能医学模型包含人体功能性疾病背后的“六项原则”和“基本临床失衡现象”。这些原则和临床失衡，是进行功能医学评估的基础性思维，完全不同于传统西医的思维方式。

（一）功能医学六项原则

1. 了解每一个机体基于遗传和环境因素形成的生化个体差异性。

2. 在治疗病患的过程中，我们要以患者为中心，而不是以疾病为中心。

3. 患者的机体、心理和精神是一个里里外外动态平衡的有机整体。

4. 我们要牢记，人的机体就像是一张大网，连接着各个生理要素。

5. 健康不等于没有疾病的状态，健康是指旺盛的生命力、积极的生理状态。

6. 对于每个患者来说，提高器官储备水平不仅可以增加寿命，也可以带来健康。

运用这些基本原理，功能医学强调对基本生理过程、环境因素及影响每个患者健康和患病经历的基因易感性需要进行评估，从而进行有效和全民的功能医学治疗。

器官功能储备是一个动态平衡，不断地在变化过程中。它受基因、生活方式、营养、运动、精神压力及化学药物等的影响。因为某些原因会导致器官功能储备不断下降，一旦没有通过营养补充、体育锻炼、舒缓压力等干预方式进行恢复，就会让功能性问题发展成病理性问题；同时从系统整体的角度考虑，一个器官功能下降就会引起其他器官及系统的功能下降和失衡，进而导致严重的健康问题。

（二）功能医学临床失衡

功能医学的目的是帮助身体回到动态的平衡状态。功能医学的重点不是结果或病理状态，而是动态的调整。它的根本是评估和干预身体的不平衡，因此它不是抑制症状，而是处理疾病的根源，不太关心诊断疾病，因为疾病的病名是人为定义的，它更关心疾病背后的生理失衡，也就是疾病的发病机制。

功能医学按机体功能将人体分为六大失衡：消化、吸收和微生物失衡；氧化与还原状态的失衡；解毒和生物转化失衡；免疫和炎症失衡；激素和神经递质失衡；细胞膜功能结构失衡到肌肉骨骼系统的失衡。

这六大失衡和传统西医将人体按结构分为九大系统没有冲突，而且是互为补充的。功能失衡和疾病互相影响：一种疾病是由于多种失衡导致的，同样一种失衡也可以导致多种疾病。

在人体的基本生理过程中改善这些不平衡并恢复健康，不仅仅是治标，同时也是在治本。功能医学致力于通过多层次的干预来解决这些核心的临床失衡，恢复每个患者的功能和健康，以及改善复杂的慢性病。

（三）功能医学治疗的五个层次

人类生理是复杂的，因此治疗方案必须是多层面的。细胞、组织、器官系统是一起工作，而不是孤立的，因此有效的干预通常需要众多器官系统的改善。为了健康，必须考虑环境、生理、精神/情绪、营养、生化、激素、免疫、神经病学和胃肠道因素等众多因素。

我们需要考虑五个层次变量的影响：整体机体水平（宏观水平）；器官系统水平；细胞代谢水平；亚细胞/线粒体水平；亚细胞/基因表达水平。

针对最核心的失衡对特定患者的潜在影响，分别在五个层次中评价干预措施有助于确定一套全面合理的治疗决策。

（四）功能医学系统观

系统是一个整体，具有只存在于整体水平的属性、功能、行为规律，它原则上不同于组成这个系统的诸要素的属性、功能、行为、规律。任何系统都不是孤立的，不过是构成更大系统的“子系统”，其整体性的形成和发挥，受其“母系统”（环境）的控制和支配。任何事物本身要么是一个系统，要么与一定系统相联系，可以说万物皆系统。人是世界上最典型的系统，疾病过程遵循着系统规律。

系统规律有四条基本原则：整体性原则、联系性原则、有序性原则、动态性原则。

功能医学系统观用系统论的思路考察疾病，要进行系统辨识。其特点是，把注意的中心放在人的整体水平，把“人的健康与疾病”作为全部思考的立足点和着眼点，由此出发，运用分析、辨识方法，揭示与“人的健康与疾病有关的所有因素”。

三、功能医学的基础学科

（一）分子矫正医学

分子矫正医学的观念，由科学家莱纳斯·鲍林首先提出。莱纳斯·鲍林是历史上唯一两次单独获得诺贝尔奖的科学家。

分子矫正医学是从分子的层面矫正身体的疾病。我们的身体是由成千上亿的细胞所构成，细胞是组成身体的最基本分子，而分子矫正医学便是从细胞入手，预防和治疗疾病。它通过补充最佳营养的方式，改善细胞赖以生存的生物化学环境，使之能维持在平衡的状态下，也就是从分子的层面，去控制细胞生存的空间，使之成为最适合细胞生活的环境，从而预防疾病的发生，或是去矫正那些具有诱发疾病的因子，而达到治疗的目的。因此，狭义的分子矫正医学，亦称为分子矫正营养学，或者正分子医学。

（二）功能营养学

营养学是一门年轻的学科，同时它也为预防、控制及治疗慢性疾病这一世界性问题提供了解决之道。传统意义上的营养学只着眼于为机体提供能量和热量，以便防止因营养素及微量元素缺乏而导致的营养不良症；但现在，传统意义上的营养学已经被新兴的健康及疾病层面上的营养学所取代。宏观和微量营养素及食物中其他的非营养性物质与机体产生、预防和治疗疾病是密不可分的，不可将其分割理解。营养学是生理和生化的基础学科，生理与生化因素都可以成为治病因子，但也可作为疾病的纠正工具。

功能性营养是在给予营养建议时考虑一个人的健康、饮食和整体生活方式的各个方面的做法。同时，功能性营养学遵循医疗保健的系统方法，考虑了身体的每个部分是如何相互关联的，旨在通过恢复各部分生理功能来维护健康的大局。在大多数情况下，功能性营养学要求营养师遵循一系列步骤来确定使他们的客户获益的最佳饮食变化。虽然这些步骤往往有很大差异，但它们通常包括以下内容：对既往病史的综合评价，器官系统的审查，审查药物和营养补充剂的使用史，回顾当前的饮食和生活习惯，回顾以前的医学检测和结果，进行营养测试以评估潜在的缺陷，并综合运动、使用功能营养素等多种方法调理患者身体恢复器官功能。

（三）营养基因组学

营养基因组学主要研究营养素与基因的相互作用。一方面研究营养素对基因表达的调控作用；另一方面研究异常因素对营养素消化、吸收、分布、代谢和排泄的决定作用。在此基础上，探讨两者相互作用对生物体表型特征（如营养充足、营养缺乏、营养相关疾病、先天代谢性缺陷）影响的规律，从而针对不同基因型及变异或针对营养素对基因表达的特异调节作用，制订出营养素需要量、供给量标准和膳食指南或特殊膳食平衡计划，为促进健康、预防和控制营养缺乏病、营养相关疾病和先天代谢性缺陷提供真实、可靠的科学依据。

营养基因组学的原则：在某些情况下，对于某些个人的疾病，饮食可能是一个严重的危险因素；普通饮食的化学物质可以作用于人类基因组，通过直接或间接的方式改变基因表达或结构；饮食导致健康或疾病状态，可能取决于一个人的基因组成。基于营养需求、营养状况和饮食干预基因型（即“个性化营养”），营养基因组学可用于预防、减轻或治愈慢性疾病。

（四）毒物学

某种物质接触或进入机体后，能够侵害机体组织器官，并在其中发生化学或物理作用，从而破坏机体的正常生理功能，引起机体功能性或器质性病理改变。具有这种作用的物质称为毒物。绝大多数毒物就其性质来说是化学物，天然的或合成的，无机的或有机的，单体或化合物。但也可能是动植物、细菌、真菌等产生的生物毒素。

毒物学是一门研究化学物质对生物体的毒性反应、严重程度、发生频率和毒性作用机制的科学，也是对毒性作用进行定性和定量评价的科学。

据报道，全球目前大约有 10 万余种合成化学品被释放入环境而成为环境毒物，且以每年 1000 种的速度在增加。它们与自然界里的各种环境毒物一起，通过食物链不断作用于生态系统，在不同的时空范围内产生不同层次的毒害过程。

第二节　功能医学机制

功能医学的诊疗机制为我们处理诊治患者提供了新的思路。

一、功能医学的诊疗路径

蕴藏在功能医学背后的科学原理可能是晦涩难懂的，但实践起来却非常简单。功能医学是新时代医学的一个框架，它能帮助我们快速建立诊治思路。在 21 世纪新纪元里，功能医学为解决医学问题提供了全新和有效的处理方案，即 GO-TO-IT 原则。

1. 信息的收集（gather）　通过矩阵问诊、症状问卷、调查问卷、体格检查、客观检测等来收集信息。详细的功能医学信息收集是与年龄、性别、与现实存在问题的本质相适应的。

2. 组织（organize） 用功能医学的思维方法，从患者的主诉历史事件中整理出主观与客观的信息，将患者现病史中的症状和体征及病史的其他信息放到时间轴与矩阵图上。

3. 叙述（tell） 用自己的语言向患者重述其病史，以保证理解准确。重述过程是一种对话，强调的内容有从病史中挖掘出的前置因素、诱发因素、媒介因素，把这些因素放到时间轴和矩阵图中。重述过程要求患者参与，以进行补充和纠正，从而建立起真正的医患合作伙伴关系。

4. 整理排序（order） 把患者的信息进行优先顺序排序，确定主次。找出过剩/不足模型：缺乏什么？什么过剩？在矩阵中找出机体功能不平衡或者紊乱的因素。这时要告知患者进行干预要达到的目标，向患者强调生活方式改变的重要性，确定可调整的生活方式因子。

5. 开始治疗（initiate） 包括长远评估；需要营养专家、生活方式咨询者、健康管理师及专家的转诊辅助治疗；开始长期治疗干预。

6. 跟踪随访（track） 追踪评估，关注治疗方式的有效性，并且每次来访都要确定医疗效果。

二、功能医学的诊疗方法

（一）矩阵式问诊

1. 全面问诊的必要性 个体的健康状况从它在母体时就奠定了一定的基础，母亲的营养、情绪、外界毒素的污染等因素都会对胎儿的发育生长产生影响；在成长过程中任何一次的创伤，包括身体和精神上的，在身体内部都是一次对机体功能平衡的破坏，机体为了恢复平衡要做出代偿，如炎症。免疫细胞是有记忆功能的，所有的免疫系统留下的记忆会伴随一生。所以患者受过的每一次创伤，和患者目前的状态有密切关系；患者的健康状况也受到其遗传、长期饮食等的影响。如果只关注患者目前的情况，就会导致关注的是疾病的症状而非患者本身。

全面的问诊是真正个性化医疗的开始。功能医学医生就像侦探一样，要尽量挖出患者之前过往的所有经历。

2. 问诊模式 矩阵问诊是一种全方位的功能医学问诊模式，功能医学充分了解患者的历史，把病史作为整合症状、体征和诊断的重要工具及患者临床失衡的证据。通过矩阵问诊和客观检测结果，功能医学医生做出一份关于患者临床功能失衡、基础生理进程、环境因素和遗传倾向的详细评估报告，以此寻找综合有效的途径来改善患者的环境输入因素及其生理功能。

功能医学不会由评估报告直接跳跃到诊断阶段，它更加注重患者机体疾病演变中的每一个步骤，而不会像传统临床医学模式一样将问诊作为干预措施前的最后一步。

（二）功能医学的全方位问诊组成元素

功能医学医生要进行全方位的问诊，才能获得患者完整的信息。在此过程中，医生需要不断地问自己：“我们还可以为这个患者做哪些事情？”“还有哪些信息有助于进一步了解这个患者？”等。需要问诊的因素如表 16-3 所示。

（三）功能医学诊疗考虑因素

功能医学医生在进行诊疗的同时还有一个很重要的任务就是进行健康教育，健康教育是功能疗法最关键也是最费时的转折点，只有患者接受了功能医学的观念，理解了基本诊疗模式，才会积极配合，进行生活方式的调整和饮食结构的改变等，取得良好的诊疗效果。

功能医学医师在诊疗患者的同时需要综合考虑下列因素。①日常饮食：包括食物的类型和质量、烹饪方式、热量、脂肪含量、蛋白质含量及糖类含量。②营养素摄入量：包括日常饮食和保健品中的营养素含量。③吸入空气的质量。④饮用水质。⑤体育运动量。⑥创伤情况。⑦社会心理因素，包括家庭情况、工作条件、社区环境、经济状况及压力因素等。⑧生物异源物质的暴露情况，包括致癌物、药物、杀虫剂、环境雌激素等。⑨所受辐射强度。

表 16-3 功能医学全方位问诊组成因素

1. 病因	主诉：目前的病情和问题
	现病史：当前问题和主诉中所涉及症状和时间；功能医师要追加的问题是有关本病值得关注的前置因素、诱发因素和媒介因素
	手术史：过去的医药和手术及创伤史
	用药史：药物、营养补充剂的使用史
	过敏史：药物、食品不耐受或过敏史
	家族史：基因相关的疾病和倾向；家庭行为或情绪基调；家庭成员的生活方式问题
2. 个人生活史	饮食或特殊饮食习惯：三餐饮食习惯；什么食物经常食用或避免食用；人工甜味剂如阿斯巴甜、三氯蔗糖、蔗糖聚酯等的摄取情况
	运动方式
	睡眠习惯及特点
	排便习惯
	社会、职业和生活史：关系（家庭、社会、工作）；激情、爱好、兴趣；工作和环境中潜在的毒素暴露；习惯和嗜好（烟、酒、咖啡因、非法毒品）；性行为（是否实行安全性行为？），精神和信仰

三、功能医学的诊疗工具

（一）功能医学矩阵图

功能医学矩阵图见图 16-2。

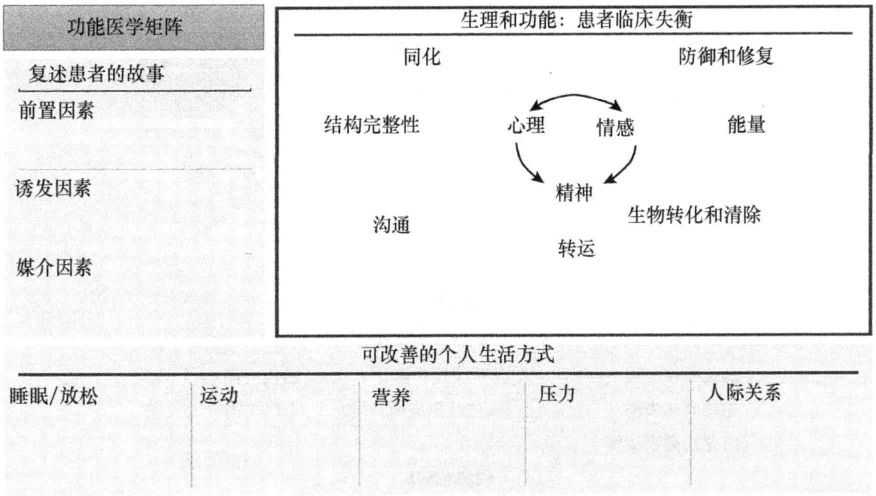

图 16-2 功能医学矩阵图

（二）时间轴

时间轴见图 16-3。

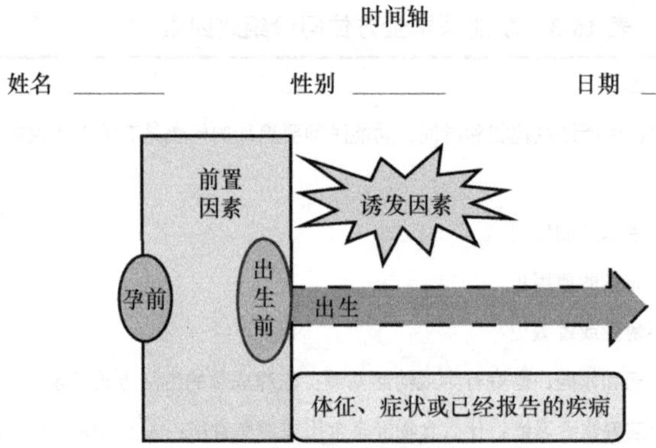

图 16-3 时间轴

（三）功能医学树状图

功能医学树状结构图示是了解和研究功能医学、探究功能医学在卫生保健中发挥作用的最好方法。该图形象地展示了人体器官健康的根本原因，是真正的“机体器官功能树状图”（图 16-4）。

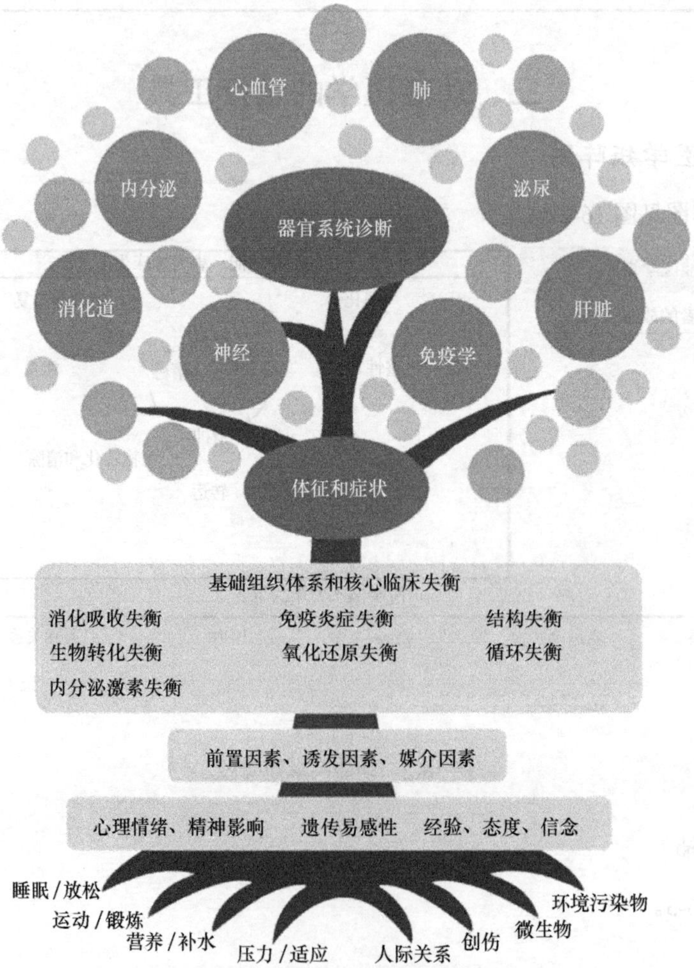

图 16-4 功能医学树状图

（四）处方营养素干预

功能医学医生所使用的处方营养素也称医疗级别营养补充品，是指给予患有疾病、机体功能紊乱或者有特别营养需求的患者，以循证医学数据为支持的产品配方（表 16-4）。处方营养素必须由专业的医生或临床营养师开具处方，方可购买。处方营养素的产品设计是通过个性化的营养支持，以达到机体的最佳状态，使机体功能最优化并保持该状态。

表 16-4　美国营养补充品三个级别

处方营养素	属医疗级别，符合药品标准或行业标准，需要专业的医生、临床营养师等开具处方
普通营养素	属食品级别，符合食品标准，包括各种零售的保健品和直销品等所使用营养素
饲料营养素	属饲料级别，符合动物食用标准，用于动物添加或农业用途

处方营养素的研发过程同药物一样，需要以下五个步骤（图 16-5）。

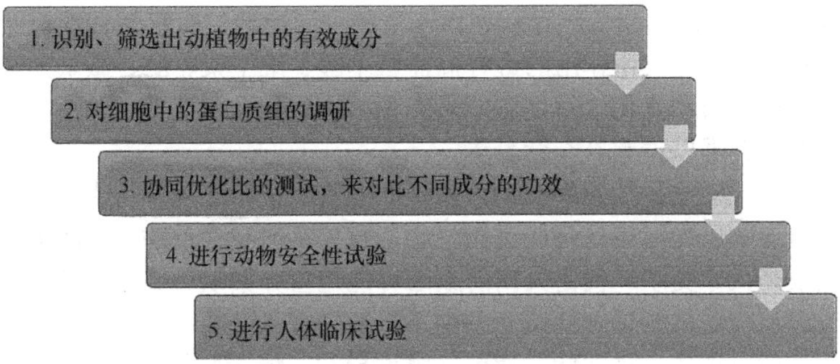

图 16-5　处方营养素研发流程

处方营养素具有良好的制造规范（GMP），具有如下特点。

1. 高品质的原料。关注管理的安全性、效能、纯度以保证治疗水平。

2. 高质量的胶囊或锭剂以保证最佳的养分吸收。

3. 在纯度、崩解和吸收等生物利用率方面能够满足最高质量标准——药物的生产标准。必须达到 99%以上的纯度，无黏结剂、无填充剂、无染料及其他不明成分物质。

4. 定期由第三方实验室测试纯度和效力。

第三节　健康测量及功能评估

运用医学技术方法和手段检测健康，对功能医学进行检测评估，对于临床实践具有至关重要的作用。

一、健康测量及功能评估概念

健康测量的一般概念，是指通过医学技术方法和手段对健康进行主观/客观检测评价的过程。健康测量一般采用主观量表与客观医学检查设备相结合的综合方法及手段。健康测量已从过去对死亡和疾病的负向测量逐步扩大到今天的以健康为中心的多维度正向测量；从对生物学因素的测量扩大到对心理、行为因素和生活因素的综合测量。

健康测量是健康信息采集过程，分为主观采集法和客观采集法，主观采集法包括健康调查问卷、健康咨询交流和交谈等；客观法是借助于客观检测设备、仪器与技术进行健康信息的采集与收集。检测技术包括心理健康检测技术、生理信号检测技术、社会适应性检测技术、健康风险因子检测评估技术、身心负荷状态检测技术、中医健康辨识技术等。

健康监测技术包括便携式健康监测技术、可穿戴式健康监测技术、信息化健康监测技术、一体化健康信息采集技术、健康风险因子跟踪技术等。

功能医学检测评估在临床实践中，具有至关重要的作用。它有许多用途：识别健康状态的潜在病因，辅助准确诊断，提供了对未来健康问题的预测，或患者采取某一种干预后的进展情况。哪一个检测项目更有效？这个问题，在功能医学领域比在传统医学领域更复杂、发挥着更大的作用。对于一些微小的疲劳、睡眠、雌激素变化，使用传统医学实验室检测并不能完全诊断，如果脱离患者的症状和体征，这些功能医学检测就可能无法提供显著的线索。

二、功能医学实验室检测

（一）营养与代谢检测

1. 有机酸代谢检测 全套代谢功能分析是评估尿液中四十余种有机酸。这些有机酸是体内糖类、氨基酸、脂肪、神经传导物质等经过代谢所产生的，因此通过有机酸代谢检测可以了解体内主要代谢途径是否正常运作。而代谢作用的进行尚需氨基酸、维生素、酶、微量元素及消化系统的合作。全套代谢功能分析可帮助我们了解细胞能量产生、神经内分泌失衡、维生素缺乏、毒素暴露、肠道菌群生态等问题，并据以调整补充营养素。

有机酸是体内许多代谢途径的中间产物，来自如细胞线粒体能量制造中心、解毒系统，在代谢转化过程产生神经传导物质受阻碍或是肠道微生物菌群失衡时也会产生。尿液中特殊有机酸的累积往往显示代谢抑制或是代谢受阻。代谢失调的原因可能是营养素缺乏、遗传性代谢酶缺陷、毒性物质干扰或是药物效应，需对胃肠道细菌或真菌的不平衡做深入分析。

全套代谢功能分析可评估多种症状：疲劳、睡眠异常、情绪变化、血糖调节障碍、体重增加、恶心、多重化学物质敏感性、忧郁、焦虑、癌症、炎症、头痛、早期老化、关节疼痛、腹胀、胃酸反流、自身免疫性疾病、皮炎等。

分析项目见表 16-5。

表 16-5 有机酸代谢分析项目

1. 细胞代谢和营养指标	脂肪酸和酮体代谢、糖类代谢、能量生成（线粒体代谢功能）、B 族维生素标记、代谢辅因子、甲基化辅因子标记
2. 神经传导物质代谢指标	神经传导代谢物
3. 毒性物质与解毒功能	解毒功能指标
4. 肠道吸收不良和菌群失衡标记	肠道吸收不良标记、肠道菌群失衡标记、肠道酵母菌/霉菌标记

2. 营养元素检测 实验室检查是通过直接检测体液和组织中化学元素的浓度来提示化学元素的缺乏及其毒性，或者通过检测生物标志物为判断化学元素的生物代谢活性是有害的还是机体所必需的提供依据。检查标本包括血液、尿液、头发等。营养元素分析测定头发营养元素的含量，可了解营养元素的不均衡、缺乏或过剩状况。营养元素缺乏会导致慢性疲劳综合征、抑郁、注意缺陷多动障碍、心血管和甲状腺等疾病。头发营养元素分析可以反映身体组织的状况。

3. 抗氧化维生素 体内自然生成的自由基会对细胞造成严重的损伤。抗氧化物为保护分子，可降低自由基损害或氧化压力，其含量不足会降低这种保护能力。抗氧化物是保护身体降低自由基损害、维护神经、内分泌与免疫功能健康的必需品。抗氧化维生素分析可有效评估氧化压力与抗氧化保护间的平衡。

氧化压力与多种疾病有关：类风湿性关节炎、哮喘、癌症、黄斑变性、神经退化性疾病、关节炎、糖尿病、动脉粥样硬化、慢性疲劳综合征、环境敏感度、炎性肠道疾病。

分析项目：维生素 A、番茄红素、α-胡萝卜素、β-胡萝卜素、叶黄素、δ-胡萝卜素、γ-胡萝卜素、α-维生素 E、辅酶 Q_{10}、维生素 C。

4. 氨基酸平衡性分析 在人体中，氨基酸几乎在所有的功能中发挥核心作用。除了合成蛋白质，人体的氨基酸会进入产生激素和神经递质的通路，解除体内成千上万的化学品毒性，保护抗氧化剂和消化合成胆汁酸。

体内游离的氨基酸含量非常低，并且是高度动态化的，当患有慢性病时，靶器官的识别受到限制，可能导致其功能处于次优状态和器官氨基酸储备减少，所以氨基酸状态的评估具有重要意义。

5. 脂肪酸平衡分析 脂肪酸曾一度被认为仅提供热量，如今却已证明它们是人体内健康细胞膜与局部激素讯息传达的组成要素。它们不仅必需，而且是健康不可或缺的因子。对于那些已经罹患如高血压、糖尿病等慢性病的患者来说，必需脂肪酸检验与治疗已证明能减少慢性病的死亡率。

分析项目包括单不饱和脂肪酸：ω-9 脂肪酸家族。多元不饱和脂肪酸：必需脂肪酸为 ω-6 脂肪酸家族和 ω-3 脂肪酸家族。

（二）毒素与排毒功能评估

1. 慢性食物过敏原分析 慢性食物过敏原分析包括 90 种常见食物的慢性过敏免疫球蛋白 IgG 强度分析。慢性食物过敏已知与青春痘、湿疹、荨麻疹、慢性疲劳、气喘、注意障碍、自闭、关节痛、肥胖、中耳炎、肠易激综合征、肠胃道不适等有密切关系。但因症状出现的时间较晚且不具特异性，较不易自行察觉，临床亦难判断。因此可借此分析个人饮食习惯的偏差，并协助通过恢复肠黏膜健康和以实物轮替方式改善各项过敏症状。

表 16-6 为慢性食物过敏原分析项目。

表 16-6 慢性食物过敏原分析项目

1. 奶蛋类	牛奶、羊奶、奶酪、酸奶、蛋白、蛋黄
2. 肉类	牛肉、鸡肉、羊肉、猪肉、鸭肉
3. 海产类	鲍鱼/九孔、鳕鱼、蟹、蛤、鱿鱼、海带、鳗鱼、牡蛎、鲑鱼、鱼翅、虾
4. 坚果/谷类	麦胶蛋白、麦麸、玉米、米、燕麦、薏仁、葵花籽、杏仁、核桃、芝麻、可可豆、花生
5. 蔬菜类	竹笋、西兰花、包心菜、绿萝卜、花椰菜、芹菜、小黄花、茄子、青葱、韭菜、莴苣、洋葱、豌豆、青椒、彩椒、马铃薯、菠菜、番薯、芋头、番茄、蘑菇
6. 水果类	苹果、香蕉、葡萄、葡萄柚、番石榴、猕猴桃、柠檬、桂圆、芒果、橄榄、柑橘类、木瓜、桃子、梨子、菠萝、李子、梅子、草莓、西瓜、椰子
7. 其他	胡椒、酵母、蜂蜜、香草、咖啡、茶

2. 环境激素检测 环境激素亦称环境内分泌干扰物，指环境中能对机体健康产生不利影响或使其后代内分泌功能发生改变的外源性化学物质。因其是从环境中进入人体，对生殖器官等产生类似激素作用的，习惯称其为环境激素。它并不直接作为有毒物质影响生物体，而是通过影响体内天然激素的合成、分泌、转运、代谢或清除，与相应的受体结合并在细胞内产生效应，模拟或干扰天然激素的生理、生化作用，可能影响到包括人类在内的各种生物的生殖功能、生殖器肿瘤、免疫系统和神经系统。

环境激素作用于人体激素，会使人体内分泌系统紊乱，进而使免疫系统和神经系统受到伤害，主要表现在损害肝脏与免疫系统，影响激素的运作功能，造成男性精子数目下降、女性卵巢或胚胎发育异常，易导致孕妇流产或产下畸形儿；使女性的乳腺癌、子宫肌瘤、子宫癌等发病率和畸胎率明显增加。

主要的环境激素有邻苯二甲酸酯、对羟基苯甲酸酯、酚类。

3. 毒性元素检测 常见的重金属有铜、铅、锌、铁、锰、镉、汞、金、银等。大部分重金属在人体内没有功能，是有害的矿物质。

重金属检测有血液检测、尿液检测、头发检测三种方法。

4. 氧化压力检测 氧化压力是体内自由基过多与抗氧化物不足所产生的结果。现代人由于工作压力大、情绪紧张、饮食不当及环境污染等，经常会让身体处于高氧化压力状态。评估身体氧化压力状态及抗氧化储存量，有助于了解疾病问题的根源，量身定制个人化营养治疗方案。

氧化压力的累积与多种疾病有关：老化、痛风、哮喘、癌症、黄斑变性、神经退化性疾病、类风湿性关节炎、关节炎、糖尿病、心血管疾病、慢性疲劳综合征等。

分析项目：丙二醛、超氧化物歧化酶、含硫化合物、谷胱甘肽、谷胱甘肽过氧化物酶、谷胱甘肽硫转移酶。

5. 雌激素代谢检测 全面评估雌激素在肝脏的代谢是否顺畅。雌激素缺乏会有骨质疏松、绝经综合征等困扰，过多则有月经过多、子宫肌瘤、乳腺癌、焦虑和易怒等问题。雌激素代谢物如果平衡则有保护作用，不平衡则可导致乳腺癌、子宫肌瘤、前列腺癌等疾病。充分了解雌激素在肝脏的代谢平衡可帮助面临健康挑战的妇女们恢复激素代谢平衡，改善并预防与激素相关疾病发生。

全套雌激代谢健康评估是测定尿液中雌激素与雌激素代谢产物的含量，包括甲基化雌激素评估，是保护雌激素代谢机制的重要步骤。

雌激代谢健康评估可评估以下疾病：骨质疏松症、无月经症、经期综合征、月经过多、子宫肌瘤、焦虑/烦躁、乳腺癌。

分析项目：雌酮、雌二醇、雌三醇、4-羟基雌酮、16α-羟基雌酮、2-甲氧基雌酮等。

（三）器官功能评估

1. 肝脏解毒功能分析 肝脏是身体最主要的防御系统，会将体内代谢产物与毒素转化成可溶性、安全且易于排出体外的物质。但如有肠漏综合征，或重复暴露于食物中的化学毒素、环境污染物质、内毒素及其他会破坏解毒功能的因素，都会造成此防御系统的损伤。

肝脏解毒功能失调可能会导致的疾病如下：慢性疲劳综合征、多重化学物质敏感、药物不良反应、帕金森病、多发性硬化症、肌萎缩侧索硬化等。

分析项目：咖啡因清除率、谷胱甘肽结合作用、甘氨酸结合作用、硫化反应、醛糖酸化反应等。

2. 全套男性激素检测 全套男性激素检测可评估下丘脑-垂体-肾上腺皮质-睾丸-调节轴代谢平衡、雄性激素和代谢物、雌性激素和代谢物、肾上腺皮质压力激素与抗压激素间的代谢平衡、类固醇激素代谢平衡、肾上腺激素与代谢物。

分析项目：黄体刺激素、滤泡刺激素、孕烯醇酮、黄体酮、去氧皮质酮、皮脂酮、醛固酮、性激素结合球蛋白等。

3. 全套女性激素检测 全套女性激素检测可评估下丘脑-垂体-肾上腺皮质-卵巢调节轴代谢平衡、雄性激素和代谢物、雌性激素和代谢物、肾上腺皮质压力激素与抗压激素间的代谢平衡、类固醇激素代谢平衡、肾上腺激素与代谢物。

分析项目：黄体刺激素、滤泡刺激素、孕烯醇酮、黄体酮、去氧皮质酮、皮脂酮、醛固酮、脱氢异雄固酮、雌二醇、雌三醇、性激素结合球蛋白等。

4. 小肠渗透力检测 小肠渗透力检测可有效评估小肠吸收力及屏障功能，以了解是否为吸收不良和肠漏综合征。

5. 肾上腺皮质压力检测 压力是现代生活中相当重要的一环，压力的来源有环境、精神、情绪、生理等因素。此项检测能反映出身体下丘脑-垂体-肾上腺皮质轴中枢神经内分泌系统，即中医所指任、督二脉的阴阳平衡系统；可作为身体处理焦虑、沮丧、恐惧、慢性疲劳综合征、肥胖、性功能减退、不孕、经前综合征、更年期综合征、骨质疏松症、神经性厌食症、睡眠不稳、糖尿病、心血管疾病等现代人疾病的指标。

三、HRA 功能医学检测设备

（一）HRA 功能医学检测设备原理

HRA 功能医学检测设备采用生物电感应技术，结合人体电阻抗测量技术，应用计时电流统计分析方法，通过生物电传感器，采集测量组织细胞的电阻、电传导性、pH、电压及动作电位，进行人体 3D 数学模型重建，根据各器官、组织和系统的电阻抗变化情况，对人体目前的功能状态进行健康风险评估。同时具有完善的健康指导系统，根据各脏器细胞的电生理活性，给出科学健康的生活饮食指导。

（二）功能医学设备特点

1. 经济 相比常规检测手段，检测费用更低，适宜重复检测。

2. 快捷 5min 38s 完成全身各系统监控扫描，即时出具风险评估报告。

3. 安全 1.3V 低压直流电刺激感应技术，无创、无辐射、无不适感检测。

4. 全面 人体 9 大系统 220 项系统功能检测数据，全面展示身体状况。

5. 智能 全自动扫描、全智能分析、3D 数字重建，全方位成像，自动风险评估。

6. 预警 随时监测人体生物活性和功能状态，发现早期功能性变化对身体健康产生的潜在隐患，以风险柱形式给予提示。

（三）功能医学设备应用

应用涉猎范围广泛，适用各类常见医疗健康场景（图 16-6）。

1. 医院、体检中心 可多科室应用，以人为中心，开展全面的健康管理服务模式；可设计个性化精准的体检套餐，评估指导预防疾病，并进行治疗效果对比；避免盲目体检。

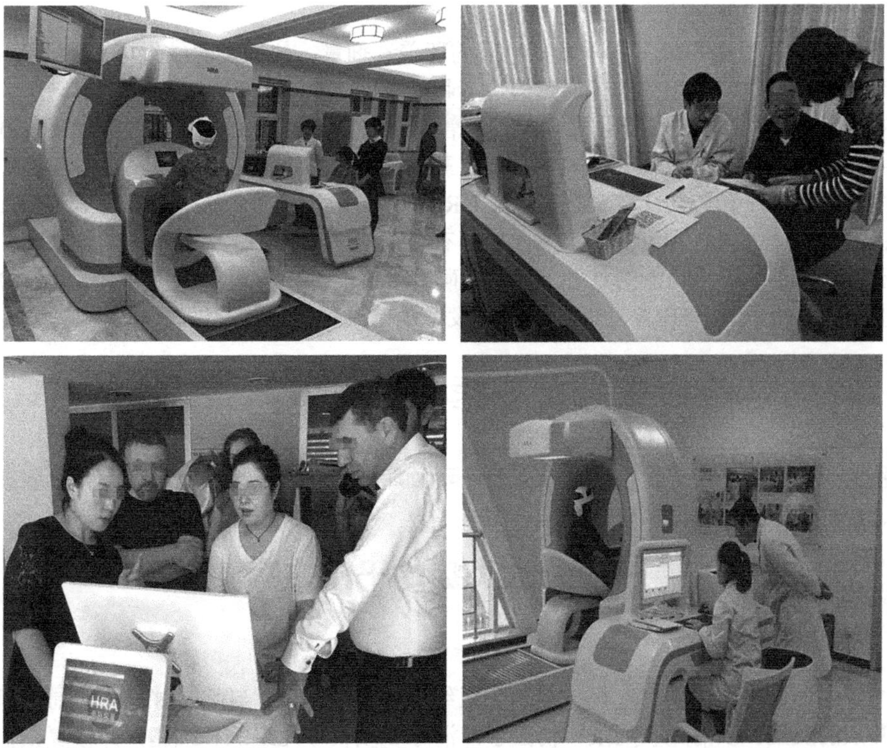

图 16-6 HRA 功能医学检测设备应用场景

2. 健康管理机构 可作为健康管理的入口工具，树立品牌定位，提高核心竞争力；同时也可作为效果对比、提供有效监测及追踪机体功能变化的工具。

3. 院校、体育系统 可作为日常国民体质监测、运动功能医学数据统计分析等应用设备，增加师资的教学效率和贡献度。

4. 其他行业 如健康保险行业、异业联盟等。

四、功能医学检测的应用

功能医学检测对功能医学医生具有重要的作用，所以他们必须详细检查所挑选的每一种功能医学检测的使用和预测价值。有多种功能医学检测可供选择，包括实验室检测和功能医学设备检测，没有哪一种功能医学检测能发现所有患者的功能障碍。功能医学医生首先采集病史、进行身体检查、回顾发病机制，并且将信息对应分布到功能医学矩阵里，根据不同情况采取不同的医学检测。

功能医学检测经常处于临床科学最前沿的位置，新技术、新方法、新设备不断出现。它是一个进行中的、动态的研究，可以帮助我们用新的、前沿的方法来评估患者功能。当医生考虑使用一种新的或不熟悉的实验室检测方法时，首先需要深入理解它的变异性、精密度和精确度。

功能医学教导我们了解和评估患者基本生理过程，并在一个相互联系的生理过程中辨认细微的症状和体征。功能医学检测即使不明确，也可能有价值；它们可以给潜在的根本问题提供信息和线索，帮助我们破译慢性疾病患者的复杂病理。

功能医学检测具有如下意义。

1. 现代退行性疾病起源复杂，症状的发展与患者的病史有关。复杂的病例、挑战经典的诊断和治疗能否经得起分子医学方法的考验，依赖于能否识别营养素、毒素或代谢控制，发现问题根源。

2. 对于必须恢复细胞、组织和器官正常功能的复杂病例。检测可以确定具体的生化障碍，然后可以调整生化过程中营养剂的浓度来恢复细胞的功能。

3. 实验室评估可以确定恢复正常功能所需的营养素剂量。依据实验结果可以进行针对性干预，通过营养消耗的严重程度和相关的代谢障碍进行特定营养素的剂量调整。

4. HRA 功能医学检测设备评估意义，健康管理是对个人和群体的健康进行全面监测、分析、评估，提供健康咨询和指导，以及对健康危险因素进行干预的过程。目的是早期发现疾病和健康风险，并进行针对性的干预，防止疾病的发生。HRA 功能医学检测设备作为疾病早期筛查及健康风险评估设备，是健康管理必不可少的工具。也只有在全面采集如 HRA 功能医学检测设备功能所及的健康信息、客观评估机体功能的基础上，才能确立准确的健康管理的标靶，为进一步检测和干预创造必须的条件。因此说，HRA 功能医学检测设备是健康管理的始发站。

第四节 功能医学干预技术应用

本节将主要介绍慢性炎症、自闭症、高胰岛素血症与胰岛素抵抗及糖尿病、肾上腺疲劳、肠道菌群失调、食物过敏和食物不耐受的干预方案。

一、慢性炎症的干预方案

（一）概念

外源性或内源性损伤因子引起机体细胞和组织的损伤性变化，与此同时机体的局部和全身也发生一系列复杂的反应，以消灭和局限损伤因子，消除和吸收坏死组织和细胞，并修复损伤。机体这种复杂的以防御为主的反应称为炎症。

炎症反应分为急性炎症反应和慢性炎症反应，功能医学关注的重点是机体内各种原因引起的慢性炎症反应。

（二）功能医学检测

1. 实验室检测 消化功能综合分析及肠道通透性评估，用以评估肠道的炎症水平；IgE过敏检测；食物过敏/不耐受检测；麸质消化功能检测；结膜免疫功能评估；炎症水平评估。

2. 功能医学检测设备评估 HRA功能医学检测设备评估，心负荷状态检测技术等。

（三）干预方案

1. 避免诱发因素暴露 避免包括紫外线和电离辐射，外源微生物产品（真菌毒素和生物气溶胶），重金属及生物异源物质如除草剂、杀虫剂，以及众多工业、军事、石化毒物的暴露，这些都是炎症的诱发因素，会引起机体的炎症反应。

2. 改变生活方式

（1）运动：避免久坐的生活方式，增加运动，采取平缓而非紧张的运动形式，如太极拳，避免过于疲劳或进行剧烈的运动。

（2）饮食：排除饮食法和循环饮食法。增加进食免疫滋补菌菇，如白木耳、云芝菌丝体、灵芝、香菇、冬虫夏草等。

（3）压力因素

减压：放松疗法、集体放声大笑、催眠、冥想、心理支持、团体支持、瑜伽。

减压专业设备：如身心能减压太空舱的调理。

3. 功能营养素干预

（1）维生素和矿物质的应用：15 000～25 000IU/d混合类胡萝卜素；补充多种矿物质；500～1000IU/d维生素A；1000～2000mg/d维生素C；400～800IU/d维生素E混合生育酚。

（2）ω-3不饱和脂肪酸：3～4g/d。

（3）益生菌：调节肠道微生态环境，恢复肠道内环境平衡。

（4）天然植物化合物：水杨苷、槲皮素、乳香属、姜黄素、甘草根、葡萄籽提取物、免疫活性乳清蛋白。

（5）免疫滋补药材：黄芪、甘草、刺五加。

（6）抗氧化剂的使用：在炎症反应中白细胞会产生自由基，使用抗氧化剂能够保护机体组织器官，减少自由基的伤害。

二、自闭症的干预方案

（一）概念

自闭症又称孤独症，被归类为一种由于神经系统失调导致的发育障碍，其病症包括不正常的社交能力、沟通能力、兴趣和行为模式。自闭症是一种广泛性发展障碍，是以严重的、广泛的社会相互影响和沟通技能的损害及刻板的行为、兴趣和活动为特征的精神疾病。

自闭症典型的特征：社会交流障碍、缺乏学习与模仿的能力、语言障碍突出、兴趣狭窄、行为刻板，对环境要求严格，不容许有丝毫改变，大多智力发育落后或不均衡，多数患儿存在感觉异常的问题。

（二）功能医学检测

1. 实验室检测 基因组学检测、元素分析、尿有机酸评估、消化功能综合分析、肠道通透性评估、抗氧化能力评估、体内维生素水平评估、同型半胱氨酸评估、营养水平评估、食物过敏/不耐受检测。

2. 功能医学设备检测　HRA 功能医学检测设备评估、心理检测评估。

3. 功能医学对于自闭症的干预方案

（1）饮食管理。

（2）干预原则：功能医学的治疗方案是一个全面的四种元素的组合，包括饮食疗法、营养素补充疗法、解毒剂和药物的使用。

（3）处方营养素的使用：维生素类、矿物质、氨基酸类化合物和必需脂肪酸、酶类、植物化合物等。功能医学的方法是基于整体论的医学原则，将人看作是一个完整的、相互依存的、相互关联的整体。因为脑的每一个部分都与其他部分相互作用。功能医学医师认为治疗自闭症大脑的关键是提供给大脑所需要的最佳神经代谢元素，允许自我疗法发挥自然的，经常是超自然的功能。

三、高胰岛素血症与胰岛素抵抗及糖尿病的干预方案

（一）概念

高胰岛素血症与胰岛素抵抗：一个具有正常代谢的人，胰岛素是在进食后由胰腺内的胰岛 B 细胞分泌的，它传递信号给体内的胰岛素感应组织（如肌肉与脂肪），使之通过吸收葡萄糖来降低血糖含量到一个正常值。由于各种原因导致胰岛素的能力下降，为了解决这种状况，维持葡萄糖的代谢平衡，胰腺就会分泌越来越多的胰岛素，以使足够的细胞被激发来吸收葡萄糖。这个过程就称为胰岛素抵抗。这是一种代偿性的高胰岛素血症。久而久之这种代偿会导致很多组织出现代谢失衡，发生胰岛素抵抗后，不仅胰岛素介导的葡萄糖利用率降低，还会继发高胰岛素血症和胰岛 B 细胞功能提前衰竭。胰岛素抵抗是与衰老有关的慢性疾病的发生原因之一。

（二）检测

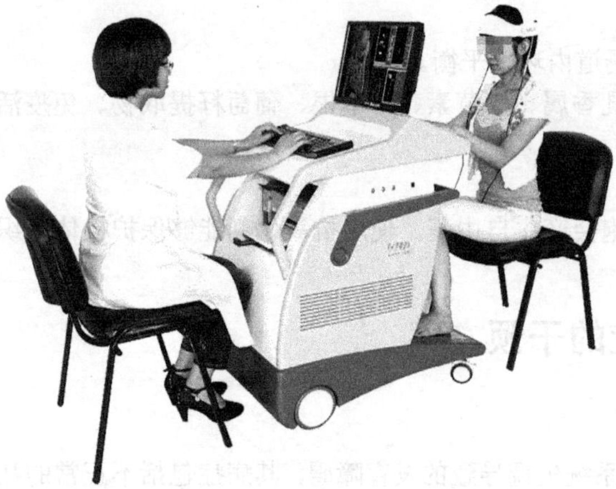

图 16-7　2 型糖尿病风险评估系统

1. 糖尿病的功能医学设备检测　RA 糖尿病风险评估系统可检测人体末梢最细小的自主交感神经，建立胰腺功能、血糖状态、胰岛素分泌状态、葡萄糖代谢能力、胰岛素抵抗、糖耐量异常等指标的数字模型，用于临床早期筛查 2 型糖尿病风险（图 16-7）。

检测特点：该项检测技术检查过程中无侵入性、无辐射、无创伤；受检人群无须空腹；检查后 5min 内可出具检测报告，可根据受检人群的个体差异智能化定制健康干预方案，检测成本低，适用范围广。

2. 糖尿病的功能医学生化指标检测　包括血糖代谢能力评估；脂代谢能力评估；炎症水平评估；焦虑水平评估；抗氧化能力评估；瘦素、脂联素水平检测；体内元素分析；消化系统综合分析；维生素 D 水平检测。

3. 瘦素与 2 型糖尿病　瘦素是由脂肪组织（尤其是内脏脂肪）合成并分泌的激素，它调节机体的激素分泌、免疫功能、食欲、代谢速率和体重。瘦素的功能一般认为是能量代谢的信号：作为下丘脑摄食中枢的一个重要调节因素，影响进食；作为调节机体能量消耗水平的因素，使机体不会因进食稍多就体重明显增加。当能量处于相对平衡时，瘦素水平可反映体脂量。当能量出现负平衡时，血清瘦素显著减少，从而减少能量消耗。当体重增加时，瘦素骤升，从而促使能量消耗增加，使体重有所回落。肥胖者存在瘦素抵抗，从而导致机体出现高水平的瘦素，可能与瘦素转运至中枢神经

系统障碍或受体后缺陷有关。

脂联素是脂肪组织合成并分泌的蛋白质，它在血糖和血脂的代谢中发挥重要的作用。脂联素可以增加肝脏和外周组织对胰岛素的敏感性、调节脂肪组织的生长、降低肝脏中脂质和葡萄糖的产生。除此之外，脂联素可以通过降低血压、抵抗血管炎症从而预防动脉粥样硬化的发生。脂联素水平与人体的体重指数、胰岛素抵抗、甘油三酯、血压、C 反应蛋白及 2 型糖尿病罹患风险成反比。正常水平的脂联素可以保护机体，以防胰岛素抵抗、肥胖和心血管疾病的发生。

（三）功能医学干预

基因遗传决定了疾病的倾向性，但外界可改变因素，如体重、运动、吸烟和饮食对疾病的发生发挥着巨大的作用，包括生活方式、饮食和功能营养的综合干预方案是对待这种基础性临床失衡的重要一步。

1. 生活方式

（1）运动：能增加胰岛素受体位点敏感性，控制胰岛素抵抗。骨骼肌紧张度的降低使人体平衡血糖能力降低，定期的有氧运动能增加胰岛素受体的敏感性和葡萄糖的耐受性，除了对胰岛素受体的作用外，有氧运动训练能减少胰岛素的分泌，可以控制胰岛素抵抗。运动可以上调超过 500 个基因的表达；可以控制食欲，降低饥饿感；排出毒素。

（2）戒烟，减重，改变久坐少动的生活方式。

2. 饮食 低血糖负荷食物（每天 45～65 个血糖负荷），蛋白质与碳水化合物一起食用，以稳定血糖水平，除了木糖醇，避免食用其他的糖，每天在食物上撒半茶勺肉桂粉，早饭吃带有麦麸的燕麦，零食选择粗燕麦饼。

3. 功能营养素

（1）ω-3 脂肪酸：ω-3 脂肪酸会对血浆胰岛素受体和脂质浓度产生有利影响，饱和脂肪酸和反式脂肪酸会降低膜流动性，抑制胰岛素与受体的结合。如果以 *ω*-3 脂肪酸取代其他脂肪，可预防骨骼肌中胰岛素抵抗的发生。

（2）与糖尿病有关的微量元素

1）元素铬是糖耐量因子的活性成分，是维持机体正常的生长及葡萄糖耐量等不可缺少的微量元素。它可以增加胰岛素的敏感性，增加胰岛素受体数量，增加胰岛素受体磷酸化，在糖代谢中起着决定性的作用。

2）元素镁、锌、硒、锰。

3）α-硫辛酸、B 族维生素、肉桂、维生素 D、辅酶 Q_{10}、生物素、抗氧化剂等。

四、肾上腺疲劳的干预方案

（一）概念

肾上腺是一对呈三角形能产生激素的腺体，位于肾脏的上方，他们通过分泌特殊的激素调节人体几种基本功能。肾上腺功能下降被称作肾上腺疲劳。当一个人处于压力状态时，身体通过刺激交感神经系统产生压力反应来做出反应，就像机体感知危险时对自身的预警。当一个人长期处于压力状态时，皮质醇可能会上升到一个很高的水平，随着肾上腺疲劳它的分泌会下降。同时，通常在肾上腺中产生的一种激素脱氢表雄酮由于压力开始下降，伴随着长期压力，脱氢表雄酮代偿失调，同时皮质醇水平上升。因此，皮质醇/脱氢表雄酮值会增加。

（二）检测

1. 实验室检测 肾上腺皮质压力检测：肾上腺皮质醇、活性皮质醇、脱氢表雄酮、分泌型免疫球蛋白的测定。

2. 功能医学设备检测 HRA 功能医学检测设备评估，身心能太空减压舱检测。

（三）功能医学干预

1. 调整生活方式。

2. 作息规律，调整工作任务难度，增加休闲和放松的时间。

3. 营养素补充方案：营养补充剂、甲状腺激素替代、肾上腺激素替代、治疗纤维肌瘤和抑郁症、治疗念珠菌过度生长、类固醇激素替代、功能营养素应用（如矿物质、维生素、鱼油、益生菌、褪黑素、人参、红景天、南非醉茄等）。

五、肠道菌群失调的干预方案

（一）概念

相比于临床医学，国内医学对于肠道更加关注，对于肠道的研究更加深刻。肠道的微生态系统及菌群平衡是功能医学研究中非常重要的部分。正常的微生物群与其宿主的微环境（组织、细胞、代谢物）组成微生态系统。哺乳动物的微生态系统包括口腔、肠道、泌尿道、生殖道、皮肤和呼吸道等。

各部位微生态系统中的微生物按一定的比例组合，各菌群间相互制约和依存，形成一种生态平衡，一旦机体内外发生变化，正常的生理组合就会破坏，从而形成病理性组合，被称为机体的微生态失调，也称菌群失调。它可以发生在身体的任何暴露部位，如阴道、肺部、鼻腔、鼻窦部、耳朵、指甲或眼睛的黏膜表面，但最突出的是肠道和皮肤上。

（二）功能医学检测

（1）小肠通透性评估：功能医学通过“双糖实验”来评估机体肠道的通透性，衡量肠道吸收功能和屏障功能。“双糖实验”是一种非侵入性的检测，给予患者按一定配比混合而成的乳果糖和甘露醇的口服液，然后收集 6h 尿液，通过乳果糖和甘露醇的回收率及二者的比值来进行评估。

（2）全套消化功能综合分析：这是一种非侵入性分析，以大便为标本，通过消化吸收、新陈代谢活性、免疫功能、寄生虫检查及肠道菌群分析综合了解个体肠道的功能状况。检测指标：肠道消化/吸收指标、肠道免疫质保、肠道新陈代谢指标。

（三）功能医学干预

1. 生活方式干预

（1）在肠道功能修复过程中，首要的是要保证过敏原消除饮食。许多常见的疾病都可以通过短期的 2～6 周的消除饮食来得到缓解和治愈，即使没有出现特别的症状或者明显的过敏，消除饮食都可以让免疫系统得到休息，并使机体得到更深入地愈合和修复。

（2）改变饮食和生活习惯：细嚼慢咽、规律进食、睡前 3h 勿进食、认真清洗蔬菜和水果，洗净双手、用具和砧板。

（3）遵循健康饮食，增加纤维素摄入量：混合饮食，服用研磨后的亚麻籽，增加蔬菜，减少热量摄入，增加十字花科植物的摄入，多吃粗粮，每天补充一点坚果，循序渐进增加膳食纤维摄入量。

2. 功能医学的“5R 原则” 功能医学的干预措施被称为“5R 方案”或“5R 原则”，包括五个基本的临床步骤：移除（remove）、补充（replace）、再接种（reinoculate）、修复（repair）、重建平衡（rebalance）。应根据患者的病情和疾病的性质，给予个性化干预方案。有的干预措施也称“4R 方案”或“4R 原则”，只是不包括“5R 原则”的最后一步——重建平衡。

（1）移除：减低肠道功能紊乱的根本方法是排除对肠道黏膜有刺激性的因素，包括胃肠道的病原微生物（致病细菌、病毒、真菌、寄生虫等）、过敏/不耐受的食物、环境衍生的有毒物质、药物、压力等。临床方案为低抗原排除饮食。

（2）补充：补充可能缺乏或有限的消化酶、盐酸和其他帮助消化的营养素。补充疗法中的主要成分是盐酸和蛋白酶。修复方案包括给予消化酶、盐酸甜菜碱类营养素、纤维素。

（3）再接种：指引入“益生菌”来重建肠道菌群平衡，肠道内的菌群平衡是肠道通透性修复的关键。临床方案包括给予适量的益生菌和益生元。真菌感染严重的患者，还需要先用抗真菌制剂如制霉菌素等杀菌。

（4）修复：修复是指提供各种营养补充以支持胃肠黏膜的修复、愈合和再生。营养素包括谷氨酰胺、必需脂肪酸、锌、泛酸、各种维生素等营养物质。

（5）重建平衡：指的是在一个患者的健康恢复过程中提供支持，改变心态、饮食和患者的生活方式，来建立健康的生活方式。临床方案包括放松疗法（瑜伽、冥想、祈祷、呼吸等方法）、心理治疗。

六、食物过敏和食物不耐受的干预方案

（一）概念

食物的过敏反应分为速发和延迟（急性的或慢性的）两类。一般把速发的食物过敏反应称为“食物过敏”，而延迟的食物过敏反应称为“食物不耐受”。研究发现，这种食物不耐受对健康的影响非常重要，是很多疾病发生发展的重要原因。

食物过敏是一种速发的过敏反应，属于Ⅰ型过敏反应，由 IgE 介导。发生在进食后几个小时甚至几分钟内，通常造成非常明显的身体症状，如皮疹、荨麻疹、流鼻涕或头痛。在极少数情况下，速发的过敏反应可引起过敏性休克，喉咙水肿会阻碍空气吸入，甚至可能危及生命。只有很少一部分患者对食物过敏。

（二）检测

1. 实验室检测 毒素与排毒功能评估（慢性食物过敏检测）。

2. 功能医学检测设备评估 HRA 功能医学检测设备评估、SCIO 生物反馈系统检测等。

（三）功能医学干预

1. 饮食方法

（1）饮食排除法：在没有食物不耐受检测的支持下，在 2～3 周内禁食可能引起过敏的食物，然后再小心翼翼地添加，一次添加一种食物，并注意观察。

（2）循环饮食法：对于轻度不耐受的食物，每 4 天只吃一次，如小麦过敏，4 天中只吃一次面食，之后再逐渐添加。通过排除饮食法和循环饮食法，减少问题食物的摄入，会使与这些食物不耐受相关的临床症状明显减轻。

2. 饮食方案 避免不耐受的饮食方案强调的是宽范围的低敏感性食物的摄入。这些食物包括羊肉、梨、苹果、大米、大多蔬菜、大多数豆和豆类蔬菜（除了花生）和无面筋谷物（如小米和苋菜）。通常唯一允许的糖是枫糖浆或糙米糖浆。

小麦、玉米、牛奶、鸡蛋、乳制品、花生、大豆食品是最常见的引起食物不耐受的过敏源。许多人对人工食品添加剂也有反应，如味精、亚硫酸盐和色素，含有这些成分的食物必须禁食。在进行轮换饮食的时候，注意许多加工食品中含有至少一种最常见的食物过敏源，尤其精加工食品。例如，牛奶、大豆、小麦、花生和鸡蛋是食品工业的主食，并且经常出现在“天然风味”的食品中，在选择时一定要慎重。

当前食物不耐受处于高发趋势，是很多临床症状和慢性疾病发生发展的根本原因，国外有大量的研究和临床应用，而国内没有得到临床医学界足够的重视，尤其对其在儿童中存在的高发率，以

及儿童症状的多样化更是缺乏系统的研究。

课后练习题

填空题及其答案

1. 功能医学以系统和（循证医学）为基础，运用多学科知识，研究其病因，并加以干预。功能医学是寻病源、除病根的医学，强调从根源上解决问题，与临床医学相比，它更注重治未病。

2. 功能医学将（生物医学）中的科学依据整合加以应用，通过系统的生理、生化的研究方法来帮助我们更好地了解患者的病情、症状。

3. 功能医学是寻病源、除病根的医学，它以特有的（矩阵问诊法），对患者病史、长期生活方式、基本情况做全面的问诊咨询，结合系统的检查化验体系，科学地解读健康受损的原因，并有针对性地提供有效的施治方案。

4. 功能医学是针对慢性病、亚健康人群进行健康管理的（有效工具），也是提高生命活力的医学。

5. 功能医学六项原则：了解每一个机体基于遗传和环境因素而形成的生化个体（差异性）；以患者为中心；患者的机体、心理和精神是一个动态平衡的有机整体；人的机体就像是一张大网，连接着各个生理要素；健康不等于没有疾病的状态；提高器官储备水平不仅可以增加寿命，也可以带来健康。

6. 功能医学目的是帮助你的身体回到动态的平衡状态。它的重点不是结果或病理状态，而是动态的调整。它的根本是评估和干预身体的不平衡，因此它不是抑制症状，它处理疾病的根源，不太关心诊断疾病，因为疾病的病名是人为定义的，它更关心疾病背后的（生理失衡），也就是疾病的发病机制。

7. 功能医学按机体功能将人体分为六大平衡：消化、吸收和微生物失衡；氧化与还原状态的失衡；（解毒和生物转化失衡）；免疫和炎症失衡；激素和神经递质失衡；细胞膜功能结构失衡到肌肉骨骼系统的不平衡。

8. 功能医学治疗的五个层次：整体机体水平（宏观水平）；器官系统水平；细胞代谢水平；亚细胞/线粒体水平；（亚细胞/基因表达水平）。

9. 分子矫正医学是从（细胞）入手，预防和治疗疾病。它通过补充最佳营养的方式，去改善细胞赖以生存的生物化学环境，使之能维持在平衡的状态。

10. 功能医学的诊疗路径是信息的收集、组织、重述、整理排序、开始治疗及（跟踪随访）。

（牟红安）

第十七章　常见慢性病症的康复技术

学习目标

1. 掌握常见慢性病症的康复评价方法。
2. 熟悉常见慢性病症的康复干预技术。
3. 了解常见慢性病症的康复发病机制。

第一节　常见慢性病症概述

一、骨 质 疏 松

骨骼是人体内最坚硬的器官，成人的骨约占体重的 18%。据 2015 年中山大学公共卫生学院和广东省营养学会等单位联合发布的中国首个骨系数报告显示，31.9%国民存在骨量低或骨质疏松问题，半数 50 岁以上的居民存在骨量异常，50 岁以上女性骨质疏松患病率高达四成。骨骼问题呈现低龄化趋势，原因是人们没有像重视身体其他器官那样重视骨骼健康。骨骼的骨量自出生之后随着年龄增加而逐渐增加，一般成人约在 35 岁时骨量达到高峰，之后骨量逐渐减少。35 岁后骨质疏松发病率从 1%上升至 11%。

骨质疏松是一个呈增加趋势、可涉及任何人的健康问题，女子是主要的受累群体。目前，骨质疏松已经成为第六位全世界常见多发病。随着年龄的增长，骨质疏松带来的问题和花费也在不断增加。骨质疏松性骨折成为威胁中老年人健康、影响生活质量和寿命的严重疾病。但是，骨质疏松的发生是可防、可控的。

二、代谢综合征

我国代谢综合征的患病率达到 14%以上，以北方人和城市中人群发病率较高，男性较女性多见。随着我国社会的不断进步，不良生活方式愈加普遍，从而预测代谢综合征的发病率会进一步上升。

代谢综合征的早期可能没有任何症状，多数伴有体重的增加，部分人会出现由于高胰岛素血症而表现出来的黑棘皮病样改变（皮肤皱褶部位出现灰褐色色素沉着，常呈对称性，皮肤增厚，质地柔软）。随着病情发展可能出现头晕、困倦、乏力、口渴等不典型症状。随着病情的进一步发展，最终会导致心脑血管事件的发生，如脑梗死、冠心病、非酒精性脂肪肝等。

代谢综合征的患者是心脑血管疾病及 2 型糖尿病的高危人群，最终可能出现 2 型糖尿病及糖尿病的一系列并发症、高血压、冠心病、心梗、脑梗死、脑卒中等。患有代谢综合征的中年人，其 10 年内发生心脑血管事件的风险是明显增加的。年轻患者虽然 10 年内风险不增加，但是其远期风险是增高的。

三、颈 椎 病

流行病学统计表明，成年人颈椎病的发病率为 10%左右；在 35～60 岁，发病率开始逐渐增加，60 岁以上，颈椎病患病率为 45%左右。但是近年来这种多发病已明显年轻化，临床中 20 余岁中重度颈椎病患者已不少见，统计表明，年轻患者正以每年约 10%的比例迅速攀升，且与低头伏案的关系最为密切。美国科学家做过低头伏案的实验性研究，每天低头 1 次，每次 1h，1 个月后 X 片和病理切片无改变；每天低头 1 次，每次 2h，1 个月后 X 片有明显骨质增生，病理切片证实除骨质增生外还有软组织的变性改变。说明长期低头，颈部活动减少是引起颈椎病的最重要原因。

目前，都市白领，如 IT 从业者、广告人、行政人员、文秘、编辑、会计、教师、办公室白领等，由于长期低头伏案工作，使椎骨和椎骨之间的椎间盘向后突出，压迫脊髓或者血管。现在颈椎病在都市白领中的发病率越来越高，已经达到患病人群的 25%，正逐渐成为颈椎病的主力人群。此外，颈椎病正在向年轻化发展。很多大学生、中学生、小学生成了电脑迷、网迷，抓住电脑就不放，一玩就是十几个小时，长期伏在电脑屏幕前，很容易得颈椎病。40 岁以上的人，随着年龄的增长，椎间盘脱水，缩小，颈椎的稳定性下降。为了保持稳定性，椎骨会产生自然性的骨质增生（骨刺），只要不挤压血管、骨髓，骨刺是无害的。但是在大多数情况下，骨刺会挤压颈椎后方的脊髓或血管，对人体造成严重的伤害。所以患颈椎病的人，40 岁以上的最多。平时坐姿和睡姿不正确的人也容易患颈椎病。这类人群平时喜欢睡软床、枕高枕头。高枕头、软床或者沙发会把头往前推，使颈椎前曲，容易拉伤颈椎后方的韧带，或者强迫椎间盘向后突出，压迫颈椎后部的脊髓和血管。

四、肩 周 炎

肩周炎是一种严重影响中老年人日常生活的常见病和多发病。其发病原因分为原发性和继发性两种。中老年人身体功能退化，尤其是软组织退行而发生的病变，对各种外力的承受能力减弱是主因；壮年长期过度活动和姿势不良，日积月累后，产生的慢性致伤力是主要病因；上肢、肩部挫伤、牵引伤、创伤等治疗不当或是固定过久，会造成肩周组织继发萎缩、粘连，引发肩周炎。另外，颈椎、心、肺、胆管等疾病发生的肩部牵涉痛，因原发病长期不愈使肩部肌持续性痉挛、缺血而形成炎性病灶，转变为真正的肩周炎。此外，肩关节周围长期受湿寒，也是肩周炎的发病原因之一。

五、日常生活活动能力障碍

提高日常生活活动能力是作业疗法的主要工作内容。基础性日常生活活动（basic activity of daily living，BADL），即自理活动和各种功能性移动活动，是生存及保持健康所必需的基本活动。BADL 的恢复依发育顺序进行，即首先恢复进食动作，最后恢复如厕能力。一个人仅仅保持 BADL 独立是不够的，他还需要和自然与社会环境接触并且产生互动的关系。工具性日常生活活动（instrumental activity of daily living，IADL）正是体现了这种关系。IADL 并不局限于照顾自己，而是在各种环境中利用各种可以利用的工具进行活动，包括做家务劳动，使用自动售货机，阅读书报及使用娱乐设施，乘公共汽车或开车，从商店、公司或政府部门获得必要的用品和服务，保养维护轮椅、矫形器或行走辅助具，以及应付各种意外情况如突然发病等。

六、认知功能障碍

认知是人类心理活动的一种，是获取、编码、操作、提取和利用知识或信息的高级脑功能活动，认知能力表现在人对客观事物的认识活动中，是个体认识和理解事物的心理过程。认知活动包括注意、记忆、思维运作、知觉及语言等。认知能力是通过脑这一特殊物质实现的。

认知功能障碍又称为认知功能衰退、认知功能缺损或认知残疾，泛指各种原因导致的各种程度的认知功能损害，从轻度认知功能损害到痴呆。

第二节　常见慢性病症的康复理论

要想使常见骨质疏松、代谢综合征、颈椎病、肩周炎、认知功能障碍、日常生活活动障碍得到更好的诊断与康复，对其基础知识的了解尤为必要，是后期实施诊断评估和干预的前提。

一、骨质疏松症

骨质疏松症是以骨量减少、骨的微观结构退化为特征，致使骨的脆性增加以至于发生骨折的一种全身性骨骼疾病。骨密度流失不仅会让人腰酸背痛，还容易导致骨折。对于老年人来说，骨折可能引发或加重心脑血管疾病，危及生命。骨质疏松是中老年人的常见病，女性多见于绝经后，男性多在 55 岁后。女性发病较早且数倍于男性。除了年龄因素之外，还与性激素水平的下降有密切的关系。此外，生活方式与机械活动也对骨密度产生较大的影响。体力活动对骨骼的影响极大，活动越多，对骨的牵拉力越强，就越能促使破骨细胞转变为成骨细胞，有利于新骨形成。长期闲居及各种原因的废用，由于对骨骼的机械刺激不够，以致骨形成少而骨吸收多，导致骨质疏松。骨折与骨病长期固定后也会导致骨质疏松。缺乏户外活动，日照不够导致维生素 D 不足也是骨质疏松的原因之一。

骨质疏松常见症状：腰背部疼痛（60%的人出现不同程度骨痛，女性为 80%，男性为 20%）；身高缩短、驼背（65 岁者可缩短 4 厘米，75 岁可缩短 9 厘米）；骨折（最常发生骨折的部位是椎体；其次是髋关节；再者是桡骨远端等。）；呼吸功能损伤；牙齿松动、脱落、牙体松脆折断；疲乏无力。

容易发生骨质疏松的人群：女性更易患骨质疏松症；中老年为高发人群；有不良嗜好者，如爱吸烟、酗酒者；挑食者；过度消瘦者；维生素缺乏者；慢性肝病、慢性肾病患者；长期服药人群。

可利用双能 X 射线吸收法诊断骨质疏松。有骨质疏松危险因素的任何人都应进行骨密度测量。药物和运动疗法可以治疗骨质疏松及其相关症状，但当骨密度降低到骨质疏松的程度时，大部分的丢失骨量将不能再获得。因此，预防应是第一位的。

二、代谢综合征

代谢综合征是指多种代谢异常同时存在于某一个人身上的一种临床综合征。这些代谢异常一般包括血糖异常、糖尿病、腹型肥胖、血脂异常、高血压等多种心血管疾病的危险因素。目前尚不确定代谢综合征是一种独特的病理生理学现象，还是未来未发生事件尤其是脑血管疾病死亡率的临床标记。胰岛素抵抗是其发病的中心环节和基本的致病基础，而肥胖（尤其腹型肥胖）可能是代谢综合征的始动因素。治疗方法包括改变不良生活方式、减肥、降糖、降压、降脂、抗血小板聚集等。

三、颈　椎　病

颈椎病是一种综合征，又称颈椎综合征。此病多见于 40 岁以上的人群（但目前，发病年龄出现了低龄化的特点），大多由于慢性劳损、陈旧外伤或炎症等造成的颈椎间盘退行性病变而造成颈椎间隙狭窄、纤维环外突、软骨与骨质增生及关节炎、黄韧带肥厚而压迫颈椎神经和动脉，引起的一组综合征，如颈部酸痛麻木、活动受限、疼痛或麻木放射至肩、臂、手。这类患者轻则常感到头、颈、肩及臂麻木，重则可导致肢体酸软无力，甚至出现大小便失禁及瘫痪等。对中老年颈椎病患者来说，选择适宜的运动项目进行锻炼既是一种治疗方法，又是一种极为重要的巩固疗效的手段。运动锻炼在某种程度上要比药物治疗好，因颈椎是整个脊椎活动范围最大的部位，但在日常生活中却极少有机会活动到最大幅度。中老年颈椎病患者由于颈椎老化及退行性改变影响了它的生理功能，并引起一系列临床症状。通过运动锻炼，可使患者的颈部生理功能得以增强，症状得以消除。

四、肩 周 炎

肩周炎又称肩关节周围炎，俗称凝肩、五十肩。肩周炎是以肩部逐渐产生疼痛，夜间为甚，逐渐加重，肩关节活动功能受限而且日益加重，达到某种程度后逐渐缓解，直至最后完全复原为主要表现的肩关节囊及其周围韧带、肌腱和滑囊的慢性特异性炎症。肩周炎最常见的症状表现有肩部疼痛、活动受限、局部肿胀等，阴雨天气症状会有所加重。本病的高发年龄在 50 岁左右，女性发病率略高于男性，多见于体力劳动者。如得不到有效的治疗，有可能严重影响肩关节的功能活动。肩关节可有广泛压痛，并向颈部及肘部放射，还可出现不同程度的三角肌的萎缩。

肩周炎的治疗原则是针对肩周炎的不同时期，或是其不同症状的严重程度采取相应的治疗措施。肩周炎的治疗应以保守治疗为主。一般而言，若诊断及时，治疗得当，可使病程缩短。在病程的不同时期，进行针对性的运动疗法，有助于功能及早恢复。

五、日常生活活动障碍

日常生活活动（activity of daily living，ADL）指一个人为了满足日常生活的需要每天所进行的必要活动，分为 BADL 和 IADL。

（一）BADL

BADL 是指人维持最基本的生存、生活需要必须每日反复进行的活动，包括自理活动和功能性移动两类活动。自理活动包括进食、梳妆、洗漱、洗澡、如厕、穿衣等，功能性移动包括翻身、从床上坐起、转移、行走、驱动轮椅、上下楼梯等。

（二）IADL

IADL 指人维持独立生活所进行的一些活动，包括使用电话、购物、做饭、家事处理、洗衣、服药、理财、使用交通工具、处理突发事件及在社区内的休闲活动等。从 IADL 所包含的内容中可以看出，这些活动常需要使用一些工具才能完成，是在社区环境中进行的日常活动。

日常生活活动障碍时，作业治疗师（OT）的责任是训练和教给患者如何在现有的身体条件下完成上述 BADL 和 IADL。步行训练属于物理治疗师（PT）的工作范畴，OT 师与 PT 师合作，共同完成功能性移动的训练。如果功能损伤可以治愈，则不必进行日常生活活动再教育或训练。在确定患者不能重新获得日常生活活动能力时，就需要考虑代偿疗法。

患者接受日常生活活动再教育或适应疗法的需求程度取决于患者的动机和对于不同独立水平的需要。BADL 对于仅有衣食需求的患者已足够。对于期望回归社会、重返社区生活的患者来说，则不仅需要学习、掌握 BADL 和常用的 IADL 方法，而且必须学会如何发现阻碍完成某一作业活动的问题所在及寻找解决方法。

根据患者的需要及其自己确定的目标，治疗师教授患者通过改变作业活动的方式，运用适应性改造的方法完成作业活动或者选择适应性设备使患者不依赖或少依赖他人而完成作业活动。此外，为了提高患者的独立性，治疗师还需要对环境的适应和改造提出建议。

六、认知功能障碍

认知功能障碍包括注意障碍、定向障碍、记忆障碍及问题解决障碍。

（一）注意障碍

注意是心理活动集中指向特定刺激，同时忽略无关刺激的能力。指向性和集中性是注意的基本特征。指向性指在一瞬间，人们的心理活动有选择地朝向一定对象，从而保证知觉的精确性和完整性；集中性指心理活动停留在一定对象上的强度或紧张度，以保证注意的清晰、完善和深刻。注意是记忆的基础，也是一切意识活动的基础。

注意分为无意注意和有意注意。注意的品质包括注意的范围、注意的选择性、注意的紧张性、注意的持久性、注意的转移性、注意的分配性。

注意功能障碍者不能处理用于顺利进行活动所必要的各种信息。脑损伤后出现的注意障碍分为觉醒状态低下、保持注意障碍、选择注意障碍、转移注意障碍、分配注意障碍。因此，在评价注意功能障碍时应具体分析属于哪种类型以便针对性康复。

（二）定向障碍

脑损伤患者常常在对人物、地点和时间的定向上表现出迷惑。患者不能表明他/她现在何处，也可能迷路或走丢。患者可能不能识别他人或者自己。

（三）记忆障碍

记忆是过去经历过的事物在头脑中的反映。用信息加工的观点看，记忆就是人脑对所输入的信息进行编码、存储及提取的过程。由于记忆功能的存在，人们能够利用以往的经验，学习新的知识。记忆随年龄增长而有改变，记忆障碍是脑损伤后常见的临床问题，也是各种类型的痴呆的常见症状。脑部的损伤会使记忆的任何一个环节受到破坏而致记忆中断，并且将长期受到影响。

根据记忆编码方式不同、储存时间不同，可以将记忆分为感觉记忆、短时记忆和长时记忆。记忆的基本过程包括识记、保持和回忆三个环节。从信息加工的角度看，这一基本过程是信息的输入（编码）、储存和提取。识记是人识别并记住事物的过程，它是记忆的第一环节。保持是识记的事物在头脑中储存和巩固的过程，是记忆的第二环节，是实现回忆的必要前提。回忆是对头脑中所保持事物的提取过程，也是记忆的最后一个环节。回忆有再现和再认两种方式。再现是当识记过的事物不在时能够在头脑中重现，学生在做闭卷问答题时就需要通过再现学过的内容作答。再认是当识记过的事物再度出现时能够把它识别出来。学生考试时做选择题就是一种再认现象。

编码是短时记忆中信息加工的步骤。通过分析输入的信息，将需要记住的信息转换成比较容易识别的形式以便日后从长时记忆中提取。康复治疗中采用首词记忆术帮助患者记忆所给信息即是例证。储存是巩固信息的阶段，正常人这一阶段可经历数分钟或数小时。已巩固的信息被储存到长时记忆中。提取是一个从长时记忆中搜寻、定位和摘录信息的过程。

记忆障碍分为记忆减退、遗忘和虚构。

（四）问题解决障碍

问题解决方面的功能障碍包括如下几种。①不能认识存在的问题。在进行一项活动中，患者意识不到有任何差错。在分析问题时，不能区别解决问题的关键要素，表现为理解问题片面，即不能理解问题的全部，而是仅仅看到其中的一部分；过分重视某一个特征而忽略其他关键性的特征；或在进行一项活动时，强调许多无关的因素或特点，因而无法选择关键性的特征。②不能计划和实施所选择的解决方法。表现为不能完成具体任务或活动；选择无效方案或策略，导致花费过多的精力与时间。③不能检验解决问题的办法是否令人满意。不能发现和纠正错误以进一步改进；不能利用反馈来检验问题是否得到满意的解决；也不能通过结果来判断问题是否得到满意的解决。问题解决的能力出现障碍将影响患者日常生活的各个方面。患者去朋友家串门需要乘车却搞不清该乘哪路公共汽车；不明白该怎样安排一顿饭；在一定的社会环境或处境中不知该如何做或做出不恰当的反应。不能计划、组织和实施复杂的作业或工作。思维片面具体，不能举一反三。损伤部位在前额叶皮质。

第三节 常见慢性病症的康复评估方法

评估为康复训练提供了依据。因此，评估必须客观、准确。

一、骨质疏松的诊断评估

评估骨健康的主要手段是测量骨密度（BMD）。诊断骨质疏松的方法很多，包括 DXA、定量 CT、超声诊断、骨组织形态计量学分析等。但 DXA 是一种最常用的测量骨密度的方法。DXA 利用低剂量的 X 线放射出两种不同能量水平的光子。根据能量在体内衰减的数量，可计算出骨密度。DXA 能够区分骨与周围的软组织，也能测量局部和全身的体成分。DXA 的优势在于，它可以测得不同时期骨密度的微小变化、精确度可达 0.5%～2.0%、需要的时间短（5～10min）、射线剂量低。骨密度的测量部位通常是脊柱、髋部和腕部。WHO 建立了一种骨折风险评估方法（FAX），它将骨密度与容易得到的危险因素（年龄、性别等）相结合，从而为受试者提供今后 10 年的骨折风险。

二、代谢综合征

代谢综合征一般需要进行如下测量：测量身高、体重、计算体重指数（用体重和身高的数字关系评价肥胖）；腰围、腹围、臀围；测量血压；抽血化验血糖、血脂、血清胰岛素、血尿酸；查肝脏彩超等。

目前代谢综合征没有一致认同的诊断标准。各个国家均有自己的一套诊断标准，中华医学会糖尿病学会在 2013 年建议的诊断标准如下所示。以下 4 点中具备 3 点或者 3 点以上者可以诊断：①超重或者肥胖，BMI≥25kg/m^2；②高血糖，空腹血糖≥6.1mmoL/L 或餐后 2 小时血糖≥7.8mmoL/L，或者已经确诊为糖尿病；③高血压，血压≥140/90mmHg 或已经确诊为高血压；④血脂异常，甘油三酯≥1.7mmoL/L，或高密度脂蛋白＜0.9mmoL/L（男）、＜1.0mmoL/L（女）。

三、颈椎病的诊断

颈椎病主要是根据颈椎病的病史、症状、体征及影像学检查来明确诊断的。颈椎病往往有长时间的低头，或者是外伤等颈部退变病史，可以引起颈肩部疼痛，上肢感觉肌力及反射的减弱，甚至会引起局部的麻木无力，严重的患者可以导致颈髓神经的损伤，引起下肢的感觉运动减弱，可以出现步态不稳，以及肌张力增高，腱反射亢进等病理表现。在影像学检查时，可以表现为颈椎间盘的突出、局部的骨质增生，可以明确颈椎病的诊断。

四、肩周炎的诊断

按照国家中医药管理局颁布的《中医病证诊断疗效标准》：①好发年龄在 50 岁左右，女多于男，右肩多于左肩，多为慢性发病。②肩周疼痛，以夜间为甚，常被痛醒，但较少肿胀；肩关节活动明显受限，甚则肩臂肌肉萎缩。查体：肩峰下广泛压痛，肩关节外展上举、外旋、后伸、后背上抬动作受限，不能做脱衣、梳头、洗脸等动作。③有慢性劳损、感受风寒或外伤史。④X 线摄片多为阴性，病程久者可见骨质疏松。

五、日常生活活动障碍的评估测试

日常生活活动基本的评价方法包括提问法、观察及量表评价。

（一）提问法

提问法是通过提问的方式来收集资料和进行评价。提问有口头提问和问卷提问两种。应尽量让患者本人回答问题。检查者在听取患者的描述时，应注意甄别患者的陈述是客观存在还是主观意志，回答是否真实、准确。当患者因体力过于虚弱、情绪低落或有认知障碍而不能回答问题时，可以请患者的家属或陪护者回答问题。

由于在较少的时间内就可以比较全面地了解患者日常生活活动的完成情况，因此提问法适用于对患者的残疾状况进行筛查。当评价日常生活活动的目的是帮助或指导制订治疗计划时，则不宜使用提问法。尽管如此，在评价日常生活活动的总体情况时，提问法仍是常选择的方法。它不仅节约时间、节约人力，亦节约空间。

（二）观察法

观察法是指检查者通过直接观察患者日常生活活动实际的完成情况进行评价。观察的场所可以是实际环境，也可以是实验室。需要注意的是，要充分考虑环境因素对于日常生活活动的影响，以使观察结果更真实、准确。

采用观察法评价能够使治疗师在现场仔细地审视患者活动的每一个细节，看到患者的实际表现。这一点从提问中是无法获得的，而且观察法能够克服或弥补提问法中存在的主观性强、可能与实际表现不符的缺陷。通过实际观察，检查人员还可以从中分析影响该作业活动完成的因素或原因。

（三）量表检查法

量表检查法是采用经过标准化设计、具有统一内容、统一评价标准的检查表评价日常生活活动。检查表中设计了日常生活活动检查项目并进行系统分类，每一项活动的完成情况被量化并以分数表示。量表经过信度、效度及灵敏度检验，其统一和标准化的检查与评分方法使得评价结果可以对不同患者、不同疗法及不同的医疗机构进行比较。因此，量表检查法是临床及科研中观察治疗前后的康复进展、研究新疗法、判断疗效等常用的手段。以下重点介绍目前国际公认并通用的日常生活活动评价量表。

常用的日常生活活动量表评价方法有巴塞尔（Barthel）指数、Katz 指数、修订的 Kenny 自理评价、PULSES 及功能独立性测量等。本书重点介绍 Barthel 指数。

Barthel 指数法产生于 20 世纪 50 年代中期。Barthel 指数评价简单，可信度高，灵敏度也高。它不仅可以用来评价治疗前后的功能状况，而且可以预测治疗效果、住院时间及预后，是康复医疗机构应用最广的一种日常生活活动评价方法。

1. 评价内容　Barthel 指数包括 10 项内容见表 17-1。

2. 评分标准　评分标准见表 17-1。根据是否需要帮助及其帮助程度分为 0、5、10、15 四个功能等级，总分为 100 分。得分越高，独立性越强，依赖性越小。若达到 100 分，这并不意味着患者能完全独立生活，他也许不能烹饪、料理家务和与他人接触，但他的 BADL 不需要照顾，可以自理。如不能达到项目中规定的最低分（5 分）标准时，给 0 分。60 分以上提示被检查者 BADL 基本可以自理，60～40 分者 BADL 需要帮助，40～20 分者需要很大帮助，20 分以下者生活完全需要帮助。Barthel 指数 40 分以上者康复治疗的效益最大。

表 17-1　Barthel 指数评价项目及评分标准

序号	项目	得分	评分标准
1	进食	10	在合理的时间内独立地完成进食活动，必要时能使用辅助工具
		5	需要部分帮助（如切割食物）

续表

序号	项目	得分	评分标准
2	洗澡	5	独立
3	修饰	5	独立地洗脸、洗手、梳头、刷牙、剃须（包括安装刀片，如需用电动剃须刀则应会用插头）、女性独立化妆
4	穿衣	10	独立地穿脱衣裤、系鞋带、扣扣子、穿脱支具
		5	需要帮助，但是合理的时间内至少完成一半的工作
5	大便	10	无失禁，如果需要，能使用灌肠剂或栓剂
		5	偶尔失禁（每周<1 次）或需要器具帮助
6	小便	10	无失禁，如果需要，能使用集尿器
		5	偶尔失禁（<1 次/24h，>1 次/周）或需要器具帮助
7	上厕所	10	独立用厕所或便盆，穿脱衣裤，使用卫生纸或清洗便盆
		5	在穿脱衣裤或使用卫生纸时需要帮助
8	床椅转移	15	独立、安全地从轮椅到床，再从床回到轮椅，包括从床上坐起、刹住轮椅、抬起脚踏板
		10	需要最小量帮助和监督
		5	能坐起，但需要大量帮助才能转移
9	行走	15	能在水平路面行走 45 米，可以用辅助装置，但不包括带轮的助行器
		10	在小量帮助下行走 45 米
		5	如果不能行走，能独立操纵轮椅至桌前、床旁、厕所，能拐弯，能行进 45 米
10	上下楼梯	10	独立，可以用辅助具
		5	需要帮助和监督

六、认知功能障碍的评价

认知功能障碍包括注意障碍、定向障碍、记忆障碍及问题解决障碍。

（一）注意障碍的评价

通过对注意的品质进行检查，对受试者的注意功能状态进行综合评价。

1. 反应时检查 反应时又称反应时间，指刺激作用于机体后到明显的反应开始所需要的时间，即刺激与反应的时距。检查测量时，给被试者以单一的刺激，要求其在感受到刺激时尽可能快地对刺激做出反应。检查者预先向受试者交代刺激是什么及他要做的反应是什么。计时器记录从刺激呈现到受试者的反应开始的时间间隔。可根据情况选择听觉反应时间或视觉反应时间的测定。

2. 注意广度的检查 数字广度测验是最常用的检查方法。检查者按每秒一个字的速度说出几个随机排列的数字，让患者立即重复。从 1 位数开始，逐渐增加数字距，直至患者说错为止。如能复述数字达 7 个±2 个则为正常。不能复述 5 个或 5 个以下数字的患者，可认为有明显的注意障碍。注意排除由于听觉或语言障碍所引起的复述较差的结果。

3. 注意持久性的检查 常采用划消测验。给患者一支笔，要求其以最快的速度准确地划去指定数字或字母。患者操作完毕后，分别统计正确划消数字与错误划消数字，并记录划消时间。根据下列公式计算患者的注意持久性或稳定性指数，并作为治疗前后自身比较的指标。

$$\text{指数}=\frac{\text{总查阅数}}{\text{划消时间}}\times\frac{\text{正确划消数}-\text{错误划消数}}{\text{应划消数}}$$

4. 注意选择性的检查　在外界干扰的情况下，要求患者指向并集中于某一特定对象。干扰可以采用听觉或视觉干扰。

5. 注意转移的检查　按以下规则出两道题：

【第一题】写两个数，上下排列，然后相加。将和的个位数写在右上方，将上排的数直接移到右下方，如此反复下去。

3 9 2 1 3 4 7 1 8 9……

6 3 9 2 1 3 4 7 1 8……

【第二题】开始上下两位数与第一题相同，只是将和的个位数写在右下方而把下面的数移到右上方。

3 6 9 5 4 9 3 2 5 7……

6 9 5 4 9 3 2 5 7 2……

每隔半分钟发出“变”的口令，受试考在听到命令后立即改做另一题。将转换总数和转换错误数进行比较，并记录完成作业所需时间。

6. 注意分配的检查　声光刺激同时呈现，要求受试者对刺激做出判断和反应。

行为观察也是判断患者注意力状况的一种重要方法。与患者交谈时，注意患者的谈话和行为，注意力不集中的患者趋向漫谈，常失去谈话主题，不能维持思维的连贯性；或者检查中东张西望，周围环境中的任何变动，都可能引起患者的“探究反应”。LOTCA 成套测验根据患者在整个测验过程中的表现对其注意力进行评分。

（二）定向障碍的评价

1. 人物定向　通过以下提问进行评价：你叫什么名字？你多大了？你的生日是哪天？

2. 地点定向　通过以下提问进行评价：你现在在哪里？你现在所在的医院在哪里？你家住在哪里？

3. 时间定向　通过以下提问进行评价：今天的日期（要求说出年、月、日）？今天是星期几？现在的时间（被检查者不允许看表）？

患者在上述定向检查中回答不准确，则表明有定向障碍。但患者仅可能表现出某一方面的定向障碍，如时间定向或地点定向障碍。

（三）记忆障碍的评价

1. 瞬时记忆的评价　常用的方法为检查注意力的数字广度测验。重复的数字长度在 7±2 为正常，低于 5 为即刻记忆缺陷。亦可连续 100 减 7 再减 7，要求患者说出减 5 次的得数。

另一个检查瞬时记忆的方法是检查者说 4 个不相关的词，如钢笔、楼房、足球、苹果。速度为 1 个/秒。随后要求患者立即复述。正常者能立即说出 3～4 个词。检查中重复 5 遍仍未答对者为异常。只能说出 1 个，甚至 1 个也说不出，表明患者瞬时记忆异常。

非口语记忆可用画图或指物来检查。例如，出示 4 张图形卡片，让患者看 30s 后将图卡收起或遮盖，停顿 5s 后要求患者将所看到的图案默画出。不能再现图案，或再现的图案部分缺失、歪曲或不紧凑均为异常。

2. 短时记忆和长时记忆的评价　可分别于 1min、5min、10min 以后要求患者回忆在检查瞬时记忆时所提的 4 个无关词（钢笔、楼房、足球、苹果）。如果回忆困难，可给一些口头提示，如语义、语音或上下文的提示。严重遗忘者不能完全回忆，甚至否认曾提供这些词。

非口语记忆测验可用画图或指物。Rey-Osterreth 复杂图形记忆测验用来检测患者的非口语性记忆能力。受试者按要求临摹图案，对受试者记忆功能的测量一般在临摹后 10～30min 内进行，即让受试者根据记忆自由地将图案重画出来，通过测验可以了解有关受试者记忆过程中保持功能方面的信息。指物测验时检查者将四件易识别的日常用品如钢笔、钱包、硬币、钥匙藏在目前所在的房间内，要求受试者注意看并记住藏匿的位置，分别于 1min、5min、10min 以后或检查时间结束时，让受试者指出这些物品藏在哪里，不能指出者为异常。

注意排除由于视觉、语言或注意障碍所引起的异常结果。

远期记忆测验可提问个人的重要经历，这需要亲属或知情者证实其准确性；也可问社会重大事件，它需要注意患者文化水平及生活经历。

3. 问卷 为了更真实地反映患者实际生活中的具体情况，可以采用问卷的方式对记忆障碍进行更为接近日常生活活动的测验（表 17-2）。

表 17-2 日常记忆问卷

你/你的家人在日常生活中有否遇到以下情况，如有，请□在内画“√”		
1	在日常生活中会忘记一些日常用品放在何处	□
2	认不出曾经到过的地方	□
3	忘记到商店买什么东西	□
4	忘记在近几天别人告诉的事情，或需要别人的提示才能记起	□
5	认不出时常接触的好友或亲人	□
6	有“提笔忘字”“话在嘴边说不出”的情况，需要别人提示	□
7	忘记了日前发生的重要事情及细节	□
8	刚说的话或事情，转身的工夫就忘	□
9	忘了与自己有关的一些重要信息，如生日、地址等	□
10	忘记了在家里或工作单位常做的事情的细节	□
11	忘记了在一般情况下可找到某些东西的地方，或在不适当的地方找东西	□
12	在所熟识的行程、路线或建筑物内迷失方向或走错路	□
13	重复地向某人说其刚说过的内容或重复问同一个问题	□
14	无法学习新事物、新游戏的规则	□
15	对于生活中的变化无所适从等	□

（四）问题解决障碍的评价

1. 谚语解释 评价问题解决的常用方法为谚语解释。谚语解释是为了检查患者抽象概括能力，考查患者理解口头隐喻的能力。谚语是在民间流传的固定语句，是用简单通俗的话来反映深刻的道理。脑损伤患者由于不能抑制无关的联系与选择，或过分强调事物的某一面，因此在解释谚语时常做出具体的解释，而不能抽象思维。检查者提出谚语，仅直接简单地解释谚语，表明患者在认识相选择事物的主要和共同特征方面存在缺陷。具体地回答或简单重复谚语的意思均提示存在障碍。患者的回答不仅与认知力完整程度有关，而且与受教育水平和过去对谚语的熟悉程度都有关，在检查时应了解这方面的情况。谚语解释必须与其他检查所见一致。

2. 相似与差异 相似与差异测验检查患者分析和运用知识的能力，通过评价患者识别一对事物或物品的相同或不同之处，考察其对比和分类、抽象与概括的心智操作能力。

（1）相似：给患者出示词组，共四对（如番茄-白菜；手表-皮尺；诗-小说；马-苹果）。要求患者通过比较上述两种事物或物品指出其相似之处。正确的回答必须是抽象的概括或总体分类；仅指出它们的非主要特征，只回答出一对词组中一个词的性质，所做的概括与其不相关或不恰当，均提示患者存在缺陷。

（2）差异：与检查相似的方法相同，给患者出示四对词组，如猫-犬、凳子-椅子、河-运河、谎言-错误。要求患者在比较之后，指出两者间的区别。

3. 推理测验　在解决某些问题时，要在所提供的条件中，通过推理去寻找规律并验证这种规律。因此，推理测验是评价问题解决能力的另一个重要部分。推理测验可选择如下内容：言语推理、数字推理、图形推理。

4. 回答实际问题　如前所述，问题解决的操作过程分为对实际情况（问题）的分析、选择解决方案并且实施及评估所用方法三个阶段。判断患者在实际情境中的表现也应当围绕这三个阶段进行，可以向患者提出各种突发事件应如何处理的问题。

第四节　常见慢性病症的康复干预技术

在科学评估的基础上，做好相应干预是保障患者恢复功能、提高生活质量的重要康复措施。

一、骨质疏松的运动疗法

应该明确地认识到“骨骼问题其实可防可治”，只要“早预防、早检测、早治疗”，就能降低患骨质疏松症等疾病风险。科学运动对防治骨质疏松有较好效果。

（一）负重有氧运动

要想使骨骼健康或预防骨质继续流失，需要足量的科学运动。其中负重有氧运动和一些撞击性、高速度及高强度的抗阻运动相结合，被认为是防治骨质疏松的最好选择。

一般建议选择散步、慢跑、踏车、登台阶、太极拳等（负重运动更好）运动，还可以在适当指导和安全保障情况下做标准的器械运动及主要关节的静力性拉伸。每周 4～5 天、每次 20～60min 中等强度（40%～59%心率储备）的有氧运动；每周 1～2 天（间隔至少 48h）逐渐增加到 2～3 天、1～2 组 8～12 次重复（最后 2 次重复要具有挑战性）的每次动作不超过 8～10 个运动动作的抗阻运动；每周 5～7 天、每个拉伸保持 10～30s，每个动作重复 2～4 次，拉伸到感到肌肉被拉紧或轻微不适的程度的主要关节静力拉伸练习。动作的速度和幅度相对较缓慢，既能刺激骨骼，增加或维持骨量，防止骨量过多丢失，又可以增加肌肉力量，有效地防止骨质疏松引起的骨折。虽然老年人运动起不到增加骨密度的作用，但可以减缓受力部位骨量的流失。储存骨量、减缓骨质流失，要从年轻时做起。但是，并非所有的运动都能达到理想的效果，无法改善骨密度的运动有骑脚踏车、游泳等；有助于增强骨密度的运动有负重的有氧运动。老人可以快走，每周 3 天，每天 45～60min，可以快走慢走交替循环，脉搏数达到 110 次/分左右的程度，即运动到稍稍出汗即可。注意：一些强度或负荷较大、屏气用力，以及对抗性或技巧性较强的运动，均不适合于骨质疏松患者，如仰卧起坐、坐位体前屈等动作。对于已有骨折风险的人，则应避免跳跃、脊椎前弯、搬运重物。

（二）科学晒太阳

为了促进骨骼健康，建议多做户外运动并学会每天科学晒太阳：人体 90%的维生素 D 是在阳光中的紫外线照射后，通过自身皮肤合成的，它们可以促进钙在人体中的吸收，从而起到强壮骨骼的效果。晒太阳的最佳时间：6：00～9：00 是晒太阳的黄金时间，阳光以温暖柔和的红外线为主；9：00～10：00、16：00～19：00，阳光中的紫外线 A 光束增多，是储备体内维生素的大好时间。晒太阳的最佳时长：春秋季每天坚持晒太阳 20～30min、夏季每天晒太阳 5～10min、冬季每天晒太阳 30～60min。

（三）科学饮食

同时要注意从食物中补充钙和维生素 D：①补足骨骼的“支撑者”——钙：预防骨质疏松、强健骨骼，一定要注重从饮食入手。牛奶是含钙最丰富且吸收率又非常高的首选补钙食物，建议每天喝液态奶 300g。除此之外，绿叶蔬菜、三文鱼、沙丁鱼、奶酪、豆腐也含有丰富的钙。②补足骨骼的“加油站”——维生素 D：维生素 D 能促进肠道钙吸收，减少肾脏钙排泄，就像加油站一样，源源不断地把钙补充到骨骼中去。人体中 10%的维生素 D 是通过食物获得的，推荐蛋黄、蘑菇、瘦肉、海产品、动物肝脏、坚果等。③增加膳食中富含维生素 C 的食物的量：维生素 C 有利于钙的吸收和向骨骼中沉积。要多吃新鲜的水果和蔬菜，如柳橙、芒果、奇异果、番茄、芥蓝等。④少吃盐和腌制食品：盐里所含的钠，其排泄过程伴有钙的流失。尽量将每天的食盐摄入量控制在 6g 以下，减少酱油、味精、鸡精等调料用量，少吃或不吃盐渍或腌制肉、酱菜、咸菜和咸味零食。⑤避免高脂食物、抽烟饮酒，以及喝咖啡、浓茶等刺激饮料，因为这些食物会促进骨钙流失。⑥避免摄入过多草酸。⑦不要吃得太偏。一些人为了减肥，吃得少且偏食，常以蔬菜水果为主，高蛋白食品摄入不足。低蛋白饮食不仅会导致营养不良，还会影响骨骼的生长发育和骨量。

（四）注意骨骼健康的三级预防

1. 一级预防　从儿童、青少年时期开始注意多食用富含钙的食品，如牛奶、豆制品等。坚持锻炼，多做“日光浴”，不吸烟酗酒，少喝咖啡、浓茶和碳酸饮料。尽可能在年轻时就将骨峰值提高到最大。为今后一生储备最充足的骨量。

2. 二级预防　中年以后，尤其是妇女绝经后人体骨量丢失速度加快，建议每 1～2 年进行一次骨密度检查。长期预防性地补充钙和维生素 D，坚持良好的生活习惯，如规律的体力活动、合理的膳食营养、不吸烟、少饮酒，可有效预防骨质疏松症。

3. 三级预防　步入老年后坚持适当运动、加强防摔措施，预防骨折。老年人仍应积极补充钙和维生素 D。如已发现骨密度低下或已患有骨质疏松症，可适当配合药物治疗，阻止骨丢失并降低骨折风险。对已发生骨折患者，积极治疗不容迟疑，除对骨折的及时处理外，合理的康复治疗和骨折后预防再次骨折的治疗尤其不可忽视，因为已骨折的患者发生再次骨折的风险明显增加。

二、代谢综合征的运动疗法

代谢综合征患者运动疗法的原则与健康成年人类似，需包括如下有氧运动、抗阻运动和柔韧性运动处方，分别见表 17-3～表 17-5。因为代谢综合征聚集了多种脑血管疾病和糖尿病危险因素，且常伴有多种慢性疾病或健康问题，提出制订代谢综合征患者运动疗法应注意如下问题。

表 17-3　有氧运动处方

频率	中等强度运动每周不少于 5 天，或较大强度运动每周不少于 3 天，或中等强度加较大强度运动每周不少于 3～5 天
强度	轻到中等强度运动可使非健康个体获益，经常运动个体逐步过渡到较大强度
时间	推荐大多数成人进行每天 30～60min 的中等强度运动，或 20～60min 的较大强度或中等到较大强度相结合的运动
	每天小于 20min 的运动也可使静坐少动人群获益
类型	推荐进行规律的有目标的、能动用主要肌群、表现为持续有节律性的运动
	推荐的运动量每周应至少 500～1000MET · min
	每天至少增加 2000 步使每天的步数不少于 7000 步，可以获得健康益处
运动量	不能或不愿意达到推荐用量的个体进行小运动量的运动也可获得健康益处
	运动可以是每天一次性达到推荐的运动量，也可以是每次不少于 10min 的运动时间的累积
模式	每次少于 10min 的运动适用于健康状态差的患者
进度	对运动的持续时间、频率和（或）强度进行调整，逐步达到运动目标
	循序渐进的运动方案可以促使锻炼者坚持锻炼，减少骨骼肌损伤和不良心血管事件

表 17-4 抗阻运动处方

频率	每周对每一个大肌群训练 2～3 次
强度	初学者以 60%～70% 1 次最大重复所能负荷的最大重量（1RM）（中等到较大强度）间歇训练提高力量
	有经验的力量练习者以 80% 1RM（较大到大强度）提高力量
	老年人以 40%～50% 1RM（低到较低强度）为起始强度提高力量
时间	久坐人群以 40%～50% 1RM（低到较低强度）为起始强度可能也对力量增加有益
	以＜50%IRM（低到中等强度）增加肌肉耐力
	老年人以 20%～50% 1RM 提高爆发力
	尚无明确的时间被证明是有效的
类型	推荐进行包含所有大肌群的抗阻训练
	推荐所有人进行多关节运动，它不仅动用超过一个大肌群，并且能针对主动肌和拮抗肌
	抗阻运动计划中也可包含针对主要肌群的单关节练习，通常安排在特定肌群的多关节练习之后
	可以使用多种体育器材和（或）自身重量来完成上述运动
重复次数	推荐大多数成年人 8～12 次重复的负荷提高力量和爆发力
	中老年人开始练习时，以重复 10～15 次的负荷有效提高力量
	建议使用重复 15～20 次的负荷提高耐力
组数	推荐大多数成年人 2～4 组重复提高力量和爆发力
	仅 1 组练习也是有效的，尤其对老年人和初学者
	≤2 组用来提高肌肉耐力
模式	有效的组间休息为 2～3min
	建议同一肌群练习之间应至少休息 48h
进度	推荐的进度是逐步增加阻力，和（或）增加每组的重复次数，和（或）增加频率

表 17-5 柔韧性运动处方

频率	至少每周 2～3 次，每天练习，效果最好
强度	拉伸达到拉紧或轻微不适状态
时间	推荐大多数人静力拉伸保持 10～30s
	老年人拉伸保持 30～60s，获益更多
	在进行 PNF 时，最好是先进行 3～6s 的轻到中等强度收缩（即 20%～75%最大随意收缩），紧接着进行 10～30s 辅助拉伸
类型	建议对所有主要肌肉肌腱单元进行一系列的柔韧性练习
	静力拉伸（即主动和被动拉伸）、动力拉伸、弹震拉伸及 PNF 都是有效方法
运动量	合理的练习量是每个柔韧性练习的总时间为 60s
	建议每个柔韧性练习都重复 2～4 次
模式	肌肉温度升高时进行柔韧性练习的效果，通过主动热身或热敷、洗澡等被动方法都可以提高肌肉温度
进度	尚无最佳进展计划建议

1. 制订代谢综合征患者运动处方时应充分考虑每个危险因素或健康状况，并以最保守的方案为起始强度。随着时间延长及耐受性提高，可适当延长运动时间和增加运动强度以获得更显著的健康效益

2. 为了减少代谢综合征及相关脑血管疾病或糖尿病危险因素的影响，初始运动训练的强度应从

中等强度（如 40%～59%VO_2R 或 HHR）开始达到每周最少 150min 或每周大多数天进行 30min 的运动量以达到最优的健康改善。适应之后可逐渐增加到较大强度（如≥60%VO_2R 或 HHR）。

3. 减重是代谢综合征患的主要目标之一，因此，应逐渐增加身体活动达到每周 250～300min 或每周大多数天 50～60min 的运动量。每日或每周的身体活动量可通过多个短时间运动（每次≥10min）累计完成，并可以包含多种形式的中等强度日常生活中的身体活动。对某些个体而言，逐渐达到 60～90min/d 的身体活动是促进或保持减重的必要运动量。

4. 抗阻训练与有氧运动联合时比单独有氧运动降低代谢综合征患病率的作用更显著。有研究报道每周≥2 次肌肉力量练习可以降低血脂异常、空腹血糖受损、高血压前期、腰围增加及代谢综合征患病风险。

三、颈椎病的运动疗法

日常生活中一些体育锻炼对预防甚至治疗颈椎病有特殊功效，如蛙泳、打羽毛球、打乒乓球、太极拳、放风筝等。这些运动主要是上肢与头部的灵活运动，可以缓解肩部与颈部的肌肉僵硬，增强肩颈部的肌肉力量，使平时缺乏运动的肌肉得到有效的锻炼，起到预防和治疗颈椎病的作用。蛙泳在换气时颈部从平行于水面向后向上仰起，头部露出水面呼吸，头颈始终处于一低、一仰的状态，正好符合颈椎病的锻炼原则，因此能对预防和治疗颈椎病起到积极的作用。特别是适宜温度的海水浴，对颈椎病的理疗作用很好，有条件的患者在夏季可以多参加海水游泳活动。打羽毛球接高球时的动作原理与蛙泳大致相同，因此也适合于颈椎病患者。不过需要特别注意的是，蛙游及打羽毛球防治颈椎病要因时、因人而异，严重的颈椎病患者不能进行游泳锻炼，而且激烈的打羽毛球动作反而容易对颈椎产生损伤。建议患者最好先到医院进行体检，根据病情设计运动处方。此外，慢跑和步行对于绝大多数患者都适用，太极拳、健身操和放风筝也有较好的效果，有时间、有条件的患者每天可以多做几次，室内室外做都可以。重要的是要坚持下去，不要半途而废。

（一）运动原则

（1）运动强度。运动的强度宜小，不要用力过猛，要缓慢完成动作。

（2）运动幅度。预防颈椎病的动作宜采用运动强度不大、用力缓和、动作速度较慢的周期性动力性的动作，如广播体操等。要动静结合，循序渐进，长期坚持。

（二）运动方法

颈椎病康复操可改善患者颈部的血液循环，松弛粘连和痉挛的软组织。颈椎病康复操中不少动作对颈椎病有独特疗效，对无颈椎病者可起到预防作用。

姿势：两脚分开与肩同宽，两臂自然下垂，全身放松，两眼平视，均匀呼吸，站坐均可。

（1）双掌擦颈。十指交叉贴于后颈部，左右来回摩擦 100 次。

（2）左顾右盼。头先向左，后向右转动，幅度宜大，以自觉酸胀为好，来回做 30 次。

（3）前后点头。头先前再后，前俯时颈项尽量前伸拉长，前后做 30 次。

（4）旋肩舒颈。双手置两侧肩部，掌心向下，两臂先由后向前旋转 20～30 次，再由前向后旋转 20～30 次。

（5）双手托天。双手上举过头，掌心向上，坚持 5s 以上。

（6）颈项争力。两手紧贴大腿两侧，两腿不动，头转向左侧时，上身旋向右侧，头转向右侧时，上身旋向左侧，来回做 10 次。

（7）摇头晃脑。头向左一前一右一后旋转 5 次，再反方向旋转 5 次。

（8）翘首望月。头用力左旋，并尽量后仰，看左上方 5s，复原后，再旋向右，看右上方 5s。

（9）放眼观景。手收回胸前，右手在外，劳官穴相叠，虚按膻中，看前方 5s，收操。

（10）龙抬头。头由前—上—后—下的方向缓慢画“O”，每一个方向动作做到极限，尽量把颈部肌肉拉直，重复10次。

（11）凤点头：与“龙抬头”动作方向相反，头由后—上—前—下的方向缓慢画“O”，每一个方向动作做到极限，尽量把颈部肌肉拉直，重复10次。

四、肩周炎的运动疗法

（一）肩周炎的治疗原则

肩周炎的治疗原则是针对肩周炎的不同时期，或是其不同症状的严重程度采取相应的治疗措施。肩周炎的治疗应以保守治疗为主。一般而言，若诊断及时，治疗得当，可使病程缩短。在病程的不同时期，进行针对性的运动疗法，有助于功能及早恢复。

1. 肩周炎早期　即疼痛期，患者的疼痛症状较重，功能障碍往往是由于疼痛造成的肌肉痉挛所致，所以治疗主要是以解除疼痛、保持关节活动范围、防止粘连为目的，缓解疼痛可采用吊带制动的方法，使肩关节得以充分休息；或用间动电疗法、温热敷、超声波等物理治疗方法解除疼痛。在急性期，一般不宜过早采用推拿、按摩方法，以防疼痛症状加重，使病程延长。在急性期过后方可推拿、按摩，以达到改善血液循环，促进局部炎症消退的目的。此阶段以被动运动为主，在无痛范围内使肩关节在各个方向活动到最大范围，也可以在无痛范围内进行自我牵拉，以维持现有的肩关节活动度，防止粘连加重，为后期的康复治疗提供良好的前提。

2. 肩周炎的冻结期　关节功能障碍是其主要问题，疼痛往往由关节运动障碍所引起。治疗重点以恢复关节运动功能为目的。可以采取理疗、西式手法、推拿、按摩、医疗体育等多种措施，以达到解除粘连、扩大肩关节运动范围、恢复正常关节活动功能的目的。在这一阶段，应坚持肩关节的功能锻炼。除了被动运动之外，患者应积极主动地配合，开展主动运动的功能训练，主动运动是整个治疗过程中极为重要的一环。

3. 肩周炎恢复期　以消除残余症状为主，主要以继续加强功能锻炼为原则，增强肌肉力量，恢复在先期已发生失用性萎缩的肩胛带肌肉，恢复三角肌等肌肉的正常弹性和收缩功能，以达到全面康复和预防复发的目的。此时可进行一些小强度的力量练习，以不增加疼痛为度，可以保持原有的肌肉力量，防止肌肉萎缩。此外，传统的一些活动项目，如抖空竹、柔力球、太极拳、太极扇等有助于肩周炎的恢复。

除了针对不同病程采取不同的治疗措施外，还应针对肩周炎病情的严重程度考虑治疗措施。在这一点上，国外研究者认为，可根据被动运动试验中因疼痛而造成的运动局限和终末端感觉来判定其严重程度并指导治疗。假如在被动运动中，疼痛发生于终末端感觉前，此时肩周炎往往是急性的，不宜采取主动运动体疗，如果疼痛发生于终末感觉的同时，可适当采用主动运动体疗，当达到终末感觉无疼痛时，应采用主动运动体疗。

（二）肩周炎的自我锻炼方法

1. 肩法　弯腰伸臂，可拿适当重物，做画圈运动，动作由小到大，由慢到快。

2. 爬墙运动　面向墙壁，足尖距墙20～30厘米，患肢手指触墙，向上爬，尽量爬高，保持数秒钟后，还原。原地转90°，患肢侧面对墙壁，手指沿墙壁尽量向上爬，还原。反复数次。

3. 体后拉毛巾　健侧手臂屈肘向后，拉一条毛巾。患侧手向后，双手拉住毛巾。由健侧手缓慢向上拉动毛巾，带动患肩运动，反复进行，增加肩关节后伸、内旋的活动度。

4. 外旋锻炼　背靠墙而立，握拳屈肘，手臂外旋，尽量使拳背碰到墙壁，反复数次。也可在肩关节外展90°时做外旋锻炼。

5. 滑轮练习　把一只小滑轮吊起来，两手拉着滑轮下绳的两端，双手作不断来回拉伸运动，次数要逐步增加，并由慢到快，每天坚持数次。

6. 转盘牵拉 许多社区或公园里都有活动肩部的圆的转盘，是架子上固定一个转盘，转盘的位置比肩稍高，直径0.5米左右。手握把手，向各个方向转动转盘，以达到牵拉肩关节的目的。值得注意的是，在转动转盘时速度不宜过快，要注意匀速，能均匀地锻炼肩关节周围的软组织，加强肩关节的稳固性和灵活性。

7. 扶持牵拉 患者双手扶持固定物体（如床沿、桌边）做下蹲，用体重牵拉患肢向上举直。

伸展运动注意事项：首先，速度要慢，这样才能彻底放松，不造成二次伤害；其次，力量适中，有紧绷微酸感觉就好，不可以有刺痛感；再次，时间够长，每次维持1～3min，才能将粘连的软组织和关节囊牵拉开来；最后，次数够多，每个方向牵拉3～5次为一组。每天1～2组，如果时间充裕或疼痛不明显，可适当增加时间和次数。

五、日常生活活动障碍的康复

（一）康复治疗原则

1. 肌力低下的日常生活活动康复治疗原则 ①使用重量轻的物品、器皿或工具。②利用重力辅助。③使用辅助设备或适应方法替代丧失的功能。④使用电动工具或用具。⑤运用生物力学原理：运用杠杆原理，使力臂＞阻力臂，通过调节力与支点的距离来改变杠杆臂的长度；增加摩擦力以减小捏、握物品时手所需要施加的力量。⑥使用双手。

2. 关节活动受限的日常生活活动康复治疗原则 ①运用各种适应方法获得取物的能力；②运用各种适应方法避免俯身弯腰；③运用各种适应方法代偿抓握受限；④将常用物品放在易取之处；⑤类风湿性关节炎患者应采用关节保护技术。

3. 协调性和灵敏性障碍的康复治疗原则 ①固定工作目标（物体）；②通过稳定身体近端以加强对远端的控制；③运用可以减少光滑度的适应性用品或用具以加强稳定性；④使用沉重的器皿、炊具、工具等；⑤运用替代精细动作技能的各种适应方法。

4. 感觉障碍的康复治疗原则 ①保护感觉缺失的部位，避免出现擦伤、碰伤、切割伤、烧伤及褥疮；②用视觉代偿感觉障碍；③建立和养成关注受累部位的习惯。

（二）干预方法

1. 移动障碍的康复 在日常生活中，移动是完成各种动作的基础。无论儿童、青壮年，还是老年人，如果丧失了移动能力，就会与社会疏远，即使在家中也必须依靠他人的帮助，从心理上和身体上都将因此受到极大影响。所以，充分利用残存功能以获得移动能力是使患者自立的第一步。移动包括床上移动（翻身、坐起）、轮椅移动及转移。

（1）肌力低下者：①抓住床栏或床旁的轮椅扶手翻身；②在床尾系一根绳梯，患者抓住绳梯坐起；③四肢瘫痪患者坐起的方法请参照脊髓损伤的康复治疗方法；④双上肢无力者可戴防滑手套以增加摩擦力，有助于驱动轮椅前进；⑤根据不同部位的肌力状况，转移可采用支撑转移、滑动转移、秋千式转移或升降机转移。

（2）协调障碍者：①上肢协调障碍者可用脚驱动轮椅，因此驱动轮椅向后最为容易，但要安装后视镜以防事故发生；②四肢协调障碍者需要使用电动轮椅。

（3）偏瘫患者：①偏瘫患者的翻身和坐起方法请参照脊髓损伤的康复治疗方法；②健侧上肢与下肢相互配合驱动轮椅前进并保持方向；③转移的方法可采用辅助下支点转移和独立支点转移。

2. 进食障碍的康复

（1）口腔颌面部关节活动受限、肌力低下及协调性障碍者：①端正头、颈及身体的位置以利于吞咽；②改变食物的硬度或黏稠度；③借助于设备帮助维持进食的正确体位，头中立位稍前屈、躯干直立、髋关节屈曲90°、双脚着地。

（2）上肢关节活动受限和肌力低下者可选择以下方法。

1）适应或代偿方法：①健侧上肢辅助患侧上肢送食物入口；②将肘关节放置在较高的位置以利于手到达嘴边，利于送食物至口中；③用叉、勺代替筷子；④将餐具（勺）绑或夹在手指间；⑤用双手拿杯子；⑥利用肌腱固定式抓捏（腕关节伸展时手指屈肌紧张）拿起玻璃杯或棒状食品。

2）适应性辅助用具或设备：①抗重力的上肢支持设备，如悬吊带辅助患者移动上肢将食物送到口中。②假肢。③腕关节背伸固定夹板：用于腕关节伸展及手指屈曲受限者。④多功能固定带（万能袖带）：用于握力减弱或丧失者。⑤勺、刀、叉手柄加粗：用于握力减弱者。⑥勺、刀、叉手柄加长或成角：用于肩肘关节活动受限者。⑦筷子加弹簧：用于手指伸肌肌力低下者。⑧勺、刀、叉手柄呈转动式：用于取食过程中食物易滑落者。⑨防滑垫：用于不能单手固定餐具或食物者。⑩盘挡：防止食物被推到盘子以外，用于不能单手固定餐具或食物者。

（3）上肢协调障碍者可选择以下方法。

1）适应或代偿方法：①增加肢体重量；②一侧上肢固定另一侧上肢，躯干、肘、腕部靠在桌子上以保持上肢稳定。

2）适应性辅助用具：①使用增加阻力的设备；②使用增加重量的餐具；③使用防滑垫；④使用加盖及有饮水孔的杯子，或用吸管喝水；⑤双手使用前后滚动式刀具切割食物。

（4）一侧上肢或身体障碍者可选择以下方法。

1）使用防滑垫、吸盘等辅助用品固定碗或盘子。

2）使用盘挡防止饭菜被推出盘外。

3. 修饰障碍的康复　修饰活动包括洗手和脸、拧毛巾、刷牙、梳头和做发型、化妆、刮胡子、修剪指甲等。

（1）上肢和颈部关节活动受限、肌力低下者可选择以下方法。

1）适应或代偿方法：①健手辅助患手进行梳洗；②将前臂置于较高的平面上以缩短上肢移动的距离；③用嘴打开盖子；④用双手握住杯子、牙刷、剃须刀、梳子等；⑤使用按压式肥皂液。

2）适应性辅助用具或设备：①使用抗重力辅助上肢支持设备（活动性前臂支持板、悬吊带）辅助患者移动上肢至头面部；②假肢；③机械式抓握-释放矫形器；④多功能固定带（万能袖带）；⑤手柄加粗的牙刷、梳子；⑥手柄加长或成角的牙刷、梳子；⑦带有吸盘的刷子或牙刷，固定在水池边刷手或刷假牙；⑧安装“D”形环的头刷；⑨安装在剃须刀上便于持握的结构；⑩带有固定板的指甲刀。

（2）上肢和颈部协调障碍者可选择以下方法。

1）适应或代偿方法：①增加肢体重量；②一侧上肢固定另一侧上肢或同时使用双上肢；③在洗脸、刷牙及梳头时，将躯干、肘、腕部靠在水池边以保持上肢稳定；④使用按压式肥皂液。

2）适应性辅助用具：①使用增加阻力的用品、用具或设备；②使用电动牙刷、电动剃须刀；③刷子固定在水池边，用于洗手和洗指甲；④饮水设备安装在轮椅上或床旁。

（3）一侧上肢或身体障碍者可选择以下方法。

1）适应或代偿方法：①开瓶盖时，将容器夹在两腿之间；②可将毛巾绕在水龙头上，用健侧手拧干。

2）适应性辅助用具：①刷子和牙刷固定在水池边，用于洗手、洗指甲和刷假牙；②特大号指甲刀固定在木板上修剪健侧手指的指甲。

4. 穿上衣障碍的康复

（1）躯干关节活动受限、肌力低下者可选择以下方法。

1）适应或代偿方法：①穿轻便、宽松的上衣；②穿前开襟的衣服；③穿前开襟上衣时不解开衣服下部的扣子，按套头衫的方式穿、脱；④躯干肌力弱，坐位平衡不稳定时给予支持。

2）适应性辅助用具或设备：①在接近衣领处安一个环或袢，用于挂住手指或衣钩，脱衣时，将环拉起协助将衣服上提过头；②用衣钩将衣袖上提至肩部或在腋窝水平协助将袖子脱下；③用尼龙搭扣替代扣子、拉链等；④在拉链上加上拉环，使手指无力捏或不能捏者能够开关拉链；⑤纽扣牵引器；⑥机械性抓握-释放矫形器；⑦胸罩在前面开口，开口处用尼龙搭扣；⑧套头式领带。

（2）上肢和躯干协调障碍者可选择以下方法。

1）适应或代偿方法：①穿着宽松的服装；②提倡穿套头式上衣，前开襟上衣按套头式服装穿脱；③必要时选用大扣子或按扣；④手工操作时，上肢应尽量靠近身体。

2）适应性辅助用具：①使用尼龙搭扣；②使用手柄加粗、增加重量的纽扣牵引器；③使用拉链拉环。

（3）一侧上肢或身体障碍者可选择以下方法。

1）适应或代偿方法：①穿着轻便、宽松的上衣。②坐位平衡较差时予以支持。③穿前开襟的衣服时，先穿患侧，后穿健侧；脱衣时，先脱患侧一半，再将健侧袖子全部脱下，最后退出患侧的衣袖。④穿套头式上衣时，先将上衣背朝上放在膝上→将患手插入衣袖，并将手伸出袖口→再将健手插入衣袖并伸出→用健手将衣服尽量往患肩上拉→将衣服后身部分收起并抓住→头从领口钻出→整理衣服。脱衣时，将衣服后身部分向上拉起，先褪出头部，再褪出双肩与双手。

2）适应性辅助用具：①纽扣牵引器；②用尼龙搭扣替代扣子、挂钩、拉链等。

5. 穿裤子、鞋、袜障碍的康复

（1）下肢关节活动受限、肌力低下者可选择以下方法。

1）适应或代偿方法：①穿轻便、宽松的裤子；②运用适于此类患者穿、脱裤子的方法；③穿松紧口鞋或有尼龙搭扣的鞋；④避免穿高帮鞋或靴子。

2）适应性辅助用具或设备：①在开始穿裤子时，用拴在裤子上的拉绊、杆状衣钩或拾物器将裤子拉到手可以抓住裤腰的地方；②用吊裤带、袜吊替代穿裤、袜用的拉绊；③长柄鞋拔；④穿袜辅助具；⑤纽扣牵引器，手柄加粗或用绷带绑在手上；⑥拉链环；⑦用尼龙搭扣替代扣子、拉链、鞋带等。

（2）上肢、下肢和躯干协调障碍者可选择以下方法。

1）适应或代偿方法：①穿着宽松的服装，裤腰用松紧带；②在稳定的床上、轮椅、扶手椅上穿衣；③在用手触摸脚面时，用上肢顶住腿部以保持稳定；④使用适应性辅助用具。

2）适应性辅助用具：①尼龙搭扣；②手柄加粗、增加重量的纽扣牵引器；③拉链、拉环；④弹力鞋带或尼龙搭扣。

（3）一侧上肢或身体障碍者可选择以下方法。

①在床上穿裤子时，先穿患腿，后穿健腿；用健腿撑起臀部，上提裤子；用健手系皮带。②在椅子上穿裤子时，先穿患腿，再穿健腿；然后用健手抓住裤腰站起，将裤子上提；最后坐下用健手系皮带。③脱裤子时，坐位松解皮带或腰带；站起时裤子自然落下；先脱健侧，再脱患侧。④学习单手系鞋带的方法。

6. 洗澡障碍的康复

（1）适应或代偿方法：①澡盆底部及淋浴室地面铺上防滑垫；②将湿毛巾搭在椅背上，患者坐在椅上，通过背部摩擦毛巾擦洗背部；擦干背部也用同样的方法；③如果手不能摸到脚，就在脚底部放一块有皂液的毛巾洗脚；④将有皂液的毛巾放在膝上，将上肢放在毛巾上擦洗（用于一侧上肢损伤者）；⑤使用按压式皂液。

（2）适应性辅助用具或设备：①坐便椅可使患者以坐位进行淋浴；②用带长柄的海绵刷擦背；③用扶手协助患者站起；④长把开关有助于患者拧开水龙头。

7. 如厕障碍的康复

（1）适应或代偿方法：①上厕所前后穿、脱裤子的方法与前述相同；②抓握功能差者，可将卫生纸缠绕在手上使用。

（2）适应性辅助用具或设备：①自动冲洗及烘干器：上肢关节活动受限、截肢或手指感觉缺失者可使用安装在坐便器上的自动冲洗器清洁。②扶手：用于肌力弱或协调性差者，在如厕和清洁时保持稳定。③可调节坐便器：升高坐便器有助于下肢关节活动受限者使用。④夜间在床旁放置便器以免去厕所不便。⑤尿裤或床垫用于二便失禁者。⑥插导尿管。

8. 家务活动障碍的康复

（1）一侧上肢或身体障碍：临床上常见的疾病包括脑血管病引起的偏瘫、脑外伤、截肢、一侧身体外伤或暂时性的损伤如烧伤、外周神经损伤等。采用辅助性用具和代偿性对策的目的：①保证单手操作的安全性；②固定；③代偿丧失的平衡功能及活动功能。

【做饭及清洗餐具】

1）适应或代偿方法：平衡功能受影响时，应在座位上进行厨房里的各种工作，如用膝关节固定物品；挪动锅、壶等厨具时不要采用端、提等动作，可通过滑动达到挪动的目的。

2）辅助用具

A. 辅助固定物品：①改造切菜板，可以在切菜板上安装各种类型的刀片或钉子，患者可以用一只手完成马铃薯、萝卜、苹果等蔬菜和水果的剥皮、切片和切丝等加工。②海绵、湿毛巾或吸盘，用于固定碗、盘子、盆、锅、壶等。

B. 辅助单手操作：①开瓶器，可使用电动的罐头开启器或将开瓶、开罐器安装在厨房桌边，患者一只手就可以开瓶、开罐。②电器如搅拌器、食品加工器。③前后滚动式刀具。

C. 代偿耐力及活动能力下降者的辅助用具：①用手推车运送物品。②在座位（轮椅或椅子）上做饭时，可在灶的上方安装一个有角度的镜子以使患者能够通过镜子的反射观察到灶上的烹制情况。

D. 辅助清洗餐具：①用喷雾器冲洗餐具。②在水池底部垫上橡胶垫以减免餐具的破损。③将有吸盘的刷子固定在池边用来洗玻璃器皿。

【洗衣物】

1）适应或代偿方法：可请家人代洗或送到洗衣店。

2）辅助用具：可用洗衣机代替手洗；用手推车运送洗涤物品如衣服、床单、床罩等。

【照顾婴幼儿】　①喂饭时，将孩子放在与患者同高的位置上，用保温器保温；用钳或夹子转移加热的餐具。②洗澡时，将孩子安置在一个有负压吸引装置的座位上。③穿衣时，用尼龙搭扣将孩子固定在桌面上以减少身体活动；将孩子放在地板上穿衣服最安全。④外出时，如果平衡功能正常，可用婴儿背架；亦可用健手将孩子挎靠在腰间。

【打扫卫生】　①使用可调节式吸尘器，把手的长度及角度均可以调节，使患者在座位上就能清扫较大的范围；②使用长柄的掸子打扫灰尘；③使用长把簸箕；④使用非手拧的拖把；⑤在整理和打扫房间的过程中，要灵活运用能量保存技术。

（2）双上肢关节活动受限或肌力低下：功能障碍常由于四肢瘫痪、烧伤、关节炎、截肢、多发性硬化及其他骨科创伤等引起。辅助用具及代偿对策应用的目的在于代偿丧失的伸手和抓握功能，代偿下降的肌力和耐力，代偿平衡功能，以及借助于重力完成各种活动。

【做饭及清洗餐具】

1）适应或代偿方法：①类风湿性关节炎患者要采取关节保护措施。②遵循能量保存的原则，将物品放在易取的地方；采取坐位工作等。③用牙打开瓶盖。④购买方便食品。⑤采用肌腱固定式的动作（即腕关节背伸时手指屈曲；腕关节屈曲时手指伸展）拾起较轻的物品。⑥使用重量轻的锅、壶及餐具。

2）辅助用具：①改良的瓶罐开启器；②手柄加粗（菜刀、炒菜锅、勺、各种锅的把手）；③多功能固定带；④长把拾物器，用于取重量较轻的物品；⑤用手推车或步行器输送物品；⑥改造的切菜板。

【打扫卫生】　①用长柄拾物器从地面捡起东西；②用长把海绵刷清洗澡盆；③用非手拧的拖把；④用重量轻的工具如海绵拖把和扫帚清洁地面；⑤在打扫地面前，先用清洁剂溶解污垢。

【洗衣物】　①如患者能够走动，宜使用从上方投放衣物的洗衣机，以免俯身弯腰；②按键式的洗衣机优于旋钮式洗衣机，必要时应将旋钮改装；③熨烫衣服时，应将一块石棉放在熨衣架上，患者能够直接将熨斗放在上面；④遵循和运用能量保存的原则。洗衣时，用分装好的洗衣粉；患者应在座位上熨烫衣服等。

【照顾婴幼儿】 ①对于坐在轮椅中的母亲来讲，使用一侧床栏可打开的婴儿床便于接近孩子：②喂饭时，可将孩子放在婴儿椅中或斜靠在枕头上，用电保温盘保持饭菜温度；③孩子的衣服应宽松、易穿着；④使用一次性尿布；⑤遵循和运用能量保存原则，如果母亲能够从地板上站起或坐下，应选择在地板上处理孩子的事务，如穿脱衣、换尿布、喂饭、游戏等。

（3）上肢协调性障碍：协调性功能障碍常由于脑外伤、脑瘫、脑卒中及其他神经系统疾病造成。使用辅助用具及代偿对策的目的在于固定肢体的近端，减少震颤，固定所用物品，促进安全、高效的作业活动。

【做饭及清洗餐具】

1）适应或代偿方法：①在切菜或削皮时，稳定双上肢近端以减少震颤；②将食品或餐具放在光滑的桌面上滑至目的地代替手端或手提；③为避免餐具破损，应尽量少端盘子或碗等。洗餐具时，可先用水浸泡，然后用喷淋器冲洗。

2）辅助用具：①使用较重的厨具以助肢体远端稳定；②使用双耳壶、双柄炒菜锅等；③腕部绑上沙袋以减少震颤；④切菜时用有钉子的切菜板固定食品；⑤使用较重的手推车运送食品；⑥洗餐具时，在水池底部铺一块橡胶垫。

【打扫卫生】 ①使用较重的工具；②打扫灰尘时不需要手握扫灰尘的掸子，而是用所戴的手套来代替掸子；③除去室内过多的装饰品或储藏品以减少打扫卫生的工作量。

【洗衣物】 ①采用已分装好的洗衣粉，以免在舀取时因震颤而致洗衣粉洒落、浪费；②避免熨烫衣服，买衣服时挑选不需要熨烫的布料。

【照顾婴幼儿】 ①使用尼龙搭扣替代婴儿衣服上的扣子；②协调障碍较轻者可用勺子给孩子喂饭；③将孩子放在地板上照顾最安全。

六、认知功能障碍的康复

认知功能障碍的康复参照日常生活活动障碍康复部分。

课后练习题

填空题及其答案

1. 据 2015 年《中国骨密度状况调查报告》显示，31.9%国民存在骨量低或骨质疏松问题，半数 50 岁以上的居民存在骨量异常，50 岁以上女性骨质疏松患病率高达（四成）。

2. 美国科学家做过低头伏案的实验性研究，每天低头 1 次，每次 1 小时，1 个月后 X 线片和病理切片无改变；每天低头 1 次，每次 2 小时，1 个月后 X 片有明显（骨质增生），病理切片证实除骨质增生外还有软组织的变性改变。说明长期低头，颈部活动减少是引起颈椎病的最重要原因。

3. 骨质疏松症是以骨量减少、（骨的微观结构退化）为特征，致使骨的脆性增加以至于发生骨折的一种全身性骨骼疾病。

4. 日常生活活动（ADL）指一个人为了满足日常生活的需要每天所进行的必要活动，分为基础性（日常生活活动）和工具性日常生活活动。

5. 基础性日常生活活动（BADL）是指人维持最基本的生存、生活需要所必须每日反复进行的活动，包括（自理活动）和功能性移动两类活动。自理活动包括进食、梳妆、洗漱、洗澡、如厕、穿衣等，功能性移动包括翻身、从床上坐起、转移、行走、驱动轮椅、上下楼梯等。

6. 工具性日常生活活动（IADL）指人维持独立生活所进行的一些活动，包括使用电话、购物、做饭、家事处理、洗衣、服药、理财、使用交通工具、处理突发事件以及在社区内的休闲活动等。从 IADL 所包含的内容中可以看出，这些活动常需要使用一些工具才能完成，是在（社区环境）中进行的日常活动。

7. 认知功能障碍包括（注意障碍）、定向障碍、记忆障碍以及思维运作障碍。

8. 诊断骨质疏松的方法很多，包括双能 X 线吸收计算技术（DXA）、（定量 CT）、超声诊断、骨组织形态计量学分析等。

9. 中华医学会糖尿病学会在 2013 年建议的代谢综合征诊断标准为以下 4 点中具备（3 点或者 3 点以上者）可以诊断：超重或者肥胖，BMI≥25kg/m^2；高血糖，空腹血糖≥6.1mmoL/L 或餐后 2 小时血糖≥7.8mmoL/L，或者已经确诊为糖尿病；高血压，血压≥140/90mmHg 或已经确诊为高血压；血脂异常，甘油三酯≥1.7mmoL/L，或高密度脂蛋白<0.9mmoL/L（男）、<1.0mmoL/L（女）。

10. 颈椎病主要是根据颈椎病的病史，症状，体征以及（影像学检查）来明确诊断的。

（姜桂萍）

第十八章　人工智能智慧健康

学习目标

1. 掌握人工智能智慧健康的基本概述的评价方法。
2. 熟悉人工智能智慧健康的应用领域。
3. 了解人工智能智慧健康基本理论。

第一节　人工智能智慧健康概述

一、人工智能智慧健康的概念

人工智能（artificial intelligence，AI）是计算机科学的一个分支，被称为世界三大尖端技术之一。人工智能通过研究人类智能活动的规律，让计算机通过人工设定的系统去模拟人类智能，进而具备和人类智能相似的思考能力，从而能够完成以往只有人类才能完成的工作。人工智能利用机器计算迅速与准确的特点，达到提高工作效率的目的。相对成熟的人工智能技术有语音识别、图像识别、智能机器人、深度学习等。

人工智能智慧健康是指利用先进人工智能技术，并通过云计算和物联网，将与医疗卫生服务相关的人员、信息、设备、资源链接起来并实现良性互动，以保证人们及时获得预防性和治疗性的医疗服务。智慧健康一般包括智慧医院服务、区域医疗交互服务和家庭健康服务等基本内容。智慧健康与数字医疗和移动医疗等概念存在相似性，但是智慧健康在系统集成、信息共享和智能处理等方面存在明显的优势，是物联网在医疗卫生领域具体应用的更高阶段。

二、人工智能智慧健康的发展情况

（一）人工智能智慧健康在国外的发展情况

智慧健康是人工智能最深入应用的领域之一，它将真正改善人们的健康生活情况。当前，在移动互联网、大数据、脑科学等前沿科技的推动下，智慧健康用于解决医疗生产模式。早在 20 世纪 80 年代美国麻省总医院开始开发 DxPlan 项目，研究内容包括内科各专科的多数疾病的临床表征，开发个人电脑程序 IBM。2007 年由 IBM 公司 DeepQA 计划小组开发的人工智能系统“沃森”机器人，能储存数百万的文档资料，包括百科全书、医学、文学、营养及其他可以建立知识库的参考材料，汲取海量医学知识，可以通过询问患者的病征、病史，通过使用人工智能技术对自然语言处理和分析，凭借从各个渠道搜集到的信息和数据短时间内迅速成为医学智能专家，迅速给出诊断提示和治疗意见。

相比于国内，国外人工智能应用到医疗行业较早，它已经在逐步改变人们的生活。直到 2011 年，IBM 推出的“沃森”机器人打破了人们的认知，其以大比分战胜两位顶级智力冠军后受到更多人们的关注，如何将人工智能用到医疗领域受到越来越多人的关注。随后的 2014 年，电脑医生“沃森”风靡医疗圈，它既能帮助人们诊断癌症，又能管理更多的专业人士，让很多人为之赞叹。2015 年“沃森”仅用了 10min 时间就为一名 60 岁女患者准确诊断出白血病，并向东京医科大学提出适当康复方案。2016 年 12 月 IBM 与 Pfizer 公司签署协议研发免疫肿瘤药物。IBM 的“沃森”展开虚拟药物筛选，通过计算机模拟药物筛选的过程，对药物分析、药理学毒性等可能存在的活性做出预测和快速分析，并使用大量实验室数据、临床报告和科学出版物测试猜想，对可能制造成为药物的化合物分子进行有效筛选，以此来寻找潜在药物，大幅降低药物开发成本。从目前的情况看，人工智能医疗已被国外众多医院和学者接受并逐步发扬光大。

（二）人工智能智慧健康在中国的发展情况

与国外发展不同，中国人工智能在医疗领域的应用起步较晚，但是发展速度并不亚于国外。北京协和医院自 2016 年起进行了眼底人工智能相关研究探索，并在糖尿病视网膜病变方面取得成果，如建立 5 个子数据库：识别有无糖网、识别是否为需要转诊的糖网、精准糖网国际分期、识别糖尿病黄斑病变、治疗效果评估库、随访库，实现了数据库的动态更新。2017 年 2 月，中山大学联合西安电子科技大学研究团队，利用深度学习算法，建立了“CC-Cruiser 先天性白内障人工智能平台”，设立“人工智能应用门诊”，由人工智能云平台辅助临床医师进行诊疗。在人工智能门诊就诊的患者，除接受常规诊疗外，其检查数据即时同步到云平台，同时享受由人工智能机器人提供的“专家级”诊疗。

2017 年 7 月 20 日，国务院印发《新一代人工智能发展规划》，在智能医疗部分提出了明确的发展方向，包括推广应用人工智能治疗新模式、新手段，建立快速精准的智能医疗体系；探索智慧医院建设，开发人机协同的手术机器人、智能诊疗助手，研发柔性可穿戴、生物兼容的生理监测系统，研发人机协同临床智能诊疗方案，实现智能影像识别、病理分型和智能多学科会诊等。该规划首次将新一代人工智能发展提高到国家战略层面，提出到 2030 年成为人工智能领域的世界领导者，打造规模超过 1 万亿元。

第二节　人工智能智慧健康理论

一、人工智能理论

算法、计算力、大数据是人工智能的基础支撑层，而建立在这之上的基础技术便是计算机视觉、图像视觉识别、家庭服务机器人。人工智能通过这三种技术，使机器能够看懂、听懂人类世界，用人类的语言和人类交流并服务。

（一）基础支撑层

1. 算法　算法是指用系统的方法描述解决问题的策略机制，能够基于一定规范的输入，在有限时间内输出所要求的结果。近几年，新算法的发展提升了机器学习的能力，尤其是随着深度学习理论的成熟，采用云服务或开源方式向行业提供先进技术，将先进算法封装于易用的产品中，大大推动了人工智能技术的发展。目前，市场上有很多厂家都在搭建通用的人工智能机器学习和深度学习计算底层平台，如谷歌的 TensorFlow 软件、微软的 Computational Network Toolkit 深度学习工具包、亚马逊的 AWS 分布式机器学习平台、百度的 AI 开放平台等。

2. 计算力　人工智能对计算力的要求很高。以往在研究人工智能时，经常受到单机计算力的限制。近几年，云计算的发展对计算力的提升起到了至关重要的作用。机器学习，特别是深度学习是极耗计算资源的，而云计算可以达到每秒 10 万亿次的运算能力。此外，图形处理器的进步对人工智能的发展也有很大推动作用，这种多核并行计算流的方式能够大大提高运算速度。通过云计算，图形处理器可以以较低的成本获取大规模的计算力。

3. 大数据　移动互联网的爆发式发展，以及各种社交媒体、移动设备、廉价传感器使当今社会积累了大量数据。随着对数据价值的挖掘，各种管理和分析数据的技术得到了较快发展。人工智能中很多机器学习算法需要大量数据作为训练样本，如图像、文本、语音的识别，都需要大量样本数据进行训练并不断优化。现在这些条件随处可得，大数据是人工智能发展的助推剂，为人工智能的学习和发展提供了非常好的基础。

（二）技术层面

1. 语音交互 语音交互技术主要包括识别、分析、语音合成及智能沟通等。智能音箱是人工智能走进大众日常生活中的一个代表性产品，用户可直接给语音信箱发送指令，音箱可检测到用户的命令并且加以解析，通过识别用户需求，采取语音播报的方式呼应用户。

2. 图像视觉识别 人工智能中的视觉识别技术的创新，使得机器打破了传统的使用方式，不再拘束于以往的使用，使机器拥有和人相同的三维立体视觉模式，并且还能够像人眼一样识别不同的物体，辨别不同的人体动作及理解该动作的含义。在这样的基础上，人类已经不需要使用复杂的方法控制所使用的产品。在这样的基础之下，人类可以使用自身的特征或者是某一个肢体动作等与周边的产品进行交互。

3. 家庭服务机器人 家庭服务机器人是一种特别的机器人，它拥有模拟人类的运动系统、感知系统、输入及输出系统等。

二、将人工智能技术应用在健康领域的意义

人工智能背景下的医疗服务已成为人们关注的重点，它将对未来人们的身体健康起到保驾护航的作用。人工智能技术应用在健康领域主要有以下意义。

（一）协助医生管理患者

人工智能的工作效率是人们学习速度的数十倍，可以更迅速地对文字和数据进行处理和吸收。人类现在了解的病种有一万多种，但如何更标准、精确地判断某位患者患的是何种病还需要更多的时间进行处理，有了人工智能这些问题将很快解决，可以更高效、精准地对各种医学检验数据进行整合，保证每个人都可以有自己的电子健康档案，利用各种智能化平台形成健康大数据。除此之外，人工智能背景下的医疗服务可以对数据进行进一步挖掘，通过机器人自身的感知和学习等智能化帮助医生更好地采集患者的个体化差异，评估患者健康状态后建立数据档案，为进一步的诊疗和分诊管理工作提供辅助。此外，在帮助医生对患者信息进行管理的同时，人工智能医疗服务能从数据分析的角度针对疾病的预防、诊断、治疗及复健从群体和个体角度进行精准归纳，可供医生提高自身业务能力和培养青年医学生学习参考储备丰富的临床数据。

（二）提高患者顺利就医服务体验

目前大部分患者就医均选择前往当地医疗水平技术高的大医院，导致大医院患者众多，患者分诊引导能力和提高患者就医体验得到很大考验。随着人工智能在医院服务行业的发展，医疗机器人在医院可以提供患者首诊选择的情况下，对患者在就诊前进行分诊及分区引导，保证医院可以提前感知患者多少及预约情况，通过人工智能最优算法可以更好地接待及安排患者就医，帮助医院更好地引导患者及时就医。同时，人工智能背景下，人们可以通过医疗大数据不断分析整合，优化医院服务流程及结构，更好地管理患者就医体验，不断提高医疗服务效率及质量。

（三）有效缓解医院人力资源储备不足情况

目前我国众多地区仍存在“看病难”“看病贵”的局面，其主要原因在于医疗资源，尤其是人力资源方面的缺乏，优质人力资源的缺失是其根本。在人工智能的帮助下，医院、患者及医师可以通过远程会诊等方式解决这一问题，不断提升服务质量。通过远程人工智能共享医疗方案，对于贫

困地区患者看病难和看病贵的问题可以起到针对性突破的作用。即使足不出户也能与国内外名医进行对话，这是人工智能背景下医疗服务的主要机遇之一。同时，通过人工智能也可以帮助医院做好多发性疾病、慢性疾病的随访和复诊工作，最大限度地提高医疗人力资源的工作效率，满足患者对医疗技术人才的需求，提升医患满意度，从而缓解医疗专业人才缺乏的紧张趋势，保证医院正常发展。

三、人工智能智慧健康的责任伦理

医学研究和医疗保健是人工智能首批应用的领域之一，人工智能在给人类带来更加优质、高效的医疗服务的同时，也带来了一系列伦理风险和挑战。如何规避风险，更好地让人工智能为人类健康服务，是医学界必须思考和解决的问题。

（一）重构责任伦理，强化特殊监管

如何确保人工智能系统的绝对安全，是公众关注的重要问题。在智慧健康系统中，存在着各个利益相关方，划分彼此的责、权、利，按照谁设计谁负责、谁制造谁负责、谁使用谁负责的原则，追究相关的责任人。人类可以通过技术方法为人工智能设定人类的道德标准，让其在与人类的互动中更加符合人类的道德准则，避免人类的不当使用，消除人们的疑虑和担心，增强对人工智能的可信度和安全感。1942 年阿西莫夫在《我，机器人》中提出著名的“机器人三法则”，是最早有关机器人行为的规范：①机器人不能伤害人类，也不能不作为致使人类受到伤害；②机器人必须服从人类的指令行动，除非这条与第一条冲突；③只要与第一、二条不冲突，机器人就必须要保护自己。

（二）加强隐私和数据保护，保障公众安全

人工智能在医疗领域实施进程中，要制订一系列的准则切实保护个人隐私安全，对医务工作者、供应商和数据中心访问、传送及存储患者的信息必须做出周详的规定。个人隐私保护涉及个人数据的挖掘和收集过程中可能出现没有经过授权获取数据的行为；在数据的进一步使用过程中，可能由于系统自身的缺陷，或被黑客攻击，产生数据泄露的现象。这已经成为人工智能技术发展的短板，需要法律法规进一步予以规范。

欧美一些国家都有针对医疗数据保护的法规，根据这些法规，医疗数据涉及的 20 余项关键的隐私信息，如姓名、身份证号码、住址、电话等，在进行数据管理和分析时，必须打上马赛克。同时，要对数据进行强加密处理，即使出现数据泄露的情况，他人也不能解密。对所有数据的访问，都有一套严格的访问控制程序，以期通过各种周全的安排，来确保数据的安全性。美国国会 1996 年颁布的 HIPAA 法案要求各机构必须采取适当措施保护患者信息的私密性。对待智慧健康，我们更应该确保智慧健康的制造者和使用者具备和遵循道德的原则。

（三）坚定医生主体地位，优化诊疗质量

机器人手术不仅有医患之间广泛存在的医学道德现象和医学道德问题，还对医生提出了更高的道德要求，需要医生坚定主体地位，优化诊疗质量。

1. 医生需要具有精湛的医疗技术和丰富的临床经验　实施机器人手术的医生必须具有常规手术的丰富经验和解剖学知识，熟练掌握技术并且能够妥善处理微创手术造成的并发症。基于安全的考虑，机器人手术在术中可以转变成普通手术或者开放手术，但是必须在术前取得患者的知情同意。

2. 医务人员需要具备一定的人文素养和伦理法律知识　医生不可替代，这和医学的人文性紧密相关。医学不单纯是一门科学技术，医生面对的是千差万别的有思想和情感诉求的人，疾病的诊断

和治疗是一个非常复杂的过程，患者不同的语气和表情可能蕴含着不同的含义。生物医学模式造成人病分离，机器人可能会进一步造成医患分离。机器人手术存在费用昂贵、缺少触觉反馈等明显缺陷，医务人员要实施有效的知情同意，掌握沟通技巧，及时疏导患者的不良情绪，避免各种不利因素影响手术进程。例如，在治疗前列腺增生的年轻患者时，应充分考虑患者术后的性功能并进行充分的知情同意等。医生可以把一些自己不能完成或者不愿完成的任务交给机器人，把自己解放出来，更好地沟通、陪伴和抚慰患者。

3. 选择合适的患者进行机器人手术 选择合适的患者进行机器人手术是手术成功的重要因素，患者的疾病情况和手术的复杂程度会严重影响手术的质量，对于伴有较多基础疾病和有既往手术史的患者而言，机器人手术时间较长，会增加手术并发症和手术的不可预测性，选择时需要慎重考虑。

第三节 人工智能智慧健康的评价方法

人工智能从最初的神经网络和模糊逻辑，到现在的深度学习、图像搜索，已经进入第三次发展浪潮。人工智能就是研究使用计算机来模拟人的某些思维过程和智能行为（如学习、推理、思考、规划、感情等）的科学，涉及计算机学、数学、心理学、语言学、行为学等学科。医学人工智能是人工智能的一个应用领域。医疗行为本身既涉及医学专业知识，又涉及心理、情感伦理等多学科知识，因此人工智能技术与医学相结合将产生一些重要的变化。人工智能类医疗产品从形态上具备3个特征：首先是软件产品属性；其次是具备“自学习”能力；最后是安全性要求极高。产品的好与坏，最终效果均体现在患者身上。

医疗是一个比较特殊的行业，它与人民群众的身体健康切身相关。人工智能技术及其产品尽管在某些方面能够大大帮助医生或健康服务机构提升服务效率，但由于人工智能技术本身的特点和局限性，在实际应用中有严格的限制，需要一些专业知识才能处理。而现实中绝大多数医疗机构管理者、医生及患者缺乏相关专业能力，这导致了他们要么盲目相信宣传，大胆“吃螃蟹”；要么不敢实际应用，对其安全性、有效性存在顾虑。这些在一定程度上阻碍了医疗人工智能产品的快速推广与应用。依据上述背景，提出以下对智慧健康产品应用效果的评估框架与流程，旨在加强医务人员和患者对人工智能技术的了解，促进人工智能技术在医疗行业快速应用落地。

一、人工智能智慧健康产品的评估框架

医疗人工智能产品评估总体框架主要包括评估方法与评估路径2个部分。其中评估方法包括静态评估（定量评估）与动态评估（定性评估）2个部分，分别从产品功能、可靠性、知识能力、学习能力等多个维度进行综合评估；评估路径则从数据资源标准化情况、人工智能产品实施情况、基础设施建设及人工智能产品应用效果4个维度进行综合评价。其中数据资源标准化情况包括数据集标准化与输出文档标准化；人工智能产品实施情况包括技术架构、功能服务和运行性能；基础设施建设情况包括网络及网络安全、信息安全与基础硬件；人工智能产品应用效果包括应用建设及利用、联通业务范围等。医疗人工智能产品评估核心环节包括确定评估目标、选择评估指标、选择测试数据集、静态评估、动态评估、评估结论等。

二、人工智能智慧健康产品的评估操作流程

智能产品应用效果的评估框架与核心流程，设计评估操作流程，包含以下4个主要内容：评估产品注册登记、产品静态特征的评估、产品动态特征的评估和评估结果分析。

（一）评估产品注册登记

评估产品注册登记的目的是对待评估的医疗人工智能产品信息进行详细的备案，以便于后续测试环节信息的记录及评估结果的反馈，从而达到统一和标准化管理要求。

（二）产品静态特征的评估

静态评估主要用来衡量医疗人工智能产品的成熟度，用以实现同一功能的不同产品在典型应用场景下的性能对比，包括功能性、可靠性、连通性、易用性等多个维度。产品静态特征的评估项目包含以下几点。

1. 功能完备性　主要对产品的工作流程进行评估，判断系统流程是否完备，是否符合预期的输入、输出及异常提示，是否完全覆盖产品描述的全部功能，且各功能测试是否正常。

2. 安全性　产品是否支持指纹、密码等访问方式，是否有明显绕过密码登录的漏洞，是否有数据访问的逻辑漏洞等。

3. 可靠性　产品是否会突然宕机，是否具有数据恢复机制，是否对断电、硬件损坏、系统崩溃、CPU 过热、内存溢出等突发情况做出合适的操作。同时产品是否具有完备的日志管理功能，能够对软件的详细情况进行完备的记录，以便于出现问题及时发现原因。

4. 隐私保护　针对医疗疾病数据，产品是否在处理和传递的过程中进行数据加密处理、是否存在可能的窃取用户隐私数据的方式等。

5. 易用性　产品是否具备较好的纠错机制，是否具有良好的用户引导提示，是否具备良好的人机交互方式，是否对错误等异常情况有反馈机制，以及是否易于学习、操作、理解等。

6. 连通性　产品是否需要接入公网、是否可以利用云计算来提高计算能力和效率、是否支持与多系统进行联通、是否支持多源输入并保持多源通信、是否筛选冗余数据等。

7. 特殊依赖性　产品是否需要额外的特殊硬件设备，是否依赖于特定的收费软件 API 等从而导致额外的费用开销。

8. 效率　产品实现某种功能所占用的计算资源、功能处理及响应时间，是否能够支持并行操作，是否能够和其他产品同时运行等。

9. 可移植性或兼容性　产品从一个计算机系统或环境转移到另一个计算机系统或环境的容易程度。

10. 可扩展性　产品添加和修改相关功能的容易程度、与其他产品结合的容易程度等。

（三）产品动态特征的评估

动态评估主要用来衡量医疗人工智能产品的智力程度，评估产品适应不同临床场景的可用性，在接近真实的环境中评估产品的可用性，主要包括智力水平、学习能力和知识结构等多个维度。产品动态特征的评估项目包含以下几点。

1. 知识获取能力　主要对产品获取知识的输入数据格式进行评估，如结构化数据和非结构化数据（办公文档、文本、图片、XML、HTML、各类报表、音频、视频等信息）等多种疾病记录格式。

2. 知识获取途径　主要对产品获取知识的方式进行评估，如利用专家提供的某一领域的先验知识，根据海量医疗数据自主学习特征或规律，从其他产品直接迁移得到等。

3. 知识掌握能力　主要对产品运用先验知识和学习到的特征进行疾病的预测及检测（病灶定位）的能力进行评估，可以参照目前应用最多的检测指标——特异性和敏感性，以及学术研究常用的指标，如准确率、查全率、查准率、均值评价精度、像素精度、平均像素精度、平均交并比、频权交并比等。

4. 知识反馈能力 主要对产品真实、不完美数据的反馈进行评估，如数据缺失、低信噪比数据、数据量不足等情况。

5. 知识创新能力 如医疗人工智能能否以专家提供的先验知识为基础，在训练之后发现有利于诊断和检测的新规律；根据图像数据训练的医疗人工智能产品能否在加入病历数据后学习其中隐含的共性和联系，进而提高疾病诊断和检测的结果；根据病历数据和图像数据训练的产品在图像数据缺乏的情况下只提供病历数据，其能否根据病历数据对缺乏的图像数据进行合理的猜测等。

6. 可解释性 产品因其行业特殊性，保证检测结果可靠、安全是第一要务，因此产品的可解释性就至关重要。需要注意的是，这里关注的并不是产品算法本身的可解释性，更多的是对产品结果的可解释性进行测试。例如，通过眼底彩照对眼球病变程度进行诊断的情景下，可以通过可视化算法内部对诊断结果做出贡献的情况，评估其是否符合现阶段医学领域知识，从而达到“可解释”的目的。

7. 学习能力 主要对产品所采用核心算法的先进性、学习速度的快速性和结果的准确性进行评估，如产品是否能从训练数据中学习到有效的特征并得到准确的结果，整个产品学习的周期及其知识库是否能够持续增长和更新等。

8. 知识结构 主要对产品所需要学习的数据维度和大小进行评估，如知识表示的特征维度、多源数据知识结合的结构、知识表示结构是否对于最终的学习目标有明确的定义等。

9. 场景适用性 主要对产品应用类别（管理类、咨询类和诊疗类）的具体场景进行评估。首先对产品注册时给出的应用领域进行测试，评估其是否能够达到该领域的要求。再对该领域下具体的应用场景（三甲医院场景、基层医院场景、体检中心场景、社区诊所场景等）进行评估，判断其可用性场景。

10. 鲁棒性和迁移性 在符合产品输入要求的基础上，对产品的多样性输入进行评估。以影像归档和通信系统影像图片为例，在正常输入图片工作良好的基础上，评估添加额外噪声、曝光不足/过度/不均匀、色调调整等实际医疗影像可能出现的情况下产品的运行表现。

三、评估结果分析

在对医疗人工智能产品的静态特征和动态特征进行评估之后，需要对各评估指标、评估参数进行统计分析，给出最终评估等级和评估意见。具体分析指标如下所示。

1. 人工智能性能 包括但不局限于知识获取能力、知识获取途径、知识掌握能力、知识反馈能力、学习能力、知识结构、知识创新能力等。

2. 软件算法性能 包括但不局限于软件运行效率、软件稳定性、软件功能完备性、软件运行环境依赖性、软件异常情况处理、数据恢复情况等。

3. 可解释性 包括但不局限于学习到的各项特征与实际医学知识的相关性、学习到的各项特征对最终诊断和检测等决策结果的影响等。

4. 安全性 包括但不局限于数据是否存在容易泄露的情况、是否会被窃取复制的情况、是否加密、是否有较好的隐私保护机制、是否需要接入公网等。

5. 先进性 包括但不局限于采用核心算法的先进性、软件架构的先进性、构成部分软硬件的先进性、产品理念的先进性、产品解决问题的先进性等。

6. 易用性 包括但不局限于产品交互的舒适度、产品响应的时效性、产品使用人员的培训时间等。

7. 使用周期 包括但不局限于产品的硬件构成及其使用寿命和维护情况、产品的软件环境及其依赖软件库的维护与更新情况等。

8. 成本和依赖性 包括但不局限于产品是否依赖于软件授权、是否依赖于特定的软硬件、是否需要专业公司人员的操作辅助、是否需要额外物理条件（如大面积场地、隔音去噪环境、降温设备等）等。

9. 可靠性　包括但不局限于产品的稳定性、产品的鲁棒性、产品对特定应用场景的诊断和检测结果的准确性、产品诊断和检测结果的可信度等。

10. 实用性（即总体评价统计分析）　综合上述各点对产品的实用性进行总体评价，包括是否具有实际推广价值、是否符合现阶段医疗情况的需要、是否缓解现有医疗资源的紧缺情况、是否提升医疗诊断的质量和效率及实际增益情况与其构建成本的关系等。

在对医疗人工智能产品进行评估结果的统计分析之后，需要设计出评估量化表来进行结果的备案。评估量化表的设计可参考上述评估项目，也可针对不同应用类别的医疗人工智能产品的评估进行裁剪或扩充。

第四节　人工智能智慧健康的应用

一、药物开发和监管

（一）药物研发

人工智能在制药领域的应用，可以提高药物研发的成功率，高效优化药物生产工艺。在群体药动学的研究中，人工智能可以从海量的临床大数据中抽提出更多对患者有用的信息；在药物技术审评中，可以大幅提高审评环节的效率。在制药领域中有效地利用人工智能技术，必将开创药物创新与研发、生产、临床应用的新时代。

1. 药物高通量筛选　人工智能技术可以通过对现有化合物数据库信息的整合和数据提取、学习，提取大量化合物与毒性、有效性的关键信息，既避免了盲人摸象般的试错路径，还可以大幅提高筛选的成功率。目前已经有加拿大的初创公司开展这方面的探索研究与业务。如果能在药物高通量筛选中采用以人工神经网络（ANN，人工智能领域的热点研究）自主学习为基础的人工智能技术，将小分子化合物药物的研发成功率提高 10 倍，则可以大幅降低小分子化学药的研发成本，使之成功率达到或接近当前备受关注的生物药的研发成功率，必然会带来小分子化学药研发领域的一场革新，使得研发界重新审视小分子化学药的研发，将研发投资的关注点从当前的热点治疗领域，如艾滋病、肿瘤、糖尿病等，转向更多更全面的治疗领域，从而大幅降低以前由于病例过少、无利可图的被称为孤儿药的领域的研发成本，提供更多的可选药物上市，缓解儿童用药、老年用药等领域无新药可用的窘境，增加社会福祉，降低药品成本和医保支出。

2. 药物工艺优化　人工智能最适合处理复杂的多元非线性关系。药品开发过程是一个多变量优化问题，涉及配方和工艺变量的优化。这些复杂的关系很难用传统的数理方法建模优化。配方设计的定量方法中的一个难点是理解因果因素与个体药物响应的关系。此外，根据一种期望的性质生产出的制剂并不总是合乎其他需要的特征。而 ANN 可以识别和学习输入及输出数据对之间的相关模式，一旦训练完毕，它们可以用来预测新的数据集的输出。ANN 最有用的特性之一就是其预测能力，这些特性非常适合于解决药品开发中制剂优化领域的问题。ANN 模型在口服控释制剂的处方和优化中已得到了应用。

3. 药物分析　药物分析是控制药物研发和质量的关键部分。ANN 也可用于药物分析研究之中，如高效毛细管电泳（HPCE）具有高柱效、低试剂消耗、污染小、分离方式多样等优点，广泛应用于药物分析，其中作为定性参数的迁移时间与实验条件的关系一直是关注焦点。白景清等运用 ANN 建立毛细管电泳迁移时间的预测方法，通过毛细管区带电泳（CZE）的实验电压和缓冲溶液的离子强度，对多种药物的迁移时间进行预测，结果显示 ANN 对药物的 CZE 迁移时间可准确预测，为药物定性分析提供依据。

4. 药物一致性评价 在国家药品监督管理局主推的仿制药一致性评价中，生物等效性试验的一致性判别是一大难点。按照传统统计学的要求，需要招募大量受试者才能符合统计学要求。采用人工智能对药物的量效关系进行深度学习以后，就可以建立起某种药物的剂量-疗效的人工智能模型，利用神经网络预测药物的治疗效果，从而缓解一致性评价资源短缺的矛盾，并提高一致性研究的成功率。

（二）药物监管

创新药的技术审评是一项高智力的活动，需要审评者有丰富的研发经验、法规认识及风险评估与控制能力。目前，美国食品药品监督管理局（FDA）拥有数千名高学历并拥有丰富经验的审评员。近年来，在国家政策的大力支持下，我国药品审评员的人数从100余人增加到近800人。人员的增加，除了相应的人力成本的增加，还会带来巨大的管理成本。药品审评作为典型的知识密集型行业，如能高效地运用人工智能技术，则可以有效地学习和传承审评经验，提高审评质量，缩减人员规模，降低公共支出。现阶段可以预测的审评领域的人工智能应用有以下几个场景。

1. 药品的技术审评阶段 该阶段涉及大量技术资料的研读、关键信息的提取及技术和法规判断。该项工作基本为案头工作，十分枯燥，从业人员常称其为“力气活”。如能应用人工智能技术，在申报资料的信息提取阶段，利用计算机自动研读电子通用技术文档（e-CTD）申报资料中的关键信息，并自动生成审评报告基础版，则能节约大量宝贵的审评专家的精力，大幅提高审评效率，使得审评专家集中精力专注于做出技术研判，制订审评结论。

技术审评阶段，会涉及大量结构确证图谱及药物分析的方法学、稳定性研究的杂质色谱图及数据的研读。如能将ANN所擅长的图像识别等技术应用在色谱图的审评中，则可以有效地筛分优劣研究结果，并将审评者从浩如烟海的数据图谱中解放出来，也能提高结构确证和分析图谱的研读的准确性，并使审评员集中精力进行品种的评价工作，而不是埋头在小山一样的资料中，大幅提高审评效率和准确度。

2. 业务管理阶段 该阶段引入人工智能，自动完成药品批件初稿的制作，按法规要求自动进行药品质量标准和说明书、标签的初级校核，让审评流程专家集中精力进行关键技术信息的把控，可以大幅提高审评效率，解决目前技术审评环节的人力紧张、时限延长等社会反映比较集中的焦点问题；也可以使得审评机构集中精力用于审评员的专业水平提升，从繁重的日常业务中解脱出来，努力培养一批高素质的审评专家队伍。

人工智能还可以用于审评专家库的自动筛选、更新和选择，使得审评专家库能及时跟上技术进步的脚步，自动从海量文献的发表者中筛选出该领域的技术专家和领军人物，及时充实到技术审评专家库中。在专家审评咨询会的遴选阶段，也可以结合人工智能大数据的功能，自动筛选相关领域的核心专家，邀请其参加相应品种的专家会议，并根据专家个人信息，自动执行专家回避制度，避免与该品种利益相关的专家参会。同时，由于专家会上专家的发言多从自身专业领域出发，不一定都与该品种的审评相关，人工智能系统可以根据品种特点，自动筛选出与品种审评相关性高的专家评语，录入会后的总结系统，形成会议纪要，可以大大提高会议成效。

二、医学影像识别

传统医疗中，人工读片需要培养出优秀的医生，所用时间长，投入成本大。除此以外，人工读片时主观性太大，信息利用不足，在判断过程中容易出现误判。而人工智能读片，可以节省读片成本，提高读片效率。现在，包括人工智能的图像匹配、图像处理、图像分割等，都在医学影像中起着重要的作用。人工智能分析出的影像数据可以给医生提供有力参考，甚至有的智能化程度高的人工智能分析出的数据，可以独立做出诊断结论。

（一）分类检出

高敏感性地对较大工作量的数据进行阳性病例筛查、分类检出。应用场景具有以下 3 个特点：①阳性病例占比低；②阳性病灶区数据占比小；③病例影像诊断专业知识需求低，如体检肺结节的筛查检出。在人工智能高敏感性地对阳性病例/病灶区域进行检出后，再交由放射科医师进一步诊断，从而省去大量阴性病例数据的人力资源的占用与浪费。

（二）协助诊断

协助诊断包括两个方面内容：一是辅助医师进行定量放射学诊断，如在医师指导下的肿瘤边界分割重建、病变（如肿瘤、血肿）体积测量等，人工智能结果精确、客观，整体提高诊断质量；二是充分发挥人工智能高敏感检出、高维信息挖掘、高通量计算的能力，提供更丰富的影像诊断指标，辅助疾病的鉴别诊断、基因分析及预后判断等，整体提高影像诊断水平。

人工智能还有其他可替代医师工作的功能，主要体现在结果判读的标准简明、稳定、知识构成相对简单的情况下，如采用人工智能代替人工进行骨龄读片判断。

三、医 疗 监 督

人工智能既能读懂病历，还能高精度地为常见的疾病进行诊断，其功能要比单纯医学影像等数据解读和单病种诊疗复杂得多。其能够读懂病历，意味着必须掌握诊疗逻辑思维方式，懂得诊疗过程的因果关系，能够通过条件推出或排除结论。就应用而言，这类产品能够成为医生的得力助手，帮助医生进行快速分诊，把医生从烦琐的基础工作当中解放出来，可以帮助医生诊断复杂或罕见疾病，使诊疗少走弯路。此外，医生还可以使用人工智能生成的诊断，来帮助拓宽鉴别诊断，使思路和视野变得更加开阔。

其实，人工智能既可成为医生的助手，也可以成为医生的“对手”，将人工智能产品当作医生的“对手”，其作用可能要比当作助手大得多。医生缺乏实力相当的监督者“对手”，这是一个更加普遍和紧迫的问题。医疗专业性极强，争议性也很大，导致医疗监督存在很大的难度，过度诊疗等行为很容易借技术之名隐藏其间，其结果是，不合理的费用增长难以遏制，掩蔽性强的医疗欺诈与骗保行为很难被发现，就连医保基金审核员，很多时候都对此束手无策。包括医保基金审核在内的医疗监督人力资源紧张，要想在浩繁的诊疗项目当中发现不合理医疗，无异于大海捞针。利用人工智能来化解这道难题，是极具发展潜力的一种办法。人工智能能读懂病历，就有能力发现其中隐藏的问题，能识别出可能存在的逻辑谬误，发现一些不够严谨的地方。

或许现在的人工智能产品还不具备强大的监督功能，但只要遵循这个思路发展，就能开发出更适合医疗环境的产品，可以快速识别病历当中的可疑之处，并将之提交人工审核，隐藏在病历中的不合理诊疗容易被识别出来，这既可更好地保护患者利益，又有利于维护医保基金安全。

四、智能健康管理

人工智能在医疗上的重要应用之一就是智能健康管理，这在人们的日常生活中起了非常重要的作用。通过智能体检，健康辅助管理和咨询服务平台等，方便人们生活，增加人们生活的便捷性。

（一）智能体检

居民可以通过智能体检设备进行体检，通过对居民的信息采集和评估，对居民的身体参数进行简要的分析，并提出初级的健康方案。

某公司生产的照护机器人，内置基于人工智能、大数据和云计算技术的软件，可通过对居民的血糖、血脂、血压、尿酸等检测分析，对其心血管疾病风险做出评估，并提出风险管理意见。同时机器人可通过检测结果对血糖、血脂、血压、尿酸等各项指标进行管理，管理内容主要包括：饮食管理、运动管理、目标值管理、体重指数管理等。除此以外，该设备可以将用户的数据传输到云端，将用户的身体情况进行存档保存，方便之后的比较和调取。市面上出现的智能体检设备越来越多样化，包括了健康一体机、智检箱、智能穿戴等。

（二）健康管理辅助

1. 智能监测 根据人工智能而建造的智能设备可以监测到人们的一些基本身体特征，如饮食、身体健康指数、睡眠等。通过人工智能，可以对用户的整体身体素质进行简单的评估，为用户确定适宜的日常规划，提供个性的健康管理方案，监控用户的身体健康因素。例如，智能睡眠检测仪可通过对血氧、脉率、鼻气流的监测，对睡眠习惯和睡眠质量进行记录和分析，提出有效的适合老人的睡眠管理方案。

2. 智能预警 人工智能技术还可以为用户提供一种风险监测，当用户的身体健康出现毛病时，及时识别疾病发生的风险，提醒用户注意自己的身体健康安全，提供降低身体健康风险的措施。例如，智能生命体征检测仪可采集用户心搏、呼吸率、体动、离床、在床、深浅睡眠时长等数据，将其传至云端进行分析，在用户出现异常状态时，及时告警通知；智能养老网关，可在 30 天掌握老人习惯，在老人遇到危险时候，及时采集老人遇害信息，并连接服务中心求救；照护机器人会在糖尿病患者血糖低于 3.9mmol/l 时候发出警报。

3. 智能语音外呼助手 智能语音助手是以人类的自然语言为主要交互方式，从语言中能够充分理解出用户意图，并能够直接给出对应信息或者持续交互的系统。

疫情期间，社区基层医务人员工作量激增，收集居民和患者情况大多采取电话随访的方式，需要逐门逐户盘点排查，每天记录不足百户。某公司智医助理电话机器人上线后，1 分钟内可同时拨打 900 个电话，6 小时可调研 20 万户居民，并对通话内容进行记录和反馈，自动生成统计报表。该设备通过给辖区居民打电话、发短信，通知与疫情相关的防控知识及对重点人群进行随访，有异常情况的，外呼平台还会提示医生进一步跟进。智医助理电话机器人让医务人员节省大量时间精力用于重点工作，给基层公卫工作提供了便利。

（三）咨询服务

通过手机或者家庭智能终端（如照护机器人、健康一体机等），用户可以随时联系智能健康咨询服务平台，获得专业的病情分析咨询，不会被各种虚假的病理知识所困扰。用户也可直接呼叫机器人联系对应的三甲医院或社区医生，寻求病情分析。除此以外，咨询服务平台还提供专属的健康管理人员，提供上门理疗、上门送药等多种服务。心理健康也是人们身体健康中重要的一环。传统的心理问题只能咨询心理医生，随着人工智能的发展，现在已经有专属的人工智能心理咨询师可供人们选择。通过语音识别、智能匹配等，分析用户在交流过程中的语气语调和手势面部表情，可以为用户解决心理问题，增加感情疏导。

（四）医疗数据分析

1. 医院管理 很多医院已经实现了数字化的医院信息处理工作，虽然数字化的信息处理技术对于数据的收集整理等工作具有重要的帮助作用，但是对一些非机构性的数据处理不具备相应的能力，人工智能化的出现很好地解决了这个问题，人工智能通过对医养机构各种数据的有效挖掘和整理可以分析出一些医院工作中或者日常中的所有数据的价值及规律，可以最大限度地提高医院工作的效率。人工智能+大数据，可适应海量、高增长率和多样化的信息，可在以下医院管理方面发挥重要作用：预约管理、护理评估、档案管理、人员管理、费用管理、医疗护理、康复管理、智能看护等。

2. 政府干预　以往民政信息化管理过于烦琐，随着可视化的大数据发展，工作人员可直观地感受信息的关键特征，深入洞察稀疏而又复杂的数据，有效地完成对健康相关机构的监管、服务和审查。可视化大数据可通过以下方面，实现健康卫生服务的管理：机构管理、患者管理、补助金发放、补贴审批、时间银行、诚信管理等。

3. 居民诊治/康养　医疗大数据可视系统，为用户提供面向业务全流程的可视化服务，直观展现医院、科室到医生的就诊流程，为居民提供选择医院困难、就诊费用高昂等问题，通过医疗大数据可视化可直观选择适合自己病情的医院或疗养机构。

（张明辉　杜学礼）

第十九章　精准健康服务

学习目标

1. 掌握精准预防、精准预测、精准预警的相关内容。
2. 熟悉精准诊断、精准治疗的相关内容。
3. 了解精准康复、精准保健的基本内容。

精准医学自 2015 年美国政府率先启动以来，在全世界引发研究热潮。精准医疗是一个建立在了解个体基因、生活环境及行为方式基础上的新兴疾病治疗和疾病预防方法。精准医学是针对患者的个性化医疗保健、医疗决策与治疗。精准医学通常会根据患者的遗传成分、分子或细胞分析、病理影像及临床健康数据进行综合分析，找出最佳的治疗策略。

精准医学的目的有如下两个。①精准化癌症治疗：通过扩展基于遗传的临床癌症研究，以及探讨癌症生物学的根本性方面建立一个国家“癌症知识网”，加快有效的、定制的癌症治疗的设计和检测。②建立国家队列研究：志愿者将参与计划设计，并提供包括医疗记录、基因谱、代谢物（化学组成）和体内体表微生物、环境和生活方式数据、患者来源的信息及个人随身装置和传感器数据等。队列研究将对高水平研究人员高度开放，激发来自多学科的科学家的参与，从而应用他们的创造性思维产生新的观点。为进一步普及精准医学的学科理念，下面就精准医学在疾病发生发展的几个方面进行简单介绍。

第一节　精 准 预 防

一、精准预防的概念

精准预防是针对健康人群的“精准医疗”。治未病，在疾病发生之前就进行防范，才是健康人群最佳的保健选择。精准预防就是利用各种先进的技术在没有发生疾病前对人群进行的健康诊断。

二、精准预防的分类

1. 一级预防　包括两方面的任务，即增进健康和特殊防护。前者指提高人们卫生知识水平、坚持体育锻炼、合理营养、保护环境、清洁饮水、污染无害化处理，创造良好的劳动和生活（居住）条件、注意合理生活方式（不吸烟等）、控制人口过度增长、进行社会心理卫生教育、纠正不良卫生习惯等。特殊防护指免疫接种、杀菌灭虫、监测高危险性环境（如工业毒物）和高危险性人群（如免疫缺陷者等）。近 20 年来，日本采取少吃盐渍食品、保持食物的新鲜度（用冰箱）、多吃新鲜蔬菜（家庭种菜）、多吃牛奶制品等方法使胃癌死亡率逐步下降。因此，日本不再是胃癌发病率最高的国家，这是一级预防的重要成果。

2. 二级预防　包括早发现、早诊断和及时治疗（传染病是五早：早发现、早诊断、早报告、早隔离、早治疗），如定期作 X 线胸透以早期发现硅沉着病、肺癌或肺结核患者，定期对妇女检查以早期发现乳腺癌或宫颈癌，在肝癌高发区作甲胎蛋白测定以早期发现肝癌。及时治疗指在确诊后当机立断地制订防治方案，早治疗以求早痊愈，对传染病来说，根治患者就是消灭传染源。对心血管疾病和恶性肿瘤，早期治疗就能控制发展、恶化和转移。我国防治肿瘤抓“三早”（早发现、早诊断、早治疗），攻“三关”（病因关、早诊关、根治关），已经取得较好效果。

3. 三级预防 包括防止病残和康复工作。防止病残是为了使人不致丧失劳动能力，即病而不残，保存人的社会价值；或者虽然器官或肢体缺损，但要力求残而不废，即进行康复工作。康复医学有人称为“第三种医学”，它仅次于治疗和预防医学，对身体和心理残废者和老年人采取措施，使他们能够在身体上、心理上、社会上、经济上和职业上成为有用的人。

三、精准预防方法案例

1. 叶酸的作用 叶酸缺乏可导致神经管畸形、先天性心脏病、唇/腭裂等出生缺陷，而叶酸过量又可引起生长发育、哮喘等发育指标异常等。因此只有妇女适量地补充叶酸，才能有效避免这些出生缺陷儿的诞生。中美预防神经管畸形合作项目于 1990 年启动，经过中美科学家对追踪观察 25 万例新婚妇女及其妊娠结局验证，准妈妈在备孕期间就服用 0.4mg 叶酸，在神经管畸形高发区有 85%预防率，在神经管畸形低发区有 41%的预防率，此项科技成果被全球 50 多个国家广泛应用及借鉴。随着高通量测序技术和生物信息学的不断发展，可通过筛查叶酸代谢能力的个体化差异，进行有针对性的叶酸补充。

2. 基因的监测作用 剑桥大学科学家在《美国医学会杂志》（*JAMA*）上发表了一项大样本队列研究报告，研究涉及 1997～2011 年入组 *BRCA* 突变携带女性 9856 例，研究发现：携带 *BRCA1* 基因缺陷的女性中有 72%会患乳腺癌，44%的人会在 80 岁时患上卵巢癌；同样他们发现携带 *BRCA2* 基因缺陷的女性中有 69%会患乳腺癌，17%的人会在 80 岁患上卵巢癌。此外法国一项大样本临床研究，通过比较 209 例携带 *SPINKI* 突变的慢性胰腺炎患者和 302 例无基因突变的慢性胰腺炎患者的临床信息，发现携带 *SPINKI* 突变者胰腺内外分泌功能不全发生率更高，起病年龄更小，且发展为胰腺癌的风险更高。这两个案例都说明了携带遗传性基因突变与患病风险的关系。

四、精准预防方法在健康中国行动的作用

1. 全方位精准预防健康影响因素 包括健康知识、合理膳食、全民健身、控烟、心理健康、健康环境。

2. 全生命周期精准预防 包括妇幼健康、中小学健康、职业健康保护、老年健康。

3. 重大疾病的精准预防 包括慢性呼吸系统疾病防治、糖尿病防治、心脑血管疾病防治、癌症防治、传染病及地方病防控。

第二节 精准预测

一、精准预测的概念

预测是大数据最核心的应用，大数据预测将传统意义“预测”拓展到“现测”。大数据预测的优势体现在它把一个非常困难的预测问题，转化为一个相对简单的描述问题，而这是传统小数据集根本无法企及的。从预测的角度看，用大数据预测处理现实业务简单、客观，所得出的结果更能用于帮助企业经营决策，收集起来的资料还可以被规划，引导开发更大的消费力量。

二、预测医学的分类

1. 一级预测 一级预测即病因预测，通过调控疾病转变的条件及特殊的优化健康防护措施，来控制病因及影响疾病流行的危险因素；基因诊断及基因治疗的蓬勃发展，使一级预测对于遗传病由“不治之症”变为可治之症。

2. 二级预测 二级预测即超早期预测，通过产前预测（产前诊断）能够在胚胎期超前预知某些

疾病发生、发展和预后；检测患儿双亲的核型可预知是否为染色体平衡易位携带者及其子女的发病率；负荷试验和酶活性测定等可在超早期检测出某些遗传性先天代谢病，及时采取有效措施阻断疾病的发生。

3. 三级预测 三级预测即临床前或症状前预测，从新生儿开始，对一些遗传性疾病进行筛查，以利早期的测、防、治，在不同发育阶段，依据特殊的先兆体征和指征，就能检出许多染色体异常综合征、单基因病和复杂性多基因病。电子计算机的应用，既给医生提供了许多方便，又有助于快速准确地诊断，有利于在发病早期采取阻截措施，防范疾病的发展。

4. 四级预测 四级预测即临床预测，主要目的在于指导寻医用药，预知疗效如何，防止并发症和因病致残，促进病情转归与机体康复。在四级预测的不同阶段，依需要分别采取染色体检测、细胞培养法与组织培养法、DNA 杂交技术及不同的酶学分析或生化分析等，通过检测利于确诊，便于对症治疗。

三、预测医学的案例

2009 年全球首次出现甲型 H1N1 流感，在短短几周之内迅速传播开来，引起了全球的恐慌，公共卫生机构面临巨大压力。预防的核心是预测病情的蔓延程度，现实的情况是人们可能患病多日、实在忍不住才会去医院，即使医生在发现新型流感病例时，同时告知美国疾病控制与预防中心（CDC），然后 CDC 汇总统计，整体上大约需要两周时间。对于一种飞速传播的疾病而言，信息滞后两周将会带来非常严重的后果，能否提前或者同时对疫情进行预测呢？

碰巧的是，在甲型 H1N1 流感暴发的几周前，谷歌的工程师们在《自然》杂志上发表了论文，通过谷歌累计的海量搜索数据，可以预测冬季流感的传播。在互联网普及率比较高的地区，当人们遇到问题时，网络搜索已经成为习惯。谷歌保留了多年来所有的搜索记录，而且每天都会收到来自全球超过 30 亿条的搜索指令，谷歌的数据分析师通过人们在网上的搜索记录就可以完成各种预测。就流感这个具体问题，谷歌用几十亿条检索记录，处理了 4.5 亿个不同的数字模型，构造出一个流感预测指数。结果证明，这个预测指数与官方数据的相关性高达 97%，和 CDC 流感播报一样，可以判断流感发展的趋势和流感发生的地区，但是比 CDC 的播报可以提前两周，有力地协助卫生当局控制流感疫情。

四、精准预测方法在健康中国行动的作用

1. 原理 精准预测健康管理应该是基于历史数据与当前数据，预测健康和评估疾病风险，是要以健康大数据为基石，在健康大数据应用分析的基础上，通过人工智能加速实现精准化健康管理，预测未来疾病风险，并有针对性地定制个性化的健康管理方案，打造闭环式的健康管理服务模式。

2. 瞻望 例如，针对心电数据，将纸质的心电数据电子化，建立心电监测大数据平台，将原有的静态数据和现有的动态数据整合，通过人工智能辅助诊断对心电数据的监测分析，发现高风险人群，并形成闭环的精准预测健康管理服务体系。

第三节 精 准 预 警

一、概 念

1. 预警的概念 预警一词英文为 early-warning，可解释为在灾害或灾难及其他需要提防的危险发生之前，根据以往的总结的规律或观测得到的可能性前兆，向相关部门发出紧急信号，报告危险情况，以避免危害在不知情或准备不足的情况下发生，从而最大程度地减低危害所造成的损失的行为。

例如，按照灾害性天气气候强度标准和重大气象灾害造成的人员伤亡和财产损失程度，重大气象灾害被确定为一般（Ⅳ级）、较重（Ⅲ级）、严重（Ⅱ级）和特别严重（Ⅰ级）四级预警。

2. 精准预警医学 精准预警依赖于通过现代基因组学、蛋白质组学、代谢组学和免疫组学的研究发现的一系列疾病风险因子进行实时定量的检测，精确地预报健康人群患病的风险及风险的程度，以便制订个性化的健康管理方案，有效地预防或推迟疾病的发生。

二、常见的医学预警分类

（一）高血压预警分级

1. 一级高血压 主要是指收缩压在140～159mmHg，舒张压在90～99mmHg。

2. 二级高血压 主要是指收缩压在160～179mmHg，舒张压在100～109mmHg。

3. 三级高血压 主要是指收缩压大于180mmHg，舒张压大于110mmHg。

（二）心理干预预警分级

以大学生为例。

1. 一级预警 一级预警是班级预警。为了充分发挥班级学生干部、学生党团员的骨干作用，在宿舍和班级中营造相互关心、相互爱护的氛围，为了加强学生间思想和情感上的联系与沟通，及时了解同学的思想动态和心理变化，各班设立“班级心理委员”（班级干部）和各宿舍设立“心理气象员”。班级心理委员负责组织本班心理健康知识学习，及时发现存在心理问题的学生并科学地实施朋辈心理援助，定期将班级同学心理健康状况汇报给系心理工作站，配合大学生心理健康教育中心开展工作。心理气象员主要负责了解本宿舍同学的思想动态和异常心理现象并会同班级心理委员及时向辅导员、班主任报告。

2. 二级预警 二级预警是系预警。各系党政领导、教师要关爱学生，密切关注学生异常心理、行为，帮助学生解决心理困惑，各系设立由主管学生工作的党总支书记、心理健康课任教老师、辅导员、班级心理委员、宿舍心理气象员组成的“系心理工作站”。系心理工作站管理、联系本系各班心理委员、心理气象员，并协助大学生心理健康教育中心开展工作。各系若发现学生重大异常情况，应在第一时间向领导小组报告，并在大学生心理健康教育中心老师的指导下及时对学生进行快捷、有序地干预。

3. 三级预警 三级预警是学院预警。大学生心理健康教育工作领导小组(以下简称“领导小组”)是学院最高级的心理危机预警系统。领导小组负责全院学生心理健康教育工作的规划，组织协调全院心理健康教育的教学科研、辅导、咨询工作，组建、培训心理健康教育专、兼职队伍，负责指导学院大学生心理健康教育中心建设，并指导和督促其开展工作。领导小组下设大学生心理健康教育中心。

三、临床案例分析

1. 骨科术后使用现况、背景、评估、建议系统（SBAR） 骨科术后使用SBAR对患者进行护理观察评估，提高了护士对自身护理工作的满意度，能帮助他们早期发现潜在危重患者，提高观察频次，及时与值班医生沟通处理，减少年轻护士对潜在危重患者的误判率。

2. 家用心电监测仪成功预警变异型心绞痛案例 变异型心绞痛是普通心绞痛的一种分支形式，它的发病症状类似于心绞痛，都有心脏部位局部性疼痛，时间间隔在3～5min，同时，患者还会出现诸如四肢无力，精神萎靡、涣散，胸腔部位疼痛，胸闷气短，咽喉有压迫感等。

患者在家晕厥，伴胸痛、胸闷，其后发作数次胸痛、胸闷，伴出汗，血压80/50mmHg，使用家用心电监测仪做了3次心电图，均显示ST段压低，疑似心绞痛。口服硝酸甘油后送医。到院后检测心电图发现了下壁导联 ST 段抬高，又随硝酸甘油回落的动态变化，血压及出汗也随之恢复。行造影示管腔未见明显狭窄，但血管内超声提示右冠及前降支内膜回声连续性差，前降支中段软斑。行运动平板阳性，示Ⅱ、Ⅲ、avF、ST 段压低。

四、精准预警方法在健康中国行动的作用

1. 脑卒中精准预警 脑卒中是一类急性脑血管疾病，是由于脑部血管突然破裂或因血管阻塞导致血液不能流入大脑而引起脑组织损伤的一种疾病，通常分为缺血性和出血性两大类。目前脑卒中已然成为我国居民致死和致残的首位病因，脑卒中患者年轻化趋势明显，近一半为 40～64 岁的劳动力人群。

最常用的方法就是早期卒中风险预测工具（ABCD2）评分法。评分越高，进展至急性脑梗死的风险越大，尤其是在 24h 内连续发生 3 次或 3 次以上，未来 1 周内进展至脑梗死的风险可达 60%。可以制作评估软件加上智能穿戴为高风险人群服务。

2. 心律失常预警急性心肌梗死 心电监护是通过显示屏连续观察监测心脏电活动情况的一种无创的监测方法，可适时观察病情，提供可靠的有价值的心电活动指标，并指导实时处理，因此对于有心电活动异常的患者，如急性心肌梗死、各种心律失常等有重要使用价值。心电监护作用如下。

（1）异常数据，及时预警：心电监护仪能随时随地 24h 连续监测和记录心电数据，自动根据患者当前的心电基础数据，跟踪捕捉患者具有临床价值的动态变化数据并自动存储，无须医生和患者人工设置，有效减轻医院医生工作负荷。

（2）运动监测，多维分析：心电监护仪实现了各种人体运动状态下的心电信号监测，通过客户端软件、远程数据中心分析系统和医学专家团队进行多层次、多角度分析判断，并通过健康热线给予用户医疗建议。

（3）触屏操作，简单便捷：心电监护仪采用大尺寸触摸屏设计，这意味着用户可以直观地通过屏幕进行各种功能的操作，使用简单便捷。

（4）屏蔽信号，数据精准：心电监护仪可以有效屏蔽肌电信号、电磁信号干扰，保证了心电数据的精准性和分析的有效性。

第四节 精准诊断

精准医学基本包括精准诊断和精准治疗两个方面。就像一支步枪要有瞄准器和子弹一样，瞄准器是精准诊断，子弹就是精准治疗。

一、精准诊断概述

精准医疗的实质包括两方面，即精准诊断和精准治疗。在精准诊断方面，通过对患者临床信息资料的完整收集，对患者生物样本的完整采集，并通过基因测序、分析技术对患者分子层面信息进行收集，最后通过利用生物信息学分析工具对所有信息进行整合并分析，从而使得医生可以早期预测疾病的发生、可能的方向和疾病可能的结局，也就是我们所说的分子诊断。

二、精准诊断分类

1. 根据获得临床资料的方法分类 有症状诊断、体检诊断、实验诊断、超声波诊断、X 线诊断、心电图诊断、内镜诊断、放射性核素诊断、手术探查诊断和治疗诊断等。

2. 根据诊断的确切程度分类 有初步诊断和临床诊断。初步诊断又分为疑似诊断（又称意向诊

断或印象诊断）、临时诊断、暂定诊断；临床诊断即确定诊断。

3. 按诊断内容分类 有病因诊断、病理形态诊断、病理生理诊断。此外，还可分入院诊断、出院诊断、门诊诊断、死亡诊断、剖检诊断等。

三、肿瘤精准诊断的作用

1. 通过对肿瘤大体形态精细的图像分析提高“精准”度 目前各种影像学设备：B超、计算机体层成像（CT）、磁共振成像（MRI）等，都是通过对肿物的大体形态特征进行观察得出诊断，数字化、高分辨率、联合影像与功能的设备，如正电子发射计算机断层成像（PET-CT）、MRI、甲氧基异丁基异腈（MIBI）显像和三维成像技术，再如平板B超、3D-钼靶、3D-CT、3D-MRI，使得诊断的灵敏度和特异性大大提高，一些以前常规方法无法发现的微小病灶也能被发现，使得临床上早期肿瘤的诊断比例显著增加，治疗效果变好，但是也让人产生了“过度”治疗的忧虑（如微小甲状腺癌）。

2. 通过基因测序，进行基因水平的精准诊断 人类基因组计划早已完成，原来设想将人类3万个基因测序完成后，作为标准模板，将患者基因测序后与之对比，找出“异常”基因，再予以基因置换，进行基因修复，治愈疾病。肿瘤是一个多基因、多步骤的复杂疾病，只有极少数的先天性肿瘤为单一基因发病。虽然结果令人失望，但是人们还是找到一些与肿瘤密切相关的致病基因，如*BRCA1*、*BRCA2*基因，这两个易感基因突变后，健康女性罹患乳腺癌和卵巢癌的概率显著增加。

四、精准诊断方法在健康中国行动中的作用

肺癌在我国的发病率和死亡率均高居恶性肿瘤首位，而精准检测对于肺癌的早期发现、诊断分期、治疗策略都起到十分重要的作用，尤其是对药物敏感、耐药和基因突变的相关检测更是意义重大。随着肺癌检测技术不断取得突破性成果，相信患者预后及生存率将得到很大的提升。未来，肺癌有望成为临床可控的慢性疾病。

第五节 精 准 治 疗

一、概 念

精准治疗是以个体化医疗为基础、随着基因组测序技术快速进步，以及生物信息与大数据科学的交叉应用而发展起来的新型医学概念与医疗模式。

其本质是通过基因组、蛋白质组等组学技术和医学前沿技术，对大样本人群与特定疾病类型进行生物标志物的分析与鉴定、验证与应用，从而精确寻找到疾病的起因和治疗的靶点，并对一种疾病不同状态和过程进行精确分类，最终实现对疾病和特定患者进行个性化精准治疗的目的，提高疾病诊治与预防的效益。

不能把“精准医疗”仅仅理解为测序。事实上，精准医疗的实质包括两方面，即精准诊断和精准治疗。在精准诊断方面，对人的了解需要深入到基因多态性的层面，而对病的了解则必须深入到体细胞突变，这些都离不开测序。然而，在形成精准的诊断后，还需要精准的靶向治疗，如分子靶向药物、抗体药物和抗体偶联药物等。所以说，精准医疗包含很多层面医疗技术的提高，不仅仅是“基因测序”一件事。

二、意 义

1. 精准医学可以促使百万量级的商务样本库和数据库产业的发展 精准医学涵盖了传统的流行病学、预防医学、临床诊断学和治疗学、康复医学及卫生经济学等学科信息资源，其支柱性技术

领域包括医学信息学、医学分子生物学。由于精准医学的推动，带来的是海量人群组学数据的获取和分析。假如要测 100 万人，就得搜集 100 万人的样品，这些样品不是简单的样品，首先就要涉及这 100 万人生物样品的获取、保管、提取和提供，这当然是一个很大的产业。目前随着云计算技术的产生和发展，能辅助医生、分子生物学家、统计学家、生物信息学家们整合所需的大数据，并挖掘分析，而在精准医学数据方面，神经网络技术、MetaLab、MetaCore 等多种生物信息技术发挥了重要的挖掘、分析和预测功能。有人估计，这个产业的规模可能是百亿数量级。

2. 精准医学可以促进以基因组为代表的组学数据测序的发展　有了生物样品，就要测以基因组为代表的这些组学数据，包括基因组、蛋白质组、转录组等。基因测序是精准医疗产业的重要组成部分。来自 BBC research 的数据显示，全球基因测序市场总量从 2007 年的 7.94 亿美元，增长至 2015 年的 59 亿美元。2020 年达到 138 亿美元，年复合增长率为 18.7%。预计 2024 年基因测序市场将达到 119.2 亿美元。

三、案例：以心脑血管病为例

1. 心血管疾病与基因　心血管疾病是一种慢性非传染性复杂疾病，由遗传和环境因素共同作用所致，存在临床表型与数量性状、单个表型（性状）受多基因控制（异质性），单个基因对多种表型（性状）产生效应（基因多效性）等特征，这些因素之间相互作用构成了复杂的治病网络。目前已知的与心血管有关的基因有 300 多种，其中有 281 种是单基因病（称为孟德尔遗传病）。精准医疗可以通过基因检测发现个体病因，进行针对性治疗，而且这种治疗更具有靶向性，不良反应更小。

2. 精准心血管病处方

（1）保持心态平衡。冠心病、高血脂患者尤其要放宽胸怀，不要让情绪起伏太大。

（2）适当运动。心脑血管患者要适当运动，运动量减少也会造成血流缓慢，血脂升高。要合理安排运动时间和控制好运动量。冬季要等太阳升起来之后再去锻炼，此时，温度回升，可避免机体突然受到寒冷刺激而发病。

（3）控制危险因素。严格控制血压至理想水平，服用有效调脂药物，控制糖尿病，改善胰岛素抵抗和异常代谢状态，戒烟。

（4）药物治疗。根据不同的心脑血管疾病，给予针对性的治疗药物，以缓解症状，改善预后，预防并发症。

（5）外科治疗。通过外科手术或介入治疗，对出血部位进行止血，消除血肿，或改善缺血部位的供血。

（6）康复治疗。患者病情平稳后，从简单的被动运动开始，逐步做主动运动，最终达到生活自理的目的。早期康复训练对脑血管疾病患者的功能恢复尤为重要。

四、精准治疗方法在健康中国行动中的作用

1. 肺癌治疗　肺癌是一个多基因、多方式、变异积累的复杂病变过程。而早期诊断、及时干预可以预防、阻断或者延迟肺癌的疾病进程。肺癌的诊疗和管理模式经过几十年的研究与发展发生了巨大变化和进步。随着大型影像诊断设备性能的提升，基因组测序技术快速进步，大数据的分析更准确地提供了诊断信息，利用医学大数据推动精准医疗成为肺癌诊疗领域的国际前沿、探索热点。

精准医疗不仅仅是诊断，对于确诊肺癌的患者，精准治疗也在生物信息与大数据科学的交叉应用中逐渐得到体现。肺癌的手术由开胸到微创，减少痛苦、快速康复，患者易于接受，这都得益于大型影像诊断设备提供精准的数据，如肺癌的部位、大小、周围组织情况等在手术前都能精准确认，使手术对患者身体的损伤降低到最小。在非手术治疗方面，以 *EGFR*、*AKL* 基因突变为靶点的靶向治疗，疗效确切。特别是小分子酪氨酸激酶抑制剂已战胜了以铂类为基础的化疗，成为 *EGFR* 基因

突变非小细胞肺癌的一线治疗方案，这一切都源于基因组测序技术的快速发展，为肺癌靶向治疗提供的大量信息，促进了靶向药物的研制、运用，使靶向治疗的效果更显著。

2. 帕金森病治疗 帕金森病是最常见的神经系统退行性变，具有显著的异质性，从患者的基因学特征、运动症状及非运动症状特点、生物学及生化检测特性，到对治疗的反应和配合程度等具有较大的个体差异。随着组学研究和神经影像学等技术的快速发展，以及对帕金森病的深入研究，推动了帕金森病精准治疗的实施。根据组学研究、临床症状、年龄等方面综合考虑制订个体化治疗方案。生物信息数据的不断完善，组学、分子影像学等医学前沿技术的发展，多中心交流模式形成，大规模人群队列研究的发展，有利于帕金森病患者在早期甚至症状前期实施精准分类和诊断，为患者提供更具有指向性和有效性的治疗与预防措施。

第六节 精准康复

一、概 念

康复是指综合地、协调地应用医学的、教育的、社会的、职业的各种方法，使病、伤、残者（包括先天性残疾）已经丧失的功能尽快地、能尽最大可能地得到恢复和重建，使他们在体格上、精神上、社会上和经济上的能力尽可能恢复，使他们重新走向生活，重新走向工作，重新走向社会。康复不仅针对疾病而且着眼于整个人，从生理上、心理上、社会上及经济能力上进行全面康复。精准康复就是利用精准诊断的方法对生物学、心理学、社会学康复的选择性应用。

二、分 类

1. 医学康复 是指专业医务人员采用医学的技术和手段来预防和治疗疾病，使病、伤、残者的功能尽可能得以改善和恢复。它与康复医学是两个不同的概念。医学康复是康复医学的一个侧面，是康复的基础和出发点，保证了康复目标的实现。

2. 教育康复 包括对肢体功能障碍的残疾人采取的普通教育；对盲、聋、哑、精神障碍等类型的残疾人进行的特殊教育，如盲校、聋校等。

3. 职业康复 是指对残疾人在就业时能帮助他们选择适合自己能力范围的职业所进行的就业前的培训。职业康复是残疾人自立于社会的根本途径，也是恢复做人的权利和尊严的基本保证。

4. 社会康复 是研究和解决残疾人经过医学康复、教育康复、职业康复，重返社会遇到的各种问题，以帮助他们维护残疾人的权利、尊严，解决各种困难，改善生活、福利条件，使之能融入社会，能在家庭和社会过着有意义的生活。其主要内容是建立无障碍环境，改善经济条件，改善法律环境，改善社会精神环境。

三、精准康复方法在健康中国行动的作用

1. 精准康复医疗的目标 精准康复医疗目标是为患者提供个性化、精准化的康复医疗服务，即要在康复诊断和评估、康复治疗和训练、康复转介服务及康复管理各个环节均实现“精准化”，任意一个环节出现问题均会影响“精准化”的水平。

2. 精准康复项目 精准康复项目是为特殊儿童家长精心打造的服务项目，通过汇集行内专家、提供专业的教育康复软件、辅具支持，为广大特殊儿童家长及特殊儿童提供跨越地域限制的远程的康复指导咨询服务，包括儿童障碍诊断咨询、远程家庭康复训练指导、评估结果分析（前测、后测）指导等，以及全过程跟踪指导，通过平台数据交互，确保实现精准评估，有效训练。

第七节 精准保健

一、保健概念

保健是指保持和增进人们的身心健康而采取的有效措施，包括预防由工作、生活、环境等引起的各种精神疾病或由精神因素引起的各种躯体疾病的发生。虽不能直接提高个体的心理健康水平，但能预防个体不健康心理和行为的发生。

美国心理学家赫兹伯格双因素理论认为，个体的工作受两类因素的影响，一是能使人感到满意的因素，它能影响人的工作积极性，并能激发个体做出最好成绩；二是保健因素，亦称“维护因素”，指只能防止人产生不满的因素，它不起激励作用，是维护人的心理健全和不受挫折的必要条件，具有预防性，能保持人的积极性和维持工作现状。

二、保健分类

1. 补品型 补品要按需服用，切忌过量。补品是指能够增强人体体质、改善某种虚弱状态的食物和药物。一般来讲，正常人不需要专门进补，营养素类的补品和平时的膳食均衡有关，应到医院做营养素检查后再决定补什么。如果确实出现身体易疲乏、头晕眼花等症状，进补前应向医师咨询，明确体质。不同程度的各种虚证，用相对应的补品进补才正确。例如，西洋参对内热人群最为合适，阳虚的人服用就会腹泻；气虚可食人参，血虚首选阿胶，阴虚要吃银耳。

2. 素食型 素食可以每周一两次。广义的素食包括豆类、鸡蛋、牛奶等，能提供足够的优质蛋白质，还含有其他微量元素，基本可达到膳食平衡。适当吃素能减轻胃肠负担，减低一些慢性病的发病概率。但如果长期坚持狭义的素食，会导致营养不足，从而引起身体代谢紊乱，出现一系列疾病。

3. 运动型 运动要长期坚持。经常运动能使机体保持在一个良好的状态，增强机体免疫力。但运动也有标准，过度运动不仅对健康无益，还会给机体带来伤病，甚至运动性猝死。特别是年过40岁或有心脏病、高血压或糖尿病等家族病史者，应由医生评估后选择合适的运动项目。老年人适合相对舒缓的项目，如慢跑、太极拳等。

4. 理疗型 各种理疗方式有不同的特点和适应人群，做之前最好找专业人士详细咨询，以确定自己是否适合。例如，对某些人来说，针灸减肥就不如合理膳食加运动更有效；温泉泡多了会使皮肤干燥，容易产生脱屑、发痒等症状，对女性来说还有可能导致妇科炎症；心脏功能弱、气血虚弱、有皮肤病的人则要谨慎刮痧。

三、膏方

中医学在长期的医疗实践中，在天人相应、形神合一思想指导下，总结了调摄情志、劳逸适度、合理饮食、谨慎起居等养生保健调摄之术，形成内外药物治疗、药膳食疗、针灸、推拿、刮痧、拔罐、整脊、传统体育疗法、五行音乐疗法、情志疗法、足浴疗法等多种综合调治方法。

作为精准保健，膏方是行之有效的。在中医理论里，膏方是一种具有高级营养滋补和治疗预防综合作用的成药。它是在大型复方汤剂的基础上，根据人的不同体质、不同临床表现而确立不同处方，经浓煎后掺入某些辅料而制成的一种稠厚状半流质或冻状剂型。其中，处方中药物尽可能选用道地药材，全部制作过程操作严格，只有经过精细加工的膏方最终才能成为上品。

（一）概念

膏方又称膏剂，以其剂型为名，属于中医里丸、散、膏、丹、酒、露、汤、锭八种剂型之一。

膏方一般由 20 味左右的中药组成，具有很好的滋补作用。

春生、夏长、秋收、冬藏，根据中医理论，冬季是一年四季中进补的最好季节，而冬令进补，更以膏方为最佳。膏剂有外敷和内服两种，外敷膏剂是中医外治法中常用药物剂型，除用于皮肤、疮疡等疾病以外，还在内科和妇科等病症中使用。

（二）膏方功能

1. 补虚扶弱　凡气血不足、五脏亏损、体质虚弱或因外科手术、产后及大病、重病、慢性消耗性疾病恢复期出现各种虚弱症状，均可冬令进补膏方，能有效促使虚弱者恢复健康，增强体质，改善生活质量。

2. 抗衰延年　老年人气血衰退，精力不足，脏腑功能低下者，可以在冬令进补膏滋药，以抗衰延年。中年人，由于机体各脏器功能随着年龄增加而逐渐下降，出现头晕目眩、腰疼腿软、神疲乏力，心悸失眠，记忆减退等，进补膏方可以增强体质，防止早衰。

3. 纠正亚健康状态　膏方对调节阴阳平衡，纠正亚健康状态，使人体恢复到最佳状态的作用较为显著，在节奏快、压力大的环境中工作，不少年轻人因精力透支，出现头晕腰酸、疲倦乏力、头发早白等亚健康状态，膏方可使他们恢复常态。

4. 防病治病　针对患者不同病症开列的膏方确能防病治病，尤其对于康复期的癌症患者，易反复感冒的免疫力低下的患者，在冬令服食扶正膏滋药，不仅能提高免疫功能，而且能在体内储存丰富的营养物质，有助于来年防复发，抗转移，防感冒，增强抵抗力。

（三）膏方适用对象

1. 慢性病患者的进补　原来患有慢性疾病，冬令季节，可以结合它的病症，一边施补，一边治病，这样对疾病的治疗和康复作用更大。从目前临床应用膏方的情况来看，不但内科患者可以服用膏方，妇科、儿科、外科、伤骨科、五官科的患者都可以服用膏方，气血阴阳津液虚弱的患者也都可以通过服用膏方来达到除病强身的目的。

2. 亚健康者的进补　现代社会中青年工作生活压力和劳动强度很大（主要为精神紧张，脑力透支），同时众多的应酬，无度的烟酒嗜好，长期不足的睡眠及休息，均可造成人体的各项正常生理功能大幅度变化，抗病能力下降，从而使机体处于亚健康状态，这就需要适时进行全面整体的调理，膏方疗法就是很好的选择。

3. 老年人的进补　人体的各种功能，都将随着年龄的增长，而趋向衰退，而冬令进补，则能增强体质，提高免疫力。

4. 女性的进补　对于女性来说，脾胃主全身元气，脾胃虚弱，元气不足，就容易造成女性的衰老；若脾胃能吸收饮食中的营养，充分滋养全身脏器及皮肤腠理，当脾胃正常运转时，全身的营养不断得到补充，人的生命力随之增强，脸部就会红润，皮肤就会充满光泽和弹性。

5. 儿童的进补　小儿根据生长需要可以适当进补，尤其是反复呼吸道感染、久咳不愈、厌食、贫血等体虚的患儿宜于调补。

（杜学礼）

参 考 文 献

崔梦宵. 2019. 北京市商业健康保险发展的影响因素分析[D]. 昆明：云南财经大学.

冈田悦政. 2019. 健康管理学[M]. 郭丽君译. 北京：科学出版社.

郭姣. 2020. 健康管理学[M]. 北京：人民卫生出版社.

郭清. 2018. 2017 中国健康服务业发展报告[M]. 北京：人民卫生出版社.

胡天佑. 2017. 中医健康传播学[M]. 南京：东南大学出版社.

康亚寒. 2018. 长期护理保险筹资机制研究[D]. 上海：华东政法大学.

李皎洁. 2017. 长期护理保险：我国现状与国际经验[D]. 北京：对外经济贸易大学.

李鲁. 2017. 社会医学[M]. 5 版. 北京：人民卫生出版.

李长宁，李杰. 2019. 新媒体健康传播[M]. 北京：中国协和医科大学出版社.

林昕. 2017. 商业补充医疗保险风险及其防控措施研究：以 F 省本级职工医保大额商补险为例[D]. 福州：福建农林大学.

孟晓娟. 2018. 基于寿险理赔数据的商业重大疾病保险需求影响因素研究[D]. 北京：对外经济贸易大学.

潘芳. 2017. 医学心理学（双语教材）[M]. 2 版. 北京：高等教育出版社.

钱玲，任学锋. 2017. 健康危险行为干预技术指南[M]. 北京：人民卫生出版社.

邵宗阳. 2017. 重大疾病保险的理赔风险研究：基于各相关利益群体行为博弈的视角[D]. 济南：山东大学.

孙秋华. 2017. 中医护理学[M]. 4 版. 北京：人民卫生出版社.

王陇德. 2019. 健康管理师基础知识[M]. 2 版. 北京：人民卫生出版社.

王庆其，周国琪. 2018. 黄帝内经百年研究大成[M]. 上海：上海科学技术出版社.

武留信. 2019. 健康管理蓝皮书：中国健康管理与健康产业发展报告[M]. 北京：社会科学文献出版社.

姚树桥. 2018. 心理评估[M]. 3 版. 北京：人民卫生出版社.

姚树桥，杨彦春. 2018. 医学心理学[M]. 6 版. 北京：人民卫生出版社.

原嘉佩. 2019. 团体健康保险风险管理研究[D]. 沈阳：辽宁大学.

彩　　图

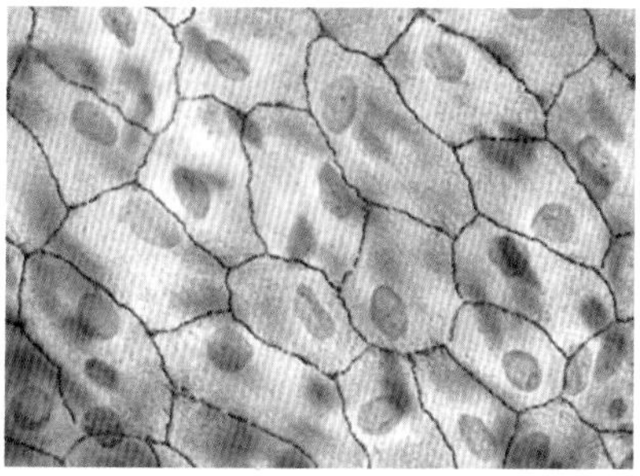

彩图 10-1　蛙肠系膜铺片（间皮，镀银染色，高倍）

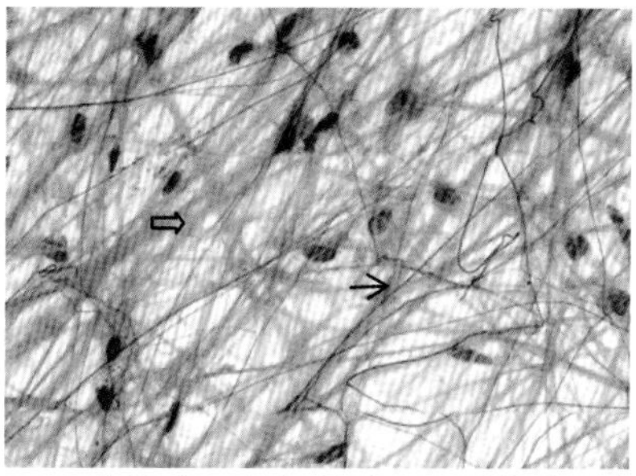

彩图 10-2　大鼠皮下组织铺片（两种纤维，伊红-醛复红复染，高倍）

→弹性纤维，⇨胶原纤维

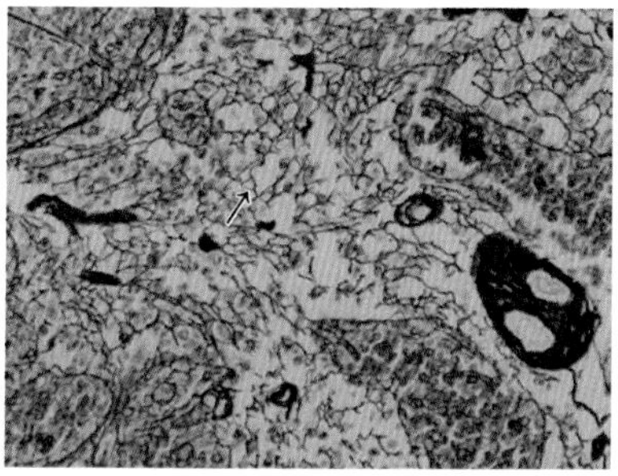

彩图 10-3　犬淋巴结切片（镀银染色，高倍）

→网状纤维

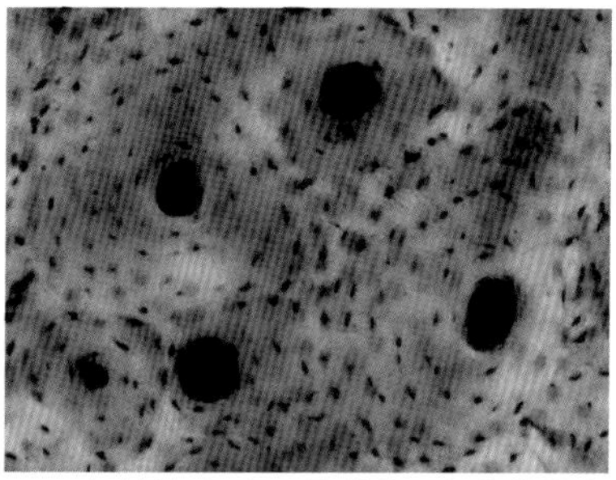

彩图 10-4　人长骨磨片（骨单位，大力紫染色，高倍）

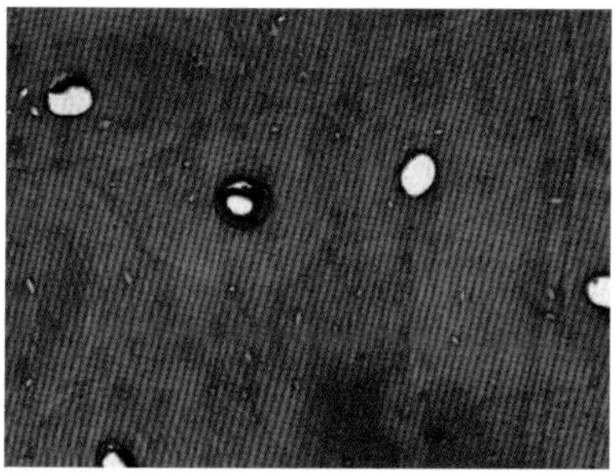

彩图 10-5　人长骨切片（骨单位，HE 染色，高倍）

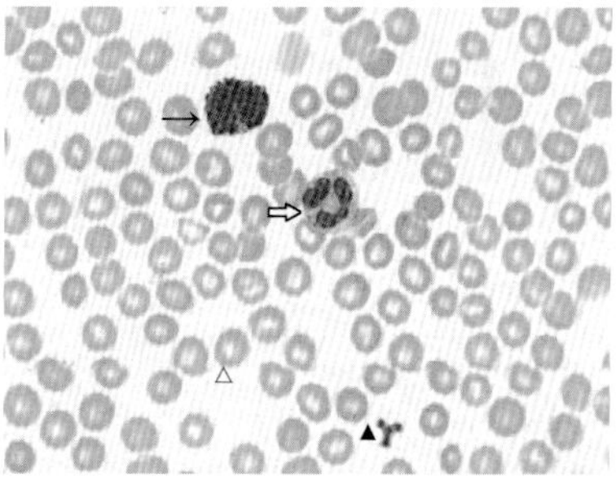

彩图 10-7　人血涂片（瑞氏染色，高倍）

△红细胞；⇨中性粒细胞；→嗜碱性粒细胞；▲血小板

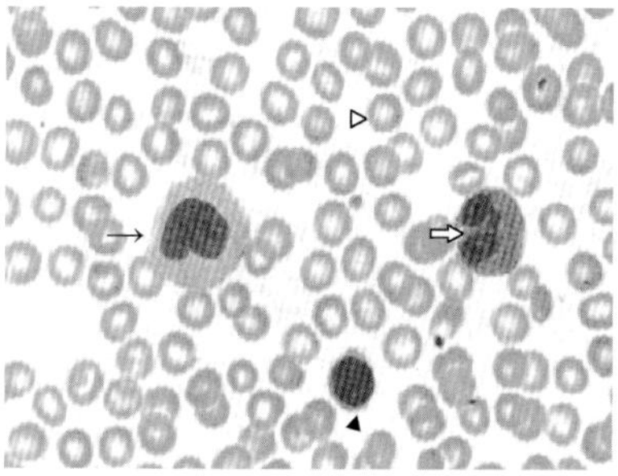

彩图 10-8　人血涂片（瑞氏染色，高倍）

△红细胞；▲淋巴细胞；→单核细胞；⇨嗜酸性粒细胞

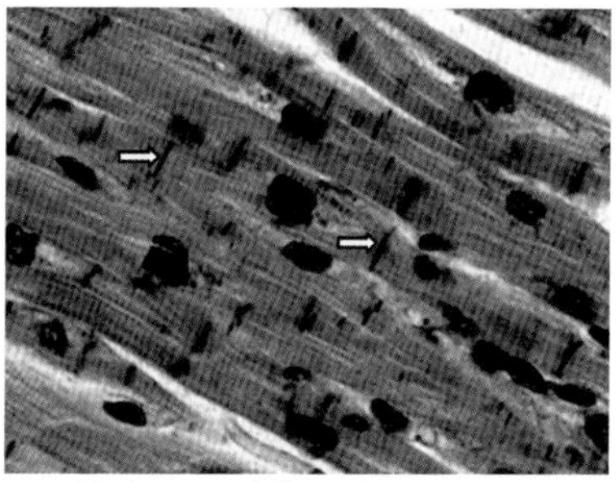

彩图 10-9　家兔心脏乳头肌切片（碘酸钠-苏木精块染，高倍）

⇨心肌闰盘

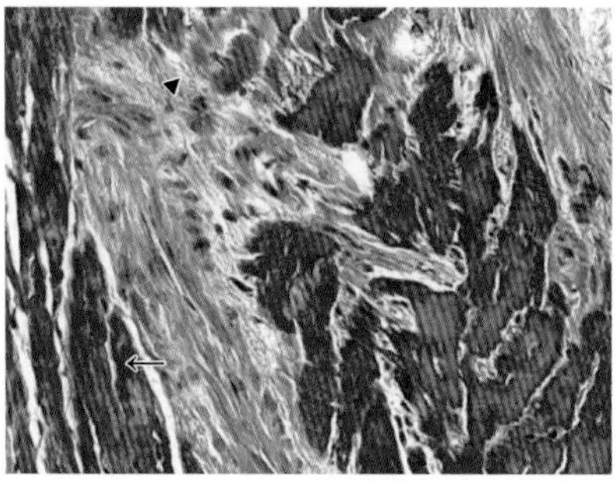

彩图 10-10　小鼠心肌组织切片
（Masson 染色，高倍）
→心肌纤维呈红色；▲胶原纤维，呈蓝色

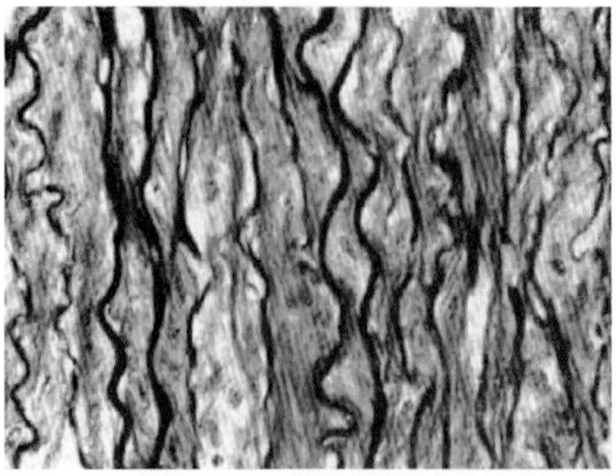

彩图 10-11　猪的大动脉切片
（弹性膜，地衣红染色，高倍）

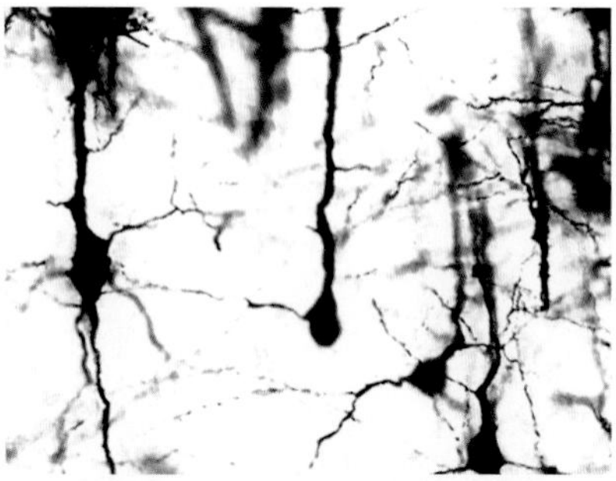

彩图 10-12　家兔大脑皮质切片
（锥体细胞，镀银块染，高倍）

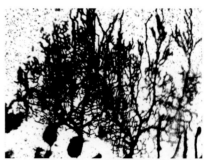

彩图 10-13　家兔小脑皮质切片
（梨形细胞，镀银块染，高倍）

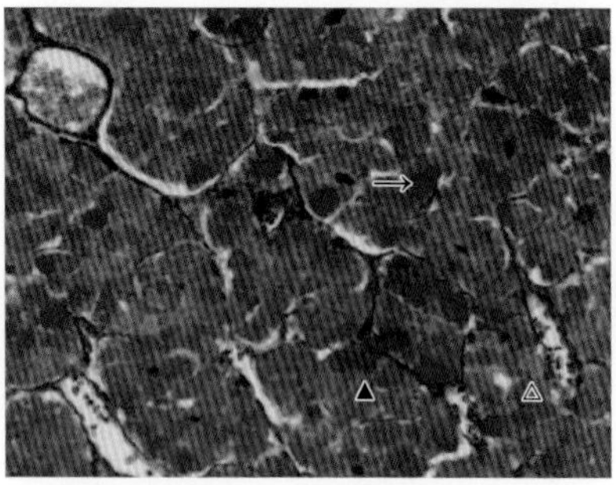

彩图 10-14　小鼠腺垂体切片
（内分泌细胞，Masson 染色，高倍）
→嗜酸性粒细胞；▲嗜碱性粒细胞；△嫌色细胞

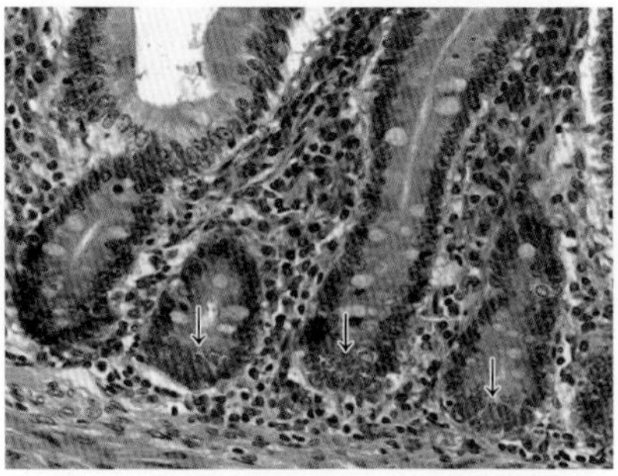

彩图 10-15　猫小肠切片（焰红染色，高倍）
→帕内特细胞

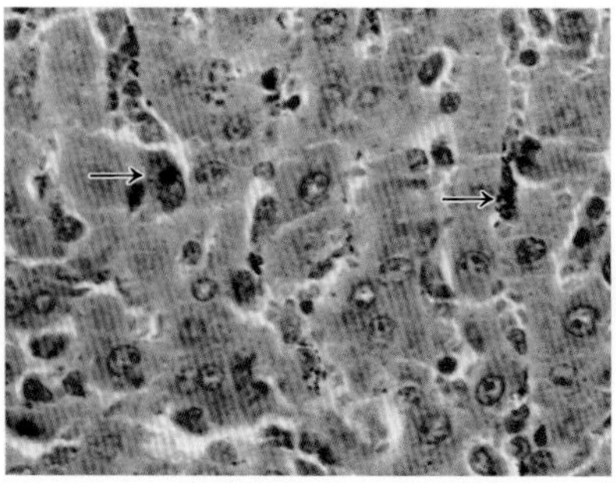

彩图 10-16　大鼠肝切片（台盼蓝活体注射，
中性红复染细胞核，高倍）
→库普弗细胞

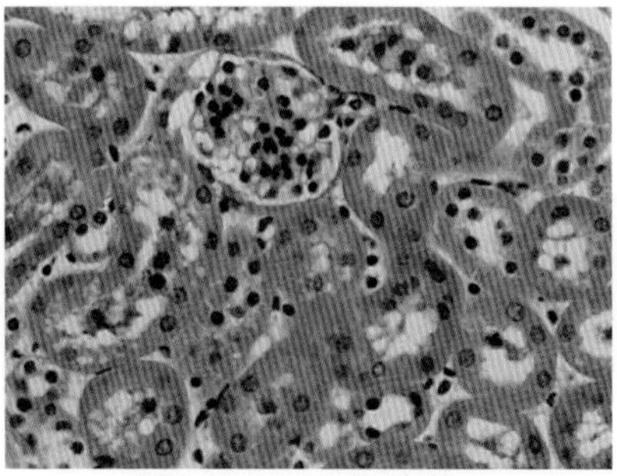

彩图 10-17　小鼠肾切片
（肾小管和肾小球，HE 染色，高倍）

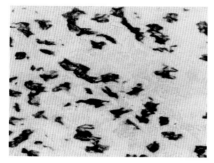

彩图 11-1　小鼠肾切片（钙-钴法，高倍）

黑色示肾小管内的碱性磷酸酶活性部位

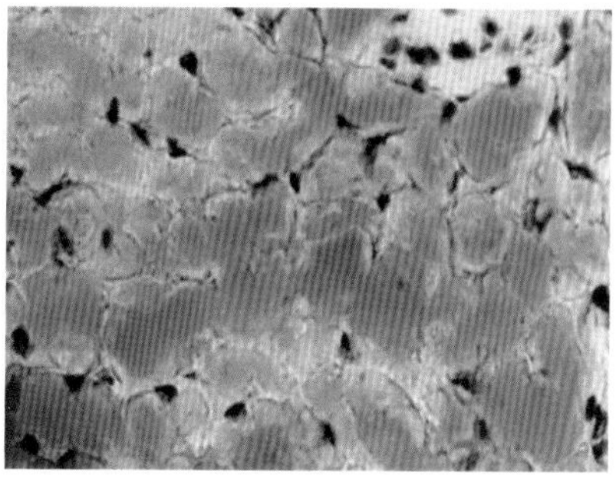

彩图 11-2　小鼠皮下组织冷冻切片（中性脂肪，苏丹Ⅲ染色，高倍）

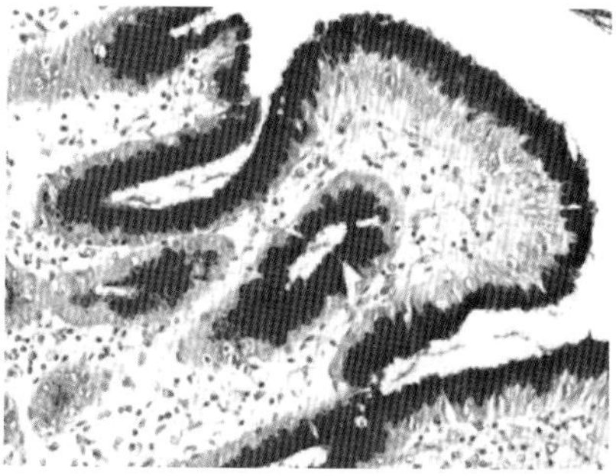

彩图 11-3　胃癌切片（杯状细胞中的糖蛋白，PAS 反应，高倍）

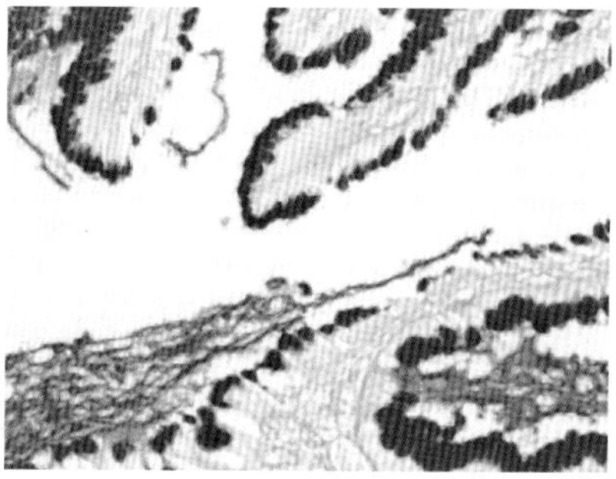

彩图 11-4　胃癌切片（阿尔新蓝-PAS 反应，高倍）

蓝色示酸性黏多糖，紫红色示中性黏多糖

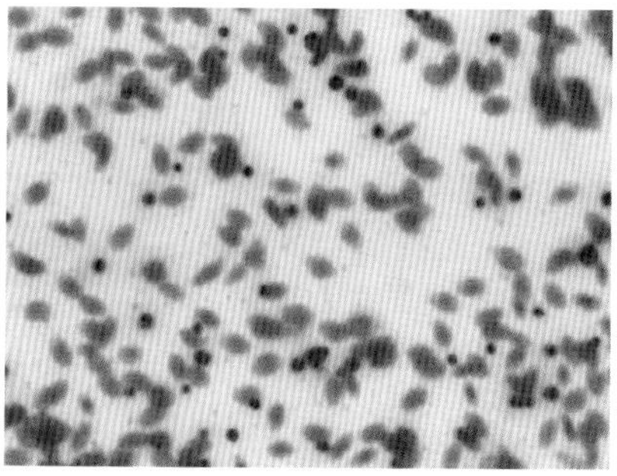

彩图 11-5　蛙血涂片（甲基绿-派洛宁染色，高倍）

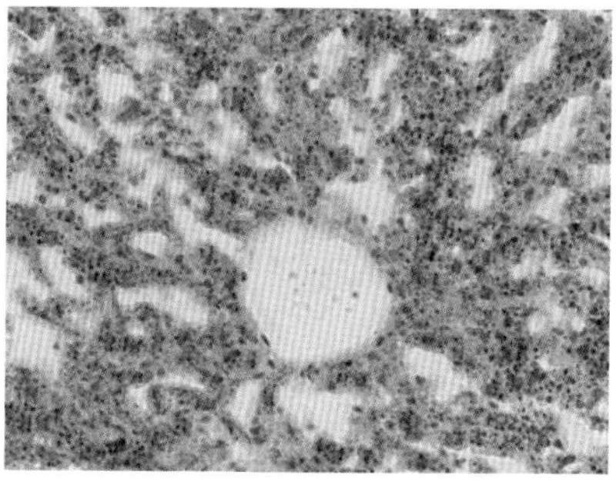

彩图 11-6　小鼠肝脏切片（脂滴，油红 O 染色，高倍）

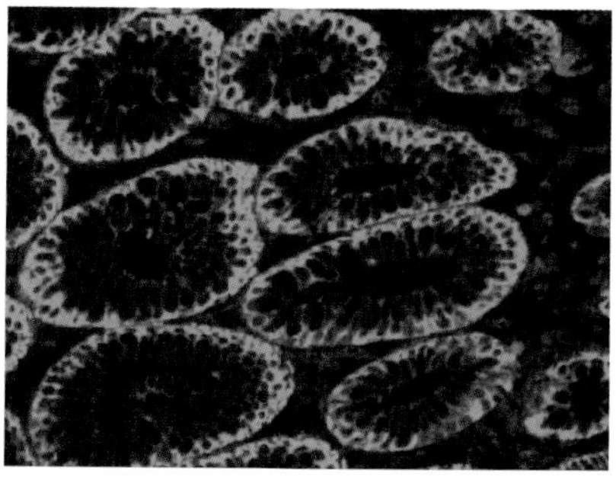

彩图 12-1　胃黏膜切片（量子点 525nm 免疫荧光染色，高倍）

绿色示细胞质中角蛋白的分布

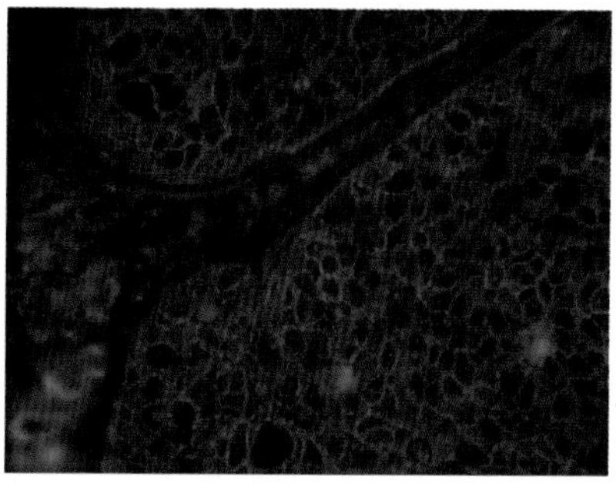

彩图 12-2　乳腺癌切片（量子点 605nm 免疫荧光染色，高倍）

红色示细胞膜上表皮生长因子受体 2 的分布

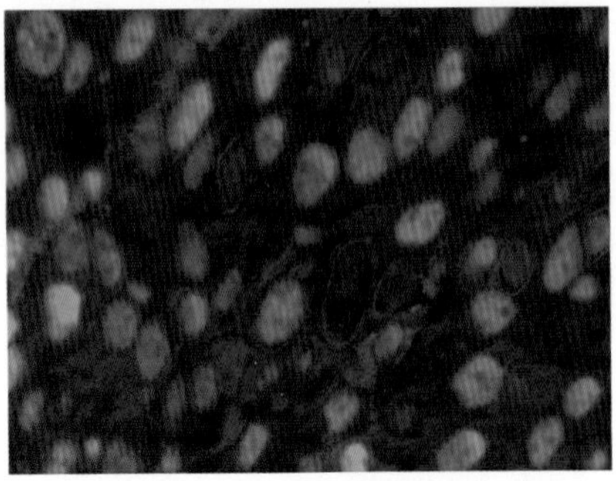

彩图 12-3　宫颈癌切片
（双重量子点免疫荧光染色，高倍）
红色示细胞角蛋白；绿色示增殖细胞核抗原（PCNA）

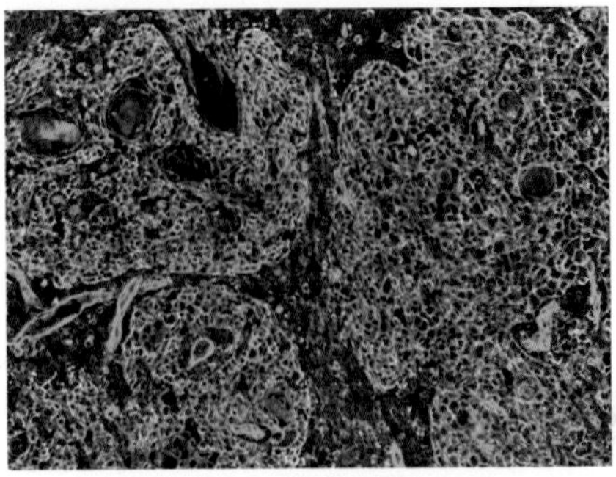

彩图 12-4　颈部鳞癌切片
（多重免疫荧光染色，高倍）
● FD-L1 ● CK ● Cav-1 ● CD3 ● CD8 ● DAPI

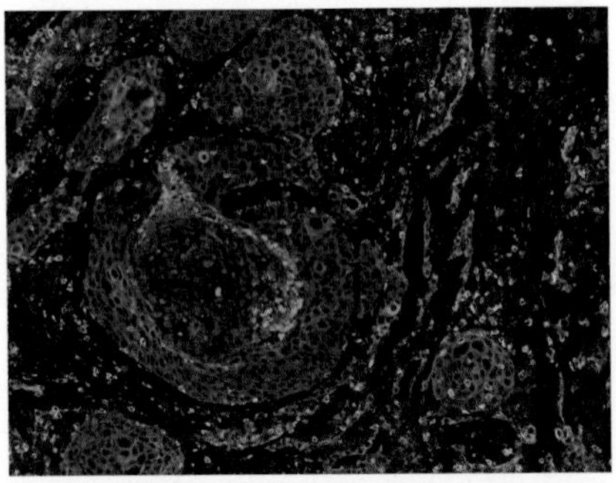

彩图 12-5　肺鳞癌切片（多重免疫荧光染色，高倍）
● FOXP3 ● CD68 ● PD-L1 ● CK ● CD3 ● CD8 ● DAPI

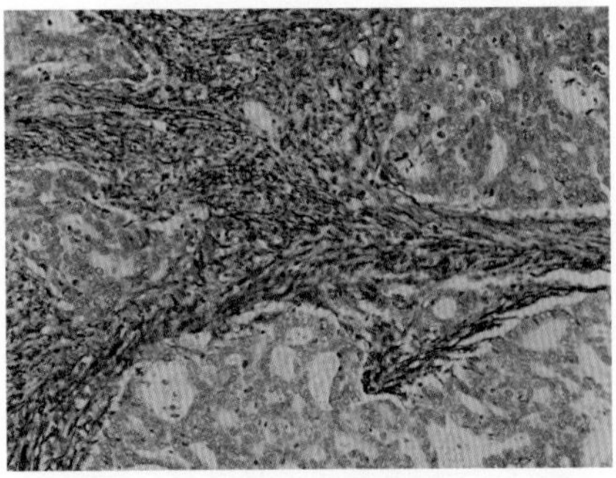

彩图 12-6　胃腺癌切片（S-P 法，中倍）
棕色示陷窝蛋白 1 定位于间质细胞细胞质

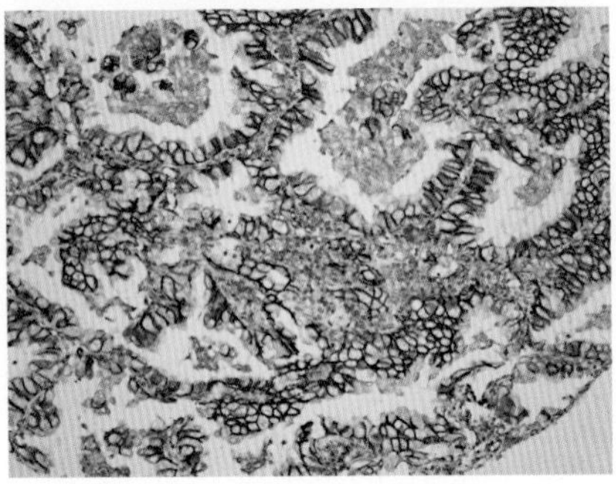

彩图 12-7　肺癌切片（S-P 法，中倍）
棕色示 CD147 定位在癌细胞细胞膜上

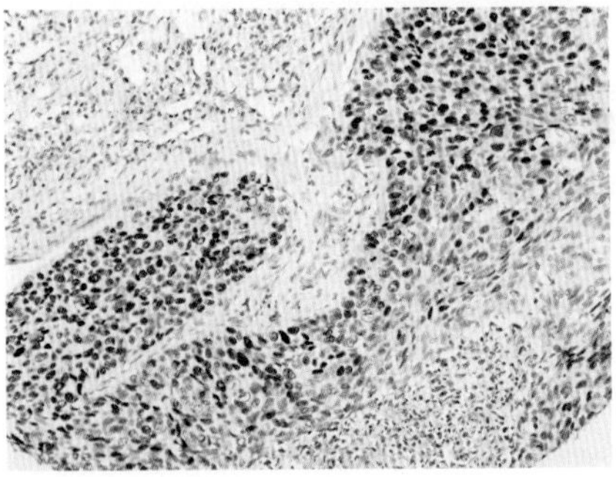

彩图 12-8　肺癌切片（S-P 法，中倍）
棕褐色示 P53 蛋白定位在癌细胞细胞核内

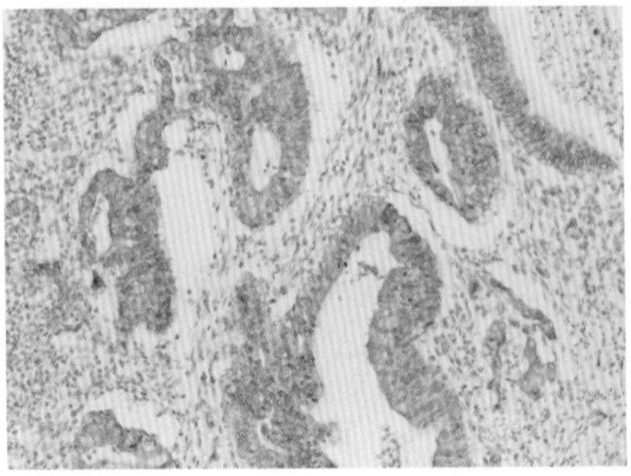

彩图 12-9　结肠癌切片（S-P 法，中倍）
棕黄色示肿瘤细胞中角蛋白（CK）的表达与定位

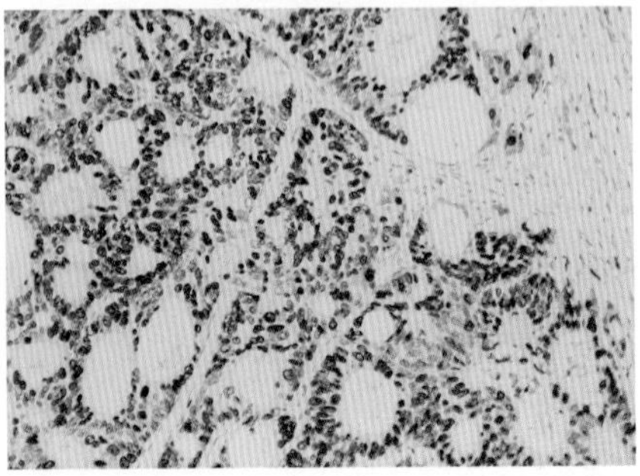

彩图 12-10　结肠癌切片（S-P 法，中倍）
棕褐色示癌细胞核中增殖细胞核抗原的表达与定位